臨床の「なぜ？どうして？」がわかる

病態からみた
理学療法

内科編

編集
高橋仁美
市立秋田総合病院リハビリテーション科

中山書店

執筆者一覧

編集

高橋　仁美　　市立秋田総合病院リハビリテーション科

執筆者（執筆順）

高橋　仁美　　市立秋田総合病院リハビリテーション科

佐々木雄大　　市立秋田総合病院リハビリテーション科

斎藤　　功　　羽後町立羽後病院リハビリテーション科

菅原　智美　　秋田厚生医療センターリハビリテーション科

髙橋　裕介　　秋田大学医学部附属病院リハビリテーション部

渡辺　典子　　中通総合病院リハビリテーション部

都築　　晃　　藤田保健衛生大学地域包括ケア中核センター

岩倉　正浩　　市立秋田総合病院リハビリテーション科

皆方　　伸　　秋田県立脳血管研究センター機能訓練部

川越　厚良　　市立秋田総合病院リハビリテーション科

照井　佳乃　　秋田大学大学院医学系研究科保健学専攻理学療法学講座

渡邊　　暢　　市立秋田総合病院リハビリテーション科

清川　憲孝　　市立秋田総合病院リハビリテーション科

笠井　千景　　市立秋田総合病院リハビリテーション科

菅原　慶勇　　市立秋田総合病院リハビリテーション科

大倉　和貴　　市立秋田総合病院リハビリテーション科

水谷　公司　　藤田保健衛生大学病院リハビリテーション部

山下　康次　　市立函館病院中央医療技術部

高橋　正浩　　市立札幌病院リハビリテーション科

稲垣　　武　　千葉大学医学部附属病院リハビリテーション部

三浦　利彦　　国立病院機構八雲病院 理学療法室

舟見　敬成　　（一財）総合南東北病院リハビリテーション科

佐藤　聡見　　（一財）総合南東北病院リハビリテーション科

金子　奈央　　京都大学医学部附属病院リハビリテーション科

佐藤　清佳　　市立秋田総合病院リハビリテーション科

■ 序 文 ■

　平成16年（2004年）にリハビリテーション医療に関する診療報酬の大きな改定が行われました．以前は，臨床現場では，「理学療法」，「作業療法」，「言語聴覚療法」の名称でそれぞれの療法が提供されていましたが，この改定から「脳血管疾患等リハビリテーション料」「運動器リハビリテーション料」「呼吸器リハビリテーション料」「心大血管リハビリテーション料」の4つの疾患別リハビリテーションによる診療報酬体系となりました．つまり「理学療法」や「作業療法」などといった手技・方法論での分類から，疾患自体がもつ特性に合致したリハビリテーション医療の供給体制の分類に変遷しました．

　この変遷により，理学療法を提供する際には，それぞれの疾患を専門に治療する各診療科との深い連携が求められるようになりました．疾患別で対応することは，リハビリテーション医療が細分化，そして専門化していく方向に向かったとも捉えることができます．このため臨床現場では，各疾患別の特性をよく理解し，病態に即した理学療法の提供が必要とされているわけです．しかしながら一方では，我が国は超高齢社会を迎え，いろいろな合併症や重複障害をもつ患者さんも増えているため，細分化・専門化された疾患別リハビリテーションだけではなく，総合的なリハビリテーション医療の提供が必要なケースもいることを忘れてはならないと考えています．

　さて，少し書きにくい内容となりますが，近年，一部の医師や行政の方々から，理学療法士の臨床能力が落ちているのではないかとの指摘があったと聞いたことがあります．当たり前のことですが，臨床現場にいる我々理学療法士は，保険診療内で提供される理学療法の質を高め，より確かな理学療法を実践しなければならない使命があります．理学療法士の臨床能力を高めるには，経験ばかりに頼ることなく，十分な知識を得て，実践を積み重ねることが必要と考えます．

　本書は，疾患別リハビリテーション料で取り扱われる疾患の病態と理学療法の関係を結び付け，理学療法士の臨床能力を高めることを目指した，いわば「臨床の教科書」です．是非この本から学んだ知識や技術を臨床に活かし，実践を積み重ね，臨床能力を向上させていただきたいと思っております．

　最後になりますが，今回，快く執筆いただいた私の朋友の先生方には心から感謝いたします．本当にありがとうございました．そして編集にあたって多くのご尽力をいただいた中山書店の佐藤武子さんには心からお礼を申し上げます．

　2018年3月

高橋仁美

臨床の「なぜ? どうして?」がわかる
病態からみた理学療法　内科編
CONTENTS

執筆者一覧 ……………………………………………………………………………………… ii

序　文 …………………………………………………………………………………………… iii

総　論 ………………………………………………………………………… 高橋仁美　2

第1章　運動器

1. 変形性股関節症 …………………………………………………………… 佐々木雄大　10
2. 変形性膝関節症 …………………………………………………………… 斎藤　功　20
3. 腰椎椎間板ヘルニア ……………………………………………………… 菅原智美　31
4. 腰部脊柱管狭窄症 ………………………………………………………… 菅原智美　49
5. 変形性腰椎症 ……………………………………………………………… 佐々木雄大　61
6. 脊椎椎体骨折，脊柱後彎変形 …………………………………………… 高橋裕介　69
7. 肩関節周囲炎 ……………………………………………………………… 佐々木雄大　81
8. 骨粗鬆症 …………………………………………………………………… 斎藤　功　90
9. 関節リウマチ ……………………………………………………………… 渡辺典子　101
10. 運動器不安定症 …………………………………………………………… 都築　晃　120
11. サルコペニア ……………………………………………………………… 岩倉正浩　131

第2章　脳血管

1. 脳梗塞 ……………………………………………………………………… 皆方　伸　146
2. パーキンソン病 …………………………………………………………… 岩倉正浩　174
3. 筋萎縮性側索硬化症 ……………………………………………………… 川越厚良　190
4. 脊髄小脳変性症 …………………………………………………………… 照井佳乃　200
5. 重症筋無力症 ……………………………………………………………… 渡邊　暢　213
6. 多発性神経炎 ……………………………………………………………… 清川憲孝　222
7. 顔面神経麻痺 ……………………………………………………………… 笠井千景　238

第3章 呼吸器

1. 慢性閉塞性肺疾患 (COPD) ……………………………… 菅原慶勇 252
2. 気管支喘息 ………………………………………………… 大倉和貴 272
3. 気管支拡張症, びまん性汎細気管支炎 ………………… 川越厚良 287
4. 間質性肺炎 ………………………………………………… 菅原慶勇 300
5. 誤嚥性肺炎 (高齢者肺炎) ………………………………… 水谷公司 310
6. 急性呼吸窮迫症候群 (ARDS) …………………………… 山下康次 322
7. 無気肺 ……………………………………………………… 高橋正浩 338
8. 肺高血圧症 ………………………………………………… 稲垣 武 350
9. 神経筋疾患による呼吸不全 ……………………………… 三浦利彦 364

第4章 心大血管

1. 心筋梗塞 ………………………………… 舟見敬成, 佐藤聡見 378
2. 狭心症 ……………………………………………………… 渡邊 暢 394
3. 慢性心不全 ………………………………………………… 金子奈央 404
4. 末梢動脈疾患 ……………………………………………… 佐藤清佳 414

索 引 ……………………………………………………………… 424

総論

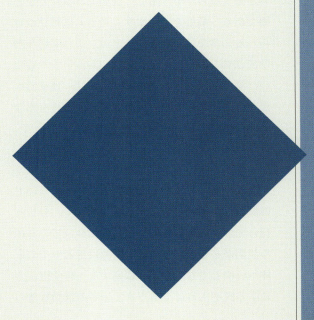

総論
理学療法とリハビリテーション

病態からみた理学療法

　臨床の現場で理学療法を実施する際には，一人ひとり異なる患者の病態を把握しておくことが重要である．患者の病気の容体，身体機能の状態，異常を起こしている原因などを理解していれば，それぞれの患者に必要な評価や理学療法プログラムが明確となり，また予後の推測もより正確になる．しかしながら，実際の臨床場面では，個々の患者の病態に関する医学的な知識が不十分なため，検査や測定といえば「まずは可動域測定と筋力テスト」，プログラムといえば「とりあえず可動域運動と筋力強化」などと画一的な対応となり，病態との関連性が希薄になっていることも多い．

　理学療法を行うには，本来は，患者のさまざまな病態に対して，どのような評価やプログラムが必要なのかを理解し，説明できる能力が必要である．病態を評価やプログラムに結びつけられる知識や技術をもつことは，より適切な理学療法の実践につながることはいうまでもない．筆者は，若手の理学療法士には，運動器疾患，脳血管疾患，呼吸器疾患，心大血管疾患など，それぞれの疾患の本態を理解したうえで，理学療法が実施できるセラピストになってほしいと期待している．

　実際には，理学療法士が疾患や病態についての詳細な説明を患者に行う必要はなく，むしろ行ってはならない．疾患や病態についての詳細な説明が必要な場合には，医師に患者やその家族へ説明してもらうよう依頼する．理学療法士による説明内容は，あくまで患者の運動機能の状態や，行う理学療法の目的や目標に関するものとする．

内科系の理学療法と外科系の理学療法

　診療科は大きく内科と外科に分かれる．内科と外科は，治療において，薬物療法が主となるのか，手術療法が主となるのかによって区分される．内科では，薬物療法を中心として，食事や運動などの指導が行われる．一方，外科では，手術によって創傷の治療や疾患患部の摘出，縫合などの外科的手法が用いられる．ただし，現在では内科と外科の境界がなくなりつつあり，心筋梗塞や狭心症などの病気に対するカテーテル治療，内視鏡検査時のポリープや腫瘍の摘出，外科での抗がん剤による化学療法などでは，内科と外科の領域が重なっている．また，手術の必要がない整形外科疾患の患者に対する診療は「整形内科」というとらえ方もある[1]．

　身体を傷つけることを「侵襲」というが，一般に外科治療では体にメスを入れるため侵襲が大きくなり，内科治療では侵襲が小さい．このように，内科と外科では治療において身体への負担の大きさが異なるため，理学療法を実施するうえでも内科系と外科系では違いが出てくる．例えば，変形性膝関節症は整形外科で扱う疾患であるが，保存療法を行う場合と手術療法を行う場合とでは，実施する理学療法プログラムなどが当然変わってくる．

　本書では内科編と外科編に分けているが，整形外科における保存療法を内科編に分類したのもこのような理由がある．内科編では保存療法

を基軸とした理学療法を行ううえで理解しておくべき病態や評価，プログラムを詳述し，外科編では周術期の理学療法を行ううえで患者管理に必要な知識や技術を中心に解説している．

臨床現場では，医療保険制度に従って疾患別リハビリテーションが行われている．運動器疾患，脳血管疾患等，呼吸器疾患，心大血管疾患，それぞれの疾患に対する理学療法は，各疾患別リハビリテーション料で算定される．疾患別リハビリテーションには，この他に，以前は脳血管疾患等リハビリテーションのなかで評価されていた廃用症候群リハビリテーションもあるが，上記の四疾患に対するリハビリテーションが基本になる．本書においても，臨床現場で実践的な対応ができるように疾患別リハビリテーションの診療報酬体系に則って，それぞれの疾患を内科系，外科系で分類している．

理学療法の対象

1965（昭和40）年に「理学療法士及び作業療法士法」が公布された．この法律の第2条で，「理学療法とは，身体に障害のある者に対し，主としてその基本的動作能力の回復を図るため，治療体操その他の運動を行なわせ，及び電気刺激，マッサージ，温熱その他の物理的手段を加えることをいう」と定義されている．この定義からは，理学療法の対象は「身体に障害のある者」に限定されている．ただし，厚生省（現 厚生労働省）の『理学療法士及び作業療法士法の解説』[2] によれば，「ここにいう身体に障害のあるものの範囲は身体障害者福祉法にいう身体障害者の範囲よりも広く，半永続的な障害や多くの内科的な障害，ときには外科手術後の一時的な障害をすら含むことがある」と述べられている．

また，日本理学療法士協会の「理学療法士ガイドライン」[3] では，「理学療法士の個別業務の対象は，永続的であれ一時的であれ，疾病または先天的異常によって身体の諸機能（精神機能を除く）になんらかの障害を有するものである．すなわち，骨・関節系，筋・軟部組織系，神経系，エネルギー代謝系などのさまざまな疾病により起こされた障害をもつものや，あるいは起こる恐れのあるものであり，新生児から老人に至るまであらゆる年代各層にわたっている．このように，対象の範囲は将来障害の発生が予想されるものに対する予防的処置からターミナル・ケアまで含まれ，疾患名からは推し量れない側面をもっている」とされている．

近年では，理学療法士の業務はさらに拡大してきている．特に2013（平成25）年の厚生労働省医政局からの「理学療法士の名称の使用等について」において，「理学療法士が，介護予防事業等において，身体に障害のない者に対して，転倒防止の指導等の診療の補助に該当しない範囲の業務を行うことがあるが，このように理学療法以外の業務を行うときであっても，『理学療法士』という名称を使用することは何ら問題ないこと．また，このような診療の補助に該当しない範囲の業務を行うときは，医師の指示は不要であること」と通知されたことは意義深い．理学療法士の業務の対象が，現行法の「身体に障害のある者」に「身体に障害のおそれのある者」も正式に追加されたと解釈できる．これにより，理学療法士の業務が急性期理学療法，回復期理学療法，維持期理学療法，生活期理学療法はもちろん，一次予防や二次予防の理学療法へと広がってきているととらえることができる．

治療としての理学療法の歴史

理学療法の起源は，古代ギリシャの医学の父といわれるヒポクラテスなどが，太陽，熱，水，さらには徒手，運動などの自然や物理的なエネルギーを用いて疾病や外傷を治療していた時代にまで遡ることができる．日本において

■ 総論

は，古代から温泉療法が行われており，痛みの治療として「湯治」が利用されていた．1926（大正15）年には東大に物療内科（内科物理療法学講座）が設置され，マッサージや水療法が行われていた[4]．1965（昭和40）年に「理学療法士及び作業療法士法」が公布・施行され，翌年に第1回国家試験が行われて理学療法士が誕生するわけだが，日本では理学療法士が誕生する以前から，物療内科では物理療法（physical therapy）とよばれた理学療法の技術が存在していた．

このように，理学療法は古代から治療技術として行われており，内科学，外科学と並んで物理医学（physical medicine）として確立している．現在の疾患の治療には，原因療法（疾患の原因に対して病態生理に基づいて行う治療法），対症療法，一般療法（安静，食事，運動などの基本的な治療法），薬物療法，放射線治療，外科治療，そして理学療法がある．

さて，これまで物理医学として行われていた理学療法の治療対象は，ポリオ，脊髄損傷，切断など運動機能障害を残すものが多かった．そのため，医療だけで解決できないことから，「全人間的復権」の意味をもつリハビリテーションの理念と結びつくことになった[5]．これによって，理学療法の治療に，基本的動作能力の回復のための動作練習が導入されることになった．現在の厚生労働省の診療報酬の通則では，「リハビリテーション医療は，基本的動作能力の回復等を目的とする理学療法や，応用的動作能力，社会的適応能力の回復等を目的とした作業療法，言語聴覚能力の回復等を目的とした言語聴覚療法等の治療法より構成され，いずれも実用的な日常生活における諸活動の実現を目的として行われるものである」となっており，理学療法が治療であることは保険診療においても明確にされている．

現在，治療としての理学療法には，運動療法

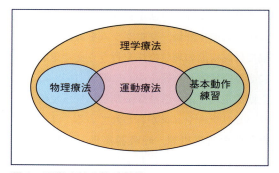

図1　理学療法の治療技術

を中心として，物理療法，基本動作練習がある（図1）．

理学療法とリハビリテーションの関係

理学療法は物理医学の治療法として発展し，リハビリテーションの理念と結びついていったことは前述したとおりである．「リハビリを行う」「リハビリを実施する」「リハビリ中である」などの表現は，マスメディアはもちろん，臨床現場でも一般的に使われているが，「理学療法＝リハビリテーション」では決してない．2006（平成18）年度の診療報酬の改定において，これまでの理学療法，作業療法，言語聴覚療法の区分が廃止され，疾患別リハビリテーションが導入されてからは，「リハビリを行う」などの表現が普通に使われることに拍車がかかったように思われる．実際，理学療法士が患者に説明するときに「こんなリハビリを行います」と言ったり，病棟の看護師が「今，リハビリ中です」などと言ったりすることは日常的となっている．このように，理学療法とリハビリテーションが同義語として使用され，理学療法士が行う行為はすべてリハビリテーションで，理学療法士はリハビリテーションを行う職種ととらえている人は多いのではないかと思われる．

1965（昭和40）年の厚生白書[6]によれば「リハビリテーションとは，心身に障害のある者が社

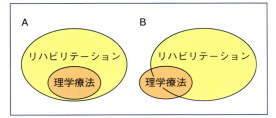

図2 理学療法とリハビリテーションの関係

```
呼吸器内科 ──────────── 理学療法
呼吸器外科 ──────────── 理学療法
循環器内科 ──────────── 理学療法
心臓血管外科 ────────── 理学療法
神経内科 ────────────── 理学療法
脳神経外科 ──────────── 理学療法
整形外科 ────────────── 理学療法
……科 ──────────────── 理学療法
リハビリテーション科 ── 理学療法
```

図3 各標榜科と理学療法の関係

会人として生活できるようにすることである．実際には，心身に障害がある人の社会復帰—職場への復帰，家庭への復帰，あるいは，学校への復帰—を促進することにより，身体的，精神的，社会的，職業的にその能力を最大限発揮させ，最も充実した生活が出来るようにすることを目的としている」とされている．さらに，1981（昭和56）年には，「リハビリテーションとは障害者が一人の人間として，その障害にも関わらず人間らしく生きることができるようにするための技術および社会的，政策的対応の総合体系である．単に運動障害の機能回復訓練分野だけをいうのではない」と改定された[7]．このように，リハビリテーションは総合的で広範囲な分野を受け持っていて，理学療法はその一部分を担っているというのが一般的な位置づけである（**図2A**）が，筆者は，理学療法とリハビリテーションを**図2B**のような関係でとらえている．

例えば，病気にかかった場合の経過を考えてみると，①完全治癒，②不完全治癒，③死亡に分けることができる．リハビリテーションは②の不完全治癒，言い換えれば障害が残った場合に本領を発揮する分野である．しかし，①の完全治癒する場合は，あえてリハビリテーションといわなくても，単独の治療としての理学療法が成り立つと考えている．一般にリハビリテーションは，医療関連職種のチームワークにより成り立つが，整形外科の領域などについては，医師の処方のもとに，理学療法士が単独で患者をみるケースも多々ある．実際，リハビリテーション科を標榜している開業医においては，理学療法士のみが配置されていることが多い．治療としての理学療法はリハビリテーションの一部分ではなく，理学療法自体を一つの専門分野としてとらえることもできるわけである．つまり，理学療法士のすべての業務が，医学的リハビリテーションの範疇に入るわけではない．

理学療法と各診療科との関係

医療機関が標榜する診療科名では，呼吸器内科，呼吸器外科，循環器内科，心臓血管外科，神経内科，脳神経外科，整形外科などに並列してリハビリテーション科があり，理学療法はリハビリテーション科に配置されているのが一般的である．しかし，各診療科それぞれに理学療法という治療の存在もありうるのではないだろうか（**図3**）．

リハビリテーション科以外の診療領域では，リハビリテーションまで必要とされず，理学療法の範疇の治療技術によって十分に対応が可能な場合もありうる．実際の臨床現場では，リハビリテーション科以外の各診療科の医師から直接に処方を受けて理学療法を実施しているという実態もある．ただし，病態が複雑で，障害によって長期のフォローが必要とされ，また他職

● 総論

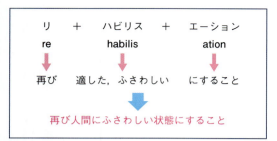

図4　語源からみたリハビリテーション

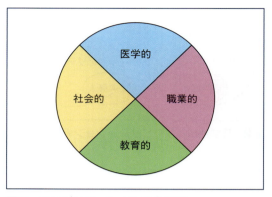

図5　リハビリテーションの各分野

種と連携しなくてはいけないケースについては，当然ながらリハビリテーションが必要となる．

「リハビリテーション」に関連する用語

　リハビリテーション（rehabilitation）を語源的にみてみると，接頭辞のre-（「再び」を意味する）と，ラテン語のhabilis（「適した，ふさわしい」の意）に，接尾語のation（「～にすること」の意）がくっついてできたものである（**図4**）．
　リハビリテーションには，医学的リハビリテーション，職業的リハビリテーション，教育的リハビリテーション，社会的リハビリテーションの4つの分野がある（**図5**）．このように，リハビリテーションは，医療の一部に限局されたものではなく，広い範囲にわたって総合的に提供されることで障害者の権利回復を目指している．
　医学的リハビリテーションの一部に，リハビリテーション医学やリハビリテーション医療があるが，それらは混同して使用されることが多い．以下，簡単にこれらの用語を整理しておく．
　障害を対象とする医学分野を「リハビリテーション医学」といい，このリハビリテーション医学をもとに実践することが「リハビリテーション医療」で，この医療および医学のもとでリハビリテーションの目的へ近づけていくプロセスが「医学的リハビリテーション」である（**図6**）．ちなみに，リハビリテーション医療における固有の治療には，理学療法，作業療法，言

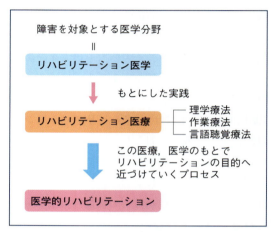

図6　リハビリテーションに関連する用語の整理

語聴覚療法がある．

全人的医療を目指して

　理学療法は，リハビリテーションの理念を支えるためには必要不可欠である．理学療法によって障害が改善されることは，リハビリテーションの自立や復権へとつながることになる．現在，理学療法の対象は多様化するとともに，そのなかでも専門細分化が進んでおり，理学療法士は専門的な知識や技術を研鑽し，医療技術者としての能力をより高めるように努めなければならない．
　本書では，病態に焦点を当て，さらに疾患別

リハビリテーションに分類して理学療法を解説し，専門的な知識や技術が身につけられるように配慮しているが，これで十分であるとは思っていない．

理学療法には，身体面の特定の部位や疾患に限定せず，既往歴，現病歴，生活環境，社会的背景などに加えて心理的な側面をも含め，総合的に分析し，個々の人に合った予防や評価，治療を行う，いわば「全人的医療（holistic medicine）」の実践が求められてきている．つまり，患者を疾病や障害だけでとらえるのではなく，生活している「人」としてとらえることが今後ますます重要になると考える．国際生活機能分類（ICF）の理念に基づいて，身体の働きや精神の働きである「心身機能・構造」の改善のみならず，生活行為全般である「活動」や，家庭や社会生活での「参加」に対するアプローチが必要とされる．このような包括的なアプローチによって，その人の自立を促すことにリハビリテーションの目的がある．

リハビリテーションは，チーム医療で完結される．リハビリテーションに携わるチームの構成員には，医師，看護師，作業療法士，言語聴覚士，義肢装具士，臨床工学技士など多くの専

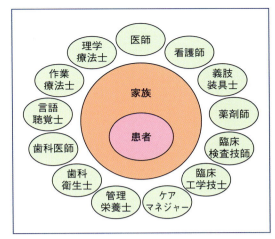

図7　チーム医療

門職種がある（図7）．この専門職種間の協調した連携によって，チームアプローチが成立する．チーム全体の方針と患者のニーズが同じ方向を向き，複数の専門職種が協調性をもって，一つの共通する目標に向かっていることが重要となる．さまざまな能力をもつ複数の専門職種が同じ方向性をもって協働していくには，定期的なカンファレンスはもちろんであるが，普段からのスムーズな意思疎通が鍵となる．

■ 引用文献

1) 白石吉彦，白石裕子，皆川洋至ほか編：THE整形内科．南山堂；2016．
2) 厚生省医務局医事課編：理学療法士及び作業療法士法の解説．中央法規出版；1965．
3) 日本理学療法士協会：理学療法士ガイドライン．
   http://www.japanpt.or.jp/upload/japanpt/obj/files/about/031-0422.pdf
4) 砂原茂一：技術と思想—砂原茂一学院長退官特別講演．理学療法と作業療法 1980；14
   (2)：136-45．
5) 奈良　勲編：理学療法概論．第3版．医歯薬出版；1991．p.19-24．
6) 厚生省監：厚生白書（昭和40年度版）．1965．
   http://www.mhlw.go.jp/toukei_hakusho/hakusho/kousei/1965/
7) 厚生省監：厚生白書（昭和56年度版）．1981．
   http://www.mhlw.go.jp/toukei_hakusho/hakusho/kousei/1981/

運動器

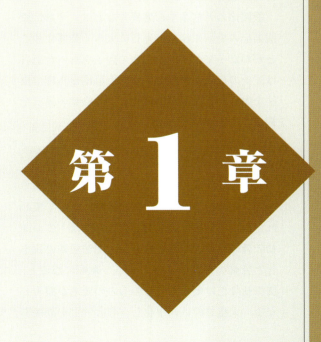

第1章　運動器

1. 変形性股関節症
osteoarthritis of the hip

key point ▶▶▶ 変形性股関節症は，中年期の女性に起こりやすい変性疾患である．荷重関節である股関節は，変性による日常生活への影響が起こりやすい．治療は，多くの場合，理学療法を中心とした保存療法が適応となる．しかし，なかには著しい関節変形により改善不可能な動作制限を呈する患者もいる．そのため，身体機能の改善や疼痛の軽減を目的とした治療的な理学療法だけでなく，周辺環境の調整や装具の使用などのアプローチも要求される．

概要と病態

変形性股関節症は50歳以上の女性に起こることが多く，その発生率は0.4～2.7％と報告されている[1]．股関節は，荷重関節であることに加え，下肢からの負荷を骨盤と上部体幹に伝える支点であるため，連続歩行や長時間の家事，仕事などの活動で大きな負荷にさらされる．また，起床直後に痛みを伴った関節のこわばりを訴える患者が多い．

股関節の外傷歴や形態異常などは，変形性股関節症の発症や症状の進行に大きく影響することがわかっており，これらの因子をもった患者は，その症状が軽度であっても早期から理学療法を中心とした保存療法を行い，症状の進行を抑えることが望まれる．

■ 病態

股関節は，人体のなかでも最大の荷重関節であり，関節の表面は厚い関節軟骨によって覆われている．変形性股関節症の場合には，この関節軟骨の減少と変性が進行し，関節裂隙の狭小化と骨棘の形成が進む．また，末期になると，関節軟骨だけでなく骨そのものの変形が顕著となる．大腿骨頭は扁平化し，骨と骨とが直接ぶ

つかった状態へ進行する．股関節周囲，特に鼠径部の痛みと運動制限を主訴とする患者が多く，夜間痛や朝方の関節のこわばりを訴える場合もしばしばみられる．

治療は主に理学療法などの保存療法が適応になるが，理学療法の実施にかかわらず症状があまり改善せず，1年以内の関節軟骨の減少や変性が著しい場合には，人工関節を中心とした手術療法の適応を考慮するべきとされる[1]．

表1に示す外傷などの病歴や股関節の形態的な異常は，変形性股関節症発症に影響するとされている．

特に，大腿臼蓋インピンジメント（femoroacetabular impingement：FAI）や臼蓋形成不全

表1　変形性股関節症発症に影響する要因

- 股関節の外傷歴
- 股関節の骨折歴
- 遺伝的な影響
- 先天性または発達学的な股関節の形態異常（臼蓋形成不全など）
- 軟骨下骨が過度に軟らかい，または過度に硬い
- 肥満
- 就労状況
- 年齢
- 性別
- スポーツ歴
- 閉経
- 座位時間の多い生活様式
- 大腿臼蓋インピンジメント（FAI）

は，将来的に変形性股関節症発症への影響が大きいと考えられており，理学療法実施に際しても悪化リスクとして確認が求められる．

大腿臼蓋インピンジメント（FAI）

FAIは大腿骨頭と臼蓋の間で生じるインピンジメント（衝突）の総称であり，大腿骨頭側の変形があるカム型（Cam type），臼蓋側の凸形変形があるピンサー型（Pincer type），そしてそれらが混合した混合型（Mixed type）に大別される（図1）[2]．

成因はいまだ明確に解明されていないが，幼少期に大腿骨頭すべり症があった場合には，そのズレ部位を埋め合わせるような形で軟骨の膨隆が起こるため，カム型のFAIが発生しやすいと考えられている．また，サッカーなどの強力な過屈曲動作を繰り返すスポーツでは，繰り返される大腿骨頭と臼蓋の衝突により軟骨組織の増生が起こるため，FAIに代表される変形が骨頭側（カム型）と臼蓋側（ピンサー型）の双方で起こる．

●カム型

カム型のFAIは大腿骨頭の部分的な盛り上がりを特徴とした変形を呈する．特に，大腿骨頭の前方から前上方の範囲で変形が生じやすい．この部位の軟骨の膨隆は，図1-B[2]に示すように股関節屈曲または股関節屈曲・内転方向の動作で関節窩との衝突を起こしやすい．この衝突の繰り返しにより，変形性股関節症にみられる軟骨破壊や骨棘増生が進行する．

●ピンサー型

カム型に比較し，ピンサー型では骨の変形は臼蓋側にみられる．この場合，臼蓋の上縁部分の凸型変形により通常よりも臼蓋の上部が鋭く尖った形状となる．このような変形が進むと，カム型同様，大腿骨頭と臼蓋との衝突が頻繁に起こり，変形性股関節症へと進行する．

臼蓋形成不全

臼蓋形成不全は，大腿骨頭に対する臼蓋のかぶりが浅い状態で，荷重部分の減少により局所に負荷が集中する．その結果，変形性股関節症が発生しやすい．変性が進行しやすい部位は，FAIの場合と同じく関節の前方から前上方だが，その原因はまったく逆であるといえる．

臼蓋形成不全の有無は，通常，X線の単純前後像からCE（center edge）角を算出することにより求められる．CE角は，骨頭中心への垂線と骨頭中心と寛骨臼上縁とを結ぶ線がつくる角度である．日本人の場合，30度前後の角度であるとされるが，臼蓋形成不全を有する例では，これよりも小さいCE角となる（図2）[3]．

■診断・重症度分類

股関節に限らず，変形性関節症には，現時点で明確な診断基準はない．たいていは病歴や臨床症状，画像所見などをもとに診断が行われる．診断には単純X線像が一般的に用いられ，関節軟骨の菲薄化や消失によって起こる関節軟骨の狭小化が確認される．また，X線所見を利

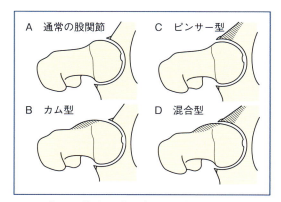

図1　大腿臼蓋インピンジメント（FAI）の分類
A：通常の股関節．
B：カム型では，大腿骨頭や頸部のくぼみが減少する．
C：ピンサー型では，大腿骨頭に対する臼蓋のかぶりが過剰となる．
D：混合型は，カム型とピンサー型のそれぞれが混合している．

（Lavigne M, et al.：Anterior femoroacetabular impingement：part I. Techniques of joint preserving surgery. Clin Orthop Relat Res 2004；418：61-6[2] より）

■ 1. 変形性股関節症

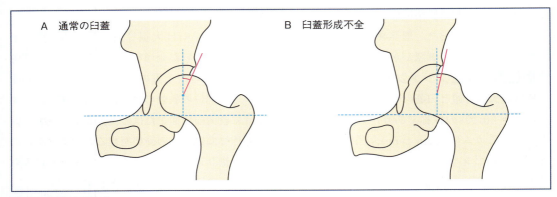

図2 臼蓋形成不全
Bは臼蓋形成不全の場合で，CE角がAの通常例に比べて小さい値を示している．
(Harris-Hayes M, et al.：Relationship of acetabular dysplasia and femoroacetabular impingement to hip osteoarthritis：a focused review. PM R 2011；3〈11〉：1055-67. e1[3] より）

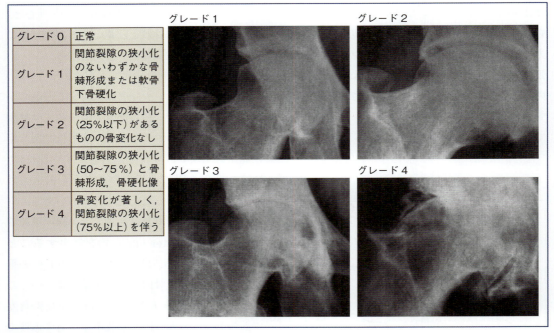

グレード0	正常
グレード1	関節裂隙の狭小化のないわずかな骨棘形成または軟骨下骨硬化
グレード2	関節裂隙の狭小化（25%以下）があるものの骨変化なし
グレード3	関節裂隙の狭小化（50〜75%）と骨棘形成，骨硬化像
グレード4	骨変化が著しく，関節裂隙の狭小化（75%以上）を伴う

図3 Kellgren-Lawrence (K-L) 分類とX線像
(Kellgren JH, et al.：Radiological assessment of osteo-arthrosis. Ann Rheum Dis 1957；16〈4〉：494-502[4] より）

用したいくつかの病期分類が用いられており，Kellgren-Lawrence (K-L) 分類が代表的である（**図3**）[4]．

■ 症状

主な症状は，痛みと関節可動域制限などの機能障害である．痛みは多くの場合，鼠径部に起こることが多いが，症例によっては大腿部や殿部，時には膝周囲の痛みとして起こる場合もある．初期の頃は，連続歩行や立ち上がり時など動作時に限局して起こるが，症状の進行とともに安静時痛や夜間痛として自覚されるようにな

る．また，起床後数時間にわたり，痛みを伴った関節のこわばりを訴える患者が多い．

変性の進行に伴って，関節の構造的な変化に起因する明らかな動作制限を呈する患者も多い．例えば，「足を組むことができない」「長い時間立っていられない」などの訴えが聞かれる．

■ 予後

変形性股関節症は，徐々に進行する関節軟骨の変性を基盤とする．しかしながら，軟骨の変性と患者の訴える日常生活上の制限はイコールではない．5年間のフォローアップをとおして，変形性股関節症患者における機能的スコアと歩行速度には明らかな変化が確認されなかったという報告もある[5]．しかしながら，なかには軟骨の変性が著しく進行し，人工関節などの手術療法が適応となる患者もいる．特に，X線上，大腿骨頭の上外方変位や骨密度低下による骨の脆弱性が確認される患者の場合には，変形性股関節症が将来的に進行しやすいとされており[6]，悪化を予期した介入を行う必要性がある．

■ 治療

変形性股関節症に対する治療は，理学療法を中心とした保存療法が主体となる．末期には人工骨頭などの手術療法も選択される．

理学療法，リハビリテーション

理学療法は，X線で確認される異常所見よりもむしろ，患者の有する機能障害の程度や動作上の制限度合いに応じて実施する．X線上の変性所見がある程度目立つ場合であっても，評価上確認される機能障害が軽度であるならば，積極的な理学療法が有効な患者が多い．また，この逆もいえる．

一方で，骨自体の変形による永続的な脚長差を呈する患者では，痛みや機能障害を直接的に取り除こうとせず，杖などの各種ウォーキングエイドの使用や，装具を利用した補高などの代替策を検討する．

■ 障害像

変形性股関節症は，器質的な部分では，大腿骨頭と臼蓋の関節軟骨の変性がみられる．しかし，患者が自覚する痛みや日常生活上の制限は，関節軟骨の変性具合に比例するわけではない．

機能面では，たいていの場合，横座りや足を組む動作などの深い屈曲動作，または屈曲内転の複合動作を含んだ関節運動が最初に障害される．症状の進行とともに，荷重を伴う動作のほとんどで症状を呈するようになり，明らかな歩行制限や立位時間の減少がみられるようになる．これは，結果的に活動時間の低下や全身性の体力低下を引き起こすため，高齢者では転倒などのアクシデントの誘引となりうる．

理学療法・リハビリテーションの評価

変形性股関節症は，進行する変性疾患であり，軟骨という組織学的な特性上，根治は不可能である．しかし，変性に伴って生じた痛みや関節可動域制限などの機能障害は，理学療法によって改善することが十分可能である．また，肥満などの増悪因子の軽減や，杖などのウォーキングエイドの使用の必要性を評価する．

理学療法の評価は，主観的評価と客観的評価に大別される．

■ 主観的評価

表2に示す事項を詳細に聴取する．

主観的評価の段階で，次に続く客観的評価のプランニングを行う．例えば，患者の痛みが非常に強く，一度再現されるとその後も長く痛みが遅延する場合では，最終域までの関節可動域測定や，最大筋力の測定のような積極的な検査事項を行うことは好ましくない．どのような動

第1章　運動器

13

作で症状が発現するのか，または軽減するのかを聴取しながら，検査すべき関節可動域の方向や，疼痛の原因として考えられる機能障害を想起しなければいけない．

■ 客観的評価

客観的評価には，関節可動域測定や筋力検査などが含まれる．留意点として，これらの検査が症状を確認するためだけでなく，症状に関連した機能障害の検出にあるという点を改めて強調したい．症状に関連した機能障害が，疼痛部位にないということもしばしばある．例えば，腰椎-骨盤帯の回旋可動域が低下すると，相対的に股関節の可動域が増加した状態となるため，歩行などの連続動作における股関節負荷が増加してしまう．

関節可動域（生理学的運動，副運動）

関節可動域測定は，機能障害の検出だけでなく，治療の即時効果を確認するうえでも非常に有用である．関節可動域の計測では，角度そのものよりも，①症状の再現される運動方向，②症状の過敏性，③症状の増加する・軽減する方向を確認しながら実施していく．

①症状の再現される運動方向

患者の訴える症状と検査すべき関節運動の方向は，その関連性を考慮しなければならない（図4）．

②症状の過敏性

関節可動域の測定では，測定時の痛みと可動域制限の程度に従い，痛みが理由で制限がある

表2　理学療法の評価項目

主観的評価	●症状の部位 ●痛みの程度と質（するどい，鈍い，しびれる，刺すようななど） ●疼痛が発現する動作，状況 ●疼痛が減少する動作，状況 ●症状の日内変動 ●現病歴，既往歴 ●禁忌，注意事項に関する質問事項
客観的評価	●関節可動域 ●筋力 ●腰椎-骨盤帯，その他の部位との関連

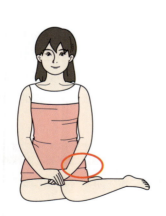

「横座りが痛い」場合
● 症状との関連が高い（優先して評価する）方向：屈曲，内転，内旋またはその複合運動
● 症状との関連が低い（評価の優先度が低い）方向：伸展，外転，外旋

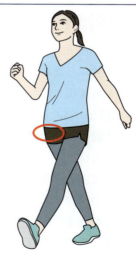

「歩行の立脚後期で痛い」場合
● 症状との関連が高い（優先して評価する）方向：伸展，外旋またはその複合運動
● 症状との関連が低い（評価の優先度が低い）方向：屈曲，内転

図4　患者の訴える症状と検査を考慮すべき関節運動方向の例

グループ，関節が硬いために制限があるグループ，または両者が混在しているグループに分類する[7]（**図5**）．

症状の再現される運動方向が決定した後，このグループ分けを行うことで，痛みの程度に応じて評価や治療を積極的に行うことができる．基本的に，グループ1やグループ3aに分類されるような痛みの強い患者または運動方向は，積極的に検査測定をすることが難しい．同様に，治療も緩徐な関節運動や除痛目的の物理療法または安静などが行われる．一方で，グループ2やグループ3bに該当する運動方向に対しては，積極的な関節運動が許容されることが多く，症状の原因となる関節の硬さに対して強度の強い治療を選択する．

③症状の増加する・軽減する方向

症状の原因となる関節機能障害に対して，どのような関節運動の操作を加えれば痛みが増加するのか，または軽減するのかを評価することは，その機能障害をより明確にするのに役に立つ（**図6**）．

筋力

筋力検査には徒手筋力テスト（manual muscle testing：MMT）を使用するが，MMT単独では得られる情報が不十分である．この方法は，もともと末梢神経障害などに由来する筋力低下を検出するための方法であり，初期の変形

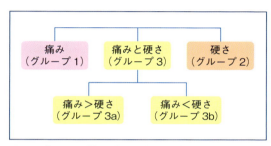

図5 痛みと関節可動域の程度に応じた分類

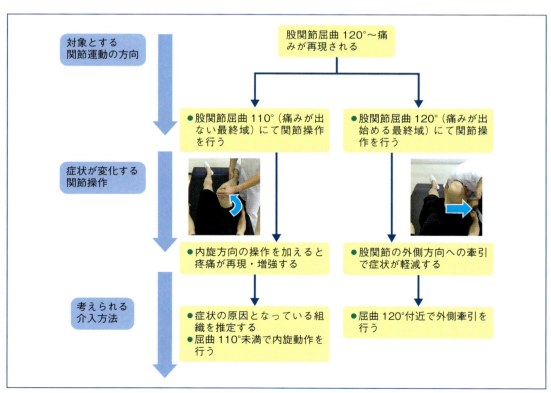

図6 症状の増減に影響を与える関節操作の例

1. 変形性股関節症

性股関節症のように筋力低下がわずかな場合には，その検出が困難である．

そこで，中間位，短縮位，伸張位のそれぞれで筋力を計測する（**図7**）．筋の張力-長さ曲線からもわかるように，筋の長さによって発揮できる張力は変化する．例えば，延長傾向にある中殿筋では短縮位から中間位の筋出力が低下するため，歩行中のTrendelenburg徴候や，荷重時の骨頭の上方移動が助長されやすい．

また，十分な筋力が得られたとしても，筋力値が体重そのものを支えるのに十分な値であるかは，対象となる患者の体格に大きく左右される．この場合は，ハンドヘルドダイナモメータなどの筋力測定機器を用いて，体重比として筋力の大小を検討する．

腰椎-骨盤帯またはその他の部位との関連

股関節は，機能的な関係性から，腰椎-骨盤帯から大きく影響を受ける．また，荷重関節という特性上，足部のアライメントや歩容などからも大きな影響を受ける．これらの他の部位の評価では，症状との関連があるかどうかを確かめる必要がある．例えば，歩行周期における立脚期を模したランジ動作で痛みが再現される例では，患側寛骨の前方回旋と対側寛骨の後方回旋を誘導することで誘発される症状に変化がみられる場合がある（**図8**）．同様に，腰椎の回旋を強調することで症状が軽減する場合も確認される．このような場合には，機能障害部位として骨盤帯の運動不全が推測され，この検査に引き続き，腰椎-骨盤帯の可動性検査を実施する．

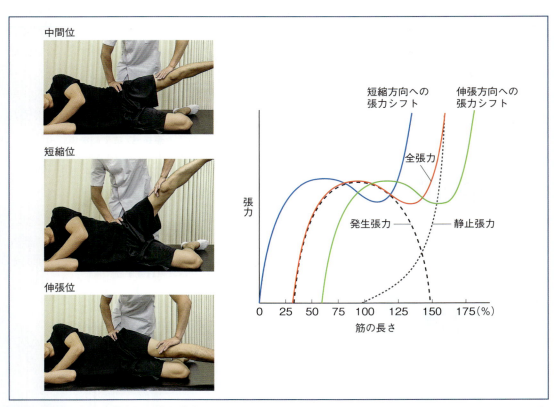

図7 筋長の変化を考慮した筋力検査

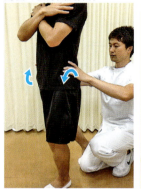
患側寛骨の前方回旋と
対側の後方回旋操作

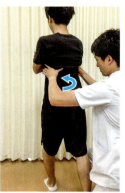
腰椎の回旋操作

図8　腰椎-骨盤帯の操作

■その他の評価

変形性股関節症の進行には，体重増加や不活発などの個人的な因子や，仕事や家事などの環境的な因子が影響する．また，明らかな関節変形によって，これまでとは違った動作方法を習得する必要性が生じる場合や，補高などの装具の使用が必要となる場合がある．理学療法による治療の効果がその後も十分に持ち越されるよう，患部以外の因子への配慮が必要となる．

肥満，過体重

肥満は，下肢の変形性関節症の進行に大きく影響する．肥満の有無により，変形性関節症の進行は4倍異なると報告されている[8]．よって，痛みなどの症状が改善した後も，肥満の有無の評価と運動指導が求められる．

肥満の指標には，body mass index（BMI）が最も一般的に用いられ，一般に25以上が過体重，30以上が肥満とされる．

移動能力

活動範囲の拡大や症状の進行予防のために，患者の移動能力の評価が必要になる．患者によっては，杖やシルバーカーなどのウォーキングエイドの使用も検討する．

また，自動車の免許を有しているか，家族で送り迎えをしてくれる人はいるか，もしくは公共交通機関へのアクセスがよいかを把握する．これらの移動手段が得やすいかどうかが，変形性関節症の予後に関連することが報告されている[9,10]．

患者の移動能力を検査する方法にはTimed Up and Go（TUG）テストがあり，転倒ハイリスク者の選定に有用なカットオフ値は13.5秒である[11]．よって，14秒以上の値を呈する患者は，仮に痛みなどの症状が改善していても「転倒リスクあり」として歩行能力の改善を目的とした運動指導やウォーキングエイドの使用を検討する．

装具の必要性

関節の変形が著しい患者は，手術をしない限り永続的な脚長差を呈する．股関節の痛みが理学療法により改善しても，脚長差を放っておくことは異常な関節運動を放置することとなり，さらなる関節の変形や，それ以外の部位の障害を引き起こしかねない．X線で明らかな変形が確認され，転子果長（大転子から外果までの長さ）と棘果長（上前腸骨棘から脛骨内果までの長さ）に左右差が確認される場合には，義肢装具士にインソールや靴の補高を依頼する必要性がある．

理学療法・リハビリテーションプログラム

変形性股関節症における理学療法プログラムは，評価の段階で，患者の痛みや機能障害の原因となる問題をある程度明確にできていれば，その選択が難しいものではない．また，リハビリテーションプログラムは，症状の進行予防や改善不可能な能力低下に対して行われることがほとんどである．症状改善の限界を見極め，患者が受け入れられる道具や運動方法を提案していく必要がある．

関節可動域運動

前述の理学療法評価において特定した運動方向と，症状の過敏性などに応じて治療方法を決定する．例えば，図5のグループ1や3aの患者には，痛みが誘発されない範囲の関節運動や，痛みのない位置での牽引などが利用できる．一方で，グループ2や3bなどの痛みの少ない場合には，可動域制限内に及ぶ範囲まで関節運動を行う（図9）．

筋力トレーニング

筋力低下部位に対して筋力の強化を行うが，負荷をかける位置や負荷の方法，または負荷の強度を考慮しなければならない．

例えば，中殿筋の筋力が短縮位で極度に低下していた場合には，運動療法も同様に短縮位で行う．一方で，短縮位でも明らかに十分以上の筋力が発揮されるのであれば，筋の短縮を疑う必要性がある．

腰椎-骨盤帯へのアプローチ

症状に関連した腰椎や骨盤の機能障害に対して，骨盤の回旋を引き出すためのThomas（トーマス）ストレッチや，腰椎の回旋方向のモビライゼーションなどを行う（図10）．また，実際に改善を図ろうとする動作に近い形でホームエクササイズを指導することも勧められる．

減量を目的とした運動指導

●運動負荷の決定

運動負荷の決定にはさまざまな方法があるが，体重減少に有効とされる有酸素運動のような軽度ないし中等度の負荷の運動を選ぶ際には，臨床的な簡便性からKarvonen（カルボーネン）法を用いることが多い．

また，有酸素運動として用いられる運動負荷は，運動様式によりおおむね$\dot{V}O_2$ max（最大酸素摂取量）が60〜70％程度の負荷が用いられる．

> **覚えておこう**
> **Karvonen法による目標心拍数の設定**
> 目標心拍数＝{年齢別最大心拍数（220－年齢）－安静時心拍数}×係数k（0.4〜0.6）＋安静時心拍数

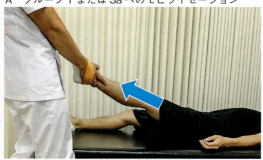

A　グループ1または3aへのモビライゼーション

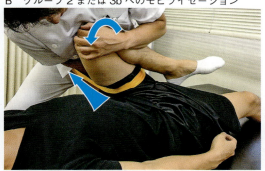

B　グループ2または3bへのモビライゼーション

図9　関節可動域制限に対する介入方法
A：最も関節への負荷が少ない股関節のleast-packed position（股関節屈曲30度，軽度外旋位）で軸方向の牽引を行う．
B：股関節へ外側方向のすべりを加えながら，患者に自動屈曲運動を行う．

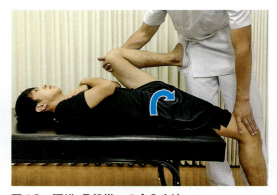

図10　腰椎-骨盤帯への介入方法
Thomasストレッチの肢位を応用し，寛骨の前方回旋方向へモビライゼーションを行う．

●運動方法の決定

有酸素運動の方法もいくつかあるが，多くの場合にはlong slow distance（LSD）負荷またはインターバル負荷が用いられる．

LSD負荷は，頻度が週1～2回で，実施時間が30～120分程度，そして強度が$\dot{V}O_2$ max70％以下とされる．痛みや関節変性の程度が著しく，強度の強い運動が困難な患者に向いている．

インターバル負荷は，頻度が週1～2回で，実施時間が3～5分程度，そして強度が$\dot{V}O_2$ max付近とされる．運動強度は強いが，短い時間で十分な負荷がかけられ，筋肉量の維持も期待できる．

移動能力の改善

変形性股関節症は，医療機関を受診する際の主訴が疼痛であることが多いため，疼痛の改善とともに治療が終了となる場合が多い．しかし，疼痛の結果生じていた活動制限の改善こそ目標とすべき効果である．

患者によってはそのような問題を改善するために，各種介護サービスを利用する，またはシルバーカーや杖のような歩行補助具の使用を検討しなければならない．

■ 引用文献

1) Wright AA, Cook C, Abbott JH：Variables associated with the progression of hip osteo-arthritis：a systematic review. Arthritis Rheum 2009；61（7）：925-36.

2) Lavigne M, Parvizi J, Beck M, et al.：Anterior femoroacetabular impingement：part I. Techniques of joint preserving surgery. Clin Orthop Relat Res 2004；418：61-6.

3) Harris-Hayes M, Royer NK：Relationship of acetabular dysplasia and femoroacetabular impingement to hip osteoarthritis：a focused review. PM R 2011；3（11）：1055-67. e1.

4) Kellgren JH, Lawrence JS：Radiological assessment of osteo-arthrosis. Ann Rheum Dis 1957；16（4）：494-502.

5) Pisters MF, Veenhof C, van Dijk GM, et al.：The course of limitations in activities over 5 years in patients with knee and hip osteoarthritis with moderate functional limitations：risk factors for future functional decline. Osteoarthritis Cartilage 2012；20（6）：503-10.

6) Lievense AM, Bierma-Zeinstra SM, Verhagen AP, et al.：Prognostic factors of progress of hip osteoarthritis：a systematic review. Arthritis Rheum 2002；47（5）：556-62.

7) Hengeveld E, Banks K, eds：Maitland's Peripheral Manipulation：Management of Neu-romusculoskeletal Disorders. vol. 2. 5th ed. Elsevier；2014.

8) Anderson JJ, Felson DT：Factors associated with osteoarthritis of the knee in the first national Health and Nutrition Examination Survey（HANES I）. Evidence for an associa-tion with overweight, race, and physical demands of work. Am J Epidemiol 1988；128（1）：179-89.

9) Wilkie R, Peat G, Thomas E, et al.：Factors associated with restricted mobility outside the home in community-dwelling adults ages fifty years and older with knee pain：an example of use of the International Classification of Functioning to investigate participa-tion restriction. Arthritis Rheum 2007；57（8）：1381-9.

10) Keysor JJ, Jette AM, LaValley MP, et al.：Community environmental factors are associ-ated with disability in older adults with functional limitations：the MOST study. J Gerontol A Biol Sci 2010；65（4）：393-9.

11) Shumway-Cook A, Brauer S, Woollacott M：Predicting the probability for falls in com-munity-dwelling older adults using the Timed Up & Go Test. Phys Ther 2000；80（9）：896-903.

第1章　運動器

2. 変形性膝関節症
osteoarthritis of the knee

> **key point ▶▶▶** 変形性膝関節症は，加齢などにより徐々に進行する関節の変性疾患である．変形性膝関節症のリハビリテーションにおける理学療法士の役割は，初期では進行を遅延させる目的の患者教育と，身体機能，特に下肢機能の維持である．進行期では，疼痛による活動性の低下防止や関節変形による隣接関節への影響および合併症を予防することである．理学療法士には，変形性膝関節症の病期全体をとおした理学療法的視点だけでなく，リハビリテーション的視点から変形性膝関節症の生活全体にかかわる問題を効率よく評価し，生活を支援するプログラムが求められる．

概要と病態

　変形性膝関節症については，2005年から大規模臨床統合データベースの設立を目指し，この一連の研究活動から成るROAD（Research on Osteoarthritis Against Disability）プロジェクト[1,2]が始動した．その結果，以下の点が明らかになった．

① 高齢者が介護保険制度の要支援になる要因の第1位，要介護になる要因の第4位は関節疾患であり，運動器の障害が高齢者の生活の質（quality of life：QOL）を著しく障害している．

② 日本の変形性膝関節症の40歳以上の患者数は，X線像によって診断される患者数が2,530万人（男性860万人，女性1,670万人）となり，変形性膝関節症の有症状者数が約800万人と推定される．

③ 変形性膝関節症は身体的QOLの指標であるphysical component summary（PCS）値を有意に低下させる．

Column

physical component summary（PCS）値とは？

　SF-36®（MOS〈Medical Outcome Study〉36-Item Short-Form Health Survey）は，健康関連QOL（health-related quality of life：HRQOL）を測定するための，科学的で信頼性・妥当性をもつ尺度である．アメリカで作成され，概念構築の段階から計量心理学的な評価に至るまで十分な検討を経て，現在，170か国語以上に翻訳されて国際的に広く使用されている．現在，オリジナルのSF-36®（日本語版はversion1.2）を改良したSF-36 v2®が標準版として使用されている[3,4]．

　HRQOLを測定する尺度は，大まかに包括的尺度と疾患特異的尺度に分類されるが，SF-36®は前者に位置づけられ，病気の人から健康な人のHRQOLを連続的に測定できるので，患者の健康状態を一般の人と比較することができる．

　2011年に「身体的側面」「精神的側面」に「役割/社会的側面」を加えた3コンポーネント・スコアリング法が開発され[3,4]，日本でもサマリースコアを使用することが可能となった．3つのコンポーネントのそれぞれのサマリースコアを，「身体的側面のQOLサマリースコア（Physical component summary：PCS）」「精神的側面のQOLサマリースコア（Mental component summary：MCS）」「役割/社会的側面のQOLサマリースコア（Role/Social component summary：RCS）」とよぶ．SF-36®は，8つの健康概念を測定するための複数の質問項目から成り立っている．

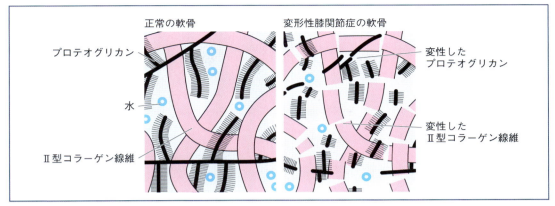

図1 正常と変形性関節症の軟骨の模式図
(井上智子ほか編：病期・病態・重症度からみた疾患別看護過程＋病態関連図. 医学書院；2008. p.1501[8]より)
プロテオグリカンは，多くの糖質が結合した糖蛋白質の一種.

■ 病態

膝関節の軟骨組織は，軟骨細胞が2％，水分が75％で，残りの主成分はプロテオグリカン（ムコ多糖が蛋白質に共有結合してできる糖蛋白質の一種）とコラーゲン線維から成る基質で構成されている．軟骨細胞は，プロテオグリカンとコラーゲン線維と結合して水分を豊富に保ち，滑動や衝撃吸収のための弾性能を有する[5]．

変形性膝関節症は，加齢，肥満，遺伝的因子，力学的負荷など多くの要因が関与して発症する[6]．特に，力学的負荷およびその蓄積は，関節軟骨の初期変性と破壊，そして軟骨下骨で起こる骨代謝回転（骨吸収と骨形成）の異常に関与する要因である．変形性膝関節症進行の過程では，軟骨細胞外基質（マトリックス）を分解するマトリックスメタロプロテアーゼ（matrix metalloproteinase：MMP）やアグリカナーゼ（aggrecanase）を代表とする蛋白質分解酵素が産出され，この蛋白質分解酵素が軟骨細胞外基質を破壊する．さらに，過度な力学的負荷は，軟骨下骨で行われている骨代謝回転のバランスを崩し，軟骨下骨のミネラル化の減衰が起こり，軟骨細胞外基質の破壊をさらに助長する[7]．

変形性膝関節症は，膝関節軟骨の表層に近い部位から進行する軟骨細胞外基質の破壊と消失，軟骨表層のfibrillation（毛羽立ち），軟骨の菲薄化と亀裂形成，軟骨表層のクラスター形成（軟骨細胞がブドウの房のように弱い結合に変化すること）やその細胞死，膝関節周縁部の骨棘形成の変化が起きる疾患である（図1）[8]．

これまで，関節軟骨破壊や関節周辺の骨変化が主な病態として考えられていたが，近年の研究により，半月板や関節包，周辺の靱帯，筋を含む関節構造体すべての退行変性変化として考えられている．このような病理学的変化を基盤として，臨床的には，膝関節痛，関節水腫，膝関節運動時の軋轢音，膝関節可動域制限，膝関節の局所的な炎症症状を呈する．

内側型変形性膝関節症（図2〜4）

大腿骨中心と足関節中心を結ぶ下肢機能軸Mikulicz線は，通常，膝関節中心を通る．また，解剖軸は脛骨では機能軸と一致するが，大腿骨では機能軸と6度の傾きを成し，大腿骨軸と脛骨軸の成す大腿脛骨角（femorotibial angle：FTA）は約175度である．日本人の一次性の変形性膝関節症のうち，内側型変形性膝関節症が全体の90％を占める．

2. 変形性膝関節症

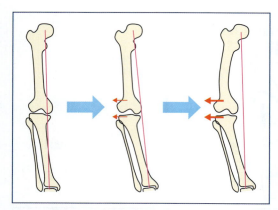

図2 内側型変形性膝関節症の内反変形の進行状態

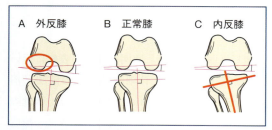

図3 外反膝と内反膝の特徴
A：外反膝は，脛骨顆部の形状はほぼ正常に近いが，大腿骨外顆部の低形成が強い．
C：内反膝は，脛骨関節面の内反がある．

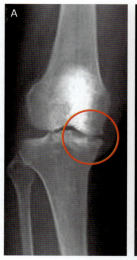 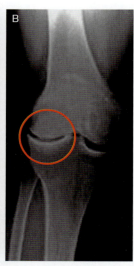

図4 内側型(A)・外側型(B)変形性膝関節症のX線像

内側型変形性膝関節症の症例を，X線像の両下肢前後像を用いて解析した結果，下肢の形状の特徴として，以下のことが判明した[9]．①大腿骨が骨幹部で外彎している，②脛骨の関節面の内反が強くなっている，③脛骨関節面中心は，脛骨骨幹中心線より内側に偏位している，④脛骨遠位は近位に対して内捻している．

生来，日本人は脛骨関節面の内反が大きく，年齢が進むにつれて膝関節外側の軟部組織が脆弱化し，関節のゆるみをきたし，不安定性が増強する．その後，大腿骨に影響し，膝関節内反が増強すると仮定できる．機能軸は膝関節内反変形を伴い内方に偏位し，体重と筋力の合力の作用点も内方に移動する．このため，内側に過度のストレスが集中し，関節軟骨の変性が促進

する．

外側型変形性膝関節症（図3，4）

日本人では外側型変形性膝関節症の頻度は低く，下肢の骨の形状は内側型変形性膝関節症とはまったく異なっている．一次性の関節症では大腿骨外側顆の低形成が著明である[10]．したがって，膝関節は外反となり，また，膝屈曲位でも外側顆の低形成のため膝関節の不安定性が大きくなり，関節症悪化の要因となる．

膝蓋大腿関節症

膝蓋大腿関節症の要因として，体重の増加やスポーツ，仕事などにより膝蓋大腿関節に過剰な負荷がかかることがあげられる．解剖学的には，大腿骨膝蓋骨の形状異常や脛骨粗面の位置異常が起因となる．外側型膝蓋大腿関節症では，膝蓋骨の外側関節面の傾斜が大きいことが多い．脛骨粗面が外側に位置している要因には，脛骨が異常に外旋していることもある．また，脛骨粗面が膝蓋骨に対して後方に位置していても，膝蓋大腿関節症の要因となることがある．

表1　問診のチェックポイント

1. 年齢，性別
2. 疼痛の部位（palm sign，finger sign）
3. 受傷原因（外傷の既往がある場合）
4. 膝関節周囲の断裂感，断裂音
5. 膝折れ（膝くずれ）
6. 腫脹（関節水腫，関節血腫）
7. 弾発現象
8. ロッキング

表2　理学所見のチェックポイント

1. 下肢全体のアライメント
2. 筋萎縮
3. 腫脹，膝蓋跳動
4. 膝蓋大腿関節の所見：膝蓋骨圧迫テスト，膝蓋骨のトラッキング，脱臼不安感テスト
5. 圧痛点：滑膜ヒダ，内側・外側関節裂隙，鵞足部分，内側・外側側副靱帯，腓腹筋内側・外側頭
6. McMurrayテスト
7. 靱帯不安定性テスト
8. 関節可動域テスト
9. 筋力テスト

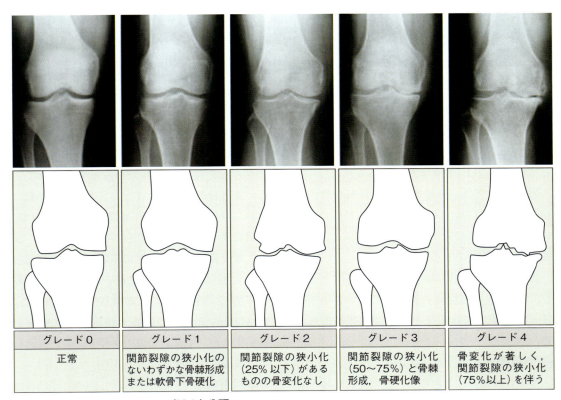

図5　Kellgren-Lawrence（K-L）分類
（Kellgren JH, et al.：Radiological assessment of osteo-arthritis. Ann Rheum Dis 1957；16〈4〉：494-502[11] より）

■ 診断・重症度分類

　変形性膝関節症の診断では，問診（**表1**）と理学所見（**表2**）の確認，X線撮影，関節液検査，MRI撮影，血液検査を実施する．

　X線撮影では，膝関節裂隙やFTA，骨硬化像，骨棘の有無などを評価する．X線撮影の前後像から，変形性膝関節症の進行度（重症度分類）を判断するKellgren-Lawrence（K-L）分類がある[11]．骨硬化などをグレード0（正常）から，グレード4（高度に変形性膝関節症が進行）までの5段階に分けている（**図5**）[11]．

　関節液検査では，通常は黄色透明である関節液の混濁や血液の混在を確認する．炎症を起こ

2. 変形性膝関節症

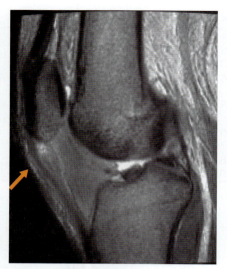

図6　膝蓋腱炎のMRI像
MRI矢状断像で，膝蓋腱の膝蓋骨付着部深層は腫大し，高信号を呈している（→）．

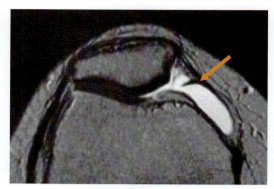

図7　膝タナ障害のMRI像
MRI冠状断像で，膝蓋大腿関節にタナ（棚）を認める（→）．

している場合は，関節水腫が認められる．

MRI撮影では，関節軟骨，半月板や骨内の病変の有無を診断する．変形性膝関節症の進行に伴い，半月板の断裂や骨嚢腫の出現，大腿骨顆部壊死も確認できる．

血液検査は，鑑別診断を目的にすることが多く，CRP（C反応性蛋白質）やリウマトイド因子，尿酸値，結核菌など多くの情報が得られる．

鑑別診断

変形性膝関節症と同様に，膝関節に疼痛や炎症所見などを生じる疾患は多数存在する．それらの疾患との鑑別は重要である．

●**膝蓋腱炎**（図6）

膝蓋腱炎の主因は膝蓋腱の炎症と思いがちだが，本態は膝蓋腱の変性と考えられている[12]．長時間の椅子座位保持や膝関節の屈曲に伴い，膝蓋下部に疼痛を生じる．膝蓋腱の病変は，膝蓋骨付着部深層に存在し，圧痛は膝伸展位で大腿四頭筋の緊張を取り除いた状態で膝蓋骨付着部を膝蓋骨下面に圧迫する．X線像では膝蓋腱の肥厚を認め，MRI像では病変部は腫大し，T1強調像で中等度，T2強調像で高信号像を呈する．

●**タナ（棚）障害**（図7）

タナは滑膜ヒダの一つで，胎生期に膝関節内に存在した隔壁の遺残であると考えられている．膝蓋骨内下方に存在し，日本人の約半数に認められる[13]．長時間の膝関節屈曲によって，膝前面あるいは前内側部に疼痛を生じる．また，膝関節の屈曲や伸展に伴い，膝前面に引っかかり感（弾発現象）や軋轢音を生じる．膝蓋骨下方に，圧痛を有する索状物を触知する．McMurrayテストで膝蓋大腿関節に軋轢音を触知するが，半月板損傷のクリック音と誤診しないように注意する．

●**半月板損傷**

中高年以降では，加齢に伴う半月板の変性を基盤としたフラップ断裂や複合断裂が多く，断裂片が関節裂隙に挟み込まれ引っかかり感（弾発現象）を生じる．内側半月板損傷が多く，内側関節裂隙に圧痛を認めやすい．McMurrayテストで，内側の疼痛や軋轢音を生じる．

●**大腿骨顆部骨壊死**

明らかな原因がなく発症する特発性骨壊死と，他疾患あるいはステロイドの内服に伴って発生する二次性骨壊死に分けられる．特発性骨

壊死の多くは大腿骨内側顆部に限局して生じるが，二次性骨壊死では外側顆を含め，より広範囲に病変が及ぶことが多い．50〜60代の女性に好発し，突発的な激痛が膝関節内側に生じ，夜間安静時痛を訴えることが多い．しばしば内反変形を伴い，大腿骨内側顆に圧痛を訴える．X線像では，大腿骨内側顆に限局した透亮像を認め，次第に周囲の骨硬化，関節下面の石灰化像，陥没像へと進行する[14].

● 関節リウマチ

膝関節に初発することは少なく，全身症状や多関節に関節リウマチの変化を伴っている．外反膝変形を多く認める．X線像では，関節裂隙の狭小化を認めるが，変形性膝関節症のような骨増殖像を認めることはない．

■ 症状

変形性膝関節症患者の主観的症状は，膝関節構成体の損傷および退行変性とは必ずしも一致しない[15].膝関節や血液中のサイトカイン，炎症前駆物質は，非変形性膝関節症患者と比較して多いことは知られているが，心理的要因，社会経済的要因，廃用や不動，運動機能障害，合併症など，多くの要因が主観的症状に関与している．なかでも，同じ刺激に対する痛みの反応性が増強する現象である感作[16]が，末梢神経や，脊髄や脳などの中枢神経にも生じることで症状を複雑にしている．

■ 予後

変形性膝関節症は進行により，初期，進行期，末期に区別される．初期は，膝の違和感が現れる．膝関節運動時のみの痛みを生じ，一時的で多くの場合は，安静により軽快する．進行期では，頻回な疼痛の発生，膝関節可動域制限により，正座やしゃがむなどの動作が困難になる．階段昇降も困難となり，特に降段に強く影響する．また，炎症が生じて，関節腫脹，発熱も

みられ，関節水腫により重苦感が出現する．関節変形や軋轢音を自覚する．末期では，日常生活活動に支障をきたす強い疼痛を生じ，安静時痛や睡眠障害も引き起こすことがある．仕事，買い物，旅行などの手段的日常生活活動に影響し，生活活動範囲を制限する．関節変形による関節動揺の進行により異常歩行を生じ，影響が強い場合は歩行困難となる．特に高齢者では，外出しない生活が続くと認知機能の低下も生じることがある．

■ 治療

一度障害を受けた関節軟骨が，もとの状態に修復することはなく，加齢とともに徐々に悪化するため，治療の第一選択は保存療法であり，治療の目的は疼痛を取り除き，膝関節の動きを改善して膝の機能を高めることにある．

治療方針は進行度や疼痛の程度によって異なるが，保存療法では，薬物療法，物理療法，装具療法，運動療法の4つが基本となる．これらの治療で症状が改善されず，生活に支障をきたす場合には手術療法がありうる．

覚えておこう

「関節水腫を関節穿刺すると，癖になる」ということはない．関節水腫の要因は過剰な負荷と加齢による軟骨損傷により炎症が生じ，膝関節の滑膜細胞への刺激により，関節液の過剰排出を生じるためである．ヒアルロン酸や蛋白質などの濃度の低い関節液は，関節軟骨を摩耗と衝撃から保護する作用が低下している．また，炎症物質を多く含むため，関節穿刺をしなければ改善はない．関節穿刺をするから関節水腫が頻発するのではなく，関節水腫が生じるから関節穿刺をする必要がある．

理学療法・リハビリテーションの評価

膝関節，姿勢，動作，隣接関節を評価する（**表3**）.

膝関節
●関節可動域制限

関節可動域制限が生じている場合，制限因子が軟部組織性の因子ならば，その特定をする．筋であるなら，収縮後のリラクゼーションやダイレクトストレッチ後のリラクゼーションに反応するかどうか，特に膝関節と股関節の二関節筋が短縮または筋緊張亢進状態にあるなら注意深く評価し，姿勢や動作に影響を及ぼしているのかを併せて評価することが重要となる．下腿回旋の可動域は，下腿内捻の状態と併せて評価する．下腿捻転に関して，膝関節内旋の可動域増大は下腿内捻の増大と，膝関節外旋の可動域増大は下腿外捻の増大と関係すると考えられる（図8）．膝関節内反の増大で，FTAが180度程度なら，下肢長差の増大も生じうる．

●筋力低下

筋力低下が生じている場合，膝関節の屈曲筋群，伸展筋群だけでなく，骨盤と下部体幹の安定を担う体幹筋群の低下も併発していることがあり，注意が必要である．歩行などの立位動作で，膝の伸展筋力は制動効果と，膝の屈曲筋群は駆動効果と相関しているという報告[17]もあり，骨盤前傾位ではハムストリングスの筋力と，骨盤後傾位では大腿四頭筋との関連も考慮する必要がある．

●炎症

炎症症状がある場合は，腫脹の評価のため，周径を測定する．

姿勢，動作

変形性膝関節症では，大腿四頭筋緊張の増大に伴い，体幹全体が後方化し，膝関節の伸展モーメントが増大する．そのため，大腿直筋の筋短縮がないにもかかわらず，過剰緊張のため，しり上がり現象（腹臥位で膝を屈曲した際に，骨盤が挙上する現象）を呈することもある．歩行の立脚中期にみられる骨盤挙上は，膝関節

表3 理学療法評価のポイント

1. 膝関節の評価
   1) 関節可動域
   2) 筋力
   3) 形態計測（下腿の捻転も確認する）
   4) 疼痛
2. 姿勢，動作の評価
   1) 骨盤の前傾・後傾，挙上
   2) 重心の位置，重心線
   3) 立位，片脚立ち位での重心線
   4) 歩行時の骨盤左右傾斜
3. 隣接関節の評価
   1) 足関節
   2) 股関節
   3) 仙腸関節
   4) 腰椎部

左膝内反変形と下腿の外旋
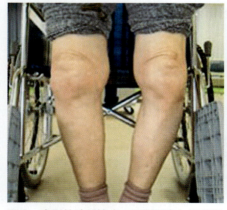

側面像
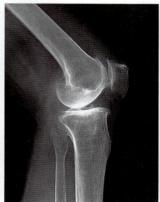

正面像
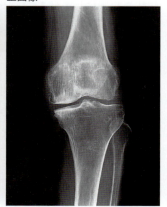

図8 変形性膝関節症の正面写真とX線像

の外反モーメントが関与していることが考えられるため，体幹下部の不安定性につながるものと推定でき，下部体幹の筋緊張状態の評価も必要である．

片側変形性膝関節症では，歩行時に，体幹下部の不安定性が生じていれば脊柱側彎やTrendelenburg（トレンデレンブルク）現象などの対側への側方動揺が目立つことがある．この場合，体幹の対側への重心移動は変形性膝関節側の膝関節の外反モーメントが増大し，内反変形を強くすることになる．上半身の重心位置の分析は，端座位にて第9胸椎を上半身重心位置と仮定し，その移動範囲や座圧中心位置を分析する．内反変形が強く，FTAが200度程度では片脚立ち位が不安定となり，体幹が対側へ回転しやすくなる．そのため，FTAによる内反変形が強い場合，身体重心が歩行立脚期に反対方向へ移動しやすくなることを確認する．内反変形が高度になると，立脚期に同側骨盤が挙上し，頭部と体幹の左右動揺が起こりやすくなるため，評価が必要である．

隣接関節

内反変形に伴う足部の回外や距骨下関節の回内により，脛骨傾斜の減少が生じることがある．また，内側型変形性膝関節症では，後足部の回内・回外と歩行時痛を検討した結果，歩行時痛のある後足部の回外では正の相関を認め，回内では負の相関を認めた[18]．よって，後足部の回内は疼痛からの逃避反応と推察されるため，変形性膝関節症では，足関節，足部の評価も重要である．

骨盤の傾斜や挙上に伴い，股関節の関節可動域制限が生じることがある．体幹の後方化や骨盤後傾に伴い，仙腸関節や腰椎後彎にも影響を及ぼすことがあるため，仙骨のうなずき現象（寛骨に対して，仙骨が前傾する現象）を含む仙腸関節や下部腰椎の運動機能の確認も必要である．

歩行

変形性膝関節症患者は，歩行速度，歩行率，歩幅が減少し，ストライド時間と両脚支持時間はそれに応じて両側で増加し，立脚期全体は延長する[19]．定量（例えば，助走路を設けた10 m歩行路で実施）歩行分析では，歩行速度，歩行率，歩幅などを計測する．

生活機能

変形性膝関節症患者の生活機能低下につながるリスク因子のうち，出現する可能性の高いものは，痛み，こわばり，筋力低下，膝関節のゆるみ，固有受容感覚の不正確な入力，立位時間の低下，関節可動域の低下など身体的機能障害であった．また，認知および視覚型の機能障害のリスク因子は，病的な過体重（肥満），不安や抑うつ，乏しい自己効力感などの心理的および社会的要因，健康行動と人口統計学的要因であった[20]．そのため，生活機能の評価には，自己効力感チェックとして，運動実施に対する自己効力感日本語版測定尺度[21]などを用い，日常生活活動（activities of daily living：ADL）評価には，機能的自立度評価法（functional independence measure：FIM）やBarthel index（バーセル），Katz index（カッツ）などを用いる．

QOL

QOLの評価には，Japanese knee osteoarthritis measure（JKOM）をHRQOLの指標として使用した場合，5 m歩行速度，ファンクショナルリーチテスト，痛みの程度，Geriatric Depression Scale（GDS）簡易版の日本語訳と有意な相関が認められていること[22]から，JKOMやSF-36®などで評価する．

理学療法・リハビリテーションプログラム

イギリスの国立医療技術評価機構（National Institute for Health and Care Excellence：NICE）

における変形性膝関節症の治療目標では，患者教育，減量，運動療法の3つをコア治療としている．運動を含んだ自己管理プログラムの指導は，痛みや疲労の軽減，合計運動時間の増加，膝の屈曲角度の改善，ADL量の改善，不定期受診回数の軽減，自己効力感に効果があるとされる[23]．減量に関しては，単独で減量療法を実施するより，減量療法と運動療法の複合的な介入がより効果を示し，健康に関連したQOLにも正の効果をもたらすとされている．

覚えておこう

シート型足圧計測装置を用いて歩行テストを実施した結果，比較的高齢者に多い変形性膝関節症患者は，歩行時の足圧が同年代の健常者と比べ，後足部で減少し，足底中央部で増大，前足部で減少することが報告されている．さらに膝の伸展制限の程度により，足圧中心軌跡（足底面での荷重中心の軌跡）が短く，内側にシフトしていた．

足圧データは，数値で患者にフィードバックするだけでなく，画像情報として提供し，患者教育に使用することでより理解しやすく，自己啓発を促しやすい[24]．患者教育には，わかりやすく，かつ，より自己学習に対する意欲を引き出す工夫が必要である．

膝関節周囲筋のリラクゼーション

立位時や歩行時に骨盤の前傾・後傾や骨盤の挙上（引き上げ）にかかわる筋群，特に股関節と膝関節にかかわる二関節筋のリラクゼーションを実施し，リラクゼーション前後で膝関節の屈曲・伸展の自動運動可動域と動きのなめらかさを確認する．

筋力トレーニング

従来から大腿四頭筋，特に大腿広筋群，ハムストリングスの筋力トレーニングは行われているが，下部体幹や骨盤の安定性向上のための腸腰筋や大腿筋膜張筋，中殿筋の筋力トレーニングも行い，立位動作や歩行の安定化や効率化を向上させる．

膝関節内側関節包のストレッチ

大腿筋膜張筋の緊張亢進により，牽引して生じた脛骨外方移動を抑制する目的で，反対方向へ内側関節包や靱帯付近をストレッチする．

膝関節外旋テーピング

立位時は，骨盤後傾に伴う大腿部の外旋，足部回内に伴う下腿の内旋により，膝関節は内旋位となる．この傾向により，伸展が困難となることが多く，screw home movement（膝関節が屈曲位から伸展するに伴い外旋し，終末期で受動的な外旋運動が大きく起こる運動）の誘導を目的に，下腿を外旋方向に，大腿を内旋方向にテーピングする．

Column

運動療法介入の今後の課題（表4）[25]

● 至適運動プログラムと運動量

変形性膝関節症患者のどのような筋の収縮様式（例えば短縮性筋収縮や伸張性筋収縮）の抵抗運動なのかなどの具体的な運動療法の内容と強度，頻度などを示した至適運動プログラムと至適運動量に関しては明確ではない．

● 重症度別の運動療法

重症度が異なれば患者の機能や能力障害が異なるため，重症度に適したプログラムと運動量が必要だが，重症度別の運動療法介入において効果の検討はなされていない．

● 運動療法の継続

自宅で行えるプログラムを指導しても，継続を確認することは難しく，徹底には至っていない．今後どのような工夫を行えば運動療法が継続的に行われるのかについて検討することが必要である．

その他の治療

●装具療法

膝関節の内反モーメントの減少や，内反または外反方向の不安定性改善などを目的に，膝装具や足底挿板を用いて治療する．

表4　運動療法介入の今後の課題

1. 至適運動プログラムと運動量
2. 重症度別の運動療法
3. 運動療法を継続させる

（坂上　昇：変形性膝関節症治療における理学療法のシステマティックレビュー．理学療法 2006；23〈6〉：920-8[25]より）

●歩行修正練習

歩行に関する運動学や運動力学，足圧中心位置，床反力などを変形性膝関節症患者に情報提供し，歩行の再教育を実施することで，膝の内反トルクを減少させる効果を図る．

●有酸素運動

運動強度や運動時間は，研究によって異なり一定の見解はない．筋力増強群と教育管理群で比較したものでも両者に差異はなく，有酸素性の歩行プログラムでは，変形性膝関節症の徴候の軽減が報告されている[26]．

●複合的エクササイズ

筋力増強，ストレッチ，歩行プログラム，バランスや協調性トレーニングおよび疾患に関する講義や討論を組み合わせた複合的な介入が検討されており，総じて患者の徴候改善に有益な効果があるとされている．

■ 引用文献

1) 吉村典子：一般住民における運動器障害の疫学─大規模疫学調査ROADより．Bone 2010；24（1）：39-42.

2) 村木重之，阿久根徹，岡 敬之ほか：腰椎圧迫骨折は他の慢性疾患よりもQOLを低下させる─ROAD study．Osteoporo Jpn 2010；18（1）：33-7.

3) Fukuhara S, Bito S, Green J, et al.：Translation, adaptation, and validation of the SF-36 Health Survey for use in Japan. J Clin Epidemiol 1998；51（11）：1037-44.

4) 福原俊一，鈴鴨よしみ：SF-36v2™日本語版マニュアル．iHope International；2015.

5) 岩田 久：変形性膝関節症における軟骨の病態．整形外科 Mook 1983；29：17-30.

6) Englund M：The role of biomechanics in the initiation and progression of OA of the knee. Best Pract Res Clin Rheumatol 2010；24（1）：39-46.

7) Andriacchi TP, Mündermann A：The role of ambulatory mechanics in the initiation and progression of knee osteoarthritis. Curr Opin Rheumatol 2006；18（5）：514-8.

8) 井上智子，佐藤千史編：病期・病態・重症度からみた疾患別看護過程＋病態関連図．医学書院；2008. p.1501.

9) Nagamine R, Miura H, Bravo CM, et al.：Anatomic variations should be considered in total knee arthroplasty. J Orthop Sci 2000；5（3）：232-7.

10) Matsuda S, Miura H, Nagamine R, et al.：Anatomical analysis of the femoral condyle in normal and osteoarthritic knees. J Orthop Res 2004；22（1）：104-9.

11) Kellgren JH, Lawrence JS：Radiological assessment of osteo-arthritis. Ann Rheum Dis 1957；16（4）：494-502.

12) Blazina ME, Kerlan RK, Jobe FW, et al.：Jumper's knee. Orthop Clin North Am 1973；4（3）：665-78.

13) Sakakibara J：Arthroscopic Study on Iino's Band（plica synovialis mediopatellaris）. J Jap Orthop Ass 1976；50：513-22.

14) 腰野富久，土屋弘吉，富田和夫ほか：膝の特発性骨壊死の臨床所見とX線学的所見．日整会誌 1975；49：189-201.

15) Dieppe PA：Relationship between symptoms and structural change in osteoarthritis：what are the important targets for therapy? J Rheumatol 2005；32（6）：1147-9.

16) Parks EL, Geha PY, Baliki MN, et al.：Brain activity for chronic knee osteoarthritis：dissociating evoked pain from spontaneous pain. Eur J Pain 2011；15（8）：843. e1-14.

17) 長谷健司，和田 真，萩原道博ほか：高位脛骨骨切り術後の筋力と歩行状態．日臨バイオメカ会誌 1992；14：303-6.

18) 清水新悟，昆 恵介，花村浩克ほか：変形性膝関節症内側型の後足部回内外と歩行時痛の関係．靴の医学 2015；29（2）：89-93.

19) Chen CP, Chen MJ, Pei YC, et al.：Sagittal plane loading response during gait in defferent age groups and in people with knee osteoarthritis. Am J Phys Med Rehabil 2003；82（4）：307-12.

20) Dekker J, van Dijk GM, Veenhof C：Risk factors for functional decline in osteoarthritis

of the hip or knee. Curr Opin Rheumatol 2009；21（5）：520-4.

21）中山　健，久保和之，守能信次：運動行動変容の段階及び運動実施に対する自己効力感の測定尺度に関する研究―日本語版尺度の開発と高齢者への適応．中京大学体育学論叢 2002；43（2）：9-18.

22）平尾一樹，沖嶋今日太，沼田景三ほか：変形性膝関節症患者の quality of life（QOL）と身体状態，抑うつ状態との関連―Japanese Knee Osteoarthritis Measure（JKOM）を用いて．運動療法と物理療法 2008；19（4）：285-90.

23）Yip YB, Sit JW, Fung KK, et al.：Impact of an Arthritis Self-Management Programme with an added exercise component for osteoarthritic knee sufferers on improving pain, functional outcomes, and use of health care services：An experimental study. Patient Educ Couns 2007；65（1）：113-21.

24）Saito I, Okada K, Nishi T, et al.：Foot pressure pattern and its correlation with knee range of motion limitations for individuals with medial knee osteoarthritis. Arch Phys Med Rehabil 2013；94（12）：2502-8.

25）坂上　昇：変形性膝関節症治療における理学療法のシステマティックレビュー．理学療法 2006；23（6）：920-8.

26）Ettinger WH Jr, Burns R, Messier SP, et al.：A randomized trial comparing aerobic exercise and resistance exercise with a health education program in older adults with knee osteoarthritis. The Fitness Arthritis and Seniors Trial（FAST）. JAMA 1997；277（1）：25-31.

第1章 運動器

3. 腰椎椎間板ヘルニア
lumbar disk herniation

key point ▶▶ 腰椎椎間板ヘルニアは青壮年者に好発する疾患ではあるが，発症は若年者から高齢者まで幅広く，治療法も年齢を加味して検討する．また，障害神経根の違いによって臨床像は異なり，目指すゴールも就労やスポーツなど，個々によって社会的背景が異なるため，それぞれに見合ったプログラムを検討する必要がある．現状では，ヘルニアの自然退縮を促す保存療法は明らかにされていないため，罹患椎間板高位への負荷が集中しない動作，つまり腰椎椎間板の内圧が上がりにくい動作を獲得することが主目的となり，再発予防としても重要である．

概要と病態

腰椎椎間板ヘルニア（lumbar disk herniation：LDH）は，椎間板の主に変性した髄核が後方の線維輪を部分的あるいは完全に穿破し，椎間板組織が脊柱管内に突出あるいは脱出して，馬尾や神経根を圧迫し，腰痛や下肢痛，下肢の神経症状などが出現した病態である．

男女比は2〜3：1と男性に多く，20〜40代の青壮年者に好発するが[1]，10代に発症する若年性ヘルニアや高齢者のヘルニアも多数存在する．好発部位はL4/5，L5/S1の下位腰椎椎間板とされている[1]．

加齢に伴う退行変性の過程で生じるが，重量物の挙上やスポーツなどによる力学的負荷がきっかけになる症例も少なくない．また，家族集積性が認められ，遺伝的因子の関与が明らかになっており，従来考えられてきた環境因子の影響と比較してはるかに重要性が高いといわれている．心理社会的側面，仕事なども深く関与しているといわれているが，労働や喫煙などの環境因子の関与については，『腰椎椎間板ヘルニア診療ガイドライン（改訂第2版）』では不明と改められた[1]．

■ 病態

椎間板は，髄核とよばれる軟らかい組織とその周辺に同心円状に層を成す線維輪とよばれる外層で構成されており[2]，各椎体間の衝撃を吸収する重要な役割を担っている．ヒトの椎間板は，事実上，人体の他のどんな結合組織よりも早く変性変化を示すとされ[3]，髄核は子どもや青壮年ではゼリー状だが，加齢により水分を失い，椎間板の高さが減少し，ひび割れや亀裂が発現し変性していく．また，圧迫に対する強度はあるが，ねじれに対しては弱く，外層に亀裂を生じやすい．

椎間板の背側は脊柱管の前縁を形成し，薄い後縦靱帯で覆われている．後縦靱帯は上下方向に長く，椎間板レベルではやや側方に広がっているが，椎間板の後外側部分の上面は露出しており，ヘルニアは後側方に多いとされている（**図1**）[4]．

脊髄は，成人では，ほぼ第1腰椎高位で終わり脊髄円錐を形成する[4]．第2腰椎高位以下は，L2以下の神経根が占め馬尾をなしている．主に運動神経である前根と感覚神経である後根に分けられるが，神経孔部では硬膜に囲まれたいわゆる神経根となり[5]，出ていく椎間孔の1椎

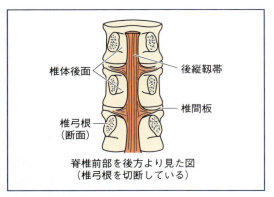

図1 後縦靱帯の走行

後縦靱帯は椎間板の後方部分を不完全に覆っている．特に，椎間板の上外側面は覆われておらず，このことはこの部位で椎間板ヘルニアが最も多いことの説明の一助になる．
(Bono CM, et al.：Rothman-Simeone The Spine. 5th ed. Saunders；2006. 小宮節郎総監訳：Rothman-Simeone The Spine 脊椎・脊髄外科. 原著5版. 金芳堂；2009. p.967[4]より)

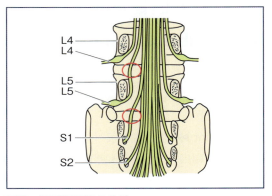

図2 腰椎神経根の分岐

腰椎神経根の分岐はそれぞれの椎間孔の1椎体頭側の硬膜管から出る．このように傍正中部の椎間板ヘルニアは椎間板を横切る神経根に影響を及ぼす傾向にある．
(Bono CM, et al.：Rothman-Simeone The Spine. 5th ed. Saunders；2006. 小宮節郎総監訳：Rothman-Simeone The Spine 脊椎・脊髄外科. 原著5版. 金芳堂；2009. p.968[4]より)

体頭側の馬尾から分岐して脊柱管外へ走行し，末梢神経となる(**図2**)[4]．通常，LDHは片側の単一神経根の圧迫症状を惹起する．LDHによる神経根障害の発生には，ヘルニア自体による機械的圧迫が深く関与している[6]．しかし，無症候性ヘルニアの存在や，ヘルニアの状態が不変であるにもかかわらず疼痛や軽度の麻痺が消失することがあり，機械的圧迫だけでは発生機序を説明できない．機械的圧迫と化学的因子(TNF〈tumor necrosis factor〉-αなどの炎症性サイトカイン)の単独あるいは重複作用により神経根に炎症や循環障害が惹起され，症状が発生すると考えられている[6]．

近年では，局所の病態のみならず心理社会的因子が深く関与していることが指摘されている．仕事による精神的ストレスが高く，仕事に対する集中度や満足度が低い，あるいは失職しているなどの仕事に対する姿勢の違い，抑うつや不安を訴え，自制心が乏しく，結婚生活にも問題があるなど心理社会的問題のある症例では手術適応例が多い．

表1 腰椎椎間板ヘルニア診断基準

1. 腰・下肢痛を有する(主に片側，ないしは片側優位)
2. 安静時にも症状を有する
3. SLRテストは70°以下陽性(ただし高齢者では絶対条件ではない)
4. MRIなど画像所見で椎間板の突出がみられ，脊柱管狭窄所見を合併していない
5. 症状と画像所見が一致する

SLR：straight leg raising(下肢伸展挙上)．
(日本整形外科学会ほか：腰椎椎間板ヘルニア診療ガイドライン. 改訂第2版. 南江堂；2011[1]より)

■ 診断・重症度分類

診断基準

日本整形外科学会などが提唱する診断基準(**表1**)[1]が用いられている．

単独でヘルニアの診断が可能な検査手技や方法は存在せず，的確な問診，理学所見，神経学的所見，画像所見と併せて総合的な判断が必要とされる．MRI上で無症候性ヘルニア，つまり症状や理学所見と一致しないヘルニアが存在しており，心因性腰痛や非器質性腰痛を合併している場合もあるため，総合的な判断が重要である．ヘルニア自体の診断には不要とされてい

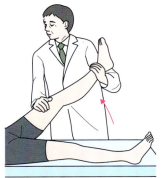
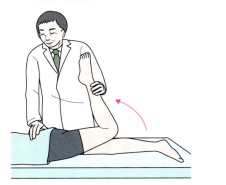

図3 神経伸展テスト
A：被検者を背臥位とする．検者は被検者の横に立ち，検査をする下肢を股関節内外転・回旋中間位として踵の下を手で支える．他方の手は膝関節の伸展位を保持するために膝蓋骨の上に置くか，骨盤の回旋・挙上を防ぐために上前腸骨棘部に置く．健常側では70～90度まで疼痛を伴わずに挙上可能である．陽性例では挙上途中で坐骨神経に沿った疼痛を訴える．膝窩部より中枢部までの放散痛であれば陽性とは判断しない．
B：被検者を腹臥位とする．検者は膝を90度屈曲した下肢を一方の手で把持し，股関節の伸展を強制する．その際に，検者は他方の手を殿部に当て，股関節の伸展強制を容易にする．膝関節に可動制限や疼痛がある場合には，膝伸展位のままで行ってよい．陽性例では，大腿前面に疼痛が誘発される．股関節や殿部の痛みでは陽性と判定しない．
（岩本幸英編：神中整形外科学．下巻．改訂23版．南山堂；2013．p.190-1[6]より）

るが，障害神経根の同定のために神経根造影や神経根ブロック，電気生理学的検査が行われる場合もある．

画像診断

ヘルニアはMRIで確認するが，外側型ヘルニアや再発ヘルニアの診断，ヘルニアの脱出形態評価には，椎間板造影後CT（computed tomography after discography：CTD）のほうが有用である．また，MRI上，無症候性のヘルニアが存在するので，その解釈には注意を要する[1]．

理学所見，神経学的所見

LDHでは，一般的に筋力低下，知覚鈍麻，深部腱反射など，神経学的脱落所見を呈することが多い．しかし，下肢伸展挙上（straight leg raising：SLR）テスト以外の神経学的所見は診断と一致しないといわれており，SLRテスト陽性以外に神経学的所見として特異なものはない[1]．神経学的高位診断では，筋力と反射所見の信頼性は高く，感覚障害の信頼性はやや劣る．

- **神経伸展テスト（図3）[6]**

 SLRテストや大腿神経伸展（femoral nerve stretching：FNS）テストなどの神経伸展テストによる神経根圧排徴候（tension sign）は高率で陽性を示し，ヘルニアの存在を示唆する．

- **SLRテスト**：70度以下で陽性とし，その意義は坐骨神経（L4～S3）の刺激症状である．全ヘルニアの90％で陽性もしくは左右差があるとされるが，高齢者や上位ヘルニアでは陰性のこともある．

- **FNSテスト**：L2/3あるいはL3/4など上位腰神経根のヘルニアの存在を示唆する．FNSテストの陽性率は不明である．

- **Kemp徴候（ケンプ）（図4）[7]**

 患側への体幹後側屈で下肢痛が誘発されると陽性と判断する．LDHにおける疼痛誘発手技というより，脊柱管外側部における神経根絞扼に対する疼痛誘発手技と考えられ，外側型脊柱管狭窄症における代表的な坐骨神経痛の誘発手技である．LDHにおいてもしばしば陽性とな

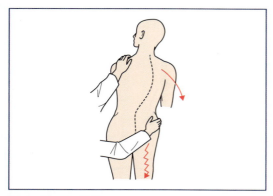

図4　Kemp徴候
検者は被検者の後ろに立ち，被検者をまっすぐ立たせて脚をできるだけまっすぐ伸ばし，両足をそろえさせる．体幹を患側に傾けながら背屈させ，患側の坐骨神経に沿った疼痛が誘発された場合に陽性と判断する．
(久野木順一：Kempテスト．脊椎脊髄ジャーナル 2015；28(4)：310[7]より)

るが，ヘルニア腫瘤による神経根圧排のみを認める青壮年の一般的な例では陰性であることが多い[7]．これに対し，高齢者のLDH，外側陥凹狭窄を伴うヘルニア，外側椎間板ヘルニアでは高率に陽性となる．

● **罹患神経根に一致した知覚障害，筋力低下**

障害神経根は，下肢痛の局在からも推測できる．L4神経根障害の場合は大腿前面から膝内側に，L5神経根障害の場合は大腿外側から下腿外側および足背に，S1神経根障害の場合には殿部から下腿後面，踵に放散痛を訴える．これに加えて，罹患が推測される神経根の支配領域に一致した知覚障害や筋力低下，例えばL4神経根障害では大腿四頭筋と前脛骨筋が，L5神経根障害では中殿筋と足趾の背屈，特に長母趾伸筋が，S1神経根障害では長母指屈筋や腓腹筋の筋力低下が出現しやすい．

● **疼痛性（機能性）側彎**

抗重力姿勢で疼痛側に傾き，臥位では傾きが消失する疼痛性側彎（非構築性側彎ともいわれる）を呈する場合がある．腰椎前彎が消失し，腰背筋が緊張している場合が多く，重症化すると脊柱不撓性とよばれる脊柱に可動性がない状態になることもある．

● **深部腱反射**

反射は，一般に椎間板ヘルニアによる神経根の圧迫に反応して低下すると予測される[4]．膝蓋腱反射はL3かL4の病変で減弱あるいは消失し，アキレス腱反射は主にS1の病変の影響を受ける．L5の機能を反映する特異的な反射はない．

重症度，分類

治療の選択あるいは予後予測のうえで重要とされる形態分類と，罹患神経根の選定に重要な要因となる局在分類がある（図5）[2]．重症度に関する明確な分類はないが，SLRテストの強弱（下肢挙上の角度）と臨床症状は正の相関関係があり，ヘルニアの重症度を表している．

● **形態分類**

形態学的な分類では，1990年にMacnabが報告した突出（protrusion），靱帯下脱出（subligamentous extrusion），経靱帯脱出（transligamentous extrusion），および遊離脱出（sequestration）の4つに分類するのが一般的である[2]．

- 突出：断裂のない線維輪が突出したもの．
- 靱帯下脱出：線維輪が断裂して髄核が線維輪を越えて突出しているが後縦靱帯は保たれているもの．
- 経靱帯脱出：髄核が後縦靱帯を越えて突出しているもの．
- 遊離脱出：ヘルニアともとの椎間板との連続性が絶たれ，free fragment（遊離した断片）となっているもの．

● **局在分類**

脊柱管内のヘルニアと，脊柱管外に発生する外側椎間板ヘルニアに二分され，脊柱管内が90〜95％，外側部が5〜10％の頻度である．脊柱管内ヘルニアは，傍正中（posterolateral）と正中（central）に，外側椎間板ヘルニアは椎間孔部（foraminal）や椎間孔外（extraforaminal）

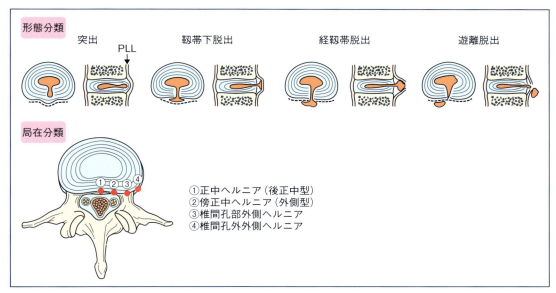

図5 形態分類と局在分類
PLL：posterior longitudinal ligament（後縦靱帯）．
（田中雅人ほか：腰痛を呈する疾患とその治療—腰椎椎間板ヘルニア．MB Medical Rehabilitaion 2008；98〈増刊号〉：129-33[2])
を参考に作成）

にそれぞれ分けられる．

巨大ヘルニアの場合，椎間板を横切る神経根と椎間孔から出て行く神経根の2根を障害することがある[6]．例えば，L4/5椎間板高位での巨大ヘルニアは，椎間板を横切っているL5神経根と椎間孔を出るL4神経根とを同時に障害する．

脊柱管内ヘルニア

- **傍正中ヘルニア（外側型）**：最も多いヘルニア（70～80％）で，椎間板の後方に後縦靱帯が走行しているため，側方に飛び出すことが多い．右側のL4/5高位のヘルニアであれば，通常は右側のL5神経根が障害される．L4/5椎間板のやや頭側の高位で硬膜管から分岐したL5神経根が，同椎間板を横切って外側へ向かって尾側に下行するところをヘルニア腫瘤が圧迫するためである（**図6-A**）[8]．通常，硬膜内では上位の神経根が前方から並ぶように走行しているため，前方に位置する神経根が障害を受けやすい（**図6-B**）[9]．
- **正中ヘルニア（後正中型）**：2番目に多く，全体の15～20％を占める．後方に位置する硬膜を前方から圧迫する力が加わり，脊柱管が狭窄している場合は馬尾障害をきたすこともある．

外側椎間板ヘルニア

- **椎間孔部外側ヘルニア**：脊柱管内ヘルニアと同様にL4/5のLDHの場合にL5神経根が障害される場合と，1つ上位のL4神経根が障害される場合とが混在する．
- **椎間孔外外側ヘルニア**：障害される神経根は通常のLDHと異なり，1つ上位の神経根である．例えば，最も多いL4/5外側ヘルニアでは，L4神経が障害されるため，大腿四頭筋の筋力低下，膝蓋腱反射の減弱，L4領域の感覚障害を呈する．

■症状

腰痛が先行してみられることが多いが，強い下肢痛を認めることが特徴である．下肢痛は，一側性，もしくは左右差のある両側性の放散痛

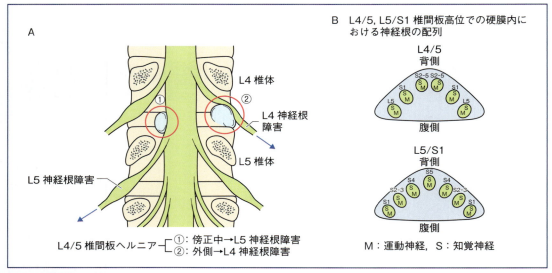

図6　腰椎椎間板ヘルニア（傍正中型および外側型）と障害神経根の関係
(A：山崎正志：脊椎．関節外科 2016；35（suppl-2）：129[8]）より，B：Mroz TE, et al.：Rothman-Simeone The Spine. 5th ed. Saunders；2006．小宮節郎総監訳：Rothman-Simeone The Spine 脊椎・脊髄外科．原著5版．金芳堂；2009．p.996[9]）より）

　が多く，上位腰椎（L1/2〜L3/4）では大腿神経痛，下位腰椎（L4/5，L5/S1）では坐骨神経痛であることが多い．LDHによる腰痛や下肢痛は，運動によって増悪し，安静で軽快する．大部分の症例は腰痛で始まり，続いて殿部や下肢へ痛みが放散するようになり[6]，下肢痛が増強する頃には腰痛が減少する．安静時痛もあるが，かがむ，物を持ち上げるなどの体動で疼痛が増悪する．咳をする，くしゃみをする，トイレで力むなどの動作でも増悪する（Dejerine徴候）[6]．

　麻痺が出現する場合も少なくない．例えば，L4/5高位のヘルニアでL5神経根が障害されると，運動麻痺による下垂足が出現する場合もある．

　巨大ヘルニアの場合，馬尾症状が出現することがあり，脊柱管狭窄症の馬尾神経型と類似した症状を呈するため，間欠性跛行や膀胱直腸障害が生じることがある．

　体幹の運動制限は前屈時に著明で，逃避性側彎が出現することもある．一般的なLDHにみられる症状を**表2**に示す．

表2　腰椎椎間板ヘルニアでみられる症状
- 下腿まで放散する一側性の下肢痛（両側性もある）
- 神経根の走行に一致する下肢痛
- 安静時痛があり，体動によって悪化
- 痛みは咳やくしゃみで悪化（Dejerine徴候）
- 発作性疼痛
- 下垂足などの運動麻痺
- 排尿障害などの馬尾症状

　好発年齢は20〜40代であるが，若年者や高齢者にも発生し，それぞれに特徴がある．腰椎外側椎間板ヘルニアは特徴が異なるため，一般的なLDHとは別に理解する必要がある．各々の特徴を**表3**に示す．

若年性ヘルニア

　発生高位はL4/5，L5/S1の下位2椎間に多い．家族集積性が高く，スポーツや外傷が発症の誘因となることも多い．

　突出型が多く，ヘルニア腫瘤の吸収は期待しにくい．広い幅で椎間板の後正中部が膨隆する形もある．椎体骨端核の解離を伴った症例がし

表3 年齢別，外側椎間板ヘルニアの特徴

	若年性ヘルニア	成人のヘルニア	高齢者のヘルニア	外側椎間板ヘルニア
特徴	● 突出型が多い	● 形状による分類の各々が起こりうる ● 90～95％が脊柱管内ヘルニア	● 脱出型が多い	● 脊柱管外に発生し，発生率は10％ ● やや高齢に多い
好発高位	● L4/5，L5/S1	● L4/5，L5/S1，L3/4の順に多い	● L4/5，L5/S1だが，L3/4以上の高位レベルの発生率が上昇する	● L4/5，L3/4，L5/S1の順に多い
SLRテスト	● 強陽性が多い ● 腰股伸展強直がみられることもある	● 陽性	● 陽性率は低く，絶対条件ではない	● 陰性の場合が多い
体幹運動制限	● 著明（特に前屈） ● 逃避性側彎が多い	● 前屈制限著明 ● 逃避性側彎がみられることもある	● 脊柱不撓性が生じることもある	● しばしば側屈による疼痛誘発をみることがある
疼痛	● 下肢痛よりも腰痛，殿部痛が目立つ	● 腰痛が先行するが，強い下肢痛を認める	● 強い下肢症状，上位ヘルニアでは腰痛や股関節周囲痛もみられる	● 根性疼痛が高度 ● 大腿神経領域，会陰部や大腿前面の痛みが特徴的

SLR：straight leg raising（下肢伸展挙上）.

ばしばみられる[1].

　成人に比べて神経学的所見が少なく，腰椎前彎の減少，側彎，腰背筋の緊張を伴った腰痛と下肢痛およびこれらに基づく歩行異常が特徴とされ[1]，治療に難渋する症例が多い．SLRテストは強陽性を示し[1]，腰股伸展強直（骨盤と下肢が棒状となって骨盤が挙上する）がみられることがある．

　急性期を過ぎたら温熱療法や運動療法が有効な例も多く，除痛により筋緊張の悪循環が断たれることが期待される．

高齢者のヘルニア

　好発高位はL4/5，L5/S1間だが，年齢の上昇とともにL3/4以上の高位レベルのヘルニア発生率が上昇する．

　ヘルニアのタイプは脱出型の頻度が高く，腰椎後屈制限，Kemp徴候，歩行時の疼痛，SLRテストの陽性率の経時的減少，下肢挙上角度の増大が報告されている[1]．高齢者の場合，SLRは陽性率が低く絶対条件ではない．

外側椎間板ヘルニア

　LDHのなかでの発生率は10％程度で，好発年齢は40～50代で通常の椎間板ヘルニアよりもやや高齢である．好発高位はL4/5，L3/4，L5/S1である．

　大腿神経領域，会陰部や大腿前面の痛みが特徴的であり，根性疼痛が高度な場合が多いが，後根神経節が直接圧迫されるためと考えられている．

　SLRテストは陰性が多く，しばしばKemp徴候が陽性となる．

■予後

　LDHの自然経過は良好で，保存療法のみで70～90％が治癒する．通常は2～3か月の期間を経て，ヘルニア周囲や障害神経根周囲の炎症が消退し，疼痛や神経障害は軽快する．退縮の機序は，無機質な椎間板に血管新生によって炎症が惹起され，サイトカインの作用でさまざまな酵素が誘導されて腰椎椎間板ヘルニアを分解するために生じるとされている[1]．特に，ヘルニアのサイズが大きいものや遊離脱出したもの，MRIでリング状に造影されるものは，高率で自然退縮することが明らかになっている[1]．

また，ヘルニアが退縮しなくても症状が改善する症例が多数存在する．神経根の炎症や過敏状態が治まれば，ヘルニアが残存していても症状が治まることがある．

■治療

原則として保存療法が第一選択となる．しかし，EBM（evidence-based medicine；根拠に基づく医療）の観点から有効性が認められた保存療法はないため，保存療法を組み合わせて治療にあたる．

馬尾障害とともに膀胱直腸障害を呈する場合や，進行するもしくは重篤な神経麻痺（下垂足など）を呈した症例は，絶対的かつ緊急の手術適応となるが頻度は高くない．一方，恒久的な障害を残す可能性がある症例や，脊柱管狭窄状態が存在する症例，保存療法無効例，早期の疼痛緩和と復職の希望が強い症例なども手術を考慮する．

保存療法としては，廃用を起こさない最低限の安静，薬物療法，リハビリテーションが中心となる．これらの保存的療法を2～3か月行っても効果がない場合，保存療法無効例として手術を検討する．

薬物療法

LDHに対する薬物療法について，有効性のエビデンスは十分ではないが，あくまでも客観的評価がなされていないという意味合いであり，対症療法として激しい痛みを緩和することは患者にとって有益である．

内服治療としては，非ステロイド性抗炎症薬（nonsteroidal antiinflammatory drugs：NSAIDs），アセトアミノフェン，オピオイド系鎮痛薬，プレガバリン，筋弛緩薬，ビタミンB製剤などが用いられる．NSAIDs単独による治療効果について十分に示した研究はないが，LDHを含む腰痛症例に対するNSAIDsと筋弛緩薬の併用による有効性は示されている[1]．

ブロック療法

痛みが高度の場合には，腰部硬膜外神経ブロックや選択的神経根ブロックなどの鎮痛を目的とした治療が選択される．LDHによる下肢症状は，神経根の機械的圧迫だけでなく化学的因子によっても発現すると考えられており，急性期には硬膜外腔へのステロイド投与による炎症改善が有効と考えられている．しかし，慢性期には炎症性変化が消退し，神経障害性疼痛が主体となっている可能性もあり，効果が認められない場合もある．

■障害像

LDHは，腰椎の変性疾患のなかで最もよく認められる疾患の一つであるが，ヘルニアの高位や横位によって圧迫される神経根や随伴する下肢症状は異なる．例えば，L4神経根障害では大腿四頭筋の筋力低下が生じ，立ち上がりに難渋する．L5神経根障害では下垂足によりスリッパが脱げるなど，障害神経根の病態を理解することで患者の障害像が想像できる（**表4**）．

また，年齢別によっても神経根の障害に違いがあり，若年者では神経根圧排徴候が多くみられるのに対し，高齢になるにつれて神経根絞扼徴候が多くみられるようになる（**表5**）[10]．神経根絞扼徴候がみられる場合，有痛性跛行や間欠性跛行，下肢痛を伴う腰椎後屈制限，Kemp徴候など，腰部脊柱管狭窄症に類似した特徴を示し，合併している場合もある．

> **覚えておこう**
> 障害像は，障害高位・横位や程度，年齢などの違いによってずいぶんと異なる．最も共通しているのは疼痛であり，軸性の腰痛は典型的に存在する．

表4　障害高位別による症状の違い

ヘルニア高位	L3/4	L4/5	L5/S1
障害神経根	L4	L5	S1
tension sign（神経根圧排徴候）	FNSテスト，SLRテスト	SLRテスト	SLRテスト
筋力低下	大腿四頭筋，場合によっては前脛骨筋	前脛骨筋，母趾伸筋，中殿筋	腓腹筋，ハムストリングス，大殿筋
感覚障害	下腿内側	下腿外側～足背	足部外側
腱反射	膝蓋腱反射	特異的なものなし	アキレス腱反射

FNS：femoral nerve stretching（大腿神経伸展），SLR：straight leg raising（下肢伸展挙上）．

表5　神経根圧排徴候と神経根絞扼徴候

神経根圧排徴候	●若年者に多い ●腰椎前屈（坐位や中腰も含む）により生じる下肢痛 ●下肢痛を伴う腰椎前屈制限 ●Lasègue徴候
神経根絞扼徴候	●高齢者に多い ●腰椎後屈により生じる下肢痛 ●下肢痛を伴う腰椎後屈制限 ●Kemp徴候 ●脊柱不撓性（高度な前後屈制限） ●有痛性跛行や間欠跛行などの歩行障害

（山下敏彦：高齢者下肢痛の診断―その手順とポイント．脊椎脊髄ジャーナル 2008；21〈4〉：318-23[10]より）

理学療法・リハビリテーションの評価

　LDHは，一般的にヘルニアの突出した高位レベルに応じた症状が出現することが多いため，それぞれのレベルで出現しうる神経根症状を把握する必要がある．しかし，ヘルニアの程度や分類と症状は必ずしも一致しないという報告もあり，疼痛回避姿勢や筋スパスムなどの影響を受ける場合も多く，症状は多岐にわたる．

　L4/5椎間板ヘルニアを例にとれば，通常はL5神経根が圧迫される．同様に，L3/4椎間板ヘルニアではL4神経根が，L5/S1椎間板ヘルニアではS1神経根が圧迫される．それぞれのレベルで出現しうる神経根症状を把握する必要がある．

疼痛

　腰痛とともに下肢痛を有するケースが少なくない．下腿に放散する痛み，神経根の走行に一致する痛み，咳やくしゃみにより悪化する痛み，発作性疼痛など4つが重要視され，病歴の把握が必要となる．問診で下肢疼痛の部位および分布領域，種類や質などを詳細に評価する．ただし，上位LDHの場合，下肢痛の分布は鼠径部から大腿部に多いが，時に下腿痛もあるとして，疼痛放散領域に信頼性はないともいわれている．

　LDH患者の多くは，長年耐えてきた軽度ないし中等度の腰痛などの前兆がある．そこになんらかの外力（捻転，重量物の持ち上げ，外傷など）や体位により椎間板内圧が増加して発症していると考えられる．このなんらかの外力や体位を正確に把握することは，再発予防のみならず，いずれ復帰する仕事や競技などの社会的側面において重要となる．また，発症からの経過を確認することは，疼痛回避姿勢の常態化や，二次的な疼痛や機能障害の存在を予測することにつながる．

感覚障害

　神経根症状を有する場合，それぞれの末梢神経領域やデルマトーム（皮膚分節）に沿った感覚障害を呈する．しかし，神経学的高位診断において，感覚障害の信頼性はやや劣るとされ，またデルマトームには異なる図が30種類以上

39

関節可動域

SLRテストの下肢挙上角度は，重症度と相関する[11]．下肢痛のため70度まで挙上することができず，左右差もある場合，陽性となる．また，疼痛を避けるため体幹の可動域制限をきたすこともあり，立位での前屈制限として指床間距離（finger-floor distance：FFD）をチェックする．単純なFFDの計測だけでなく，脊椎-骨盤-股関節複合体のどの部位が可動性の低下につながっているのか，左右差の有無なども評価する．

疼痛や回避姿勢などのさまざまな原因で，体幹筋に慢性的な過緊張やタイトネス（筋肉の柔軟性不良）が起こった場合，骨盤の正常な運動が制限され，結果として大腿直筋およびハムストリングスのタイトネスが発生することがある[12]．単一の筋の短縮だけでなく，骨盤周囲のアライメントや周囲の筋のタイトネスとの関連なども十分考慮する必要がある．

高齢者のヘルニアのように，Kemp徴候がみられ症状が高度な場合には，脊柱不撓性（脊柱に可動性のない状態）が生じることもある．

筋力

好発高位はL4/5，L5/S1で，L5神経根症状として前脛骨筋や中殿筋，長母趾伸筋，長指伸筋の筋力低下を，S1神経根症状として腓骨筋，長母指屈筋，長指屈筋の筋力低下を起こすことがある．腰椎部の神経障害は下位運動ニューロン障害であるため，弛緩性麻痺となり，随意収縮時の筋緊張は低下する．しかし，下肢筋は複数の神経根によって支配されており，1本の神経根に障害が生じても，著明な運動障害は生じない[5]．そのため，患者が麻痺を自覚してからの経過に比べて筋萎縮が著明な場合は，さらに以前からなんらかの神経障害が生じていた可能性を考慮する必要がある．

姿勢，動作

どの疾患にも共通することだが，患者が訓練室に入ってくるとき，もしくはベッドサイドでの初対面の時点から，注意深く患者の表情や姿勢を観察する．無意識に行う疼痛回避姿勢や動作を確認するうえで，また必要以上に痛みを再現させることなく効率的に評価を行ううえで重要である．

腰椎の屈曲位・生理的前彎位・伸展位，左右の非対称性などを観察し，症状が増減する姿勢や運動を予測する．単に「屈曲で腰痛が出現する」ではなく，どの程度の動きでどこに出現するのか，下肢症状も随伴するのか，主訴と一致するのかなどを詳細に把握する．日常生活で症状が増減する要因を確認し，患者教育につなげていく．

一般的には，腰椎の前彎が消失し，腰背筋が緊張している場合が多い．重症化すると，防御反応として疼痛を回避する姿勢である疼痛性側彎を生じることがあるため，チェックしておく．疼痛性側彎は，一般的には抗重力姿勢で疼痛側に傾くことが多く，臥位で消失することで構築性側彎と鑑別できる．また，筋・筋膜性の症状や仙腸関節由来の症状などを合併していると防御姿勢が複雑化するため，十分に考慮する必要がある．

> **注意❗**
> LDH患者には，急性期，慢性期などの病期に関係なく，心理社会的要因の関与が認められる．したがって，質問表による精神心理学的評価に加え，問診やカルテなどの情報と実際の評価内容に不一致がないかなどの確認も必要となる．また，表情や仕草など非言語的な表出に関しても注意深く観察する必要がある．心理社会的要因による症状増減の有無も確認しておく．

非特異性腰痛との鑑別

不一致がある場合，心因性の腰痛，非特異性腰痛との鑑別も必要となり，Flip sign（図7）[6]

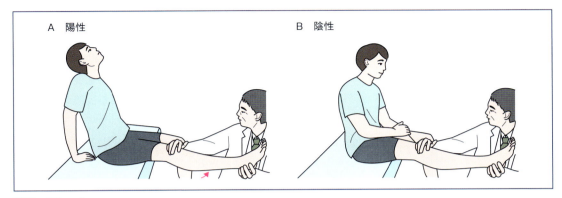

図7 Flip sign
A：患者を検査台の端に両足を下ろして座らせ，できるだけ腰を垂直にさせる．検者は，一方の手を患者の大腿遠位（膝蓋骨の上方）部に置き，検査台に大腿を押しつけるようにし，他方の手を踵の下に置き，徐々に伸展させる．患者が下肢挙上45°を超えるあたりで後方に倒れそうになり，検査台に手をついて支える場合が陽性である．
B：本手技は，座位でSLRテストを行っていることになるので，SLRテストで陽性を示しても，本手技が陰性の場合は，非器質的腰痛が疑われる．
（岩本幸英編：神中整形外科学．下巻．改訂23版．南山堂；2013．p.193[6]）より）

やBurn's test（図8）[6]などを行って主治医に報告する．

●Flip sign

SLRテストが陽性でも，このテストが陰性であれば心因性を疑う．テストの際は，患者に意識させずに行う．

●Burn's test

検査を行おうとせず不可能であると訴えることで陰性と判断するが，他にも前方へ倒れそうになる，疼痛を訴えるなどがみられた場合も陰性と判断し，心因性を疑う．

疾患特異的評価

Oswestry障害指数（Oswestry disability index：ODI）スコアや，Roland Morris障害質問票（Roland Morris disability questionnaire：RDQ）スコアによる評価は，日常生活活動（activities of daily living：ADL）や生活の質（quality of life：QOL）の状態や変化を反映することが明らかなため実施すべきとされている．

●オスウェストリー障害指数（ODI）

腰痛に伴う身体機能および日常生活の障害の評価に有用であり，腰痛教室や家庭での運動な

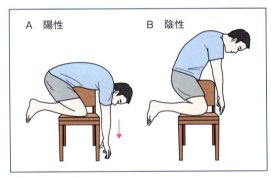

図8 Burn's test
A：患者を椅子またはベッドに，できるだけ遠くを見るようにしてひざまずかせる．検者は患者の後ろで足関節後部を押さえ，床に指先をつけるように指示する．神経根緊張徴候陽性例でも，急性腰痛症や高度の股関節・膝関節痛を有する以外は，膝が屈曲位をとることにより神経根の緊張は介助されているので，通常，この動作が可能である．
B：非器質的腰痛の場合には，検査を行おうとせず不可能であると訴える．
（岩本幸英編：神中整形外科学．下巻．改訂23版．南山堂；2013．p.193[6]）より）

どの教育的介入の判定に有効とされている．健康体操プログラムの実施指導を継続することはより有効である．

●ローランドモリス障害質問票 (RDQ)

腰痛に伴う身体機能および日常生活の障害の評価と相関が高く有用とされている.

理学療法・リハビリテーションプログラム

LDHは，若年者から高齢者まで広い年齢層でみられ，治療法の選択は年齢を加味して検討する．本症はきわめて予後の良い疾患であり，さまざまな保存療法に反応する．しかしながら，EBMの観点から有効性が認められた保存療法はなく，ヘルニアの自然退縮を促す保存療法も明確になっていない．LDHに対する運動プログラムのなかで代表的なものにMcKenzie伸展体操がある．その他，腰椎を安定化する運動により腰椎椎間板の内圧が上がりにくい動作を獲得することが有効視されており，さまざまな保存療法を組み合わせて治療にあたり，手術を回避するよう努めるのが一般的である.

■ 病期別プログラム

根性疼痛のみで麻痺がない症例には，保存療法として運動療法が有効である[11]．特に，急性期におけるマッケンジー伸展体操は有効とされている．また，体幹伸展可動域の拡大と体幹伸展筋力の強化は，疼痛改善やQOLの拡大，復職率を向上させるといわれている.

> **注意❗**
> Kemp徴候が強陽性の場合，外側型腰部脊柱管狭窄症の合併が考えられ，マッケンジー伸展体操が適応できないことがあるので注意する.

温熱療法は，急性期および亜急性期の腰痛に対して有効で，運動を追加することで疼痛を軽減し機能を改善するとされている.

病期を3段階（疼痛制御期，安定化期，調整期）に分け，それぞれに応じたプログラムを立案すると，安静と運動のバランスがとりやすい.

疼痛制御期 (pain control phase)

疼痛が強い急性期は，安静（3日間程度）が基本となる．ヘルニアにより障害を受けた神経根周囲の炎症が鎮静化し，疼痛が改善することを目的とする[13]が，3日以上のベッド上安静はむしろ有害となるため，安静による功罪を考慮する必要がある.

> **注意❗**
> やみくもに長期間の安静を強いることは廃用症候群の発症につながり，疼痛改善後も円滑なADL獲得や社会復帰を妨げかねないので注意する.

> **覚えておこう**
> 積極的な運動療法は適応外であり，良肢位を中心とした生活指導を行う.

●マッケンジー伸展体操

マッケンジー伸展体操を行い，髄核の前方移動を図ることが有効視されている．パピーポジションの姿勢保持を10〜180秒間，10回2セット行う（**図9**）．パピーポジションすらとれない場合は腹臥位になることから始め，電動ヘッドアップベッドを用いた機械的持続伸展を行うが，痛みが生じるようならすぐに中止する.

LDH患者の多くは，前胸部筋群のタイトネスや胸椎の過後彎に伴って胸椎部の可動性が低下していたり，ハムストリングスや股関節周囲筋群のタイトネスにより股関節の運動が制限されたりしている．これによって運動時に腰椎に動きが集中し，椎間板への負荷が大きくなる（**図10**）[14]．また，疼痛回避姿勢や筋緊張の異常が痛みを増悪させ，さらなる異常姿勢をまねくため，可能な限り不良姿勢や筋緊張の異常を取り除くことが良肢位の獲得につながる．マッケンジー伸展体操は，胸椎の伸展可動性の獲得にも有益である．また，大胸筋などの前胸部のストレッチもこの時期から行える場合が多い.

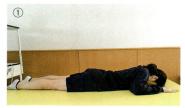 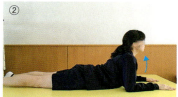 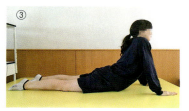

図9　マッケンジー伸展体操（パピーポジション）
①腹臥位でリラックスした安静をとることから始める．
②両肘で支え，あごを引いて胸を張るようにして上体を起こす．このとき，上位胸椎から順番に分節的に伸展するようにイメージすることで，より多裂筋を賦活させる．
③可能であれば肘伸展位まで起こし，リラックスした状態で10秒間保持する．困難な場合は無理せず，痛みのない範囲で行う．これら一連の動作を10回行う．

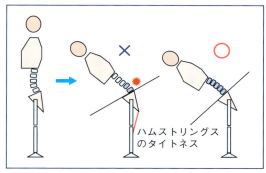

図10　ハムストリングスの制限による負荷
前屈運動時に骨盤・股関節の可動性が乏しいと，下位腰椎に局所的屈曲運動が生じ，椎間板障害を引き起こす．股関節と骨盤の可動性が高いと，腰椎に均等に負荷がかかり障害を起こしにくい．
（金岡恒治：椎間板性腰痛に対する運動療法．臨床スポーツ医学 2016；33〈10〉：978[14)] より）

● **物理療法**

　温熱ラップ療法は，腰痛症状の急性期および亜急性期に有効[11)]とされており，除痛目的に低温で長時間の温熱療法を選択することもある．また，下肢症状がある場合，筋電気刺激（electrical muscle stimulation：EMS）を利用して筋力増強を図ることもある．

安定化期（stabilization phase）

● **ドローイン，スタビライゼーション**

　急性期の強い疼痛が緩和された時期である．SLRが30度以上獲得できたら徐々に運動療法を開始する．

　腹横筋に対するトレーニングとして，ドローイン（図11）を開始する．腹横筋は，コアの屋根となる横隔膜の収縮，底となる骨盤底筋群の収縮とともに腹腔内圧を増加させる[15)]．腹腔内圧の増加は脊柱に伸展モーメントを与え，体幹のバランスを保つのに重要となる．また，腹横筋の収縮による腹背筋膜の緊張が高まることによって椎間板内圧の上昇を抑制できる[14)]とされている．つまり，各動作の椎間板内圧が上昇する直前に腹横筋を収縮させることで，より安全に動作を遂行できることが期待されるため，どんな体勢やタイミングでも確実に収縮させることができるよう徹底した練習が必要となる．

　ドローインが可能になったら，臥位でのスタビライゼーションを開始し，座位でのスタビライゼーションへと移行する（図12）．通常のADL復帰に向けて，良肢位の獲得・保持や生活指導などの患者教育を併せて行う．

● **ストレッチ**

　この時期から少しずつ，短縮をきたした筋に対してストレッチを開始する．体幹筋に加え，大殿筋，ハムストリングス，腓腹筋などの下肢筋も重要である．痛みや不快感が生じる場合は，無理をせず，ゆっくりと10秒以上かけて行う．腰椎の生理的前彎を維持した状態でのストレッチが望ましい（図13）[16)]．

■ 3. 腰椎椎間板ヘルニア

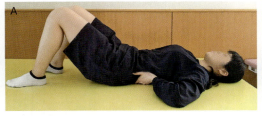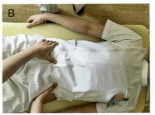

図11 腹部ドローイン
背臥位になり膝を立てる．息を吐きながら腹部を引き込むように力を入れ，腹横筋の収縮を図る．このとき「お腹を引っ込めるように」「細いズボンを履くように」などの表現で説明するとわかりやすい（A）．腹直筋収縮による骨盤後傾が起こらないように注意する．腹横筋は上前腸骨棘の2cm内側で触れるので，患者自身が収縮がわかるように指導する（B）．息をこらえないように注意し，10秒程度キープすることから始める．

臥位でのスタビライゼーション　　　　座位でのスタビライゼーション

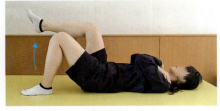
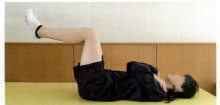
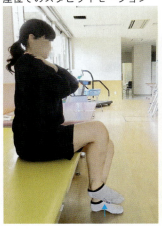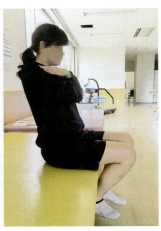

図12 スタビライゼーション
片側挙上から開始し，苦痛なく行えるようになったら両側挙上へと移行する．各トレーニングとも，3〜10秒程度の保持から開始し，1〜3分程度継続できるように時間を延長していく．

調整期 (conditioning phase)

症状が比較的安定する時期である．安定化期から引き続き，体幹の安定化に関与するとされる腹横筋や多裂筋，大腰筋などのローカル筋（脊柱に直接付着している体幹深層筋群）システムへのトレーニングを行い，その後徐々にグローバル筋（脊柱には直接付着せず，胸郭と骨盤をつないでいる体幹浅層筋群）との協調性を獲得していく．ローカル筋がグローバル筋よりも先にはたらくことで安定した運動が遂行できるため，これらの神経・筋コーディネーションが重要となる（図14）[17]．特に，多裂筋は椎間関節に比較的近いところに位置しており，多裂筋の適切な収縮は椎間関節の安定化を促すとされている[2]．

多裂筋のトレーニングとしては，バックブリッジ（図15）やアームレッグレイズ（バードドッグやダイアゴナルともいわれる；図16）などの運動を行う．スポーツ選手などであれば，サイドブリッジ（図17）やプローンブリッジ（図18）も有効である．かなり動けるようになったら，バルーンやバランスディスクなどを

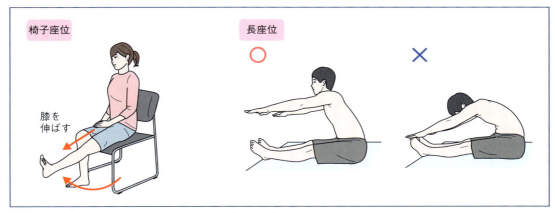

図13 骨盤前傾位でのストレッチ（ハムストリング）
（成田崇矢：腰痛の病態別運動療法―体幹筋機能向上プログラム．文光堂；2016．p.76-7[16]より）

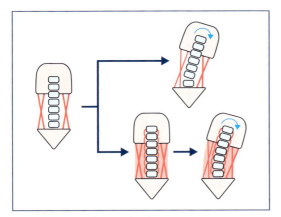

図14 神経・筋コーディネーション
グローバル筋のみによる脊柱挙動を行うと分節的不安定が生じる（上）が，ローカル筋により1つのユニットとした後に，グローバル筋による脊柱挙動を行うと，安定した挙動が行える．
（金岡恒治：アスリートの腰部障害の発生機序と予防対策．関節外科 2016；35〈5〉：460[17]より）
主なグローバル筋：腹直筋，腹斜筋，脊柱起立筋
主なローカル筋：腹横筋，多裂筋，大腰筋

基本姿勢

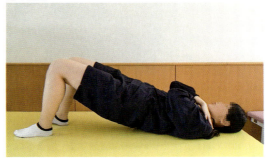

基本姿勢からの下肢挙上

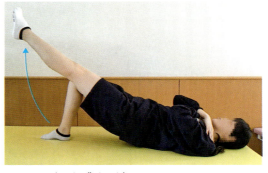

図15 バックブリッジ
背臥位で殿部を挙上し，10秒程度保持する．腹部ドローインの状態で行うことで多裂筋の収縮も増す．大殿筋や背筋などの筋力に左右差があったり，腹横筋の収縮が不十分だと，一方の殿部が下がったり，骨盤の回旋が生じたりするので注意する．慣れてきたら下肢挙上を，さらに上達したら下肢挙上からの股関節外転運動なども行う．

使用したアジリティトレーニング（敏捷性の向上を目的としたトレーニング）や，アウフバウトレーニング（股関節の強化をすることでパフォーマンスそのものの向上を図るトレーニング）などを行うこともある．

また，筋力低下や麻痺を生じた体幹および下肢筋力の低下に対するトレーニングも開始す

■ 3. 腰椎椎間板ヘルニア

片側下肢の挙上　　　片側上肢と対側の下肢の挙上　　　不良姿勢
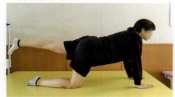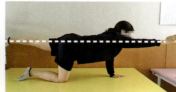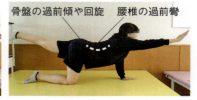

骨盤の過前傾や回旋　腰椎の過前彎

図16　アームレッグレイズ（バードドッグ，ダイアゴナル）
①四つ這い位になり，手掌の上に肩関節，膝の真上に股関節が位置する姿勢を基本とする．
②この際，ドローインを行い，体幹を安定させる．
③片側上肢もしくは下肢を水平挙上し，5～10秒保持を左右交互に行う．骨盤や体幹が動いたり代償しないように注意する．
④難易度は，「片側上肢→片側下肢→片側上肢と対側の下肢」の順となる．
⑤スポーツ場面などでさらに難易度を上げるには，バランスディスクを用いて行う．

基本姿勢　　　　　　　　　　　　　　　不良姿勢
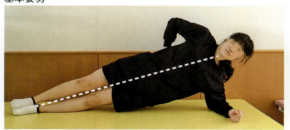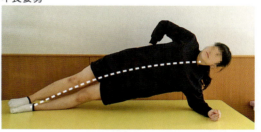

図17　サイドブリッジ
側臥位で前腕と足部で身体を支え，5～10秒程度保持することから開始し，慣れてきたら1分程度継続できるよう延長していく．身体が一直線になるように注意し，体幹の側屈や屈曲が起こりやすいので矢状面，前額面いずれの方向においても崩れが生じないように注意する．腹部ドローインで体幹が一直線になるよう意識しながら行う．

基本姿勢　　　　　不良姿勢　　　　　不良姿勢
A　　　　　　　　　B　　　　　　　　　C
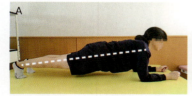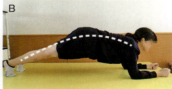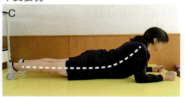

図18　プローンブリッジ
腹臥位にて前腕とつま先で身体を支える．難易度が高いと感じる場合は，前腕と膝で支えることから開始する．5～10秒程度保持することから開始し，徐々に1分程度継続できるまで延長していく．腹部ドローインをしっかりと行い，体幹が一直線になるよう意識する（A）．これが不十分だと，過度に殿部が挙上したり（B），逆に殿部が下がって腰が反った（C）不良姿勢となる．

る．実施する際には，腰への負担を軽減するために体幹筋の適度な収縮が必要となるので，ドローインをした状態，かつ良好な脊柱アライメントを保持した状態でのトレーニングを指導する．
　最終的には，練習した運動パターンが普段の日常生活の姿勢や動作においても実践できることが重要となる．

環境整備と再発予防に向けた患者教育

　若年性ヘルニアの場合，学校の授業での座位姿勢が継続できない例も多く，体位変換や立位

の容認などの理解を学校側に求める必要もある．また，復帰すべき職業もしくはスポーツなどがある場合，就業内容やスポーツ特性などを考慮した運動パターンを習得できるよう支援し，再発予防につながる生活指導や患者教育を行う．

単に椎間板内圧が上昇する姿勢や動作を避けるだけでなく，椎間板内圧が上昇する動作の直前にドローインをし，腹腔内圧が高まった状態で動作を遂行する習慣を徹底する．また，腰椎を適度な前彎位に保つ工夫（クッションやタオルを用いた座位姿勢，机の高さや身体との距離や傾斜の調整など）をすることが重要となる．

心理的サポート

痛みに対する二次的な反応により，慢性化の悪循環に陥らせないことが重要となる．慢性疼痛患者の場合，「痛み行動」とよばれる特徴的な2つの行動パターンがみられることが多い．一つは，痛みを過度に恐れて引きこもる，不必要な休息などの極端な回避行動を繰り返すパターンである．もう一つは，焦りなどから過度の運動や活動を繰り返すことで痛みが改善しないパターンである．このような痛みによる反応の悪循環で痛みが慢性化しないよう，痛み自体に直接はたらきかけることはもちろんのこと，痛みへの反応にはたらきかける認知行動療法などの心理的サポートが有効とされている．

認知行動療法は，慢性化した腰痛に対しても，『腰痛診療ガイドライン』で3か月以上持続する慢性腰痛の治療法のグレード A と報告されている[18]．認知行動療法の専門的な知識を有したセラピストのコンサルテーションを受けることや，理学療法士自身が認知行動療法の正しい知識を得ることも必要である．

> **重要！**
>
> LDHの好発年齢が生産年代であることを考慮すれば，保存療法を長期的に続けることによる社会的・経済的損失は計り知れない．患者自身の精神的・経済的負担にもなりかねない．また，長期間保存療法を続けたが症状がなくならずに終わる（failed nonsurgery back）症例は，手術が失敗に終わった症例よりも対処が困難であるともいわれている[13]．したがって，保存療法によく反応する疾患であることや，自然退縮が生じることに期待しすぎず，場合によっては手術へと移行することも考慮しなければならない．そのため，髄核が吸収される2〜4週での変化，症状の改善が期待される6〜8週での変化など，定期的に効果判定し，カンファレンスはもちろんのこと，患者とよく話し合い，適宜主治医やリハビリテーション医の判断を仰ぎながら，発症後3か月までをめどにリハビリテーションの方針を見直していく必要がある．

■ 引用・参考文献

1) 日本整形外科学会，日本脊椎脊髄病学会：腰椎椎間板ヘルニア診療ガイドライン．改訂第2版．南江堂；2011.

2) 田中雅人，千田益生，尾﨑敏文：腰痛を呈する疾患とその治療—腰椎椎間板ヘルニア．MB Medical Rehabilitaion 2008；98（増刊号）：129-33.

3) Urban JP, Roberts S：The Intervertebral Disc：Normal, Aging, and Pathologic. Herkowitz HN, Garfin SR, Eismont FJ, et al.：Rothman-Simeone The Spine. 5th ed. Saunders；2006. 小宮節郎総監訳，吉田宗人，持田讓治，久保俊一監訳：Rothman-Simeone The Spine 脊椎・脊髄外科．原著5版．金芳堂；2009. p.71-81.

4) Bono CM, Wisneski R, Grarfin SR, et al.：Lumbar Disk Herniations. Herkowitz HN, Garfin SR, Eismont FJ, et al.：Rothman-Simeone The Spine. 5th ed. Saunders；2006. 小宮節郎総監訳，吉田宗人，持田讓治，久保俊一監訳：Rothman-simeone The Spine 脊椎・脊髄外科．原著5版．金芳堂；2009. p.967-77.

5) 田口俊彦，金子和生：腰仙椎部（馬尾）の神経症候．福武敏夫，德橋泰明，坂本博昭編：Dynamic diagnosis に必要な脊椎脊髄の神経症候学．三輪書店；2017. p.63-7.

6) 岩本幸英編：神中整形外科学．下巻．改訂23版．南山堂；2013. p.185-95.

7) 久野木順一：Kempテスト．脊椎脊髄ジャーナル 2015；28（4）：309-11.
8) 山崎正志：脊椎．関節外科 2016；35（suppl-2）：123-31.
9) Mroz TE, Suen PW, Rad Payman KR, et al.：Spinal Stenosis：Pathophysiology, Clinical Evaluation, and Differential Diagnosis. Herkowitz HN, Garfin SR, Eismont FJ, et al.：Rothman-Simeone The Spine. 5th ed. Saunders；2006. 小宮節郎総監訳, 吉田宗人, 持田讓治, 久保俊一監訳：Rothman-Simeone The Spine 脊椎・脊髄外科．原著5版．金芳堂；2009. p.996
10) 山下敏彦：高齢者下肢痛の診断―その手順とポイント．脊椎脊髄ジャーナル 2008；21（4）：318-23.
11) 日本理学療法士協会：理学療法診療ガイドライン．第1版．腰椎椎間板ヘルニア．2011.
12) 松田直樹, 富永賢介, 奥脇 透：運動時の体幹のバイオメカニクスからみた腰痛への対応．臨床スポーツ医学 2005；22（9）：1115-24.
13) 白土 修：腰椎椎間板ヘルニアにおける保存療法の限界―手術決定のポイント．整形・災害外科 2007；50（3）：219-24.
14) 金岡恒治：椎間板性腰痛に対する運動療法．臨床スポーツ医学 2016；33（10）：974-9.
15) 村上幸士, 齋藤昭彦：腰椎部の不安定性と理学療法のポイント．理学療法 2010；27（11）：1327-34.
16) 成田崇矢：腰痛に対する徒手療法の応用と機能障害に特異的な運動療法とは？ 金岡恒治：腰痛の病態別運動療法―体幹筋機能向上プログラム．文光堂；2016. p.76-7.
17) 金岡恒治：アスリートの腰部障害の発生機序と予防対策．関節外科 2016；35（5）：458-63.
18) 日本整形外科学会, 日本腰痛学会監：腰痛診療ガイドライン2012．南江堂；2012.
19) 吉本三徳, 谷口圭吾, 片寄正樹ほか：腰のスポーツ傷害．MB Medical Rehabilitaion. 2014；176：141-7.
20) 半谷美夏, 三富陽輔：腰椎椎間板ヘルニア―保存療法としての運動療法．臨床スポーツ医学 2016；33（10）：980-4.
21) 田口浩子, 白土 修, 小俣純一：腰．MB Medical Rehabilitaion 2014；176：133-40.
22) 上原 徹, 対馬栄輝, 青木一治ほか：腰椎椎間板ヘルニアに対する腰椎伸展運動療法によって即時効果が得られる症例の特徴．中部リハ雑誌 2015；10：2-5.
23) 青木保親, 大島精司, 高橋和久：腰椎椎間板ヘルニア．MB Orthopaedics 2015；28（10）：52-60.
24) 小林 茂：腰部脊柱管狭窄症における馬尾・神経根の変化―神経根由来の疼痛メカニズム．脊椎脊髄ジャーナル 2008；21（4）：302-8.
25) 石田和宏：腰椎椎間板ヘルニアに対する的確・迅速な臨床推論のポイント．理学療法 2011；28（1）：61-7.

第1章 運動器

4. 腰部脊柱管狭窄症
lumbar spinal canal stenosis

key point ▶▶ 腰部脊柱管狭窄症は，加齢に伴う退行変性を基盤として生じるため，高齢化が進む日本では増加の一途をたどっている．介護認定における16特定疾病の一つに指定されており，要介護の原因になりうるロコモティブシンドロームの要因としても，近年注目されている．元来，高齢者に特有の疾患であるため，全身持久力の低下や他の下肢痛，歩行障害をきたす疾患が同時に存在することも少なくない．また，症状は多彩で，経過や患者像も多様であり，それぞれの個別性を重んじた評価および治療が求められる．

概要と病態

腰部脊柱管狭窄症（lumbar spinal canal stenosis：LSCS）は，腰椎の椎間板，椎間関節，黄色靱帯の退行変性を基盤として，神経の通路である脊柱管や椎間孔（解剖学的には，椎間孔は脊柱管に含まれていない）が狭小化することにより，馬尾もしくは脊髄神経根などの神経組織の障害あるいは血流の障害が生じ，腰下肢痛，歩行時の下肢脱力やしびれ，排尿障害などの症状を呈すると考えられている．しかしながら，その成因や病理学的な変化が完全には解明されておらず，定義についてもさまざまな意見がある．日本脊椎脊髄病学会の『脊椎脊髄病用語事典』には「脊柱管を構成する骨性要素や椎間板，靱帯性要素などによって腰部の脊柱管や椎間孔が狭小となり，馬尾あるいは神経根の絞扼性障害をきたして症状の発現したもの．絞扼部によって，centralとlateralに分けられる．特有な臨床像として，下肢のしびれと馬尾性間欠性跛行が出現する」[1]と記載されている．このため，『腰部脊柱管狭窄症診療ガイドライン』では，LSCSは，複数の症候の組み合わせにより診断される症候群とするのが妥当である[2]と

し，将来，原因や病態が明確になれば疾患として再定義される可能性も示唆している．

疫学的調査では，2013年頃には有病率は5.7〜9.3％で有病者数は約240〜365万人と報告されていたが，2016年の報告[3]では，有病率は男女ともに10％ほどで，日本の年齢別人口統計に当てはめると，有病者数は600万人弱（男性300万人，女性280万人）と推定された．60歳以上の高齢者に好発し，加齢に伴い増加する傾向をふまえると，超高齢社会に伴い対象患者は増加傾向にあると見込まれる．

■病態

腰部脊柱管は，横断像では頂点を背側に向ける三角形を示し，前後径が左右径よりも小さく，成人では15〜23mmである．その形状は円形型（round type），卵型（ovoid type），三つ葉型（trefoil type）の3型に分類される（**図1**）[4]．三つ葉型は健常者の15％に認められるが，横断面積が最も小さく，症状を有する脊柱管狭窄症において最も多い形状である[4]．三角形の底辺に相当する椎体後縁には，後縦靱帯がある．外側は椎弓根で，後外側は椎間関節と関節包，後縁は椎弓と黄色靱帯で構成される．黄色靱帯は主に弾性線維から成り，外側では椎間関節に

49

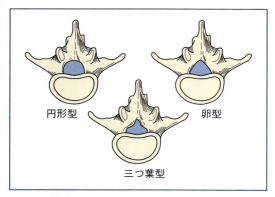

図1 腰部脊柱管の形状
（Mroz TE, et al.：Rothman-Simeone The Spine. 5th ed. Saunders；2006. 小宮節郎総監訳：Rothman-Simeone The Spine 脊椎・脊髄外科．原著5版．金芳堂；2009．p.995-1013[4]より）

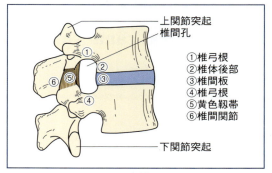

図2 脊柱管，椎間孔の境界を示す側面図
（Bogduk N, et al.：Clinical Anatomy of the Lumbar Spine and Sacrum. 4th ed. Elsevier Churchill Livingstone；2005. 齋藤昭彦監訳：腰椎・骨盤領域の臨床解剖学―腰椎の評価・治療の科学的根拠．原著第4版．エルゼビア・ジャパン；2008．p.57[6]を参考に作成）

移行する．

　椎弓根レベルでは脊柱管はそのレベルの椎体と椎弓・椎弓根により形成されるが，椎間板レベルでは脊柱管の前外側部分には下位椎体の上関節突起があり，後外側から後方は上位椎体の下関節突起と椎弓から構成される[5]（**図2**）[6]．脊柱管内は神経（頸胸椎部は脊髄，腰椎部は馬尾）と血管が走行する．さらに，左右の椎間孔を脊髄から分岐した脊髄神経と血管が走行する．

　これらの解剖学的構成要素が，退行変性に伴う変化により肥厚や骨化，過形成をきたしてLSCSを生じる．最初の原因は，椎間板の変性であると考えられている．椎間板の変性は椎間板腔の狭小化をきたし，このことが椎間関節への負荷を増す[4]．椎間関節包が破綻し，椎間関節の関節症性変化，椎弓および黄色靱帯の肥厚などの病変が重なって脊柱管を狭窄する．

　椎間板は変性により後方に膨隆したり，椎体の辺縁に骨棘を形成したりして脊柱管の前方部分を狭窄する．関節軟骨の変性を伴った椎弓間関節は骨増生し，脊柱管の後外側部や脊髄神経溝を狭窄し，椎弓や黄色靱帯の肥厚は脊柱管を後方から狭窄する．

　これらの狭窄は，椎体高位には認められず，

表1 狭窄部位の解剖学的特徴

- 狭窄は動的部分（椎間板高位）に生じる
- 動的に狭窄程度が変化する（屈曲：軽快，伸展：増強）
- 伸展で椎間板の膨隆と黄色靱帯のたわみが生じる
- 狭窄が増強したときに臨床症状が出現する

（飯塚秀樹ほか：変性性腰部脊柱管狭窄症の病態と症状発現機序．脊椎脊髄ジャーナル 2008；21〈4〉：266[7]の内容をもとに作成）

椎間板高位に生じる．椎間板高位は腰椎の動く部分であり，狭窄の程度も腰椎の動きで変化することとなる[7]．つまり，本症は姿勢や腰の動きによって狭窄の程度が変化する特徴を有し，通常は，狭窄は前屈で軽減し，後屈で増強する．腰椎の動きや姿勢により狭窄の程度が変化するのが，LSCSの最も重要な病態である（**表1**）[7]．

狭窄部位の圧迫動態

　狭窄部位の硬膜管にかかる圧迫の動態を，カテーテル型の圧センサーを用いて連続的に測定した報告[7]によると，臥位での圧が最も低く，背臥位では平均18 mmHg，腹臥位では平均13 mmHgであった．座位では平均35～42 mmHgで臥位の約2倍，立位では平均67 mmHgで約4倍の値を示し，さらに後屈することで圧は上昇し（臥位の約6倍），前屈では著明に減少すること

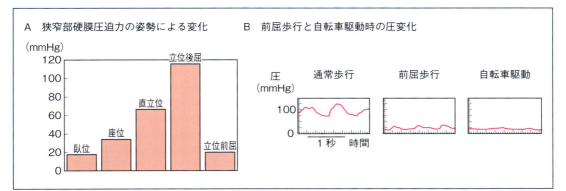

図3 狭窄部位の硬膜圧の変化
A：狭窄があっても，臥位や座位では硬膜を圧迫する力は弱い．立位では臥位の約4倍，立位伸展では約6倍と，姿勢によって動的に圧迫力が上昇する．しかし，立位でも屈曲すると圧は低下する．
B：通常歩行に比べると前屈歩行では圧が低下し，歩行に伴う圧の変化も軽度である．自転車駆動中は，狭窄部には圧はほとんどかかっていない．
（飯塚秀樹ほか：変性性腰部脊柱管狭窄症の病態と症状発現機序．脊椎脊髄ジャーナル 2008；21〈4〉：265-70[7]より）

が報告され，姿勢による硬膜圧の変化が，本症における姿勢性因子（postural factor）を説明する要因となっている（**図3-A**）[7]．同様に，間欠性跛行例の歩行中の変化や前屈歩行，自転車駆動における圧変化なども報告されており，本症における臨床症状の発現と硬膜圧は関連していることが示されている（**図3-B**）[7]．

■ 診断・重症度分類

診断基準

前述したように，LSCSは定義や病態が不明であるため，現在のところ国際的なコンセンサスを得た診断基準は存在しない．そこで，2011年に腰部脊柱管狭窄症診療ガイドライン策定委員会により診断基準（案）が一時的な診断基準として提唱された（**表2**）[2]．LSCSに間欠性跛行が多くみられることは周知の事実であるが，本症患者のなかには歩行ができない者，立位をとるだけで症状が出現する者，下肢症状があるものの歩き続けることができる者もあり，間欠性跛行は診断の必須項目から除外されている．

画像診断

MRIはLSCSの画像診断に適した非侵襲的な検査である．しかし，画像だけでは症状の有無を判別できず，しかも狭窄の程度と臨床症状の重症度とは必ずしも相関しない．さらに，MRIは臥位で撮影しているので，狭窄が軽度の状態を見ていることになる．MRI所見が確定診断に至らない患者やMRIが禁忌の患者では，脊髄造影や脊髄造影後CT（computed tomography after myelography：CTM）が有用な検査法である．外側陥凹狭窄，椎間孔狭窄の診断はMRI，CTMを用いても困難であるとされている．

理学所見

理学所見としては一般的に所見が少なく，下肢

表2 腰部脊柱管狭窄症の診断基準（案）

以下の4項目をすべて満たすこと
1．殿部から下肢の疼痛やしびれを有する
2．殿部から下肢の疼痛やしびれは立位や歩行の持続によって出現あるいは増悪し，前屈や座位保持で軽快する
3．歩行で増悪する腰痛は，単独であれば除外する
4．MRIなどの画像で脊柱管や椎間孔の変性狭窄状態が確認され，臨床所見を説明できる

（日本整形外科学会ほか監：腰部脊柱管狭窄症ガイドライン2011．南江堂；2011[2]より）

伸展挙上（straight leg raising：SLR）テストや大腿神経伸展（femoral nerve stretching：FNS）テストなど神経伸展テスト（nerve stretching test）による神経根圧排徴候（tension sign）が陽性になることは少ない．外側陥凹や椎間孔部などの脊柱管外側部における神経根絞扼に対する疼痛誘発テストとして，Kemp徴候（患側への体幹後側屈で下肢痛が誘発される）が神経根性の診断に有効である．

サポートツール

　LSCSは多彩な愁訴を有し，画像所見と臨床症状が一致しない症例も少なくないため，初期から適切に診断することは容易ではない．そこで，日本脊椎脊髄病学会は，日常診療の場で得られる情報から本症の可能性が高い患者を抽出するための診断サポートツール（**表3**）[2]を開発した．

重症度，分類

　Arnoldiらの唱えた国際分類が広く知られているが，構造分類と原因疾患分類とが混在しているという特徴があり，これらを整理した蓮江らの改訂国際分類も用いられている．臨床的には，狭窄部位別分類と症候別分類が有用である．一般的に，LSCSの重症度は下肢痛の強さに基づいて定義されていることが多いが，厳密な区分ではない[2]．

●狭窄部位別分類（中心性狭窄症，外側性狭窄症）

　中心性狭窄症は脊柱管内で主に硬膜管が狭窄したものを指し，外側性狭窄症は硬膜管から分枝した神経根が脊柱管外へ出るまでの範囲（神経根管）での狭窄で，神経根性ともいえる．神経根の圧迫は，外側陥凹部，椎間孔部，椎間孔外部に分類される．

●症候別分類（馬尾性，神経根性，混合性）

　症状には2つの異なる症候があり，間欠性跛行の状態から，下肢，殿部，会陰部の異常感覚を特徴とした多根性障害を示す馬尾性，下肢

および殿部の疼痛を特徴とした単根性障害を示す神経根性，そしてこれらを併せもつ混合性の3つに分類される．

■ 症状

　下肢症状とそれに伴う歩行障害が主たる症状であり，腰痛はむしろ軽度である場合が多い．急性発症はまれであり，多くは徐々に症状が発現し進行する．

　腰椎椎間板ヘルニアなどの神経根障害は，神経根牽引メカニズムにより（神経根圧排徴候），LSCSに伴う神経根障害は，絞扼メカニズムによる（神経根絞扼徴候）ため，両者の臨床症状には差がある[8]（「腰椎椎間板ヘルニア」の項 **表5**参照）．

下肢症状

　特徴的な自覚症状として姿勢による症状があり，腰椎前屈位で軽減し，後屈位で増強する．激痛であることは少なく，鈍痛やだるさ，しびれ感などと表現され，下肢の冷感を訴える場合

表3　腰部脊柱管狭窄症診断サポートツール

評価項目		判定（スコア）	
病歴	年齢	60歳未満（0）	
		60〜70歳（1）	
		71歳以上（2）	
	糖尿病の既往	あり（0）	なし（1）
問診	間欠跛行	あり（3）	なし（0）
	立位で下肢症状が悪化	あり（2）	なし（0）
	前屈で下肢症状が軽快	あり（2）	なし（0）
身体所見	前屈による症状出現	あり（−1）	なし（0）
	後屈による症状出現	あり（1）	なし（0）
	ABI 0.9	以上（3）	未満（0）
	ATR低下・消失	あり（1）	正常（0）
	SLRテスト	陽性（−2）	陰性（0）

合計得点が7点以上は，腰部脊柱管狭窄症の可能性が高い．
ABI：ankle-brachial pressure index（足関節上腕血圧比），ATR：Achilles tendon reflex（アキレス腱反射），SLR：straight leg raising（下肢伸展挙上）．
（日本整形外科学会ほか監：腰部脊柱管狭窄症ガイドライン2011．南江堂：2011[2]より）

もある.

間欠性跛行

本症に最も特徴的な症状として，歩行に伴う下肢痛やしびれ感の出現ないし増悪により，歩行継続が困難となり立ち止まってしまう間欠性跛行があげられる．長時間立位を続けるだけで同様の症状が出ることもある．

高齢者において間欠性跛行は高頻度にみられ，血管性，脊髄性，馬尾性に分類される．なかでもLSCSによる馬尾性が最も高頻度である．60歳以上の約25％にLSCSを認めるという報告があり，またLSCSのなかで約63％が間欠性跛行を呈すると報告されている．

LSCSによる間欠性跛行に特徴的なのは，腰椎の姿勢で影響を受ける点である．歩行のみならず，長時間の立位（腰椎伸展姿勢）でも症状が出現し，座位もしくは腰椎前屈姿勢で軽快する．腰椎前屈位で歩行距離が延長する，もしくはシルバーカーやショッピングカートなどを使用すれば症状が出現しないなどの場合はこれを疑う．

●鑑別診断

間欠性跛行については，末梢動脈疾患などの血管性間欠性跛行と鑑別する必要がある．血管性間欠性跛行は，高齢者においてLSCSによる間欠性跛行に次いで多い．姿勢による影響を受けず，下肢の運動負荷で跛行が生じ，立ち止まるだけで下肢痛が軽減するなどの特徴がある．LSCSによる間欠性跛行の場合，腰椎が前屈位となる自転車駆動では症状が誘発されないため自転車テスト（bicycle test）は鑑別に有効である．また，足背動脈の拍動の有無や，足関節上腕血圧比（ankle-brachial pressure index：ABI）を参考にする．ABIは末梢動脈疾患の検出に重視されており，0.9未満の症例は血管性間欠性跛行である可能性が高い．ただし，両者が合併することもあるので注意する．

脊髄性間欠性跛行は，脊髄動脈炎や頸椎症，黄色靱帯骨化症などで起きることが報告されているが，頻度としてはまれである．体幹から下肢にかけての絞扼感，しびれ，脱力，歩行負荷による錐体路症状の出現・増強が主症状である．

●症候別分類

2つの異なる特徴を呈する．馬尾性では両下肢に症状を呈することが多く，神経根性では片側例が多い．混合性ではこれら2つの特徴を併せもつ．重症例では，膀胱直腸障害を伴うこともある（**表4**）．

馬尾性

歩行や腰椎伸展負荷により，殿部から下肢後面を通り足底部に至る異常知覚（しびれ，灼熱感，冷感など）や脱力感が両側性に起きるのが特徴で，多根性障害であり疼痛の訴えはほとんどない．歩行に伴い，しびれ感などの異常感覚の部位が移動・拡大するsensory marchとよばれる現象がみられることがある．

また，会陰部の異常知覚や膀胱直腸障害（頻尿，尿閉，残尿感，便秘），男性の場合には間欠性勃起が起きることがある．神経所見としては，多根性の運動感覚障害がみられることが多く，アキレス腱反射は低下あるいは消失している．SLRテストなどの神経伸展テスト（nerve stretch test）は陰性である．圧迫による神経栄養血管の血流障害が関与していると考えられている[9]．

神経根性

歩行や腰椎伸展負荷により，主に殿部や下肢に疼痛が出現する．片側性の症状であることが多いが，両側性の場合もある．特にL5神経根障害が多く，歩行時の腓腹部痛が主症状である血管性間欠性跛行との鑑別が必要となる[9]．しびれがある場合は，神経根に沿った分布をとる．安静時に単一神経根の運動感覚障害を認めることがあり，S1神経根が障害されるとアキレス腱反射は低下する．SLRテストなどの神経伸展テストは陽性のことがある．排尿障害や

表4　症候別分類における症状の特徴

	馬尾性		神経根性	混合性
症状の特徴	●殿部から下肢後面を通り足底部に至る異常知覚や脱力感が主症状 ●圧迫による神経栄養血管の血流障害が関与していると考えられている		●殿部，下肢の疼痛が主症状 ●しびれがある場合は神経根に沿った分布をとる ●神経根の循環障害だけでなく炎症反応が関与していると考えられている	●馬尾性と神経根性の特徴を併せもっている ●多根性の異常感覚と単根性の疼痛の両者を生じる
症状の出現範囲	両側性		片側性，両側性の場合もある	
神経根障害	多根性障害		単根性障害	
SLRテストなど神経伸展テスト	陰性		陽性のことがある	
アキレス腱反射	低下，消失		障害がS1神経根であれば低下	
膀胱直腸障害	●重症例では出現 ●会陰部の異常知覚や，男性では間欠性勃起が起きることもある		●排尿障害や勃起は起こらない	

SLR：straight leg raising（下肢伸展挙上）．

勃起は起こらない．神経根の循環障害だけでなく，炎症反応が関与していると考えられている[9]．

混合性

馬尾性と神経根性の特徴を併せもつ．つまり，多根性の異常感覚と，単根性の疼痛の両者を生じる．

■ 予後

神経根性と馬尾性では予後が異なる．『腰部脊柱管狭窄症診療ガイドライン』[2]では，軽度または中等度の患者では神経機能が急激に悪化することはまれで，そのうち1/3ないし1/2の患者では自然経過でも良好な予後が期待できるとしている（グレードB）．また，保存療法施行後，最低5年間の経過観察の結果，1/2の患者で症状の改善がみられ，神経根症状主体の患者や初期治療にてよく改善した患者の予後は良好であったとしている（グレードC）．神経根性の予後は比較的良好で自然治癒例が存在するが，馬尾性および混合性では症状の悪化をみる症例が多い．馬尾性はそれ自体がすでに重症にあたるので，手術の適応となる場合が多く，自然経過は明らかではない．

長期自然経過では，他覚的，画像的に進行をみる症例があるが，約60〜70％の症例では自覚症状の増悪をみないことが判明している[10]．

■ 治療

比較的良好な予後をふまえて，LSCSに対する治療の原則は，進行する神経麻痺および膀胱直腸障害を呈する場合を除き，保存療法が選択される．本症の保存療法には，動的要因軽減のための安静，薬物療法，ブロック療法，装具療法，運動療法などがあげられる．

運動療法，物理療法などの理学療法は，他の保存療法と並行して進められることが多く，単独で有効と示すエビデンスは得られていない．しかし，LSCSの症状の一部である腰殿部痛や下肢痛については，理学療法と運動療法の組み合わせは有効であるとしている（グレードC）[2]．

保存療法無効例（効果判定時期の目安は2〜3か月）や，明らかな下肢の筋力低下や膀胱直腸障害を伴う場合，手術療法を考慮する．

薬物療法

薬剤でLSCSに適応があるのは経口プロスタグランジンE_1（prostaglandin E_1：PGE_1）製剤のみで，間欠性跛行や両下肢のしびれを伴う馬尾症状を有する場合，短期間は有効である．そ

の他の非ステロイド性抗炎症薬（nonsteroidal antiinflammatory drugs：NSAIDs）や筋弛緩薬，メチルコバラミンなどは，痛みに対する対症療法薬として使われているが，有効であるというエビデンスは不足している．

ブロック療法（硬膜外ブロック，神経根ブロック）

神経根ブロックは，神経根性のLSCSのなかで，高齢者，下肢痛が歩行時のみに出現する，罹患期間が短い，1回のブロック効果が24時間以上持続する症例でより効果が期待できる．

装具療法

装具療法として，腰椎軟性コルセットやflexion braceなどが使用されているが，その有効性に関する報告は両論あり，生活指導や薬物療法と併用されることから，単独の効果については十分な研究が行われていない．

■ 障害像

LSCS患者の多くは高齢者であり，本症以外の疾患を合併している患者や，さまざまな既往歴をもつ患者が多い．各々の生活様式の違いから症状は複雑化しているケースがほとんどで，発症からの経過が長ければ，その間の自己対処方法によっても障害像はさまざまである．

理学療法・リハビリテーションの評価

LSCSはさまざまな神経症状を呈し，神経根性，馬尾性の違いによっても大きく異なる．神経根性は，下肢の疼痛やしびれを主訴とし，坐骨神経痛，大腿神経痛などを認めることが多く，症状が進行すると筋力低下や間欠性跛行をきたす．一方，馬尾性は感覚障害を主訴とし，疼痛を呈することは少ない．間欠性跛行や膀胱直腸障害を呈し，多根性障害を特徴とする．これらの特徴をふまえて評価に臨む必要がある．

注意 ❗
疼痛回避を繰り返した姿勢を呈していることが多く，症状も多岐にわたり複雑なため，評価において問題点を抽出することは容易ではない．また，高齢者であることも十分に加味する必要がある．

疼痛

痛みは，日常生活活動（activities of daily living：ADL）や生活の質（quality of life：QOL）に直接的な影響を与え，主訴ともなりうるため，より正確な情報収集が必要となる．LSCSは下肢症状が主で，腰痛はむしろ軽度な場合が多い．また，下肢症状の一つとして疼痛を訴えるのは，ほとんどが神経根性であることも念頭においておく．疼痛の有無だけでなく，種類，部位，程度，痛みの質，誘因や誘発姿勢などを聴取する．疼痛寛解の条件も評価しておくと日常生活指導につながりやすい．

本症は高齢者に好発するため，変形性関節症などの関節由来の疼痛や運動障害を合併している場合も多く，それらの鑑別が必要となる．例えば，L4神経根障害では膝関節周辺に疼痛を呈することが多いが，関節の腫脹や圧痛，関節運動に伴う痛みは関節由来の痛みとしてLSCS症状とは区別してとらえるべきである．同様に，股関節部から大腿部の疼痛を有する症例では，股関節部の圧痛やPatrick（パトリック）テストを行い，これらが陽性であれば関節由来の痛みと考える．

感覚障害

神経根症状として感覚障害を生じることも多く，下肢の感覚障害は遠位が優位に障害されやすい．重症化すると，運動麻痺や膀胱直腸障害も起こりうるため，デルマトーム（皮膚分節）で知覚障害を呈する領域を評価しておく．

馬尾性では，両側の足底や肛門周囲，会陰部，殿部に知覚障害を認めることが多い．一方，神経根性では，知覚障害部位が脊髄分節領

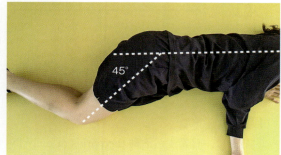
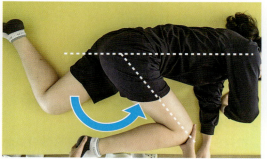

A　開始肢位　　　　　　　　　　　B　角度計測

図4　腰椎後彎可動性（PLF）テスト
A：側臥位にて股関節45度屈曲位とする．
B：上側の脚の股関節を内外転中間位で屈曲させ，体幹の長軸に対する股関節の屈曲角度を計測する．計測肢の大腿
　　が抵抗なく胸部に接する場合には，PLFテスト陰性と判定する．

域と一致していることがほとんどで，下位腰椎神経根障害では，疼痛・知覚障害領域から障害神経根高位を推測できる．

　姿勢の影響により，安静時ではなく立位や歩行時に出現しやすいため，安静時の評価だけでなく，各姿勢での変化や立位・歩行負荷直後の評価も必要となる．時にはsensory marchがみられることもあるので注意する．

関節可動域

　柔軟性の改善と疼痛の改善との相関性が高いため[11]，SLRテストや，指床間距離（finger-floor distance：FFD）などの脊柱柔軟性を確認しておく．ただし，LSCSに伴う神経根障害は，絞扼性メカニズムによるものであり，神経根圧排徴候としての意味合いでSLRテストは陽性になることは少なく，あくまでも柔軟性の把握として用いる．また，疼痛回避姿勢の繰り返しにより，骨盤周囲筋および下肢筋の短縮や筋緊張の亢進が予想されるため，下肢の可動性も評価しておく．特に，Thomas（トーマス）テスト，Ober（オーバー）テストなどの股関節の拘縮評価や，腰椎後彎可動性（posterior lumbar flexibility：PLF）テスト[12]（図4）は，馬尾性間欠性跛行の改善を図るために有益な情報となる．

筋力

　本症の多くはL3/4，L4/5高位罹患で，L4，L5の神経根に症状をきたす可能性が高く，重症例では大腿四頭筋や前脛骨筋，長母趾伸筋，中殿筋などの麻痺を起こすことがある．これらの筋力低下は歩行に影響するため，十分な評価が必要である．また，体幹筋力の強化は疼痛改善に関与するため，体幹筋も評価する．

> **注意❶**
> 疼痛のために筋出力が十分に発揮できない場合や，長期的な経過に伴い廃用が生じているなどの場合もあるため，見逃さない．

姿勢

　本症の不良立位姿勢として，骨盤後傾，腰椎前彎減少，胸椎後彎増強によるスウェイバック姿勢や，骨盤前傾，腰椎前彎増強，胸椎後彎増強による後彎前彎姿勢がみられる[13]．ただし，腰椎伸展による疼痛から逃れるため前傾姿勢を好むなどの長期的に疼痛回避を繰り返して崩れた姿勢を呈する場合もあり，症状も多岐にわたるため，問題点を抽出するのは容易ではない．腰椎後彎は，代償的に股関節屈曲，膝関節屈曲姿勢をもたらし，下肢筋群への過重負荷を増大させ異常歩行が生じやすくなるため，こちらも見逃さないようにする．

歩行

　歩行中の姿勢，スピード，連続歩行距離，歩

行補助具の使用の有無などを評価する．特徴的な症状は間欠性跛行であり，どのくらいの時間でどのような症状が出現するのか，どのくらい休憩すれば軽減するのかなど，歩行負荷試験を行う．長時間の立位保持でも間欠性跛行と同様の下肢症状を呈する場合や，歩行さえ困難な場合もある．このようなケースでは，歩行負荷試験と同様に立位負荷試験も行い確認する．

QOL

●Zurich Claudication Questionnaire (ZCQ)，またはSwiss Spinal Stenosis Questionnaire (SSS)

『腰部脊柱管狭窄症ガイドライン』[2]では，自己記入式簡易評価表であるZCQの妥当性や信頼性が高いとしている．現在，LSCSの特異的QOL尺度としては，世界的に最も使用されている[2].

●日本整形外科学会腰痛評価質問票（Japanese Orthopaedic Association Back Pain Evaluation Questionnaire：JOABPEQ）

腰椎椎間板ヘルニア，腰椎分離・すべり症，LSCSなどの腰痛疾患を対象として作成された日本整形外科学会腰痛疾患治療成績判定基準（JOAスコア）の改訂にあたり，信頼性の高い新しい評価法として利用されている[2].

> **覚えて おこう**
>
> LSCSは，高齢者にとってQOLを阻害する最大の病態の一つである．近年，疾患や健康状態に起因し，医療介入によって改善できる領域に限定した，健康関連QOLとよばれる評価尺度が取り上げられ，治療や評価に用いられている．本症患者の健康関連QOLは，国民標準値と比べて身体的・精神的健康度とも多面的に低下する．特に，間欠性跛行，安静時のしびれ，会陰部症状や歩行時尿（便）漏れ感がみられる患者で大きく低下することが報告されている[14].このため，QOLの改善が治療の目的となり，QOL評価の必要性が高い．

理学療法・リハビリテーションプログラム

LSCSは，進行に伴い腰痛や神経根性の下肢痛などを生じることがある．これらの疼痛は時に急性増悪しながら慢性的に経過するので，急性症状と慢性症状を見極めながら治療を進める必要がある．また，高齢者に特有の疾患であるため，腰部疾患に対するプログラムのみならず，高齢者に対するプログラムとしての側面を併せもつ．下肢症状や間欠性跛行などの局所症状にばかり目を向けるのではなく，全身持久力や耐久性の低下や全身的な筋力低下，それらに伴うADL・QOL障害にも目を向ける必要がある．内部疾患などの合併症や認知機能面への配慮も必要となる．

■病期別プログラム

LSCSに対する保存療法は，全体の病期を疼痛制御期，安定化期，調整期の3つの病期に分類し，それぞれに対して施行する．3つの病期は独立して存在するのではなく，明確な分類が時に困難な場合があり，それぞれの時期が重なり合って存在することにも注意が必要である[15].

疼痛制御期 (pain control phase)

特に疼痛の強い時期で，神経根障害の場合，痛みの増減を繰り返す．また，LSCSにヘルニアが伴う，いわゆる混合型狭窄では，下肢痛が増悪する場合がある．

●疼痛コントロール

この時期の治療目標は疼痛のコントロールであり，廃用を最小限にとどめるために約1週間の安静，NSAIDs，ブロック療法が適応となる．積極的な運動療法というよりは，症状の増悪を防ぎながらコルセットの着用や，良肢位を中心とした生活指導を行い，廃用を最小限にとどめるよう努める．除痛を目的に，寒冷療法や経皮的電気神経刺激などの物理療法を選択する

こともある．

●良肢位の保持

良肢位としては，Kemp徴候陽性の神経根性の典型例では，硬膜管外圧が低減し神経根の絞扼が軽減されやすいとされる腰椎軽度屈曲姿勢を推奨する（図5）．生活や動作に対する指導・教育だけでなく，骨盤後傾などの不良姿勢の矯正や指導も重要である．しかし，同一姿勢の保持は筋や靱帯など軟部組織の短縮や関節拘縮をきたし，さらなる不良姿勢の惹起，運動効率の低下をもたらす可能性がある．したがって，常に前屈位保持に固執するのではなく，理学療法士の管理のもとではトレーニングの一環として，症状の出現しない範囲で短時間のストレッチとしての腰椎後屈も考慮する．

●ストレッチ

疼痛が少ない場合や，急性疼痛が落ち着いたら，腸腰筋，大腿四頭筋，大腿筋膜張筋，ハムストリングス，多裂筋などをターゲットにしたストレッチを施行し，腰椎骨盤リズムの正常化を図りつつ安定化期へと移行する．

安定化期（stabilization phase）

急性期の強い疼痛が緩和された時期で，疼痛コントロール以外に，通常のADL復帰に向けた対策が必要となる．

●疼痛コントロール

慢性痛が残存しているケースが多く，疼痛回避を繰り返したことにより多くの機能障害や異常姿勢などを呈しており，症状は多様である．疼痛制御期と同様に，まずは疼痛コントロールを優先し，慢性痛には温熱療法やマッサージなどの物理療法を用いる．

●ストレッチ，運動療法

生理的前彎の消失や，疼痛回避姿勢をとり続けた結果，体幹筋のみならず大殿筋，ハムストリングス，腓腹筋などの下肢筋にも短縮やスパズムを生じているケースが多い．痛みや不快感が生じる場合は無理をせず，体幹および股関節の可動性拡大に向けて愛護的なストレッチから開始し，ゆっくりと10秒以上かけて行う．股関節周囲筋の拘縮改善やPLFテストの陰性化を目指す．

症状を誘発しやすい腰椎前彎へのストレスを軽減させるためにも，胸椎伸展および股関節伸展制限の解除は重要である．

ある程度の除痛と可動性が得られたら，通常のADL復帰に向けて，良肢位の獲得・保持についての患者教育を行い，徐々に運動療法を開始する．疼痛制御期に引き続き，腸腰筋，大腿四頭筋，大腿筋膜張筋，ハムストリングス，多裂筋などをターゲットにしたストレッチを施行し，腰椎骨盤リズムの正常化を図る．また，体幹の安定化に関与するとされる腹横筋や多裂筋，大腰筋などのローカル筋へのトレーニングを行う．まずは腹部ドローイン（「腰椎椎間板ヘルニア」の項 図11参照）から開始する．他にもバックブリッジ（「腰椎椎間板ヘルニア」の項 図15参照）やアームレッグレイズ（「腰椎椎間板ヘルニア」の項 図16参照）などは患者が継続して行いやすい運動で，多裂筋の強化に有効とされている．機能低下や安静による筋力低下から脱却するため，下肢筋力トレーニングも早期から開始するが，体幹筋が適度に収縮していないと腰部に負担がかかるため，注意が必要である．

調整期（conditioning phase）

狭窄症による症状が比較的安定した時期で，廃用症候群が生じている可能性が高いため，積極的に運動療法を行う．

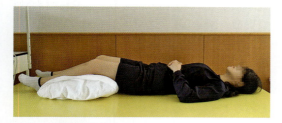

図5 腰椎軽度屈曲姿勢

●運動療法

高齢者に多いことや発症から長期にわたって我慢を強いられた症例も存在しているため，廃用症候群として慢性的な軟部組織の拘縮と体幹・下肢筋力低下が生じている可能性が高い．痛みに応じて下肢筋力トレーニングを開始する．

脊椎・骨盤の中間位保持を維持したうえでローカル筋が協調的にはたらくことが，歩行や動作の改善につながる．体幹と下肢の協調性改善として，バランスボード上でのスクワットやステップ動作を実施する．ローカル筋により制御されていると，脊椎・骨盤の中間位保持を維持したままで動作を行うことができるようになる．

また，長期的に下肢痛や間欠性跛行によって歩行を忌避してきた場合や高齢者では，廃用による耐久性の低下が併存しているため，有酸素運動も有効である．自転車駆動時は，硬膜圧が低く変化が少ないことから[16]，サドルの圧迫による疼痛に注意しながらエアロバイクを活用することが有効と報告されている．体重免荷でのトレッドミルも同様に推奨されている．これらの有酸素運動は，運動耐容能の低下予防の観点だけでなく，運動による広汎性の疼痛抑制効果（exercise-induced hypoalgesia：EIH）としても期待できる．

患者教育

患者教育として，ボディメカニクスに基づく姿勢や動作の指導だけでなく，介入の目的やセルフマネジメントの重要性，その方法についても指導する．適切なホームエクササイズの指導も重要である．自己流に体操や運動を行っている患者もいるが，その方法が逆に症状増悪につながっていることに気づかないまま運動を続けている場合も多い．理学療法を提供するだけでなく，その患者の生活様式や自己対処の方法を十分に把握し，患者の生活環境を重視した生活指導をする必要がある．

重要❶

LSCS患者は，下肢症状や間欠性跛行などにより，歩行や移動など社会生活を送るうえで最も基本となる動作が障害される．そのため，ADLや家事，就労など手段的ADL（instrumental ADL：IADL）も制限され，社会参加も難しくなり，心理的な引きこもりやQOLの低下につながる．また，症状が多彩でQOL障害も多岐にわたっている．特に泌尿器症状の出現はQOLに強く関与するため，馬尾性などで膀胱直腸障害を伴う場合，著しいQOLの低下が懸念される．加えて，本症は退行性疾患であり，一部の自然治癒するケースを除いて緩徐に進行するため，リハビリテーションを含む適切な治療を行わなければ容易に要支援・要介護状態に移行しかねない．すなわち，社会的不利益をこうむる可能性があり，健康寿命の延長と保証という意味でも重大な影響を及ぼす疾患である．また，LSCS患者のおよそ30％が抑うつ傾向にあったという報告もあり，身体機能のみならず精神的なケアも必要である．ADL，QOLを考慮したリハビリテーションとしてのかかわり方が重要となる．

日常生活指導

腰椎の後屈は下肢症状の増悪に，前屈は改善につながる．多くの患者は経験的にこの事実を理解しているが，その理由について患者の理解を深める必要がある．また，単にその姿勢を避ければよいのではなく，同一姿勢の保持がもたらす功罪についても説明し，普段の生活で保持してほしい前屈姿勢と，トレーニングの一環としての後屈の必要性について，正しく理解させる．指導内容の例として，外出には自転車やシルバーカーの使用を勧める．歩行の際にシルバーカーや杖などの歩行補助具を適宜使用することは，腰椎前屈位の保持を助けることになり有効である．立位では，両足をそろえているよりも片脚を踏み台に乗せることで腰椎の伸展姿勢を避ける．就寝時のマットレスや布団などの寝具は硬めにして，膝の裏にクッションなどを敷いて股関節と膝関節が軽度屈曲位になるようにする．また，肥満により腹部が膨隆すると腰椎前彎が増強されるため，ケースに応じて減量も指導する．

第1章　運動器

■ 4. 腰部脊柱管狭窄症

高齢で認知機能面での低下をきたしている症例も少なくない．そのため，生活指導は自宅で再確認できるパンフレットなどの資料を配布するなど工夫も必要である．

■ 引用・参考文献

1) 日本脊椎脊髄病学会編：脊椎脊髄病用語事典．改訂第4版．南江堂；2010．p.116.
2) 日本整形外科学会，日本脊椎脊髄病学会監：腰部脊柱管狭窄症ガイドライン2011．南江堂；2011.
3) 石元優々，吉田宗人：腰部脊柱管狭窄症の疫学．医事新報 2016；4835：26-9.
4) Mroz TE, Suen PW, Rad Payman KR, et al.：Spinal Stenosis：Pathophysiology, Clinical Evaluation, and Differential Diagnosis. Herkowitz HN, Garfin SR, Eismont FJ, et al.：Rothman-Simeone The Spine. 5th ed. Saunders；2006．小宮節郎総監訳，吉田宗人，持田讓治，久保俊一監訳：Rothman-Simeone The Spine 脊椎・脊髄外科．原著5版．金芳堂；2009．p.995-1013.
5) 岡本浩一郎，浦川貴朗：腰部脊柱管狭窄症の画像診断—単純X線撮影，MRI，その他．脊椎脊髄ジャーナル 2008；21（4）：347-55.
6) Bogduk N, et al.：Clinical Anatomy of the Lumbar Spine and Sacrum. 4th ed. Elsevier Churchill Livingstone；2005．齋藤昭彦監訳：腰椎・骨盤領域の臨床解剖学—腰椎の評価・治療の科学的根拠．原著第4版．エルゼビア・ジャパン；2008．p.57.
7) 飯塚秀樹，髙橋啓介：変性性腰部脊柱管狭窄症の病態と症状発現機序．脊椎脊髄ジャーナル 2008；21（4）：265-70.
8) 山下敏彦：高齢者下肢痛の診断—その手順とポイント．脊椎脊髄ジャーナル 2008；21（4）：318-23.
9) 鳥畠康充：間欠性跛行の分類と鑑別診断．脊椎脊髄ジャーナル 2008；21（4）：333-40.
10) 南出晃人，吉田宗人：腰部脊柱管狭窄症自然経過．脊椎脊髄ジャーナル 2008；21（4）：271-7.
11) 伊藤俊一，久保田健太，隈元庸夫ほか：慢性腰痛症者に対する筋収縮後ストレッチングの有効性について．日本腰痛会誌 2009；15（1）：45-51.
12) 林 典雄，吉田 徹，見松健太郎：馬尾性間欠性跛行に対する運動療法の効果．日本腰痛会誌 2007；13（1）：165-70.
13) 原 信二，古賀朋子，岩本匡史ほか：腰部脊柱管狭窄症に対する的確・迅速な臨床推論のポイント．理学療法 2011；28（1）：51-5.
14) 笠井裕一，明田浩司，内田淳正：腰部脊柱管狭窄症に関するQOL評価．脊椎脊髄ジャーナル 2008；21（4）：369-73.
15) 白土 修，岩渕真澄，小俣純一ほか：腰部脊柱管狭窄症．臨床リハ 2012；21（12）：1177-86.
16) 高橋啓介：馬尾圧迫の病態．整形外科 2002；53（8）：881-7.
17) Konno S, Hayashino Y, Fukuhara S, et al.：Development of a clinical diagnosis support tool to identify patients with lumbar spinal stenosis. Eur Spine J 2007；16（11）：1951-7.
18) 安藤哲朗：間欠性跛行の症候と鑑別診断．脊椎脊髄ジャーナル 2008；21（4）：328-32.
19) 馬場久敏，彌山峰史：腰部脊柱管狭窄症．臨床スポーツ医学 2006；23（12）：1513-29.
20) 長総義弘，菊地臣一，紺野眞一：腰痛・下肢痛・膝痛に関する疫学調査．整形・災害外科 1994；37：59-67.
21) 白土 修：生活指導と運動療法．脊椎脊髄ジャーナル 2008；21（4）：391-8.
22) 吉本隆彦，松平 浩：腰部脊柱管狭窄症に対する運動療法．BONE 2016；30（3）：273-7.
23) 大谷晃司：腰部脊柱管狭窄症評価法．Bone Joint Nerve 2016；6（4）：731-43.
24) 佐藤公昭，永田見生：腰部脊柱管狭窄症．福武敏夫，德橋泰明，坂本博昭編：Dynamic diagnosisに必要な脊椎脊髄の神経症候学．三輪書店；2017．p.133-8.
25) 柏木智一，豊口 卓，畠山麗華ほか：腰部脊柱管狭窄症に対する運動療法とQOLへの効果．東北理療 2011；23：43-7.

5. 変形性腰椎症
lumbar spondylosis

■ **key point ▶▶▶** 変形性腰椎症は，高齢の腰痛患者の大多数に生じている病態である．しかし実際は，腰痛などの症状を伴わない患者にも変形性腰椎症は頻発している．これは，変性所見が腰痛や活動制限を引き起こす場合もあるが，多くの場合でそれ以外の因子が原因となっていることを裏づけている．理学療法士は，運動機能の専門家として知識や技術を活かし，画像所見やその他の理学所見から検出されない機能上の問題を特定し，症状の改善に努める．

概要と病態

　変形性腰椎症は，椎間板，椎体間関節，椎間関節など腰椎を構成する構造になんらかの変性を生じるため，変性に伴う脊柱管狭窄症や腰椎すべり症などを包括して，変形性腰椎症と診断する．主な症状は，腰痛に限らず，下肢に起こるしびれや痛み，筋力低下または感覚障害など神経学的異常に由来するものなどで多岐にわたる．

　変形性腰椎症は，X線などで構造的な問題と診断された場合には，罹患率が非常に高い．例えば，55〜64歳の男女の約20％が，腰椎の骨棘を有することが報告されている[1]．それよりも高齢の患者では，さらに罹患率が増加することは容易に予想できる．しかし，すべての患者が腰痛や下肢症状などを有するわけではない．

覚えておこう

　変形性腰椎症に対する理学療法は，変性所見そのものよりも患者の主訴とする症状に主眼をおき，症状と最も関連した機能的原因に対する評価と介入を行うことである．

■ 病態

　腰椎は，5つの椎体と間にある椎間板によって構成される．通常は，全体が前彎している．それぞれの腰椎の中心に椎孔があり，これが脊柱管を形成している．また，椎体と椎体の間には，神経根が位置する椎間孔とよばれる空間が存在する．

　屈曲方向への運動では，後方構造である椎間関節および椎間板後方が伸張され，前方構造である椎間板前方が圧縮され，この際に，脊柱管と椎孔は運動に合わせて徐々に開大する（**図1-A**）．伸展方向への運動では，屈曲とは逆に前方構造の伸張と後方構造の圧縮が起こり，同時に脊柱管と椎孔は狭小化する（**図1-B**）．また，回旋方向の運動では，回旋側の椎間関節の伸張と対側の椎間関節の圧縮，そして椎間板の回旋方向への伸張が起こる（**図1-C**）．このように，腰椎は四肢の関節とは違い，一方向の動作に対していくつかの構造を同時に運動させることで負荷に対応するようにできている．

　しかしながら，骨棘の形成や椎間板の狭小化などがみられる変形性腰椎症では，そのようなショック吸収能が分節的に損なわれるか減少する．これは，その部位のみならず，その他の分節の相対的な運動増加という形で負担を増加さ

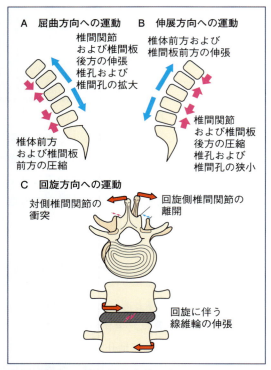

図1　腰椎の運動に伴う負荷の変化

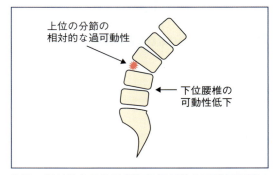

図2　相対的な柔軟性増加と相対的な可動域制限

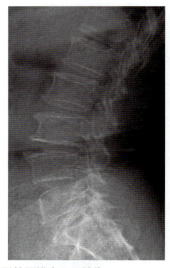

図3　変形性腰椎症のX線像
(Ichchou L, et al.：Relationship between spine osteoarthritis, bone mineral density and bone turn over markers in post menopausal women. BMC Women's Health；2010[2]より)

せる（**図2**）．また，椎間板の高さの減少や骨棘形成によって脊柱管と椎孔のサイズが小さくなっているので，生理学的前彎でも脊髄神経や神経根が持続的に圧迫され，立位保持や歩行が困難となる．

　理学療法の実践においては，画像所見などで確認した部位に対応する器質的な制限があるのか，一方でその結果生じているかもしれないその他の部位の運動学的な制限がないかを確認し，主に後者に対応した介入を行うことで症状の軽減を図る．

　なかには，器質的な変化があまりにも著しいために保存療法では改善が難しい症例もある．変性が著しく，腰椎のそれぞれの分節が関節としての機能をほとんど果たしていない患者では，積極的に症状を改善しようとする保存療法を選択するのではなく，患者教育や日常生活指導をとおして，変性による影響が出にくい環境整備をしていくことが必要である．

■ **診断・重症度分類**

　変形性腰椎症の診断には，一般的にX線などの画像検査が利用される．特徴的な所見として，椎体の骨棘形成，椎間関節の肥厚，または椎間板の高さの減少が確認される（**図3**）[2]．変形性腰椎症の重症度分類には，Kellgren-Lawrence（K-L）分類（「変形性股関節症」の項，**図3**参照）が利用される．

残念ながら，変形性腰椎症を検出するための臨床検査法はない．変性に伴って進行する腰椎すべり症は，触診によりL4とL5棘突起間の段差として確認できるが，それ以外の変性所見は検出できない．

■ 症状

変形性腰椎症の患者は，多くの場合に腰の痛みを主訴とする．また，変性の進行により脊柱管狭窄症などの神経へのダメージがみられると，腰痛に限らず下肢痛や神経学的徴候などが認められる場合がある．

主訴となる腰痛は，その発現様式や増悪に影響する動作がさまざまであるが，ほとんどの場合は疼痛が再現される運動方向や負荷方向において一貫性のある訴えが得られる．例えば，屈曲方向の動作で痛みが再現される場合は，「腰の屈曲ができない」「座位保持，特に低い椅子が困難」などの訴えが得られ，伸展動作で痛みが再現される場合は，「背中を反ることができない」「連続歩行ができない」などの訴えが聴取される．

■ 予後

変形性腰椎症の予後について明確な報告は見当たらないが，それは，変形性関節症の病態は，脊柱管狭窄症や腰椎変性すべり症など多岐にわたる点や，症状の増悪・改善と変性所見の程度が対応しないことが理由としてあげられる．

■ 治療

変形性腰椎症に対する治療は，ほとんどの場合に理学療法を中心とした保存療法を選択する．腰椎由来の下肢への放散痛や神経学的所見が顕著で，対応した脊柱管の狭窄が高度な場合には，手術の必要性も検討する．

理学療法

変形性腰椎症に対する理学療法として，徒手療法やスタビライゼーションなどの運動療法が行われ，これらの理学療法手段は，診療ガイドラインにおいて推奨されている[3]．しかしながら，いずれの治療も，疼痛に対して直接的に行われるのであれば，効果がほとんど得られないかむしろ逆効果となる．詳細な評価のもと，機能上の問題に特化した介入を行うことが必要である．

理学療法・リハビリテーションの評価

変形性腰椎症は，進行性の変性疾患であり，加齢とともにほとんどすべての人が有するといっても過言ではない．しかしながら，変性所見があっても，必ずしも腰痛などの症状が起こるわけではない．理学療法の評価では，まずは患者の有する症状が理学療法の適応となるかどうかを評価する．次に，症状と十分に関連した機能障害の有無を確認する．

一方で，変性による影響が顕著なために機能上の改善が得られないと判断される場合には，コルセットや生活指導などの代替的なリハビリテーションの実施や手術の必要性を検討する．

理学療法の適応

変形性腰椎症と診断された患者のほとんどは理学療法の適応となるが，なかには腰痛などの症状が腰以外の理学療法適応外の部位から生じている場合がある．例えば，腹部大動脈瘤や腎結石でも，腰痛を主訴として整形外科を訪れることがある．日本ではすべての患者に対して医師のスクリーニングが行われるが，理学療法士も自らの専門技術の適応について心得ておかなければならない．

理学療法が適応にならない危険な徴候をレッドフラッグという．腰部疾患に関連したレッドフラッグの例を**表1**[4]に示す．**表1**[4]にあげたものがすべてではないが，このような症状また

第1章 運動器

63

5. 変形性腰椎症

表1　脊柱疾患に関連したレッドフラッグ

- 血痰
- 意識消失または精神状態の変容
- 単一の神経根症状では説明のつかない神経学的徴候
- 四肢末端のしびれや麻痺
- 膀胱直腸障害
- 機械的な刺激に依存しない症状の発現（身体機能検査で症状が誘発できない）
- 進行性の神経学的異常
- 腹部で触れる拍動性の腫瘤
- 骨折
- 悪心
- 食欲不振
- 長期にわたる便秘
- Babinski徴候
- クローヌス

（Sizer PS Jr, et al.：Medical screening for red flags in the diagnosis and management of musculoskeletal spine pain. Pain Pract 2007；7〈1〉：53-71[4]）より）

表2　腰部疾患に関連したイエローフラッグ

- 座位または自動車運転時間の長い就労環境
- 腰痛が将来的にひどくなるのではないかという恐怖が強い
- 腰痛に対する間違った対処行動
- 趣味，運動習慣
- 症状に対する理解が周囲から得られない

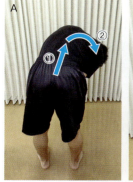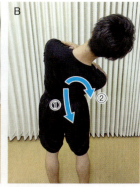

図4　複合運動を含めた自動運動
A：屈曲運動の最終域から右への側屈を加えてもらった．このときに腰椎は，カップリングモーションとして同側への回旋が生じている．
B：伸展運動の最終域から右への側屈を加えてもらった．このときに腰椎は，カップリングモーションとして対側への回旋が生じている．

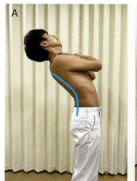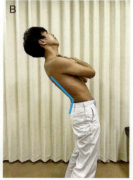

図5　異なる伸展動作パターンによる分節間の動きの違い
A：理想的な脊柱全体の彎曲を伴った伸展動作が得られている．
B：伸展動作は下部腰椎におけるヒンジ様の運動が目立ち，それ以外の分節の伸展運動が得られていない．

は徴候が確認される患者は，理学療法の実施を中止し，医師に検査を依頼する．

また，心理社会的因子は，症状そのものに影響するだけでなく，介入の妨げになることがある．心理社会的因子はイエローフラッグとよばれ，評価時にその有無と症状との関連性を考慮する．イエローフラッグの例を**表2**に示す．イエローフラッグは，内容次第では専門家による精神的なケアを必要とする．

自動運動

自動運動は，一般的に屈曲や伸展または回旋などの同一平面上の運動を行うが，症状の程度がそれほど重篤でない場合は，患者に実際に症状が誘発される動作を行ってもらう．例えば，「右足の靴下を履くときに腰が痛い」という患者の場合，実際にその動作を行ってもらう．この動作から，患者の痛みが「屈曲＋右回旋で再現される」と予想できる．

次に，方向を規定した自動運動を行う．やはりここでも先に確認した動作との関連を考慮するために複合運動を含めた自動運動を行う（**図4**）．

腰椎のように多分節に及ぶ関節の自動運動は，関節可動域の大小がどの分節で目立つのかも注意して観察する（**図5**）．

他動運動

腰椎の他動運動は，自動運動で観察された関節可動域制限または可動域過多が実際に関節自体によるものかどうかを確認するために行う（**図6**）．

> **注意**
> 腰痛への恐怖から，筋の防御性収縮を利用して関節運動を制限している場合がある．このような患者では，他動運動で関節可動域制限が確認されない．

分節的ストレステスト

変形性腰椎症では，画像所見と実際に痛みなどの症状の原因となっている分節が異なることがよくある．分節的なストレスを腰椎に加えることで，症状を発している分節を特定する（**図7**）．前述の検査などで確認された運動異常との関連性を考慮することで，必要な介入方法が明確になる．

筋機能障害

腰椎の過可動性を有する患者では，筋機能の改善が介入上必要となる場合がある．筋機能の検査では，その量と質を確認しなければならない．

量の検査としては，一般的な徒手筋力テスト（manual muscle testing：MMT）を行う．腹直筋，腹斜筋，脊柱起立筋それぞれの筋力を計測する．

質的な評価としては，筋の動員順序を確認する（**図8**）．ただし，筋機能が正常にもかかわらず関節の過可動性を有する患者もいる．筋の質的な評価は，直接的に症状を操作しない点で，症状との関連性がやや低いことを考慮して検査を行う．

能力低下

理学療法による改善に限界があると判断された後も，能力低下が著しければ，適切な動作方法の指導やコルセットの使用などの対処方法を検討する．能力低下の評価としては，Roland Morris障害質問票（Roland Morris Disability Questionnaire：**表3**)[5]が使用される[6]．

屈曲　　　　　　　　　　　伸展　　　　　　　　　　　回旋

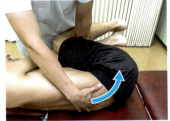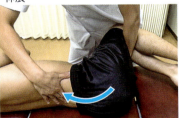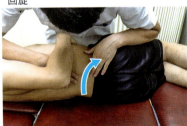

図6　腰椎の他動運動
分節ごとの運動制限または運動過多を確認するポイントとして，下の分節から順に関節運動が生じているか確認する．

後方圧迫　　　　　　　　　前方圧迫　　　　　　　　　回旋

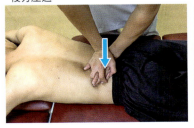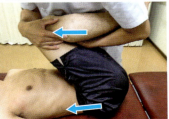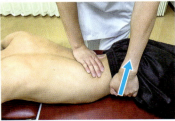

図7　分節的ストレステスト

5. 変形性腰椎症

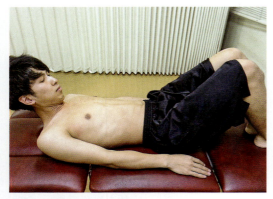

図8　筋の動員順序の評価
頭部前屈動作では，通常は腹横筋，腹斜筋の収縮に引き続いて腹直筋の収縮がみられるため，下腹部の引き込みと筋の膨隆がみられる．この動員順序が崩れている患者では，風船様の腹部の膨らみが確認される．

心理的因子

　心理的因子と腰部症状との関連は大きい．症状への不安が大きい患者は，意図的または反射的に過剰な防御性筋収縮を起こしている場合がある[7]．また，恐怖やストレスなどの心理的因子は，中枢神経の感作，特に前頭部神経領域の脱抑制を通じて異常な疼痛や筋活動を引き起こすと考えられている[8]．不安や恐怖が強い場合は，理学療法よりもその他の専門家への相談を促す．患者の恐怖を評価する尺度には，Fear-Avoidance Beliefs Questionnaireなどがある．

身体活動量

　慢性的な腰部症状が，患者の活動性を害することは容易に予想できる．腰痛などの症状が不活動を引き起こすのではなく，不活動が症状を長引かせる可能性を示唆する報告もある[9]．ベースライン調査時点の身体活動レベルが中等度ないし高度の患者では，その後12か月後の予後がすぐれていることが報告されている．
　よって，介入前の患者の活動状況を問診する，または介入後に一定期間，活動量計を用いて評価することで，予後を予測することがある程度可能である．

表3　ローランドモリス障害質問票

患者様へ　　　　　　　　　平成　年　月　日
お名前：
腰や足の痛みを感じると，普段であれば何ともない日常生活が大変困難に感じることがあります．下記の24の質問は足や腰の痛みを感じた際に起きる症状について記載しております．質問をよくお読みいただき，ご自身の最近の症状に当てはまれば，右の空欄に〇印をご記入ください．該当しなければ空欄のままにしておいてください
1.　痛みのために，一日のほとんどを家で過ごしています
2.　痛みを和らげるために，頻繁に姿勢を変えます
3.　痛みのために，いつもよりゆっくり歩いています
4.　痛みのために，家事や身の回りのことが全くできません
5.　痛みのために，階段を上るときには手すりが必要です
6.　痛みのために，横になって休むことがよくあります
7.　痛みのために，椅子を立つときにはつかまるものが必要です
8.　痛みのために，自分の用事を誰かに頼みたくなります
9.　痛みのために，着替えに時間がかかります
10.　痛みのために，少しの間しか立っていられません
11.　痛みのために，腰を曲げたり，膝をつく姿勢は避けます
12.　痛みのために，椅子から立ち上がるのは困難です
13.　四六時中，腰が痛みます
14.　痛みのために，寝返りをうつのも困難です
15.　痛みのために，あまり食欲がありません
16.　痛みのために，靴下やストッキングをはくのも困難です
17.　痛みのために，短い距離しか歩けません
18.　痛みのために，仰向けの姿勢ではあまり眠れません
19.　痛みのために，着替えには誰かの手助けが必要です
20.　痛みのために，一日の多くを座って過ごします
21.　痛みのために，負担の大きい家事や身の回りのことは避けています
22.　痛みのために，イライラしたり，怒りっぽくなります
23.　痛みのために，普段よりもゆっくり階段を上がります
24.　痛みのために，ほとんどの時間を寝て過ごしています

はい，または，いいえで回答し，0～24点で採点する．
（Roland Morris Disability Questionnaireウェブサイト[5]より）

> **覚えておこう**
>
> リハビリテーションの評価では，理学療法の評価によって，保存療法では改善できない障害があるのか，またその障害がコルセットや動作指導などにより対処しうるものかを検討する．また，精神的なストレスと腰部症状との関連が大きいことは広く知られており，心理社会的因子へのアプローチが必要となる．患者によっては，腰部症状がなくても，X線上確認された変性所見への恐怖から日常的な活動を制約している場合もある．適切な患者教育を行うとともに，必要によっては専門家への相談を検討する必要性もある．

理学療法・リハビリテーションプログラム

理学療法プログラムは，前述の評価で確認した機能障害に対して介入する．変性所見よりも症状に応じた機能障害を重視すべきであることは前述したとおりであるが，変性所見を重視しなくてもよいということではない．変性があまりにひどいために顕在化している機能上の問題が改善不可能な場合や，炎症性の要素を含んだ急性の症状であるために介入が制限される場合などは，病理学的な要素と機能的な要素を天秤にかけ，最も適当な理学療法介入の量や強度を決定する．

また，時には心理的な要素や身体活動量などの環境的な要素を配慮する必要性がある．これらの因子によって理学療法の進行が滞るのであれば，他の専門職へ相談することや，運動習慣の改善という保健的な立場で理学療法と切り離した介入を提案する必要性もある．

徒手療法，関節モビライゼーション

腰部への徒手的理学療法にはさまざまな方法があり，しばしば特殊なテクニックであるように位置づけられるが，その手法は通常の関節可動域運動と変わらない．腰椎の運動は，多分節から成る蛇腹構造によって行われるため，前述

の相対的柔軟性の問題が生じやすい．この場合，単純な腰椎の自動運動やストレッチでは，分節的な過可動性を増強しかねない．腰椎の自動運動の観察，他動運動または分節的ストレステストから得られた情報を考慮し，最も可動性低下および症状に影響している分節に対してモビライゼーションを行う（**図9**）．

筋機能障害に対する運動療法

腰部の筋機能改善では，いわゆるスタビライゼーションに代表される下部体幹筋のトレーニングをイメージすることが多いかもしれない．しかし，スタビライゼーショントレーニングを単に腰痛に対して行った場合には，それほど効果が発揮されない．これは変形性腰椎症を有する患者の場合も同様である．患者の症状が，過剰な関節運動に代表される分節的不安定性から生じていると推測される場合に，この方法が選択される．しかし，その過可動性を引き起こしていると考えられる低可動性部位が，上下の分節や周囲の関節に確認されるのであれば，まずはそちらの運動を引き出したほうがよい．腰椎のスタビライゼーションの例を**図10**に示す．

運動指導

漸増的に運動を増加させることを中心においたプログラムによる運動療法は，腰痛をはじめとした腰部症状に有効である[10]．また，活動性の高い患者ほど，予後が悪い方向へ転じにくい[9]．

よって，症状の改善または予防を目的とした運動指導を行う．この場合の運動指導は，いわゆる医療的な理学療法の枠を超えたものであるので，健康運動指導士やトレーナーなどがいる運動施設を利用して行ってもよい．理学療法士は，その運動が円滑に進むよう，患者の症状に合わせた運動選択についてアドバイスする．

ADL指導

症状に関連する異常な動作や関節機能の障害を改善できたとしても，日常生活のなかで再び悪い動作を繰り返していることも少なくない．

- 5. 変形性腰椎症

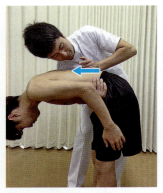

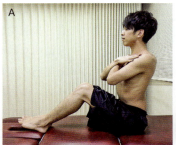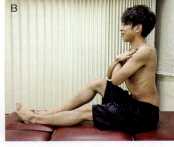

図10 腰椎のスタビライゼーション
長座位で症状が起こりやすい患者に対する漸増運動の一例を示している．過可動性に影響している低運動領域を先に改善したうえで，痛みの出にくい姿勢（A）から徐々に症状がみられるポジション（B）で行う運動へと進めていく．

図9 分節的な可動性低下を考慮したモビライゼーション（運動併用モビライゼーション）
上位腰椎に比較し，下位腰椎の可動性が低下している患者に対して，モビライゼーションを併用した自動運動を行う．

例えば，日常的に低い位置でリュックサックを背負う人は，骨盤に対して胸郭部を後方位としたスウェイバック姿勢になりやすい．この姿勢は，一見すると背中を反った姿勢にみえるが，症状や変性所見が起こりやすい下位腰椎レベルではむしろ屈曲位になる．正常な前彎がない姿勢を長時間繰り返すことで，関節のショック吸収能力が崩壊する．このような場合は，リュックサックのひもを短くするなどの方法で簡単に対処できるため，必要に応じてアドバイスする．

■ 引用文献

1) Franz EW, Bentley JN, Yee PP, et al.：Patient misconceptions concerning lumbar spondylosis diagnosis and treatment. J Neurosurg Spine 2015；22(5)：496-502.
2) Ichchou L, Allali F, Rostom S, et al.：Relationship between spine osteoarthritis, bone mineral density and bone turn over markers in post menopausal women. BMC Women's Health；2010.
3) Delitto A, George SZ, Van Dillen L, et al.：Low back pain. J Orthop Sports Phys Ther 2012；42(4)：A1-57.
4) Sizer PS Jr, Brismée JM, Cook C：Medical screening for red flags in the diagnosis and management of musculoskeletal spine pain. Pain Pract 2007；7(1)：53-71.
5) Roland Morris Disability Questionnaire ウェブサイト．http://www.rmdq.org
6) Suzukamo Y, Fukuhara S, Kikuchi S, et al.：Validation of the Japanese version of the Roland-Morris Disability Questionnaire. J Orthop Sci 2003；8(4)：543-8.
7) O'Sullivan P：Diagnosis and classification of chronic low back pain disorders：maladaptive movement and motor control impairments as underlying mechanism. Man Ther 2005；10(4)：242-55.
8) Zusman M：Forebrain-mediated sensitization of central pain pathways：'non-specific' pain and a new image for MT. Man Ther 2002；7(2)：80-8.
9) Pinto RZ, Ferreira PH, Kongsted A, et al.：Self-reported moderate-to-vigorous leisure time physical activity predicts less pain and disability over 12 months in chronic and persistent low back pain. Eur J Pain 2014；18(8)：1190-8.
10) Macedo LG, Smeets RJ, Maher CG, et al.：Graded activity and graded exposure for persistent nonspecific low back pain：a systematic review. Phys Ther 2010；90(6)：860-79.

第1章　運動器

6. 脊椎椎体骨折，脊柱後彎変形
vertebral fracture, kyphosis

key point ▶▶▶ 骨粗鬆症性椎体骨折における理学療法士の役割は，急性期と慢性期で大別できる．急性期では骨折が主な病態であり，可及的速やかな離床と日常生活活動（ADL）の再獲得を目指す．骨折が治癒しても脊柱後彎変形が残存し，増悪することで慢性腰背部痛やバランス障害，ADLおよび生活の質（QOL）の低下，内科的疾患の合併を引き起こす．後彎変形は，椎体骨折の他にも背筋力の低下が要因である．したがって，慢性期では上述の維持・改善に加えて後彎変形増悪の予防が重要となる．理学療法士には，腰背部への負担が少ないADLの指導や環境整備，背筋トレーニングの立案が求められる．

概要と病態

脊椎椎体骨折は，骨粗鬆症に伴う脆弱性骨折，強い外力によって生じる外傷性骨折，骨腫瘍などに伴う病的骨折などに分類される．それぞれ病態や治療などが異なるため，本項では骨粗鬆症性椎体骨折について述べる．

骨粗鬆症性椎体骨折は，脆弱性骨折のなかで最も頻度が高い[1]．高齢女性に多く，加齢とともに指数関数的な上昇を示す[2,3]．男性の発生率は女性の1/3〜1/2程度である[2]．好発部位は第12胸椎，第1，2腰椎など胸腰椎移行部が最も多く[4,5]，第7胸椎を中心とした中位胸椎が次に多い[6]．転倒で受傷するが，それ以外に日常生活活動（activities of daily living：ADL）動作での軽微な外力（重い物を持つなど）で発症することが多く，明らかな受傷機転がないこともある．

臨床症状として体動時の激痛や叩打痛がみられるが，無症候性も多い．慢性痛や変形が残存した場合，ADLや生活の質（quality of life：QOL）の低下を招く[5]．さらに脊椎変形が高度になると，呼吸機能障害や胃食道逆流症などの内科疾患を伴うことがあり，死亡リスクを高める[5]．

■病態

椎体骨折は，椎体への圧力が耐用範囲を超えたときに生じる[7]．なかでも，胸腰椎移行部は後彎から前彎への移行部位であること，胸椎と腰椎の運動方向が異なることなどから最も応力が集中しやすい[8]．

単脊椎の骨折でも変形が著しい場合や，変形が軽度でも骨折が多発した場合には脊柱後彎変形が残存する[9]．脊柱後彎変形は，円背，凹円背，全後彎，亀背に分類される（**図1**）[10,11]が，いずれの変形も正常姿勢と比較してQOLが低下する[11]．

変形が増強すると，体幹のバランス障害のため易転倒性を呈する[9]．重心動揺パラメータや転倒歴などの調査によると，易転倒性は胸椎後彎の増強よりも腰椎後彎のほうがより大きな影響を及ぼす[12,13]．また，後彎変形は脊柱支持性の低下に伴う筋疲労を惹起させ，慢性の腰背部痛の原因となる[5,6,9]．疼痛はADLやQOLの低下に直接結びつく[5,6,9]．

脊柱後彎変形は胸腔や腹腔の容積を減少させるため，胃食道逆流症や呼吸機能障害，内臓諸臓器の機能不全を招く[5,6,9]．腹腔容積の減少な

6. 脊椎椎体骨折，脊柱後彎変形

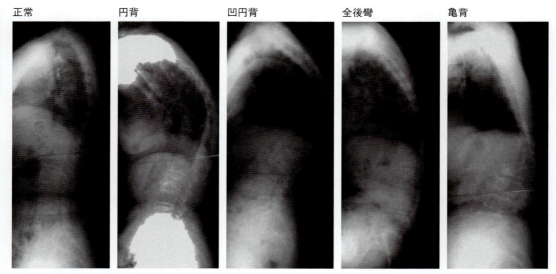

図1　正常および脊柱後彎のX線側面像
いずれの後彎変形も正常と比較してQOLが低下するが，なかでも全後彎が最も低下する．
(Miyakoshi N, et al.：Impact of postural deformities and spinal mobility on quality of life in postmenopausal osteoporosis. Osteoporos Int 2003；14〈12〉：1007-12[11]より)

どは食道裂孔ヘルニアを引き起こし，逆流性食道炎の重症化や難治化の原因となる[14, 15]．腰椎の椎体骨折数と後彎角の増加は，胃食道逆流症の危険因子である[16]．一方，脊柱後彎変形に伴う胸郭可動域制限は，肺活量や1秒量の低下，機能的残気量の低下をきたす[6]．特に，呼吸機能は55度以上の後彎で明らかな低下を認める[17]．胸郭の変形は心肺機能の低下を引き起こし，容易に頻脈などが惹起される[6]．このような内科的疾患の合併は，ADLやQOLの低下を招くだけでなく，中・長期的には死亡の相対リスクと密接に関連する[5, 6]．

■ 診断・重症度分類

椎体骨折の判定は，日本骨代謝学会の『椎体骨折評価基準(2012年改訂版)』に基づいて行う[17]．

椎体骨折は，形態骨折，臨床骨折，不顕性骨折，新鮮骨折，陳旧性骨折，遷延治癒・偽関節などに分類できる．形態骨折とは，痛みなどの臨床所見の有無にかかわらず，椎体変形を認めるものをいい，楔状椎，魚椎，扁平椎があ

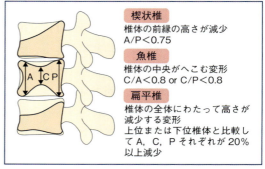

図2　定量的評価法(QM法)による評価
(椎体骨折の判定基準．1996年度版)
椎体骨折の判定は胸腰椎の側面X線写真を用いる．原則として，測定を行い，C/A，C/Pのいずれかが0.8未満，またはA/Pが0.75未満の場合を圧迫骨折とする．椎体全体の高さが全体的に減少する場合(扁平椎)には，判定椎体の上位または下位のA，C，Pよりそれぞれが20%以上減少している場合を圧迫骨折とする．ただし，臨床的に新鮮な骨折例でX線上明らかに骨皮質の連続性が絶たれたものは，上記の変形に至らなくとも圧迫骨折としてよい．
A：前縁，C：中央，P：後縁．
(森　諭史ほか：椎体骨折評価基準〈2012年度改訂版〉．Osteoporo Jpn 2013；21〈1〉：25-32[17]より)

る[17]．単純X線側面像で評価され，定量的評価法(quantitative measurement：QM法；図2)[17]

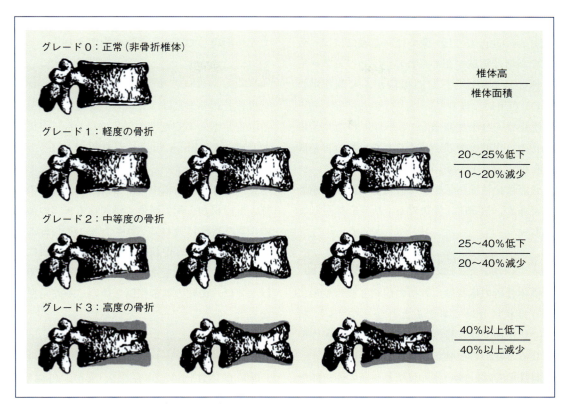

図3 半定量的評価法（SQ法）による評価
計測は不要で，目視によって評価する．形状はグレード判定に用いない．グレードが1段階以上進行したときには新規骨折と判定する．
（森 諭史ほか：椎体骨折評価基準〈2012年度改訂版〉．Osteoporo Jpn 2013；21〈1〉：25-32[17]より）

と半定量的評価法（semiquantitative measurement：SQ法；**図3**）[17]がある．

QM法は，椎体の前縁（A），中央（C），後縁（P）の高さを測定する方法である．すなわち，A/Pが0.75未満の場合を楔状椎，C/A, C/Pのいずれかが0.8未満を魚椎，上位または下位の椎体と比較してA, C, Pがそれぞれ20％以上減少する場合を扁平椎と判定する（**図2**）[17]．QM法は，X線撮像時のポジショニングの影響を受けやすいこと，計測が必要で評価に時間がかかることなどから実臨床ではあまり使用されていない[17,18]．

SQ法は，グレード0～3の4段階に分ける方法で，グレード0が正常，グレード1が軽度の骨折，グレード2が中等度の骨折，グレード3が高度の骨折である（**図3**）[17]．計測は不要で，目視によって評価するため，実臨床での有用性が高い[17,18]．

また，形態骨折のうち，ある一時点における椎体の変形を既存骨折，2つの時点でのX線像を比較して新たな変形や変形の増強を認めるものを新規骨折という．新規骨折のうち疼痛などの症状を認める場合を臨床骨折とよぶ．近年では臥位と荷重位（立位または座位）で単純X線側面像を比較し，椎体内不安定性や局所不安定性を検出する場合もある[19]．

単純X線では確認ができない骨折を不顕性骨折とよび，MRIで判定する[17,18]．MRIは新鮮骨折と陳旧性骨折の判定にも有用である[17,18]．T1強調像では椎体の一部もしくは全

体に帯状の低信号領域を示し，short TI inversion recovery（STIR）像では同領域にほぼ一致して高信号領域が認められる[17,19]．ペースメーカ埋め込み例など，MRI撮像が不可能な場合はCTが用いられる[19]．

受傷から9か月経過し，3か月にわたり治癒進行の可視的な徴候が認められない場合に偽関節と称することが多い[17,19]．

骨粗鬆症性椎体骨折では骨塩量の評価も重要であるが，詳細は「骨粗鬆症」の項を参照してほしい．

■ 症状

椎体骨折の症状は，骨折の症状と後彎変形に伴う症状に分けて考えるとわかりやすい．特に，急性期では骨折の症状が主であり，慢性期になると変形の症状が顕在化してくる．

急性期では，強い体動時痛と局所の叩打痛を認めることがほとんどである．骨折部に一致した痛みだけでなく，腰殿部や側胸部，側腹部への強い放散痛を認める場合もあり，内臓の痛みとの鑑別に注意が必要である[20]．脊椎後壁の損傷が大きく，脊髄・馬尾神経の圧迫を伴う場合，下肢痛を訴えることもある[5]．痛みの程度は，強い痛みで起立歩行困難なものから無症候性で歩行可能なものまでさまざまである．座位，立位が可能な症例は，体幹の屈曲を比較的楽に行えるものの，伸展と回旋で痛みが生じることが多い[21]．

慢性期では，脊椎後彎変形に伴う腰背部の慢性疼痛が生じる．また，多発性椎体骨折を認める場合，胸やけ，腹部膨満感，食欲不振，便秘，痔核などの消化器症候が出現しやすい[6]．

偽関節部の不安定性が大きい例や脊椎後壁の損傷が著しい例，高度な局所後彎変形を有する例では，遅発性神経障害を呈することがある[5]．症状としては，脊髄・馬尾神経の圧迫による下肢痛や下肢運動・知覚障害，膀胱直腸障害など

である．これらの症状は，受傷後数か月経過してから出現してくるため注意を要する[21]．

■ 予後

椎体骨折の予後は，骨折の不安定性と関連する．安定型，不安定型の判定にはDenis（デニス）が提唱したthree column theoryが有用である[4]．すなわち，前縦靱帯から椎体・椎間板中央までの前柱，椎体と椎間板中央から後縦靱帯までの中柱，椎弓根から棘上靱帯・棘間靱帯までの後柱の3つの支柱に分ける（**図4**）[8,22]．魚椎および扁平椎は，前柱と中柱の損傷があるが，後柱の損傷はなく安定型である[4]．椎体圧潰度が50％以上では，後柱の靱帯損傷を伴い，不安定型となる[4]．

■ 治療

新鮮椎体骨折は，保存療法（安静，外固定，薬物療法，リハビリテーション）が第一選択となる．

特に高齢者の場合，安静による廃用症候群や認知症を予防するため可及的に体幹の外固定を行い，離床することが望ましい．ただし，骨折後の安静期間については2〜3週間の安静を推奨する報告[23-25]と否定的な報告[26]があり，一定の見解が得られていない．骨癒合の観点では2週間の安静が推奨され，廃用症候群予防の観点では早期離床が求められる[21]ため，離床時期については医師と相談し，包括的に判断する．

外固定には，腰椎ベルト，軟性および硬性コルセット，硬性フレーム装具，体幹ギプス，リュックサック型体幹装具などが用いられる[9]．**図5**に腰椎ベルトと軟性コルセットの例を示す．

薬物療法は，鎮痛薬，カルシトニン製剤，骨粗鬆症治療薬などが処方される[27]．鎮痛目的には，必要に応じて非ステロイド性抗炎症薬（nonsteroidal antiinflammatory drugs：NSAIDs）を処方する．痛みが強い場合や消化

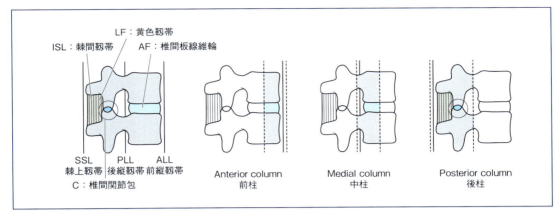

図4　Denisが提唱したthree column theoryの模式図
前柱：前縦靱帯，椎体前方，線維輪前方部．
中柱：後縦靱帯，椎体後方，線維輪後方部．
後柱：後方弓，後方の靱帯組織．
（松本正知：骨折の機能解剖学的運動療法—その基礎から臨床まで．体幹・下肢．中外医学社；2015．p.1-13[8]）より）

A　腰椎ベルト

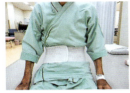
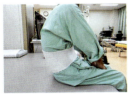

B　軟性コルセット

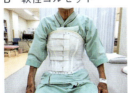
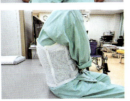

図5　腰椎ベルト（A）と軟性コルセット（B）

性潰瘍の既往がある場合は，非麻薬性オピオイド鎮痛薬などが処方される[27]．カルシトニンは破骨細胞の機能を抑制する骨吸収抑制薬で，椎体骨折に伴う疼痛や骨粗鬆症に伴う腰背部痛に対する効果，QOL改善効果が認められている[27]．本項では骨粗鬆症治療薬の詳細は割愛するが，いずれも副作用や併用薬などについて留意する．

不安定性が認められる場合や神経障害がある場合，遅発性神経麻痺の可能性がある場合は手術療法の適応となる．

■障害像

急性期は安静に伴う廃用症候群の他に，体幹の外固定による基本動作やADL制限を認める．また，高齢者の場合はせん妄を認めやすい．

慢性期や無症候例では，脊柱後彎変形増強に伴うバランス障害，ADL制限が問題となる．後彎が強くなると，立位姿勢維持のためにより多くの筋活動が必要になり，姿勢維持以上の活動をする余裕がなくなる．このことは体幹バランスの低下やADL制限の他に，筋疲労に伴う腰背部痛の原因となる．ADL制限の具体例として，移動困難，高いところに手が届かない，家事困難などがある．このような慢性疼痛，ADL制限は社会活動性の低下を招き，引きこもりや不活動につながる．さらに，姿勢変化による劣等感が不活動を助長する場合もある．背筋力は脊柱後彎の増強に関与しているため，不活動に伴う筋力低下で後彎が増強するという悪循環に陥る可能性がある．

理学療法・リハビリテーションの評価

問診
転倒歴，病前のADLなどを聴取する．

関節可動域
急性期は，四肢関節可動域に機能的制限がないか確認する．慢性期では，四肢に加えて体幹の可動性も評価する．

> **注意**
> 体幹の可動域測定は骨折リスクを伴うため，骨脆弱性などを加味して実施の可否を判定する．

筋力
急性期で離床が困難な時期は，握力などで全身の筋力の程度をスクリーニングする．外固定下で疼痛コントロールが良好なら，徒手筋力テスト（manual muscle testing：MMT）やハンドヘルドダイナモメータを用いた筋力測定が可能になる．骨折治癒後の慢性期では，背筋力の測定も可能である．

> **注意**
> 膝伸展筋力や背筋力の測定中に椎体骨折が生じた事例[28-31]が報告されており，実施の際には骨塩量や姿勢（図6）[28]などを確認する（表1）[28]．

臨床的には，立ち上がりなどの動作からおおよその下肢筋力を推定する方法も有用である．

疼痛，感覚障害
急性期で離床の際には，疼痛や感覚障害の出現に留意する．姿勢変化で増悪を認める場合は椎体の不安定性が疑われるため，速やかに主治医へ報告する．

姿勢，アライメント
前述したように，脊柱後彎変形はADL，QOL，死亡率に関連する．簡便な脊柱後彎変形の評価法として，壁-後頭間距離や肋骨-骨盤間距離などがある（図7）[6]．脊椎の矢状面グローバルバランスを評価するには，単純X線

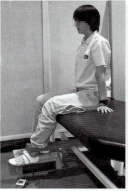 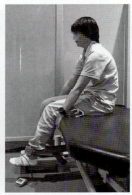

A 適切な測定方法　　B 不適切な測定方法

図6　等尺性膝伸展筋力測定風景
A：手を横に置いて体幹を伸展させる．
B：両手でベッド端を把持して体幹を屈曲すると腰椎への応力が増大する．
（中畑晶博ほか：等尺性膝伸展筋力測定中に発生した腰椎圧迫骨折の1例．日臨スポーツ医会誌 2016；24〈1〉：106-10[28]より）

表1　筋力測定時における脊椎骨折の危険因子

1）骨密度の低下
2）年齢に反して筋力が高い
3）低速度の測定
4）深い体幹屈曲角度からの測定

（中畑晶博ほか：等尺性膝伸展筋力測定中に発生した腰椎圧迫骨折の1例．日臨スポーツ医会誌 2016；24〈1〉：106-10[28]より）

を使用したSchwab分類[31]が広く用いられている．Schwab分類による評価は理想的であるものの，理学療法場面では測定が困難であることが多い．簡便かつ非侵襲的な方法として，脊柱形状計測分析器を用いる方法がある[32]．

歩行能力
10 m歩行テストで定量的な評価を行う．特に脊柱後彎変形では後方重心となりやすく，歩行中も独特な足圧分布を示す（図8）．足圧分布測定システムなども歩行の評価に有用である．

バランス能力
Timed Up and Go（TUG）テストが広く用いられている．その他，片脚立位テストやファンクショナルリーチテストも使用される．

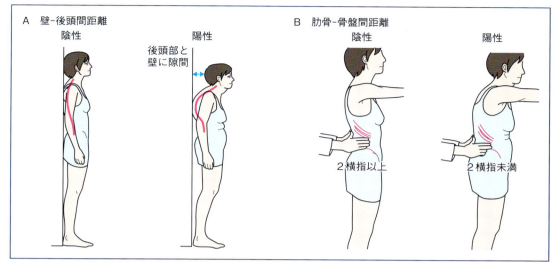

図7 脊柱後彎変形の測定法
いずれの測定法も距離を測定すると定量化できる.
(伊木雅之ほか：骨粗鬆症の予防と治療のガイドライン2015年版. 日本骨粗鬆症学会；2015. p.17-36[6] より)

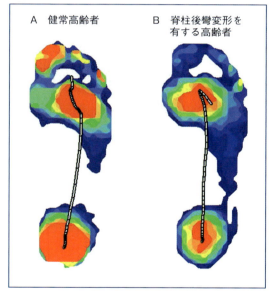

図8 健常高齢者（A）と脊柱後彎変形を有する高齢者（B）における歩行中の足圧分布および足圧中心軌跡
後彎変形があると, 母趾, 足趾の荷重が少なく, 足圧中心軌跡が短いことがわかる.
(佐藤大道先生〈秋田厚生医療センター〉より提供)

認知機能

スクリーニングとしてMini-Mental State Examination（MMSE）などがある. 急性期ではせん妄との鑑別が重要である. 慢性期は転倒リスクの評価に有用である.

生活環境

段差, 就寝形態, トイレ, 動線などを確認し, 転倒リスクを最小限にする.

同居家族

高齢化に伴い, 独居や配偶者との二人暮らしの患者が多くなった. 配偶者もなんらかの障害を抱えていることがあるため, 積極的に社会資源の活用を試みる.

理学療法・リハビリテーションプログラム

高齢者の脊椎椎体骨折のリハビリテーションアプローチについて, 以下, 急性期（受傷直後～2週まで, 疼痛コントロールができてくる頃）, 回復期（8～12週まで, 骨折の安定性が確立してくる頃）, 維持期（約6か月まで）に分け

6. 脊椎椎体骨折，脊柱後彎変形

て解説する(**表2**)[33]．骨癒合が完成するまでは，計画的に脊柱起立筋の筋力を維持・強化し，生理的な脊柱アライメントを維持しておくことが重要である[33]．特に骨折の不安定性を認める症例では，筋力トレーニングの内容や離床の時期について医師に十分に相談する．

急性期の廃用予防，離床

受傷後の安静期間は，廃用症候群を予防するために，ベッド上で関節可動域運動や筋力トレーニングを行う．徒手抵抗による抗重力筋ト

表2 高齢者脊椎椎体骨折のリハビリテーションアプローチ

急性期	● 疼痛の管理 ● 肺炎など二次的合併症予防 ● 装具使用にて早期離床
回復期	● 装具使用にて歩行・ADL練習 ● 体幹筋力強化
維持期	● 新規骨折の予防（転倒予防・骨粗鬆症治療） ● 体幹筋力の維持（装具を徐々に除去）
合併症	① 脊髄・神経損傷 ② 偽関節 ③ 脊柱後彎変形

（田中清和：脊椎圧迫骨折―私のリハビリテーションアプローチ．臨床リハ 2005；14(11)：1017-20[33] より）

足関節底屈
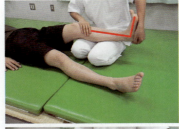

足関節背屈
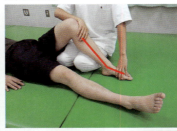

膝関節伸展
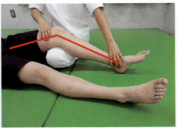

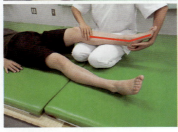

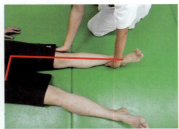

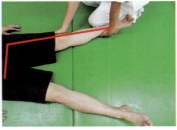

下肢伸展
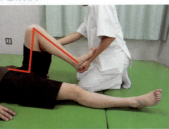

股関節外転

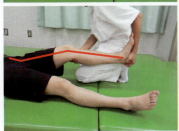

図9 徒手抵抗による抗重力筋トレーニングの例

レーニングの例を図9に示す．筋力トレーニングは，徒手抵抗や自重，セラバンドを用いる方法などがあるが，骨折部に応力が加わらない方法で行うことが重要である．

離床は医師と相談したうえで，外固定下で実施する．痛みなどに留意し，ヘッドアップ，端座位，立位，歩行へと進めていく．歩行初期は外固定による体幹の可動域制限に慣れず，バランスを崩しやすい．恐怖心も強いため，平行棒や歩行器を用いた反復練習を行う．認知機能が正常であれば，数回の練習でバランス能力の向上が得られることが多い．習熟に時間がかかる場合は，認知機能低下や装具不適合など他の要因を疑う．

ADL指導

体幹の過剰な屈曲，回旋は椎体への力学的ストレスを生じさせ，固定下であっても骨癒合を阻害する[34]．特に，寝返りや起き上がりなどの起居動作は，体幹の屈曲，回旋を伴いやすいため，動作の指導と反復練習が重要である（図10）．

寝返りは背臥位から開始し，両膝を立て，体幹が回旋しないように丸太様に側臥位になる（図10-A）．

起き上がりは，寝返りから引き続き下肢をベッドに下ろし，同時に体幹を真横に起こす（図10-B）．側臥位になる前に上肢を外転させておく（図10-B②）と，上肢を体幹の下敷きにすることなく，起き上がりやすくなる．ま

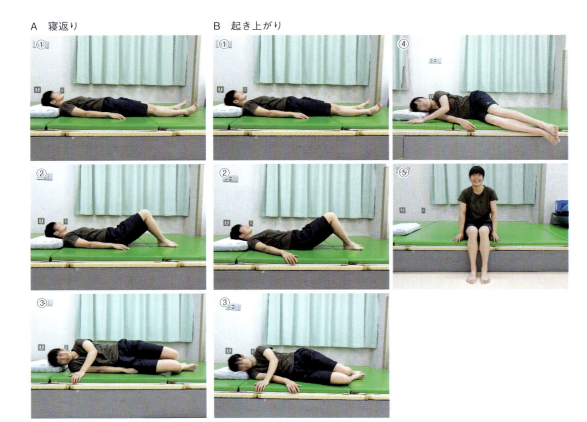

図10　寝返り（A），起き上がり（B）
いずれの動作も体幹が回旋しないように注意する．起き上がりは，事前に上肢を外転しておくとやりやすい（B②）．また，寝返りをしてから踵をベッド端に引っかけておくと上体を起こしやすい（B④）．

た，図11のようにはじめから斜めに位置させると上肢を外転するスペースが広く，かつ下肢がベッド端に近づくため起き上がりやすくなる．ただし，この方法は，患者によってはポジショニングに介助を要する．また，上体を起こす際に下肢をベッドから下ろすと体幹が回旋し，かつ動作が止まって勢いがなくなってしまう（図12）．ベッドの端に踵を引っかけておき（図10-B④），上体を起こすと同時に下肢を下ろすとよい．

運動療法

回復期から維持期では，椎体変形の予防を目的に体幹伸展筋（背筋）の筋力トレーニングが推奨される．運動療法の条件と注意点を**表3**[35]に，代表的な背筋トレーニングを**図13～15**[36]に示す．どの運動も痛みが生じない程度の伸展にとどめる．

> **注意**
> 深い屈曲運動を伴うヨガ参加後に椎体骨折を生じた事例があるため，ヨガへの参加を控えるように警告されている[37]．

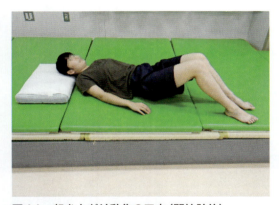

図11　起き上がり動作の工夫（開始肢位）
はじめから斜めに位置させると上肢を外転するスペースが広く，かつ下肢がベッド端に近づくため起き上がりやすくなる．患者によってはポジショニングに介助を要する．

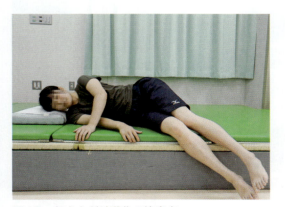

図12　起き上がり動作の注意点
上体を起こす際に下肢をベッドから下ろすと，体幹が回旋し，かつ動作が止まって勢いがなくなる．

表3　推奨される運動療法の条件

1）目的とする効果が期待できること
2）特殊な機器や道具を必要としないこと
3）場所を選ばずに手軽にできること
4）単純で継続しやすいこと

（宮腰尚久：骨粗鬆症の治療—運動療法．日医師会誌 2015；144〈1〉：98-100[35] より）

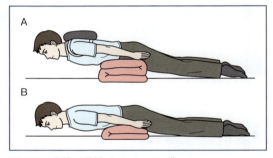

図13　背筋の筋力トレーニング
腹部の下に枕を入れ，あごを引いて上半身を持ち上げ，5秒間保持する．1日10回を目安に行う．体幹を中間位に保持することがポイントであり，伸展しないように指導する．
A：最大背筋力の30％までの重りを入れたバックパックを背負うと効果的であるが，骨折や疼痛のリスクがある．
B：自重による方法も姿勢，QOL改善効果があり，安全な運動である．
（本郷道生ほか：脊柱後弯予防のための運動療法．MB Medical Rehabilitation 2016；195：81-6[36] より）

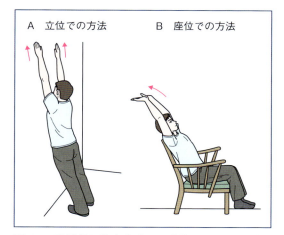
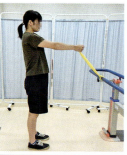
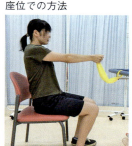
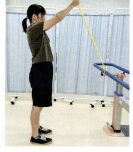
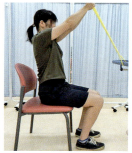

図14 腹臥位不能な患者への背筋トレーニング
A：壁に向かって約30 cm離れて立ち，両手を挙上して胸部を壁に近づける動作により脊柱を伸展させる．
B：安定した椅子やソファーに座って両手を挙上し，背もたれに寄りかかって万歳をするように脊柱を伸展させる．
（本郷道生ほか：脊柱後弯予防のための運動療法．MB Medical Rehabilitation 2016；195：81-6[36]）より）

図15 セラバンドを用いたトレーニング
3秒かけて挙上し，2秒静止し，3秒かけて戻す．10回を3セット行う．

■ 引用文献

1) Burge R, Dawson-Hughes B, Solomon DH, et al.：Incidence and economic burden of osteoporosis-related fractures in the United States, 2005-2025. J Bone Miner Res 2007；22(3)：465-75.
2) 築谷康人，萩野 浩：脆弱性骨折の疫学．MB Orthopaedics 2016；29(12)：5-8.
3) Tukutani Y, Hagino H, Ito Y, et al.：Epidemiology of fragility fractures in Sakaiminato, Japan：incidence, secular trends, and prognosis. Osteoporos Int 2015；26(9)：2249-55.
4) 上好昭孝：脊椎圧迫骨折―私のリハビリテーションアプローチ．臨床リハ 2005；14(11)：1011-6.
5) 飯塚慎吾，町田正文，塩田匡宣ほか：骨粗鬆症性脊椎圧迫骨折．医療 2012；66(12)：709-17.
6) 伊木雅之，石橋英明，井樋栄治ほか：骨粗鬆症の診断．骨粗鬆症の予防と治療ガイドライン作成委員会編：骨粗鬆症の予防と治療のガイドライン2015年版．日本骨粗鬆症学会；2015. p.17-36.
7) 白土 修，桑澤安行，佐藤貴一ほか：脊椎圧迫骨折―私のリハビリテーションアプローチ．臨床リハ 2005；14(11)：1003-10.
8) 松本正知：胸腰椎の脊椎損傷―骨粗鬆症性椎体骨折の保存療法を中心に．青木隆明，林典雄監：骨折の機能解剖学的運動療法―その基礎から臨床まで．体幹・下肢．中外医学社；2015. p.1-13.
9) 宮腰尚久：脊椎椎体骨折．臨牀と研究 2012；89(11)：1507-12.
10) Satoh K, Kasama F, Itoi E, et al.：Clinical features of spinal osteoporosis：spinal deformity and pertinent back pain. Contemp Orthop 1988；16：23-30.
11) Miyakoshi N, Itoi E, Kobayashi M, et al.：Impact of postural deformities and spinal mobility on quality of life in postmenopausal osteoporosis. Osteoporos Int 2003；14(12)：1007-12.

12) Ishikawa Y, Miyakoshi N, Kasukawa Y, et al.：Spinal curvature and postural balance in patients with osteoporosis. Osteoporos Int 2009；20（12）：2049-53.

13) Kasukawa Y, Miyakoshi N, Hongo M, et al.：Relationships between falls, spinal curvature, spinal mobility and back extensor strength in elderly people. J Bone Miner Metab 2010；28（1）：82-7.

14) Yamaguchi T, Sugimoto T, Yamada H, et al.：The presence and severity of vertebral fractures is associated with the presence of esophageal hiatal hernia in postmenopausal women. Osteoporos Int 2002；13（4）：331-6.

15) Yamaguchi T, Sugimoto T, Yamauchi M, et al.：Multiple vertebral fractures are associated with refractory reflux esophagitis in postmenopausal women. J Bone Miner Metab 2005；23（1）：36-40.

16) Miyakoshi N, Kasukawa Y, Sasaki H, et al.：Impact of spinal kyphosis on gastroesophageal reflex disease symptoms in patients with osteoporosis. Osteoporos Int 2009；20（7）：1193-8.

17) 森　諭史，宗圓　聰，萩野　浩ほか：椎体骨折評価基準（2012年度改訂版）．Osteoporo Jpn 2013；21（1）：25-32.

18) 髙田潤一：骨粗鬆症の診断．日医師会誌 2015；144（1）：95-7.

19) 杉田　誠，武井　寛：単純X線，MRIでの診断や治療経過での推移について，偽関節も含めて．MB Orthopaedics 2016；29（12）：23-30.

20) 坪内俊二，松井宣夫：老年者に多い骨折―脊椎骨折．老化と疾患 1994；7（11）：1680-7.

21) 髙見澤一樹，西岡　稔，高橋　聰ほか：高齢者の脊椎圧迫骨折と理学療法．理学療法 2011；28（7）：893-8.

22) Denis F：The three column spine and its significance in the classification of acute thoracolumbar spinal injuries. Spine 1983；8（8）：817-31.

23) 岸川洋一，作本慎一：胸腰椎圧迫骨折の初期安静を徹底する治療について．リハ医学 2007；44：S431.

24) 日浦裕子，田中一成，貴賓院永稔ほか：高齢者の胸腰椎圧迫骨折体幹装具療法における椎体圧潰についての検討．リハ医学 2009；46：S248.

25) 市村正一：骨粗鬆症と腰痛．現代医療 2002；34（1）：84-9.

26) 長町顕弘，遠藤　哲，阿達啓介ほか：骨粗しょう症性脊椎圧迫骨折患者の至適臥床期間．三豊総合病誌 2004；25：29-33.

27) 工藤大輔，宮腰尚久：脊椎椎体骨折の治療・ケア．整形外科看護 2016；21（12）：1208-14.

28) 中畑晶博，湯朝友基，江本　玄：等尺性膝伸展筋力測定中に発生した腰椎圧迫骨折の1例．日臨スポーツ医会誌 2016；24（1）：106-10.

29) 小西定彦，佐々木健陽，渡邊　高：背筋力測定により発生した腰椎圧迫骨折の一例．関西臨スポーツ医研会誌 1996；6：21-2.

30) 大羽文博：背筋力測定に腰椎圧迫骨折をきたした1例．北海道整災外会誌 1997；39（2）：47.

31) Schwab F, Ungar B, Blondel B, et al.：Scoliosis Research Society-Schwab adult spinal deformity classification：a validation study. Spine 2012；37（12）：1077-82.

32) 谷澤　真，飯田尚裕，飛永敬志ほか：成人脊柱変形症に対するスパイナルマウスを用いた脊柱矢状面アライメント評価の妥当性．理学療法-臨床・研究・教育 2015；22（1）：21-4.

33) 田中清和：脊椎圧迫骨折―私のリハビリテーションアプローチ．臨床リハ 2005；14（11）：1017-20.

34) 吉田　徹，赤羽根良和：脊椎圧迫骨折―私のリハビリテーションアプローチ　保存療法の要点と運動療法．臨床リハ 2005；14（11）：996-1002.

35) 宮腰尚久：骨粗鬆症の治療―運動療法．日医師会誌 2015；144（1）：98-100.

36) 本郷道生，宮腰尚久，島田洋一：脊柱後弯予防のための運動療法．MB Medical Rehabilitation 2016；195：81-6.

37) Sinaki M：Postmenopausal spinal osteoporosis：physical therapy and rehabilitation principles. Mayo Clin Proc 1982；57（11）：699-703.

7. 肩関節周囲炎
adhesive capsulitis, frozen shoulder

> **key point** ▶▶▶ 肩関節周囲炎は，痛みと関節可動域制限を主体とした整形外科疾患であり，その経過は長期にわたる．炎症，増殖性変化，拘縮という一連の病期プロセスで進行する場合がほとんどである．患者の状態がどの病期に相当するかを検討し，適切な理学療法プログラムの立案を図ることが求められる．

概要と病態

肩関節周囲炎は，痛みと関節可動域制限を主徴とする整形外科疾患である．関節可動域はほとんどすべての方向で制限されるが，特に挙上および外旋方向で目立つ[1]．罹患率は，多く見積もって人口の2〜5％と報告され，特に40〜65歳の女性に頻発する[2]．

基本的な病期の進行は，痛みを主体とするステージから関節拘縮を主体とするステージへと段階的に進行する[2]．肩関節周囲炎と診断されるほぼすべての患者が，このような同様の進行を呈するが，その理由はほとんどわかっていない．しかしながら，発生素因として内科的疾患が報告されており，男性では糖尿病，女性では甲状腺疾患を有する場合に発生リスクが増加する[1]．その他には，上肢の骨折や脳卒中などの各種疾患が肩関節周囲炎の素因になる可能性があると報告されているが，明らかな素因となるかどうかはいまだ不明である．

■病態

肩関節は，骨形態的には安定性よりも可動性を優先する形状となっており，安定性を補うために周囲を靱帯や回旋筋腱板（rotator cuff）などの筋群で覆っている（図1）．肩関節周囲炎を呈した肩関節は，関節包内側の滑膜の肥厚を主体とした増殖性変化を起こす．関節の全周を靱帯でしっかりと覆った関節形態であるために，患者は症状の進行に伴い，ほぼすべての関節運動で制限を訴える．また，初期の肩関節周囲炎，特に発生から1年以内の例では，腱板疎部とよばれる靱帯が肥厚した部分において，血管増生を伴った増殖性変化が顕著にみられる[3]．その後，症状の進行に伴い，初期にみられた増殖性変化は軽減するものの，関節全体が明らか

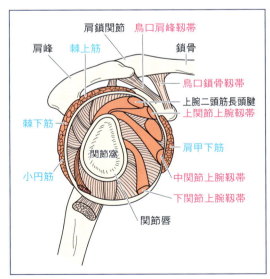

図1 肩関節の靱帯と回旋筋腱板（rotator cuff）
回旋筋腱板は，棘上筋，棘下筋，小円筋，肩甲下筋の腱が癒合した部分をいう．

表1　肩関節周囲炎の各ステージとその特徴

ステージ1	●期間：0〜3か月 ●自動・他動運動それぞれで痛みが起こる ●関節可動域制限は，前方挙上，外転，内旋，外旋で確認される ●麻酔下の検査では，関節可動域制限はほとんどないかあってもわずかである ●関節鏡下所見では，肩甲上腕関節の滑膜炎が，特に関節包の上方前方で起こっている ●病理学的所見では，血管増生を伴って肥厚した滑膜炎がみられる．炎症細胞はほとんどみられない
ステージ2： 凍結進行期	●期間：3〜9か月 ●自動・他動運動それぞれで慢性的な痛みが起こる ●明らかな関節可動域制限が，前方挙上，外転，内旋，外旋で確認される ●麻酔下の検査では，関節可動域制限は患者が覚醒している場合とほとんど変わらない ●関節鏡下所見では，増殖性の滑膜炎が顕著にみられる（関節包は，分厚く粘性をもって肥厚しているか，関節鏡の侵入も抵抗を伴う） ●病理学的所見では，血管増生を伴って肥厚した滑膜炎がみられる．関節包下では，血管と滑膜組織を含んだ瘢痕や線維質に富んだ瘢痕が確認される
ステージ3： 凍結期	●期間：9〜15か月 ●関節可動域の最終域でわずかな痛みが再現される ●硬いエンドフィールを伴って明らかな関節可動域制限が確認される ●麻酔下の検査では，関節可動域制限は患者が覚醒している場合と変わらない ●関節鏡下所見では，血管増生変化は確認されないが，線維化した滑膜炎が残存している．関節包は硬く，関節鏡が侵入しにくい．また関節腔の容量は減少している
ステージ4： 寛解期	●期間：15〜24か月 ●痛みはほとんどない ●徐々に関節可動域は改善する ●麻酔下の検査では目立った所見は得られない

（Kelley MJ, et al.：Frozen shoulder：evidence and a proposed model guiding rehabilitation. J Orthop Sports Phys Ther 2009；39〈2〉：135-48[6]より）

な拘縮状態となる．この結果，多くの患者は，病期の後半において痛みよりも可動域制限を訴えるようになる．

　なぜこのような増殖性変化が起こるのかは，明らかな原因がわかっていない．現在報告されているものでは，関節内液における炎症性細胞の増加[4]や，軟骨芽細胞の増加を伴った線維化の進行[5]が特徴的な増殖性変化にかかわると考えられているが，はっきりとした病理学的プロセスについては今後の研究に期待される．

■診断・重症度分類

病期分類

　肩関節周囲炎は，進行に伴い，痛みや可動域制限の機能的な変化と，関節の増殖プロセスを中心とした病理学的変化を呈する．各ステージの概要を**表1**[6]に示す．特に痛みの目立つ時期であるステージ1〜2では，血管増生を伴った増殖性変化が特徴的で，この反応は棘上筋と肩甲下筋の腱が合わさる部分であり，腱板疎部で顕著である．この特徴は超音波画像診断装置を使用したドプラ強調画像でも確認できる所見であり，痛みの強いステージ1〜2の時期にあることを確認する手段として有用である（**図2**）[7]．

■症状

　肩関節周囲炎は，長期にわたる疼痛と可動域制限を主な特徴とする．ほとんどの場合に，あきらかな誘因もなく発症し，その改善には通常1年以上という長い期間を有する．

　症状の進行に伴い，ほぼすべての運動方向において疼痛と関節可動域制限がみられる．特に上肢の挙上や外転方向への制限が明らかとなり，その運動範囲は正常可動域の半分にも満た

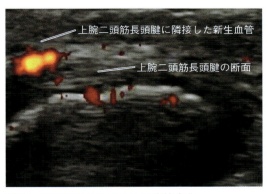

図2　腱板疎部にみられる血流性変化
(Lewis J：Frozen shoulder contracture syndrome – Aetiology, diagnosis and management. Man Ther 2015；20〈1〉：2-9[7]より)

表2　肩関節周囲炎の主な特徴

- 好発年齢：40～65歳
- 潜在性に徐々に発生する
- 顕著な夜間痛を呈する
- 1方向以上の関節運動方向で，自動・他動両方の明らかな関節可動域制限を呈する
- 外旋方向の可動域は半分以上または30°以上制限される
- すべての運動方向において最終域で痛みが起こる
- 内旋筋の強い痛みと筋力低下を呈する

(Kelley MJ, et al.：Frozen shoulder：evidence and a proposed model guiding rehabilitation. J Orthop Sports Phys Ther 2009；39〈2〉：135-48[6]より)

ない．そのため，仕事や趣味などの活動はもちろんのこと，食事や排泄といった日常生活が制限されることもしばしばである．

覚えておこう
理学療法による著効がほとんど期待できない整形外科疾患である．治療期間が1年以上に及ぶため，治療への不信感や精神的なストレスを訴える患者も少なくない．患者への根気強い適切な説明を繰り返しながら，理学療法介入を行う必要がある．

■予後

肩関節周囲炎の予後に関する報告については，エビデンスレベルが十分ではないが，保存療法に関する予後は良好とする報告が目立つ．アメリカの理学療法士協会監修のガイドラインによれば，罹患期間は12～18か月ほどであり，最終的に中等度ないしわずかな痛みや可動域制限を呈するが，動作上の不便はあまりないと結論づけている[1]．興味深いことに，痛みは患者の自覚する活動制限との間に関連があるが，可動域制限については関連がないことが報告されている[8]．つまり，患者の予後を早期に良い方向に導くには，積極的な可動域の改善よりも痛みの改善に主眼をおいた介入が求められると考えられる．

■治療

治療は，主に理学療法と，内服または注射などの保存療法が第一選択となる．診断時からある程度の期間にわたる保存療法にもかかわらず症状がほとんど改善しない場合には手術の適応も考えられるが，その割合は低く，10％程度と報告されている[9]．

■障害像

肩関節周囲炎の障害像は，その他の肩関節疾患と比較しても非常に典型的であることが特徴である(**表2**)[6]．

理学療法・リハビリテーションの評価

肩関節周囲炎は，残念ながら理学療法による即時効果を期待することが難しい．また，経過が年単位の長い期間にわたり，安静時も続く痛みに悩まされる患者が多い．患者の痛みの程度に応じて治療法を調整するとともに，適切な評価基準を利用して患者の活動制限の程度を把握することが必要となる．

主観的評価

肩関節周囲炎は，進行プロセスと障害像が典

表3　痛みの過敏性に応じた分類

高イリタビリティ	●強い痛み（＞7/10） ●持続的な安静時痛または夜間痛 ●DASHスコアで確認される障害が高度 ●関節可動域の最終域よりも前で痛みが再現される ●痛みにより他動可動域よりも自動可動域のほうが小さい
中等度 イリタビリティ	●中等度の痛み（＞4〜6/10） ●間欠的な安静時痛または夜間痛 ●DASHスコアで確認される障害が中等度 ●関節可動域の最終域で痛みが再現される ●他動可動域と自動可動域は同程度
低イリタビリティ	●弱い痛み（＞3/10） ●安静時痛または夜間痛はない ●DASHスコアで確認される障害が低い ●関節可動域の最終域でオーバープレッシャーを加えてもほとんど痛みが再現されない ●他動可動域と自動可動域は同じ

型的である．たいていの場合，痛みを中心とする時期から拘縮を主体とする時期へと段階的に進行する．よって，痛みの程度やDASH（Disability of the Arm, Shoulder, and Hand）スコアなどから対応する病期を推測しなければならない．

客観的評価

客観的評価では，まず患者の状態が，痛みが強いステージにあるのか，それとも痛みが鎮静化し始め，関節可動域のみが主体となっている時期にあるのかを推測する．その判断の一助となるのが，症状の過敏性（イリタビリティ）に応じた分類である（**表3**）．大まかには，高イリタビリティが痛みの強いステージ1〜ステージ2（凍結進行期），低イリタビリティがステージ3（凍結期）に対応している．この分類を行うことで，許容できる介入内容やその程度が大まかに規定される．

鑑別を目的とした検査
●肩関節周囲炎以外の肩疾患の鑑別

患者の自覚する症状や確認される機能障害が，肩関節周囲炎以外の肩疾患由来である可能性も考えられる．この場合には，超音波やMRIなどの画像を用いて鑑別することが望ましいが，検査に伴うコストや迅速性を考え，整形外科テストを利用した鑑別をひとまず行う．

肩関節の整形外科テストには，エンプティカンテストや二頭筋スピードテストなど，さまざまなものがある．残念ながら，感度，特異度ともにすぐれた整形外科テストはない．この感度と特異度については，ルールイン（rule in）に用いるべきか，それともルールアウト（rule out）に用いるべきなのかは異なるとされる．

> **覚えておこう**
>
> 感度とは，陽性が真に陽性である確率のことで，例えば80％の感度を有する検査法が陽性であった場合，20％偽陽性である可能性も否定できない．そこで，感度の高い検査が陰性であった場合には，その可能性は20％しかないと判断するほうが望ましい．この結果から，わざわざ画像検査をする必要性はないのではないかと考えることができる．
>
> 一方で，特異度は，陰性が真に陰性である確率のことで，特異度が80％の検査が陰性であった場合，偽陽性である可能性が20％生じる．特異度の高い検査が陽性であった場合には，各種画像検査にて損傷所見が確認される可能性が高いとして，むしろ画像検査の実施を考慮すべきであると判断できる．
>
> すなわち，疾患をルールインする場合は特異度の高い検査（specificity rule in：SpIN），ルールアウトしたければ感度の高い検査（sensitivity rule out：SnOut）を重視する[10]．

一例を示す．
●エンプティカンサイン[11]：感度80％，特異度50％．
●ドロップアームサイン[12]：感度41％，特異度83％．

これらのテストはいずれも腱板病変を疑う検査方法であるが，エンプティカンサインは陰性結果がルールアウトにすぐれ，ドロップアームサ

インは陽性結果がルールインにすぐれるといえる.

Column

尤度比とは

感度，特異度とは別に，陽性・陰性尤度比から検査結果を考慮することも可能である．尤度比とはなりやすさを表す比である．尤度比を利用した検査結果の解釈には，ノモグラムを使用する（図3）．例えば，患者が腱板断裂を有する可能性があるかどうかまったく見当がつかず，50％だろうと予想していた場合に，陽性尤度比5程度の検査方法を使用すると，検査後確率は約80％まで向上する．ここまで高い可能性が得られれば，画像検査などの詳細な検査を行う価値が高まる．

●肩以外の部位の影響の鑑別

肩関節周囲炎は，症状が肩に限局せず，上腕や指先にまで及ぶ場合もあるため，その他の部位からの症状が肩関節由来だと判断されることやその逆も起こりうる．特に，頸部は肩関節周囲に症状を発現することが多いため，大まかに頸部の全運動方向をスクリーニングする．頸部の伸展回旋方向への複合運動は，症状の原因が頸部である場合に症状が再現されやすい．

また，同じ頸部でも，C7～T2付近の頸胸椎移行部は，肩関節および肩甲骨の運動に伴って伸展回旋方向の運動が起こるため，肩の運動に伴って頸部の症状が再現される．この場合，肩甲骨運動が小さい外旋運動で強い痛みがあるか，かつ，または関節可動域制限が顕著かを確認する．外旋で症状が目立つか可動域制限が顕著であれば，肩関節周囲炎である可能性が高い．

肩以外にも，内臓の症状が肩関節痛として自覚される場合もある．心臓や肺由来の疼痛が代表的であるが，この場合は運動機能に特化した理学所見は得られないことがほとんどであり，息切れや動悸などの明らかな自覚症状を伴うことがしばしばである．

仕事や家庭内での役割

肩関節周囲炎は，ほぼすべての関節可動域が制限されるが，特に挙上，外転，外旋といった体から手を外方に伸ばす動作で症状が再現されやすい．そのため，仕事や家事などの役割をふまえて，戸棚の高さの調節や踏み台の使用など，調整が可能なものを確認する．

睡眠の状況

肩関節周囲炎は，血管増生を伴う滑膜炎と関節腔の容量減少を引き起こすため，関節運動のみならず，外部からの圧力や接触でも容易に痛みを発生させる．患者の普段の睡眠姿勢が，うつ伏せや患側を下にした側臥位である場合，疼痛の発生が起こりやすいだけでなく，持続的な症状の増悪にもつながりうる．痛みの発生機序について十分に説明し，臥床姿勢に関して指導する．

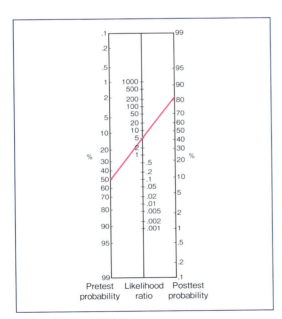

図3 尤度比ノモグラム
発生の可能性をパーセンテージで表す.
ステップ1：最初に検査者が，検査前に想定した確率を左側のラインにプロットする.
ステップ2：使用した検査の尤度比を中央のラインにプロットする.
ステップ3：2つの点を結んだ線と，右側のラインを結んだ交点が検査後の確率となる.

> **重要**
>
> 肩関節周囲炎は，永続的に治らないことはまれであるものの，治癒までに年単位の非常に長い期間を要する．また，夜間痛などの強い痛みを呈する期間が数か月にわたることもしばしばである．関節可動域よりも痛みが患者の自覚する不便に影響するという報告[8]からも，いかに痛みが起こらないようにするか，生活上の指導や工夫が重要なことがわかる．

理学療法・リハビリテーションプログラム

理学療法・リハビリテーションプログラムは，前述したイリタビリティ分類に応じて，内容や強度を調整する．特に高イリタビリティの場合には，積極的な関節運動を避けたほうがよい．この時期には，あまり介入を行わないほうがよいとする報告もあり[13]，必要によっては治療の頻度を制限しても構わない．

また，肩関節周囲炎は，治癒までに年単位の時間を要することが多いため，肩の治療のみでは患者の不便を軽減することが難しい．よって，理学療法・リハビリテーションの評価で確認した仕事・生活・睡眠上の不便に対し，工夫という形で改善可能な部分があれば指導や教育を行う．

■ 高イリタビリティ（〜中等度イリタビリティ）

高イリタビリティに対する介入は，物理療法や患者教育など，緩徐で肩関節に強い負荷を与えない方法を選択する．

物理療法

アメリカ理学療法協会スポーツセクションが発行しているガイドライン[1]において，物理療法の推奨度はCランクであり，「肩関節周囲炎の痛みと可動域の改善のために短波や超音波，電気刺激などをストレッチなどと併用して利用できる可能性がある」としている．

これは，過去の報告から，超音波などの物理療法に関するエビデンスが短期から中期的なフォローアップ期間における効果に限られていることや，その効果についての良し悪しが報告ごとに異なることによる．しかしながら，超音波の使用により関節可動域の改善が早い段階で期待でき[14]，関節腔の容量も増加しうるとする報告[15]に従えば，痛みそのものの改善が十分ではないとしても，滑膜を中心とした増殖性変化をいくぶん食い止める効果が期待できる．結果的に，凍結期以降の関節可動域制限を軽減する可能性も予測されるため，物理療法の実施が勧められる．

肩関節周囲炎に対する超音波治療器の設定や実施方法は，非温熱的な作用による効果から，最も血管増生および増殖性変化が目立つ腱板疎部に対して行う（図4）．

患者教育

患者教育の推奨度はBランクであり，「通常の肩関節周囲炎の経過，痛みのない範囲の関節可動域運動を行うように促すこと，そして症状

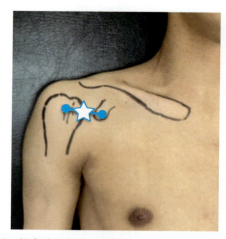

図4　超音波治療器の推奨部位
腱板疎部は，烏口突起と上腕骨大結節を結ぶ部位に位置する．この部位を中心として，ストローク法（毎秒2，3 cm程度）で照射する．対象とする組織が深部に位置し，痛みの強い慢性増殖性変化であるため，周波数1 MHz，照射強度 0.5〜1.0 W/cm^2 のような非温熱間欠性の設定で行う．

のイリタビリティの程度に合わせたストレッチの量を調節することを説明すべきである」としている[1]．肩関節周囲炎の患者教育に関するエビデンスは少ないが，患者教育を伴った管理下で安静をとったほうが，積極的な治療を受けるのみよりも長期的な効果が確認されている[13]．

臥床時のポジショニング指導

特に高〜中等度イリタビリティの患者には，夜間の痛みを軽減するために，最も痛みに影響しない睡眠時の姿勢を指導する．

肩関節は「軽度屈曲＋60度外転位付近」でloose packed position（関節のゆるみの位置）となる．このポジションは，靱帯などの他動的構造体からの支持を最も受けない位置であり，関節腔内の狭小化が症状に影響する肩関節周囲炎では最も痛みの少ないポジションとなる．ビーズクッションや枕でポジショニングし，臥床時にできる限り痛みが出ない位置で保持する．

ADL指導

肩関節周囲炎は挙上，外転，外旋など自分の体よりも手が外方に向く動作で症状が再現されやすい．特に，外旋方向は痛みと関節可動域制限の程度が著しい．腕を上部にリーチしなければならない作業では，踏み台の利用を指導する．一見，デスクワークは肩を多用しないように思われるが，パソコンの位置により持続的な肩の外旋ポジションを強いられる場合もあるため，机周囲の環境調整も指導する（図5）．

（中等度イリタビリティ〜）低イリタビリティ

関節モビライゼーション（理学療法士による他動的関節操作）

関節モビライゼーションの推奨度はCランクであり[1]，「有効な可能性がある」程度にとどまっている．推奨度が高くない理由として，過去に報告された肩関節周囲炎へのモビライゼーションに関する研究が，病期のステージを考慮しない形で実施されていることも一因として考えられる．

過去の研究報告では，比較的強い強度で最終域付近で実施されるモビライゼーションの有効性が確認されている[16,17]．よって，イリタビリティが低いと判断される患者に対しては，積極的な関節運動を行ったほうがよい（図6）．

ストレッチまたはエクササイズ（患者自身が行う自動運動）

ストレッチまたはエクササイズの推奨度はCランクであり，「臨床家は患者へのストレッチを指導するべきであり，またその強度はイリタビリティの程度に応じるべきである」としている[1]．

イリタビリティが低い状態にあり，積極的介入が勧められる患者には，図7に示すよう

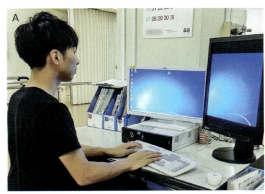

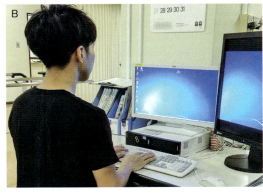

図5　ADL指導
Aではパソコンの位置が体幹より側方にあるため肩関節に習慣的な外旋を強いる姿勢となっている．Bのようにキーボードの位置を調整するだけでも，痛みの発現を抑えられる．

7. 肩関節周囲炎

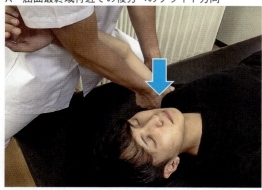
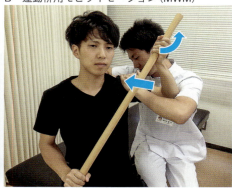

図6　関節モビライゼーション
Bでは，外旋運動を行いながら後方へのグライドを加えている．
MWM：mobilization with movement．

A　屈曲最終域付近での後方へのグライド方向　　B　運動併用モビライゼーション（MWM）

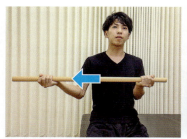
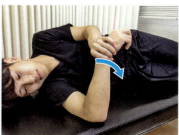
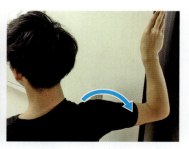

図7　肩関節へのストレッチ

なストレッチを行うよう毎回の理学療法で指導する．強固なストレッチほど関節包の伸張性が期待されるが，痛みの発現も目立つのでイリタビリティの程度に応じて調整する．

■ 引用文献

1) Kelley MJ, Shaffer MA, Kuhn JE, et al.：Shoulder pain and mobility deficits：adhesive capsulitis. J Orthop Sport Phys Ther 2013；43(5)：A1-31.
2) Hsu JE, Anakwenze OA, Warrender WJ, et al.：Current review of adhesive capsulitis. J Shoulder Elb Surg 2011；20(3)：502-14.
3) Lee JC, Sykes C, Saifuddin A, et al.：Adhesive capsulitis：sonographic changes in the rotator cuff interval with arthroscopic correlation. Skeletal Radiol 2005；34(9)：522-7.
4) Bunker T：Time for a new name for frozen shoulder - contracture of the shoulder. Shoulder Elbow 2009；1(1)：4-9.
5) Hagiwara Y, Ando A, Onoda Y, et al.：Coexistence of fibrotic and chondrogenic process in the capsule of idiopathic frozen shoulders. Osteoarthritis Cartilage 2012；20(3)：241-9.
6) Kelley MJ, McClure PW, Leggin BG：Frozen shoulder：evidence and a proposed model guiding rehabilitation. J Orthop Sports Phys Ther 2009；39(2)：135-48.
7) Lewis J：Frozen shoulder contracture syndrome - Aetiology, diagnosis and management. Man Ther 2015；20(1)：2-9.
8) Griggs SM, Ahn A, Green A：Idiopathic adhesive capsulitis. A prospective functional outcome study of nonoperative treatment. J Bone Joint Surg Am 2000；82-A(10)：1398-407.

9) Levine WN, Kashyap CP, Bak SF, et al. : Nonoperative management of idiopathic adhesive capsulitis. J Shoulder Elbow Surg 2007 ; 16 (5) : 569-73.

10) Davidson M : The interpretation of diagnostic test : a primer for physiotherapists. Aust J Physiother 2002 ; 48 (3) : 227-32.

11) Itoi E, Minagawa H, Yamamoto N, et al. : Are pain location and physical examinations useful in locating a tear site of the rotator cuff ? Am J Sports Med 2006 ; 34 (2) : 256-64.

12) Bak K, Sørensen AK, Jørgensen U, et al. : The value of clinical tests in acute full-thickness tears of the supraspinatus tendon : does a subacromial lidocaine injection help in the clinical diagnosis? A prospective study. Arthroscopy 2010 ; 26 (6) : 734-42.

13) Diercks RL, Stevens M : Gentle thawing of the frozen shoulder : a prospective study of supervised neglect versus intensive physical therapy in seventy-seven patients with frozen shoulder syndrome followed up for two years. J Shoulder Elbow Surg 2004 ; 13 (5) : 499-502.

14) Dogru H, Basaran S, Sarpel T : Effectiveness of therapeutic ultrasound in adhesive capsulitis. Joint Bone Spine 2008 ; 75 (4) : 445-50.

15) Mao CY, Jaw WC, Cheng HC : Frozen shoulder : correlation between the response to physical therapy and follow-up shoulder arthrography. Arch Phys Med Rehabil 1997 ; 78 (8) : 857-9.

16) Yang JL, Chang CW, Chen SY, et al. : Mobilization techniques in subjects with frozen shoulder syndrome : randomized multiple-treatment trial. Phys Ther 2007 ; 87 (10) : 1307-15.

17) Vermeulen HM, Rozing PM, Obermann WR, et al. : Comparison of high-grade and low-grade mobilization techniques in the management of adhesive capsulitis of the shoulder : randomized controlled trial. Phys Ther 2006 ; 86 (3) : 355-68.

8. 骨粗鬆症
osteoporosis

> **key point** ▶▶▶ 骨粗鬆症は，骨折へと至る病的過程であり，骨折は結果として生じる合併症の一つである．骨粗鬆症のリハビリテーションにおける理学療法士の役割は，運動介入による骨密度の維持・向上と，適切な運動指導や運動療法による転倒予防によって，骨折などの重篤な外傷を回避することである．そのために，治療目的に応じて，骨粗鬆症に特化した適切な評価と具体的なプログラムを立案し，確実に実施することが大切である．

概要と病態

骨粗鬆症は，人口の急激な高齢化に伴い，年々増加傾向にあり，日本での患者数は1,300万人と推測されている．一般住民での40歳以上の骨粗鬆症の有病率は，腰椎L2，L3，L4で男性3.4％，女性19.2％，大腿骨頸部では男性12.4％，女性26.5％であった．厚生労働省の調査によると，女性が要介護となる原因の第5位は「転倒・骨折」によるものとされ，これは軽微な原因で転倒した結果，骨折するということで，背景には骨粗鬆症が影響していると考えられる．特に，大腿骨頸部骨折の場合，臥床状態が長期間にわたって続くため，寝たきりの原因になることが容易に推測される．

骨粗鬆症は，骨密度の低下と骨質の劣化によって骨強度が著しく低下する疾患であるが，その程度は多様である（**図1**）．

■病態

骨粗鬆症は，骨強度の低下を特徴とし，骨折のリスクが増大しやすくなる疾患と定義されている[1]．具体的には，骨リモデリングの亢進に起因する骨密度の低下，構造の劣化，二次石灰化度の低下，酸化ストレスの亢進，ビタミンD

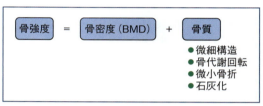

図1　骨強度に及ぼす骨強度と骨質の関係
（NIHコンセンサス会議のステートメントより）
この模式図は，骨質に関連するすべての要因は，骨密度とともに骨強度に影響を及ぼし，骨折危険因子となりうることを示している．
BMD：bone mineral density.

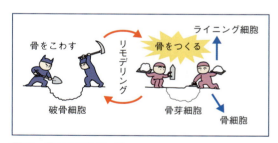

図2　骨リモデリング

やビタミンKの不足による骨基質蛋白の変化により，骨の脆弱性が高まることである．骨リモデリングとは，古い骨が破骨細胞により吸収され，骨芽細胞がつくる新しい骨で補充される骨の新陳代謝機能である[2]（**図2**）．主に，破骨細胞，骨芽細胞，骨表面のライニング細胞（管壁細胞），骨基質内にある骨細胞，これらの細胞群の連携した活動によるプロセスである[3]．

骨強度は，骨密度と骨質によって規定され，これらは多くの内的あるいは外的要因に左右される[4]．骨密度の低下は，骨吸収の亢進が骨形成を上回るため惹起され，加齢に伴う骨芽細胞の機能の低下も関与している[5]．骨吸収の亢進は，破骨細胞が活性化されることであり，特に女性の閉経に伴い，破骨細胞の分化と成熟を抑制するエストロゲンが欠乏し，破骨細胞の活性化を誘導することで生じる．また，加齢に伴うカルシウム吸収能力低下も骨密度低下の要因である．

加齢や閉経，生活習慣病による酸化ストレスは，骨リモデリングの亢進を助長し，皮質骨では骨の菲薄化が生じ，海綿骨では骨梁幅や骨梁数が減少する[6]．一方で，骨リモデリングの亢進により引き起こされる骨微細構造と，材質特性を規定する骨石灰化度の因子は，骨リモデリングにより制御され，骨質の劣化には，骨基質蛋白の性状の劣化も関与している．このように，骨密度の低下は多様な要因により生じる．

■ 診断・重症度分類

診断手順

骨粗鬆症は，原発性と続発性，先天性から成る．
原発性骨粗鬆症は，原因となる明らかな疾患はなく，主にエストロゲン欠乏や加齢によって引き起こされるもので，骨粗鬆症全体の約90％を占める．主な要因は，更年期や閉経に伴う女性ホルモンの欠乏，加齢，栄養バランスの偏り，遺伝などである（**図3**）[7]．

続発性骨粗鬆症は，原因となる特定の疾患や薬剤の影響によって二次的に引き起こされるものである．その原因は，内分泌性，栄養性，薬剤性，生活習慣病である．

先天性骨粗鬆症は，骨形成不全症や遺伝性の結合組織疾患であるMarfan症候群などがある．

骨粗鬆症の診断手順は，原発性骨粗鬆症の診

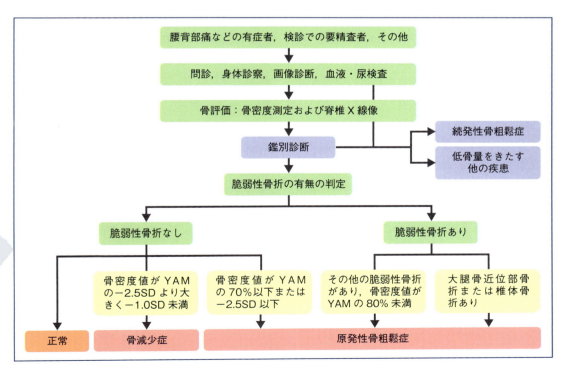

図3 原発性骨粗鬆症の診断手順
（日本骨代謝学会ほか：原発性骨粗鬆症の診断基準．2012年度改訂版．Osteoporo Jpn 2013；21〈1〉：9-21[7] より）
YAM：young adult mean.

表1 骨折リスク評価ツール（FRAX®）の例

1. 年齢（40〜90歳）あるいは誕生日 年齢：
   誕生日： 年： 月： 日：
2. 性別 男性 女性
3. 体重（kg）
4. 身長（cm）
5. 骨折歴 なし はい
6. 両親の大腿骨近位部骨折歴 なし はい
7. 現在の喫煙 なし はい
8. 糖質コルチコイド なし はい
9. 関節リウマチ なし はい
10. 続発性骨粗鬆症 なし はい
    1型糖尿病，成人での骨形成不全症，甲状腺機能亢進症，性機能低下症，早発閉経，慢性的な栄養失調あるいは吸収不良，慢性肝疾患
11. アルコール（1日3単位以上） なし はい
    1単位は国によって異なる，ビール1杯程度（285 mL）
12. 骨密度（BMD）
    骨密度測定装置（DXA法）のメーカーを記入し，大腿骨頸部の骨密度の実測値を記入する

（Kanis JA on behalf of the World Health Organization Scientific Group：Assessment of osteoporosis at the primary health-care level. Technical Report. World Health Organization Collaborating Centre for Metabolic Bone Diseases. University of Sheffield；2007[8]より）

表2 WHOの骨密度による診断カテゴリー

正常	Tスコア（骨密度値が若年成人の平均値）が−1 SD以上
低骨量状態（骨減少症）	Tスコアが−1〜−2.5 SD
骨粗鬆症	Tスコアが−2.5以下

腰椎正面評価部位：L1〜L4，またはL2〜L4.
大腿骨近位部評価部位：大腿骨頸部領域，または，大腿骨頸部＋大転子部＋シャフト部を足した領域.
Tスコアとは，若年齢の平均BMD値（基準値）を0として，標準偏差を1 SDとして指標を規定した値をいう.
骨粗鬆症診断基準に用いられる.

表3 YAM（young adult mean）分類

正常	YAMの80%以上
骨減少症	YAMの70〜80%
骨粗鬆症	YAMの70%未満

YAM（若年成人平均値）とは，若年齢の平均骨密度（BMD）値（基準値）を100%として，被験者BMD値と比べて%を計算したもの. 骨粗鬆症診断基準に用いられる.

断手順に従い，病歴の聴取，身体診察，画像診断，骨代謝マーカー測定を含む血液・尿検査，骨密度測定と脊椎X線撮影から成る骨評価，鑑別診断を経て，原発性骨粗鬆症の診断基準（図3）[7]を適用し，診断する.

身体所見と問診

問診で質問すべき項目は，受診の目的，症状と日常生活活動（activities of daily living：ADL）の状況，年齢，女性なら閉経時年齢，既往歴と治療中の疾患，過去の骨粗鬆症検査の有無と結果，服薬状況，骨粗鬆症や骨折の家族歴，骨折の既往，食事，嗜好品，運動の頻度やその程度，子どもの有無などである. 2008年に世界保健機関（World Health Organization：WHO）が開発した骨折リスクの評価ツールに，FRAX®（fracture risk assessment tool）がある（表1）[8]. この評価法は40歳以上の人を対象とし，12の質問から成る問診により，今後10年間の骨折発生危険度が予測できる.

骨密度測定

骨密度測定は，性別，測定部位，測定機種によりカットオフ値が異なる. 診断基準で，骨粗鬆症，骨量減少，正常の3つに定められている（Tスコア；表2）. 骨密度評価（YAM〈young adult mean〉分類；表3）として，DXA（dual-energy X-ray absorptiometry；二重エネルギーX線吸収測定法），microdensitometry（MD），QUS法（quantitative ultrasound；定量的超音波測定法）などがある. DXAで，腰椎の前後方向と左右どちらかの大腿骨近位部（頸部，転子部，骨幹部）を測定することが望ましい. MDは，第2中手骨などの末梢の骨皮質を対象とした骨密度を評価する. QUS法は，超音波の骨内の伝播速度と減衰係数を測定することにより骨評価を行い，海綿骨の多い踵骨を測定部位とすることが多い. MDやQUS法は確定診断には用いられず，人間ドックや検診現場で骨粗鬆症のスクリーニングとして使われている.

骨粗鬆症性骨折の評価

●椎体骨折のX線写真，MRIによる評価

椎体骨折の判定を目的とした場合，胸椎と腰椎の前後像と側面像を撮影する．前後像は椎体レベルが確認できるように，胸椎はC7〜L1を，腰椎はTh12〜S1を含める．X線写真による椎体骨折の判定では，椎体の傾斜や椎体の立体的構造を考慮することが重要である．また，既存の椎体骨折の数や椎体変形の程度は，新たな骨折の危険因子である．

●MRI

椎体骨折について，骨折初期（骨折発生2週以内）であれば，X線写真より診断率は高く，椎体骨折の診断基準において，早期の椎体骨折や椎体骨折の新旧の判定に有用であるとされている．大腿骨近位部骨折では，転位のない骨折や骨盤骨折には有用である．すべての骨折において，新鮮期の骨折は，T1強調画像では低信号，shory T1 inversion recovery（STIR）像では高信号となる．椎体骨折ではX線写真では椎体高が減少していないこともあり，そのような新鮮期では，信号強度の変化が有用な情報である．さらに，骨折後，長期間が経過し骨折治癒が完了すれば信号変化はない．

注意❗

骨粗鬆症による骨折の危険因子

骨粗鬆症性骨折の危険因子には，女性，高齢，低骨密度，既存骨折，喫煙，飲酒，ステロイド使用，骨折家族歴，運動，body mass index（BMI），カルシウム摂取，転倒に関連する因子など，多くの因子がある．

FRAX®は，簡便な方法で骨折高リスク者を判別できるツールで，世界のコホート研究のメタアナリシスから得られた危険因子を用い，骨折の高リスク者を判別し，治療介入の指標とするものである．

■症状

主な症状は，腰背部痛，脊柱変形，身長の短縮である．骨粗鬆症の1,000例（女性91.3％〈60代が37.0％，70代が28.1％〉）にアンケート調査し，697例から回答が得られた結果，85.3％に腰背部痛がみられた[9]．骨の脆弱性により，弱い衝撃の転倒や脊柱への軽い負担で脊椎圧迫骨折が生じると，急性の強い腰背部痛を伴う．一度，脊椎圧迫骨折を生じると，さらなる脊椎圧迫骨折を引き起こす危険性が高まり，複数回生じることで，脊椎変形や身長の短縮が引き起こされ，慢性の腰背部痛を伴うことが多い．腰背部痛はADLに影響し，低運動によりさらなる骨強度の低下や筋力の低下を引き起こすという悪循環が生じる．腰背部痛の長期化により生活の質（quality of life：QOL）の低下も生じ，不安感や気分の落ち込み，意欲低下を引き起こすこともある．

■予後

骨粗鬆症の予後とロコモティブシンドロームとの関連性

高齢者の増加とともに要介護者も増え続け，要支援，要介護の認定要因は転倒や骨折，その関連疾患などの運動器障害であることが多い．運動機能の低下や運動器疾患は緩徐に進行し，複数の運動器が相互に関連しながら脆弱化する．運動器障害を包括的にとらえた概念である「ロコモティブシンドローム（ロコモ）」[10]は，運動器の障害のために移動能力の低下をきたした状態と定義され，進行すると要介護状態になるリスクが高くなる．ロコモは介護予防の概念であることを考慮すると，骨粗鬆症はロコモの特に重要な構成疾患であるといえる．ロコモの評価や予防・改善法は，転倒リスクの評価や予防につながることが多い．

ロコモと骨粗鬆症は，超高齢社会を背景とすること，健康寿命を阻害する要因であること，ロコモの評価が転倒リスクと関連し，その介入が転倒予防につながること，骨粗鬆症による骨折がロコモを悪化させることなど，多くの関連

8. 骨粗鬆症

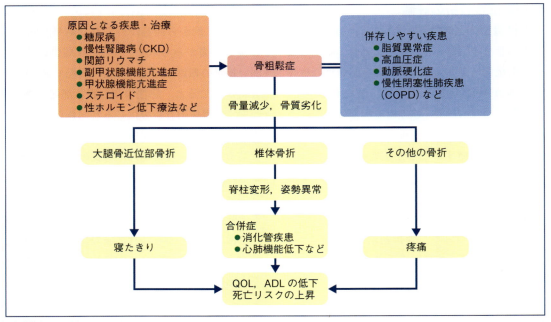

図4　骨粗鬆症の臨床像
(Sakamoto K, et al.: Report on the Japanese Orthopaedic Association's 3-year project observing hip fracture at fixed-point hospitals. J Orthop Sci 2006；11〈2〉：127-34[11] より)

がある．

> **覚えておこう**
>
> 2013年の厚生労働省の国民生活基礎調査では，要支援と要介護認定の原因として，転倒・骨折と関節疾患，脊髄損傷を合わせた運動器疾患は25.0％となり，最大の要因となっている．そのため，運動器障害，特に転倒・骨折を予防することは，介護予防の重要なポイントとなる．

■ 治療

骨粗鬆症による骨折は，大腿骨近位部骨折のみならず，椎体骨折においても著明なADL，QOL低下と死亡リスクの増大につながる（**図4**）[11]．骨折の発生がその後の新たな骨折発生の危険因子となるため，初発骨折の予防が大切となる．

骨粗鬆症における骨折の治療

大腿骨近位部骨折では，骨折部位により適応が分かれ，大腿骨転子部骨折の不完全例では保存療法の適応があるが，それ以外の大腿骨頭軟骨下骨折，大腿骨頸部骨折，大腿骨頸基部骨折，大腿骨転子部骨折，大腿骨転子下骨折では手術療法が適応となる．

機能予後は，日本では歩行能力は術後6か月で約半数が骨折前のレベルまで回復し，その後6か月間維持できていた．術後6か月の時点で杖歩行ができる患者はその後の経過もよいが，杖歩行ができない患者はその後回復する可能性が低いことが知られている．よって，早めの集中的な理学療法を中心としたリハビリテーションが重要となる[12]．椎体骨折は，骨粗鬆症の診断・治療の指標として重要で，椎体骨折として臨床症状の有無と無関係に椎体の変形の程度により判定する．椎体変形には，楔状椎，魚椎，扁平椎がある．

発生してからの期間が短い疼痛のある新鮮骨折例では，局所の安静，体幹ギプス固定，コルセット装着による外固定，鎮痛薬投与が初期治

療となる．これらの保存療法を行っても疼痛残存，脊柱後彎変形の進行，偽関節，遅発性脊髄麻痺がある例では，椎体形成術や脊椎除圧再建術が適応となる．

その他の脆弱性骨折（軽微な外力によって発生する非外傷性骨折）として，上腕骨近位部骨折，橈骨遠位端骨折，肋骨骨折，骨盤骨折，下腿骨骨折がある．上腕骨近位部骨折，橈骨遠位端骨折，下腿骨骨折は手術適応となることがあるが，その他は保存療法となることが多い．

骨粗鬆症の骨折以外に対する治療

大きく分けて，薬物療法，食事療法，運動療法，物理療法を含む疼痛対策となる．

●薬物療法

薬物療法の目的は，骨粗鬆症による骨折を予防し，QOLの維持・向上を目指すことにある．原発性骨粗鬆症の診断基準に合致する患者が薬物療法の対象であり，骨量減少と判定されても骨粗鬆症による骨折の高リスク患者では，骨折予防を目的とする薬物療法の対象となる．

●食事療法

カルシウムは骨のミネラル成分の重要な構成要素であり，骨粗鬆症の予防，治療に不可欠な栄養素である．ただし，カルシウムのみが重要ではなく，腸管からのカルシウムの吸収量はビタミンDの摂取状態によって影響を受ける．

その他，通常の食事による摂取で注意・指導しなければならないのは，ビタミンK，ビタミンB$_6$，ビタミンB$_{12}$，マグネシウム，葉酸である．食事療法では，エネルギーおよび栄養素をバランスよく摂取することが大切であり，特に避けるべき食品はないが，リン，食塩，カフェイン，アルコールの過剰摂取は控えさせたい[13]．

●運動療法

骨粗鬆症の罹患例よりも，予防対策として行うことが多い．主な目的は，骨密度の上昇，脊柱起立筋の強化，転倒予防対策などによって骨折を予防することである．骨粗鬆症患者への運動療法は，安全性を考慮したうえで行う必要がある．

理学療法・リハビリテーションの評価

姿勢

身長の低下は，骨粗鬆症による椎体骨折を示すとされ，13,732例を対象とした研究では，25歳時からの身長短縮が4cm以上の群では，4cm未満の群と比較して椎体骨折の相対リスクが2.8倍であった[14]．また，閉経後3年の985例を対象とした研究では，身長低下と椎体骨折の発生リスクの関係は，身長低下が2cm以上あると椎体骨折発生リスクが13.5倍，4cm以上では20.6倍になると報告している[15]．60歳以上の閉経後の女性8,610例を対象とした研究では，身長の実測値は申告値より4.5cm低く，身長を実測することが重要とし，実測値が申告値より3cm低下すると既存椎体骨折のオッズ比は1.49であったとしている[16]．脊柱変形の程度を測定した報告では，最も高度な脊柱変形を示した上位10％の女性では骨密度が低下していた．

簡易的な脊柱変形の計測方法としては，壁と後頭間の距離や肋骨と骨盤間の距離を計測する方法がある．壁−後頭間距離は，患者を壁際に直立させたときに後頭部がつけられない場合に，胸椎レベルに椎体骨折が存在する可能性が高い．肋骨−骨盤間距離は，患者を立位にして後ろから下位肋骨と骨盤の腸骨稜の間に手を入れて，2横指未満であれば，腰椎椎体骨折が存在する可能性が高い（「脊椎椎体骨折，脊柱後彎変形」の項 **図7** 参照）．

粗大筋力

単関節ではなく，複数の関節を動員した人間の動作における筋力を評価するもので，握力や脚伸展筋力，立ち座りテスト，座位または立位

でのステッピングテスト，あるいはロコモ度チェックの立ち上がりテストや2ステップテストがある．

立ち座りテストは，椅子に座った状態から，反復して立ち座り動作を繰り返すテストで，2種類の方法がある．決められた回数の立ち上がり（5回または10回）に要する時間を計測する方法と，決められた時間内（30秒または10秒）に何回立ち上がれるか計測する方法である．5回の立ち座りで14秒以上時間を要する高齢者では，転倒の危険性が7倍高くなる[17,18]．

ロコモ度チェックの立ち上がりテストは，片脚または両脚で，決まった高さの台（40〜10 cm）から立ち上がれるかどうかを判定する．2ステップテストは，2歩分の歩幅を身長で除し，2ステップ値を求め，下肢筋力などを評価する方法である．

バランス能力

骨粗鬆症におけるバランス能力の評価は，すなわち転倒リスクの評価である．バランス能力低下による転倒の相対リスクは1.2〜2.4で，高率に転倒リスクが高まることを示している[19]．

覚えておこう

骨粗鬆症高齢者の転倒リスクを判断するバランス能力の評価は，①テストの判別性が高い，②判断基準が明確である，③テストが簡易に実施できる，④短時間で測定できる，⑤安全性が高く，負担が少ない，これら5つのポイントがとても重要である．

転倒スクリーニングにおけるバランス能力の評価には，立位姿勢ではファンクショナルリーチテスト，片脚立位テスト，4ステージバランステスト，歩行中のバランス能力の評価には，Timed Up and Go（TUG）テスト，継ぎ足歩行テスト，複合的な評価にはBerg Balance Scale（BBS），Performance Oriented Mobility Assessment（POMA）などがある．主な評価方法を以下に説明する．

●Timed Up and Go（TUG）テスト

信頼性が高く，筋力，バランス，歩行能力などの日常生活能力との関連性が高いことが示唆されており，骨粗鬆症高齢者の身体機能評価として広く用いられている．

方法は，椅子に深く座った状態（肘かけのある椅子では，手を肘かけに置いた状態，肘かけがない場合は手を膝の上に置いた状態）から開始し，椅子から立ち上がり，無理のない速さで歩き，3 m先の目標物を回って椅子に座るまでに要する時間を測定する．1分以内で測定可能である．

カットオフ値は，11秒以上で転倒リスクが高いことを示す．

●ファンクショナルリーチテスト

足を肩幅にそろえて腕を肩関節屈曲90度に挙上する．足を前に出さず，中指を目安に最大限前方にリーチした距離を測定する．3回テストを行い，最後の2回の平均値を求める．測定時間は5分程度である．

カットオフ値は，18.5 cm未満では転倒リスクが高い．

●継ぎ足歩行テスト

腕を胸の前で組んだ状態で，3.6 mを継ぎ足で歩行し，最大10歩までの歩数を計測して4段階で評価する．測定時間は1分程度である．

ふらつきがなく10歩可能で正常，少しふらつきながら7〜9歩可能で軽度バランス障害，体幹が動揺しながら4〜7歩可能で中等度バランス障害，3歩以下で重度バランス障害とする．

●片脚立位テスト

両手を腰に当て，片脚を5 cm以上上にあげている時間を計測する．左右2回ずつ測定し，最も長い時間を記録する．測定時間は3分程度である．

開眼片脚立位は15秒未満で，閉眼片脚立位は6秒未満で転倒リスクが高まる（参考：後期高齢者〈75歳以上〉では，開眼片脚立位の保持

表4　Berg Balance Scale（BBS）の14項目

1. 椅子座位からの立ち上がり
2. 立位保持
3. 両足を床につけた座位保持
4. 立位からの座り込み
5. 移乗
6. 閉眼での立位保持
7. 両足をそろえた立位保持
8. 両上肢の前方へのリーチ動作
9. 床から物を拾う
10. 左右の肩越しに振り向く
11. 360°方向転換（1回転）
12. 踏み台昇降
13. タンデム立位（片足を前に出した立位）
14. 片足立ち保持

時間は平均約10秒程度である）.

●Berg Balance Scale（BBS：表4）

立位動作で14項目を評価し，立位動作での転倒リスクを判別する．測定時間は15分程度である．

最大スコアは56点で，0〜20点で転倒リスクの高いバランス障害あり，21〜40点で転倒リスクの低いバランス障害あり，41〜56点で良好なバランス能力とする．

> **覚えておこう**
>
> EPIDOS研究[20]で大腿骨近位部骨折の発生に関連する転倒因子として，①歩行速度の遅延，②継ぎ足歩行不可，③視力低下，④下腿周径の減少の4つをあげている．75歳以上の後期高齢者を5年間継続調査し，TUGテスト[21]が16秒以上であれば感度54％，特異度74％で転倒する頻度が高いとの報告[22]や，大腿骨近位部骨折者の退院時TUGテストが24秒以上であれば，6か月以内に再転倒して骨折する確率が10倍になるとの報告[23]がある．

QOL

健康関連QOL尺度には，プロファイル型の包括的尺度としてSF-36®（MOS〈Medical Outcome Study〉36-Item Short-Form Health Survey）と，選好による尺度（preference-based measure）としてEQ-5D（EuroQOL 5 Dimension）などがある．骨粗鬆症をターゲットに開発された尺度としては，Osteoporosis Assessment Questionnaire（OPAQ），41-item Quality of Life Questionnaire of the European Foundation for Osteoporosis（Qualeffo-41），Japanese Osteoporosis Quality of Life Questionnaire（JOQOL）などがある．JOQOLは，骨粗鬆症患者のQOL評価質問表で，患者自身が回答を記入する自記式である．

理学療法・リハビリテーションプログラム

運動療法

運動療法は，運動介入により骨密度上昇への効果を目的に実施する．有酸素荷重運動によって腰椎骨密度は1.79％上昇し，ウォーキングによって腰椎および大腿骨近位部骨密度はそれぞれ1.31％，0.92％上昇するという報告[24]や，運動により大腿骨近位部骨密度が1.03％上昇し，荷重トレーニングと筋力トレーニングの複合トレーニングにより腰椎骨密度が3.22％上昇するという報告がある．これらは閉経後の女性を対象とし，骨密度の維持や上昇には荷重や筋力が重要であることを示唆している．

骨粗鬆症では，運動により骨折を予防するための骨密度上昇だけでなく，脊柱起立筋群を強化して椎体骨折を予防することや，運動機能を高めて転倒を予防することも重要である．閉経後の女性に対し，脊柱起立筋群の最大筋力の30％の負荷で筋力トレーニングを1日10回，週5回のペースで2年間指導し，10年後に再評価を行った結果，脊柱起立筋と腰椎骨密度が上昇し，椎体骨折発生率が低いことが知られている．よって，脊柱起立筋群の強化は椎体骨折予防に有用であり，筋力トレーニングや荷重トレーニングを中心とした運動療法は，転倒リスクの高い高齢者において転倒予防に有効である．

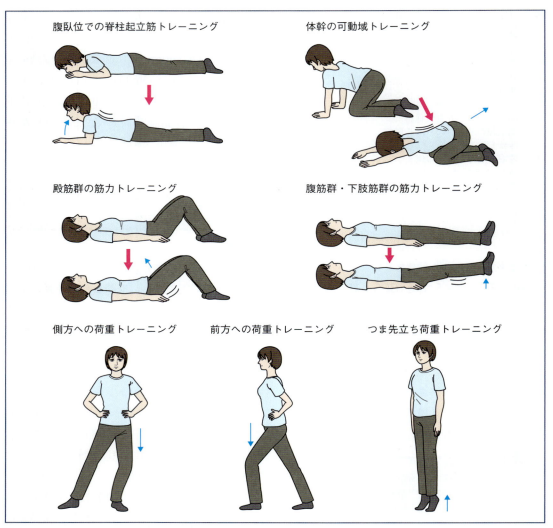

図5 ホームエクササイズの例

!注意

運動療法の有効性を示すさまざまな報告があるが，骨粗鬆症患者に対する運動療法は，年齢，活動性，転倒リスク，骨粗鬆症重症度（椎体骨折数など）などを考慮に入れて選択することが重要である．

一方で，骨粗鬆症に対する物理療法の効果については意見が一致していない．骨粗鬆症患者においては，物理療法が慢性腰背部痛や機能回復に有効であったという報告やなかったという報告がある．経皮的電気刺激療法（transcutaneous electrical nerve stimulation：TENS）も，骨粗鬆症患者の慢性疼痛に対して有効だったという報告[25]があるが，プラセボ群に対して有意差がないという報告もある．

ホームエクササイズの指導

転倒リスクやバランス能力の維持を目的に，初期から積極的に運動を指導する．安全に実施でき，下肢や体幹の可動域の維持や，脊柱起立筋群および下肢筋群の筋力の維持，バランス能力の維持などを，簡便でかつ小スペースで実施できる運動で構成するよう考慮する．ホームエクササイズの例を図5に示す．

医療施設や介護施設での運動療法において，運動は骨折リスクに影響がないとされているが，骨粗鬆症において骨折につながる転倒リス

クは，種々の運動により低下すること（リスク低下率がグループエクササイズで15％であった），バランス改善に効果がある太極拳により29％低下すること，全身の柔軟性向上に効果のあるヨガも推奨されつつある．

地域における包括的介入

骨粗鬆症高齢者に対しては，地域が一体となり，包括的に介入することで転倒による骨折のリスクを低下させ，介護予防や寝たきり予防の効果を引き出すことが重要である．

地域の医療機関の診療のみならず，各自治体が行う介護予防事業や地域包括支援センターでの運動啓発活動や老人会の支援，また，運動日誌による自己確認や自己啓発指導も重要である．最近では，タブレットを使用してインターネットを介して，双方向通信により遠隔地介入による運動指導も検討・実施されている．運動介入だけでなく，栄養指導や投薬管理まで幅広く，包括的に支援することも検討されつつある．

生活環境の整備

●家の中の転倒に注意

高齢者が受傷する事故の原因は，建築的要因と考えられるものが多数ある[26]．さらに，高齢者の転倒・転落などの事故発生場所では，住居が50％以上を占めているという報告もある[27]．長年住み慣れた家は安全と思いがちだが，意外にも高齢者の転倒事故の多くが，家の中で起こっている．転倒事故の発生場所として多いのは，居室，階段，玄関，洗面所や浴室などである．

骨粗鬆症高齢者の転倒は，視力や筋力が衰え

表5　生活空間におけるチェックポイント

1.	床材の不備	●身体能力に不適合な材質 ●不適切な水回りの素材
2.	照明の問題	●設置箇所の不足
3.	違う高さへの移動困難	●階段の構造 ●階段素材の工夫不足 ●不適切な階段の設置 ●危険となるわずかな段差 ●不適切なスロープ角度
4.	手すりの欠陥	●不適切な手すりの種類 ●手すりの未設置
5.	不適切な温度の調整	●室内の温度差への不適応
6.	移動にかかわる障害	●床上の障害物 ●不合理な動線

（斎藤　功ほか：建築士の考える住宅内転倒の要因—アンケート調査の定性分析．東北理療 2013：25：24-8[28]）より）

るなど身体的な原因の他，住環境，服薬状況など，さまざまな要素が重なり合って生じる．若年者にとってはなんでもないわずかな段差も，骨粗鬆症高齢者にとってはつまづきの原因となることがある．

●生活空間のチェックポイント

骨粗鬆症患者は，治療を受けることはもちろんだが，骨折のきっかけをつくらないことも重要である．改めて身の回りをチェックして，転倒リスクを下げる環境づくりに取り組む必要がある．

住宅建築または改修の設計を業務内容とする建築士1,353人を対象とし，転倒を同一平面上で倒れることと定義して，建築士のとらえる住宅内転倒の要因を調査した結果，床材の不備や照明の問題など，住み慣れた住宅の構造上の問題を多く指摘した．骨粗鬆症高齢者にも該当する住み慣れた住宅のチェックポイントを**表5**[28]に示す．

■引用文献

1) NIH Consensus Development Panel on Osteoporosis Prevention, Diagnosis, and Therapy：Osteoporosis prevention, diagnosis, and therapy. JAMA 2001：285(6)：785-95.
2) Frost HM：Dynamics of bone remodeling. Bone Biodyn 1964：315-33.
3) Parfitt AM：Osteonal and hemi-osteonal remodeling：the spatial and temporal framework for signal traffic in adult human bone. J Cell Biochem 1994：55(3)：273-86.
4) Seeman E, Delmas PD：Bone quality — the material and structural basis of bone strength and fragility. N Engl J Med 2006：354(21)：2250-61.
5) Rachner TD, Khosla S, Hofbauer LC：Osteoporosis now and the future. Lancet 2011：

377 (9773) : 1276-87.

6) Zebaze RM, Ghasem-Zadeh A, Bohte A, et al. : Intracortical remodelling and porosity in the distal radius and post-mortem femurs of women : a cross-sectional study. Lancet 2010 ; 375 (9727) : 1729-36.

7) 日本骨代謝学会，日本骨粗鬆症学会合同 原発性骨粗鬆症診断基準改訂検討委員会：原発性骨粗鬆症の診断基準．2012年度改訂版．Osteoporo Jpn 2013 ; 21 (1) : 9-21.

8) Kanis JA on behalf of the World Health Organization Scientific Group : Assessment of osteoporosis at the primary health-care level. Technical Report. World Health Organization Collaborating Centre for Metabolic Bone Diseases. University of Sheffield ; 2007.

9) 林　泰史：骨粗鬆症患者調査レポート．2002.

10) Nakamura K : A "super-aged" society and the "locomotive syndrome". J Orthop Sci 2008 ; 13 (1) : 1-2.

11) Sakamoto K, Nakamura T, Hagino H, et al. : Report on the Japanese Orthopaedic Association's 3-year project observing hip fracture at fixed-point hospitals. J Orthop Sci 2006 ; 11 (2) : 127-34.

12) Fukui N, Watanabe Y, Nakano T, et al. : Predictors for ambulatory ability and the change in ADL after hip fracture in patients with defferent levels of mobility before injury : a 1-year prospective cohort study. J Orthop Trauma 2012 ; 26 (3) : 163-71.

13) Report of a WHO Scientific Group : WHO Technical Report Series, No.921. Prevention and management of osteoporosis. WHO ; 2003.

14) Vogt TM, Ross PD, Palermo L, et al. : Vertebral fracture prevalence among women screened for the Fracture Intervention Trial and a simple clinical tool to screen for undiagnosed vertebral fractures. Fracture Intervention Trial Research Group. Mayo Clin Proc 2000 ; 75 (9) : 888-96.

15) Siminoski K, Jiang G, Adachi JD, et al. : Accuracy of height loss during prospective monitoring for detection of incident vertebral fractures. Osteoporos Int 2005 ; 16 (4) : 403-10.

16) Briot K, Legrand E, Pouchain D, et al. : Accuracy of patient-reported height loss and risk factors for height loss among postmenopausal women. CMAJ 2010 ; 182 (6) : 558-62.

17) Ikezoe T, Asakawa Y, Shima H, et al. : Physical function screening of institutionalized elderly women to predict their risk of falling. J Phys Fit Sport 2009 ; 58 (5) : 489-98.

18) Bohannon RW : Reference values for the five-repetition sit-to-stand test : a descriptive meta-analysis of data from elders. Percept Mot Skills 2006 ; 103 (1) : 215-22.

19) Horak FB : Clinical assessment of balance disorders. Gait Posture 1997 ; 6 (1) : 76-84.

20) Rolland Y, Lauwers-Cances V, Cristini C, et al. : Difficulties with physical function associated with obesity, sarcopenia, and sarcopenic-obesity in community-dwelling elderly women : the EPIDOS (EPIDemiologie de l'OSteoporose) Study. Am J Clin Nutr 2009 ; 89 (6) : 1895-900.

21) Podsiadlo D, Richardson S : The timed "Up & Go" : a test of basic functional mobility for frail elderly persons. J Am Geriatr Soc 1991 ; 39 (2) : 142-8.

22) Okumiya K, Matsubayashi K, Nakamura T, et al. : The timed "up & go" test is a useful predictor of falls in community-dwelling older people. J Am Geriatr Soc 1998 ; 46 (7) : 928-30.

23) Kristensen MT, Foss NB, Kehlet H : Timed "up & go" test as a predictor of falls within 6 months after hip fracture surgery. Phys Ther 2007 ; 87 (1) : 24-30.

24) Bonaiuti D, Shea B, Iovine R, et al. : Exercise for preventing and treating osteoporosis in postmenopausal women. Cochrane Database Syst Rev 2002 ; 3 : CD000333.

25) Bonaiuti D, Arioli G, Diana G, et al. : SIMFER Rehabilitation treatment guidelines in postmenopausal and senile osteoporosis. Eura Medicophys 2005 ; 41 (4) : 315-37.

26) Province MA, Hadley EC, Hornbrook MC, et al. : The effects of exercise on falls in elderly patients. A preplanned meta-analysis of the FICSIT Trials. Frailty and Injuries : Cooperative Studies of Intervention Techniques. JAMA 1995 ; 273 (17) : 1341-7.

27) Lamb SE, Jørstad-Stein EC, Hauer K, et al. : Development of a common outcome data set for fall injury prevention trials : the Prevention of Falls Network Europe Consensus. J Am Geriatr Soc 2005 ; 53 (9) : 1618-22.

28) 斎藤　功，湯浅孝男，岡田恭司：建築士の考える住宅内転倒の要因—アンケート調査の定性分析．東北理療 2013 ; 25 : 24-8.

第1章　運動器

9. 関節リウマチ
rheumatoid arthritis

key point ▶▶▶ 関節リウマチは，原因不明の全身性炎症性疾患であり，多発性の非化膿性関節炎が主症状となり，進行し慢性化していく．理学療法士の役割は，身体の活動性や各関節のX線所見，服薬状況などから全身状態を把握し，疼痛や炎症の軽減を図り，関節の変形や筋萎縮などによる運動機能の低下や生活の質（QOL）の低下を予防することである．日内変動する症状や服薬状況による変化を理解したうえで各評価を行い，機能障害や能力障害だけでなく，心理状態，家庭や職場の役割などもふまえてプログラムを立案することが求められる．

概要と病態

関節リウマチ（rheumatoid arthritis：RA）は，抗CCP（cyclic citrullinated peptide）抗体やリウマトイド因子（rheumatoid factor：RF）に代表される自己免疫異常を背景に，炎症性の関節滑膜炎が初発する原因不明の慢性肉芽腫性炎症性疾患である．

滑膜炎の好発部位である手指や手関節，足趾の関節では，早期から単純X線像で関節破壊がみられる．関節破壊の頻度が高いのは，手関節，中手指節（metacarpophalangeal：MCP）関節，近位指節間（proximal interphalangeal：PIP）関節，中足趾節（metatarsophalangeal：MTP）関節，肘関節，膝関節，肩関節，足関節である．RAは複数の関節痛や腫脹，熱感を伴い，症状の進行とともに関節に変形が生じ，運動機能制限により日常生活に支障をきたす．

日本でのRAの有病率は約60万人（約0.5％）と推定されている．特に妊娠可能年齢の女性に多く，男女比は1：4である．10代での発症もあり，20代から徐々に増加し，30〜40代での発症が多い．その後は減少するが，70歳以上の高齢になってから発症する場合もある．

寛解と増悪を繰り返しながら徐々に進行する．死亡率は，5年生存率が82.8％以上であり，10年生存率は61.5％である．死亡原因としては，RAの使用薬剤による副作用や免疫力低下による感染症がある[1]．

■ 病態

関節症状の進行機序としては，なんらかの刺激をきっかけにして，自己抗原のシトルリン化，免疫寛容の破綻による抗CCP抗体などの自己免疫が成立し，B細胞による自己抗体産生，T細胞の分化・活性化，特にTh17細胞（T helper 17 cell）への分化誘導により関節液をつくる滑膜にリンパ系細胞が集まり滑膜炎が起こる．さらにインターロイキン6（interleukin-6：IL-6）などの炎症性サイトカインの刺激を受けて，滑膜の慢性炎症と増殖により炎症性の肉芽組織（パンヌス）が形成される．パンヌスは，TNF（tumor necrosis factor）-α，IL-6などの炎症性サイトカイン，軟骨を破壊する物質であるマトリックスメタロプロテアーゼ-3（matrix metalloproteinase 3：MMP-3）などの蛋白分解酵素を産生する．その後，RANKL（receptor activator of nuclear factor κB ligand）による破骨細胞の分化誘導などにより関節が破壊され

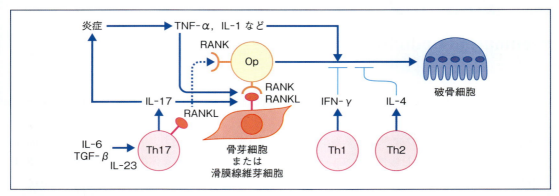

図1 T細胞と破骨細胞の分化
(Sato K, et al.：Th17 functions as an osteoclastogenic helper T cell subset that links T cell activation and bone destruction. J Exp Med 2006；203〈12〉：2673-82[2])より)
Th17細胞により産生されたIL-17は滑膜線維芽細胞に作用してRANKLを誘導する．またIL-17は滑膜マクロファージを活性化しTNF-α，IL-1，IL-6などの産生を介して滑膜線維芽細胞上にRANKLを誘導する．滑膜線維芽細胞に出現したRANKLは破骨細胞前駆細胞(Op)のRANKに結合し破骨細胞への分化を推進する．Th17細胞上にもRANKLが発現されるが，単独では破骨細胞の誘導能はない．Th1細胞はINF-γを介して，Th2細胞はIL-4を介して破骨細胞の活性化を抑制する[3])．
Th：helper T-cell（ヘルパーT細胞），TNF-α：tumor necrosis factor-α，IL：interleukin（インターロイキン），RANKL：receptor activator of nuclear factor κB ligand（破骨細胞分化因子），IFN-γ：interferon-γ（インターフェロンγ），TGF-β：transforming growth factor-β（形質転換成長因子β）．

る(**図1**)[2,3])．

炎症性サイトカインは，炎症性線維芽細胞を刺激してシクロオキシゲナーゼ-2(cyclooxygenase-2：COX-2)を産生してプロスタグランジンを産生する．プロスタグランジンは，血管透過性を亢進するブラジキニンの作用を促進し，RAの疼痛が出現する原因となる[4])．

炎症細胞やサイトカイン，破骨細胞などの有害物質は，関節の骨や靱帯，筋肉に広がり，さらには血管へ広がり全身でさまざまな障害を引き起こす．また，関節破壊による物理的刺激により，さらなる関節破壊の悪循環が生じて，関節の変形や強直を引き起こす．最終的に関節が破壊されつくすと，変形を残して炎症は治っていく．

■ 診断・重症度分類

診断には，1987年のアメリカリウマチ学会(American College of Rheumatology：ACR)による診断基準が用いられてきたが，この基準は早期のRA診断には適さなかった．2010年に，ACRとヨーロッパリウマチ学会(European League Against Rheumatic Diseases：EULAR)が合同で新しい分類基準(**表1**)を発表し，日本リウマチ学会も検証している．この基準では，少なくとも1か所以上の関節で腫脹を伴う炎症(滑膜炎)がみられ，その原因としてRA以外の病気が認められない場合に，①症状がある関節数，②RFまたは抗CCP抗体，③CRP(C-reactive protein；C反応性蛋白質)または赤血球沈降速度(erythrocyte sedimentation rate：ESR)，④症状が続いている期間の4項目について，それぞれの点数を合計し，6点以上であればRAと診断する．しかし，RA以外の病気でも6点以上になることがあるため，点数をつける前に他の疾患がないか十分に検討する．

重症度の評価には，RAの進行度を関節破壊から判定するSteinbrocker(スタインブロッカー)の病期分類(**表2**)と，関節破壊の進行に伴う日常生活の障害を判

表1　2010 ACR/EULAR 関節リウマチ分類基準

適応対象集団
● 1か所以上の関節に明確な臨床的滑膜炎がみられる
● 滑膜炎をより妥当に説明する他の疾患がみられない（SLE，乾癬，痛風などの除外）

スコアA～Dを合計

A.　罹患関節	
大関節*1 1か所	0
大関節*1 2～10か所	1
小関節*2 1～3か所	2
小関節*2 4～10か所	3
11か所以上（1か所以上の小関節*2）*3	5
B.　血清学的検査	
RF（－），抗CCP抗体（－）	0
いずれか低値陽性	2
いずれか高値陽性*4	3
C.　急性期反応物質	
CRP正常，ESR正常	0
いずれかが異常	1
D.　症状の持続	
6週未満	0
6週以上	1

スコア6/10以上で，関節リウマチと分類する．
*1　肩，肘，股関節，足首を含む．
*2　MCP，PIP，MTP 2～5，手首を含む．
*3　顎関節，胸鎖関節，肩鎖関節を含めてよい．
*4　正常上限の3倍を超える．
SLE：systemic lupus erythematosus（全身性エリテマトーデス），CCP：cyclic citrullinated peptide.

表2　Steinbrockerの病期分類

ステージ	所見
Ⅰ．初期	● X線上，骨破壊像がない．骨粗鬆症はあってもよい
Ⅱ．中期	● X線上，骨粗鬆症がある．軽度の軟骨下骨の破壊はあってもなくてもよい．軽度の軟骨破壊はあってもよい ● 関節変形はない．関節可動域の制限はあってもよい ● 関節近傍の筋萎縮を認める ● リウマチ結節，腱鞘炎などの関節外軟部組織の病変はあってもよい
Ⅲ．進行期	● X線上，軟骨，骨破壊がある ● 亜脱臼，手の尺側偏位，関節過伸展などの関節変形がみられる．線維性，骨性強直はみられない ● 広範な筋萎縮がみられる ● リウマチ結節，腱鞘炎などの関節外軟部組織の病変はあってもよい
Ⅳ．末期	● 線維性，骨性強直がみられる ● ステージⅢの項目を満たす

表3　Steinbrockerの機能分類

	状態
クラスⅠ	不自由なし
クラスⅡ	制限はあるが，普通の活動はできる
クラスⅢ	仕事，身の回りの動作に大きな制限がある（要介助）
クラスⅣ	寝たきりか車椅子，身の回りのことがほとんどできない

定するSteinbrockerの機能分類（**表3**），ACRの機能分類（**表4**）が用いられている．

■ 症状

　RAの症状は，関節のこわばりや疼痛だけではない．症状は，大きく関節の症状と関節以外の症状に分類できる．

関節の症状

　関節の症状は，関節を包む滑膜の炎症が原因となり，起床時の手足のこわばりや，複数の関節に腫脹や疼痛が生じ，病期の進行とともに関節が変形する．最初は手足の小さい関節に左右対称に起こり，症例によっては膝関節や股関節

表4　ACRの機能分類

クラスⅠ	通常の日常生活動作（身の回り，職業的活動および非職業的活動）は完全に可能である
クラスⅡ	通常の身の回りと職業的活動は可能であるが，非職業的活動には制限がある
クラスⅢ	通常の身の回りは可能であるが，職業的活動と非職業的活動には制限がある
クラスⅣ	身の回り，職業的活動および非職業的活動には制限がある

通常の身の回りとは，着衣，食事，入浴，身体の手入れや排泄を含む．
非職業的活動（娯楽あるいは余技）と職業的活動（仕事，就学，家事）は患者の願望や年齢と性に左右されるものである．

9. 関節リウマチ

表5　各関節の主な変形

部位	症状	変形
手	●第2・3関節に変形が起きやすく，伸展しづらくなる ●関節の腫脹は軟らかい	尺側偏位，ボタン穴変形，スワンネック変形，Z型変形，ムチランス変形（オペラグラス変形）
足	●足趾の関節に滑膜炎が生じ，関節がゆるみ，脱臼する．その結果，胼胝（タコ）が形成される	外反母趾，槌指，重複指
膝	●炎症により滑液が大量に分泌され関節水腫となる．さらに骨破壊により運動時痛が生じる	内反膝，外反膝
股	●股関節の破壊が生じると進行が速く強い疼痛が生じる ●原因は滑膜炎症の他に，ステロイドの副作用や血管炎による大腿骨頭壊死がある	変形性股関節症
肩，肘	●初期は肩が上げづらくなり，肩が痛む ●肘は屈曲したまま動かなくなる	
頸部	●第1・2頸椎に炎症が起きやすい．その部位の亜脱臼を起こすと後頸部痛が生じる ●進行すると神経麻痺を呈する	

の大きな関節にも病変が進み，日常生活が困難となる．

　炎症を誘発しやすい関節としては，特に手指の第2・3関節が多く，足趾は付け根の関節にみられる．RAが進行すると，炎症により関節が破壊され変形してくる．特に，手足の指は，骨と骨が向かい合って関節包で包まれているだけの構造なため変形しやすい．

　主な変形として，手では尺側偏位，ボタン穴変形，スワンネック変形，Z型変形，ムチランス変形（オペラグラス変形），足趾では外反母趾，槌指，重複指がみられる（**表5**）．滑膜の炎症は，手足の関節以外にも肩関節，肘関節，股関節，膝関節，頸椎など全身の関節に起こる．症例によっては，膝関節から始まることもある．

　患者は，関節の腫脹や変形などから生じる疼痛を回避するため安静にし，その結果，早期から筋力低下や関節拘縮を生じ，廃用症候群を発症する．物がつかみにくい，細かい作業がしづらい，歩行時に痛みが増強するなどの動作障害が生じてくる．逆に，不安から過剰に運動を行う患者の場合は，誤用症候群によって変形や疼痛が助長されることもある．

関節以外の症状

　肘の外側の骨が突出している部分にリウマチ結節が生じる．そのものに疼痛はないが，炎症が強まると大きく硬くなり，炎症が治まると小さく軟らかくなる．RAの炎症は全身に及ぶため，特に炎症が強いときは微熱が続き，倦怠感や疲労感など全身の症状が出現する．また，炎症物質の作用によって血液中で酸素を運ぶヘモグロビンの産生が妨げられるため，貧血に悩まされる患者も多い．

　炎症による障害としては，肺の間質で炎症が生じると間質性肺炎となり，息切れや呼吸困難を呈する．血管の炎症では，さまざまな臓器の動脈に血管炎が起きる．特に，心臓の血管の炎症は弁膜症や心膜炎，心筋梗塞につながるため注意が必要である．全身の血管炎を伴うRAを悪性RAという．

覚えておこう
> RAは，細胞と細胞の間の結合組織や血管にも炎症が起こる全身性疾患なため，関節以外の症状にも注意が必要である．

■ 予後

1960〜1970年代に欧米で行われた疫学調査によると，RA専門病院を受診する患者の約10％は予後良好タイプであり，一時的に関節炎を呈しても，その症状は数年で消失する．しかし，他の10％は進行型で急速に症状が悪化し，数年で車椅子や寝たきりの予後不良タイプとなる．残りの80％は寛解と増悪を繰り返しながら徐々に悪化傾向をたどる中間型である．軽度のRAは症状が軽快する可能性があるが，重度のRAは難治疾患といえる[5]．

RAの死因としては，第1位が心・循環器疾患27.4％，第2位が感染症23.8％，第3位が腎疾患10％，次いで脳血管障害9.7％，悪性腫瘍7.1％，消化器系疾患5.9％，呼吸器系疾患4.7％であった．死因として感染症が多いのは，RAにおける免疫不全や，感染症に対する抵抗減弱を推定させるものである．

死亡したRA患者の平均罹病期間は14.8年で，男性12.1年，女性15.5年である．発症5年以内に死亡した患者は17.2％，10年以内では38.5％が死亡している．20年過ぎても闘病している長期RA患者は24.6％であった[1]．

■ 治療

RAの治療は，生活指導を中心とする基礎療法，薬物療法，手術療法，リハビリテーションの4本柱である．

基礎療法

基礎療法では，患者本人が病気と向き合うために，正しい生活や適切な医療を受けるように指導する患者教育が非常に重要である．生活習慣病は，生まれもった素因に危険因子が作用することによって発症することが知られている（**図2**）[6]．RAの病態に大きく関与する因子は，ストレス，睡眠不足，エクササイズ，全人的アプローチである．これらの因子（良い因子を含

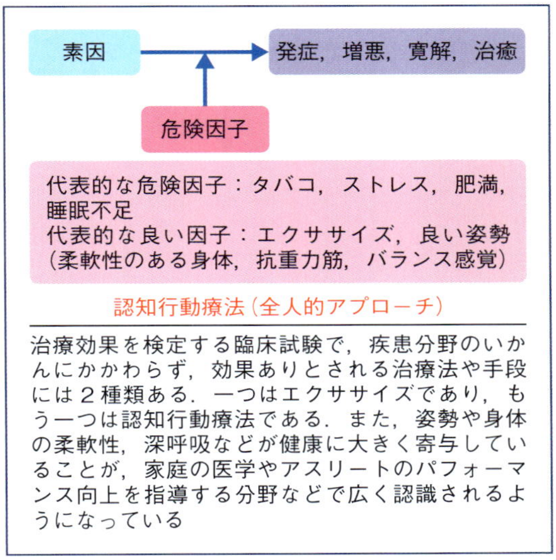

図2 疾病，障害の成り立ち（生活習慣病の成り立ち）
（西林保朗：リハ実践テクニック 関節リウマチ．改訂第2版．メジカルビュー社；2014．p.2[6]）より）

む）に有効にアプローチすることにより，薬の使用量を減らし，より良い心身機能を保持・獲得して生活の質（quality of life：QOL）の高い人生をまっとうできるように指導していく．

薬物療法

薬物療法は関節の炎症を抑えるため，RAの治療の中心である．抗リウマチ薬と非ステロイド性抗炎症薬を基本として，症例によってはステロイド，免疫抑制薬，生物学的製剤が用いられる．

治療アルゴリズムは，発症後6か月未満の早期RAと発症後6か月以上の進行期RAの2つがある（**図3，4**）[7,8]．免疫抑制薬や生物学的製剤など，効果が強い抗リウマチ薬を用いた場合，感染症や骨髄抑制，B型肝炎ウイルスの再活性化などの副作用の発症予防と早期発見，副作用発症時の初期対応が重要となる（**表6**）[9]．

RA患者のリハビリテーションでは，生物学的製剤の自己注射の実施後や術後の投薬再開後など，投薬後に理学療法を提供する場面があるため，投与後の反応に注意する．

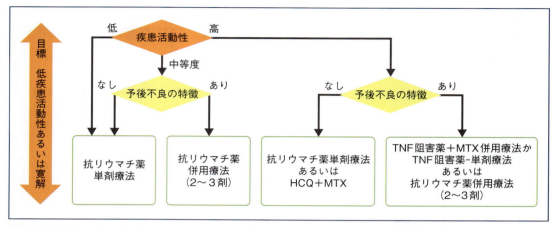

図3 ACRリコメンデーション2012における早期関節リウマチ（発症6か月未満）に対する治療アルゴリズム

HCQ：ハイドロキシクロロキン，MTX：メトトレキサート，TNF：tumor necrosis factor.
〔Singh JA, et al.：2012 update of the 2008 American College of Rheumatology recommendations for the use of disease-modifying antirheumatic drugs and biologic agents in the treatment of rheumatoid arthritis. Arthritis Care Res 2012；64〈5〉：625-39[7]，佐浦隆一ほか：リハ実践テクニック 関節リウマチ．改訂第2版．メジカルビュー社；2014．p.17-8[8]）より〕

点滴製剤では，特にインフリキシマブでは投与開始後1～2時間で起こる急性反応に注意が必要である．発熱や発疹，呼吸困難，血圧低下，アナフィラキシーを含む重篤な副作用が発症することが報告されている．発見時は速やかに主治医へ報告し，適宜処置する．各生物学的製剤の特徴を**表7**に示す．

手術療法

生物学的製剤の普及により，RAは完全寛解が可能な疾患となってきたが，生物学的製剤だけでは効果不十分な症例もある．また，低疾患活動性であったとしても関節破壊や変形が生じる症例や感染症の合併，経済的問題から生物学的製剤の使用が困難な症例も存在する．RAに対する手術療法は，日常生活活動（activities of daily living：ADL）の自立と社会復帰を目的に行われる．具体的には，残存する滑膜炎や破壊性関節病変に対しての除痛と関節機能の回復を目的に，滑膜切除術と機能再建術が実施される（**表8**）．

リハビリテーション

リハビリテーションは，RA発症の初期段階から行う．疼痛や変形の原因となる炎症の程度からRAの活動性を把握し，保護的治療か積極的治療かを決定する．活動性が高い場合には，疼痛が増強し関節の変形が進行しないように，関節の保護を中心に安静を保ちながら日常生活が送れるように支援することを目標にする．炎症が落ち着いている場合は，関節運動や筋力増強運動などを施行する．RAは日常生活に支障をきたしやすいため，運動療法の他に生活上の工夫なども指導する．

●病期分類に応じたリハビリテーション

ステージⅠ

全身の安静と適度な運動，疼痛のある関節の保護を目的にした動作指導を中心に行う．

ステージⅡ

筋の萎縮や疼痛による筋力低下が予想される場合は，積極的に筋力増強運動を行う．手指に腫脹があれば，変形予防のために，手指に負担をかけないような生活を指導する．関節可動域制限のある関節に対しては，疼痛が出現しない範囲で関節可動域運動を行う．

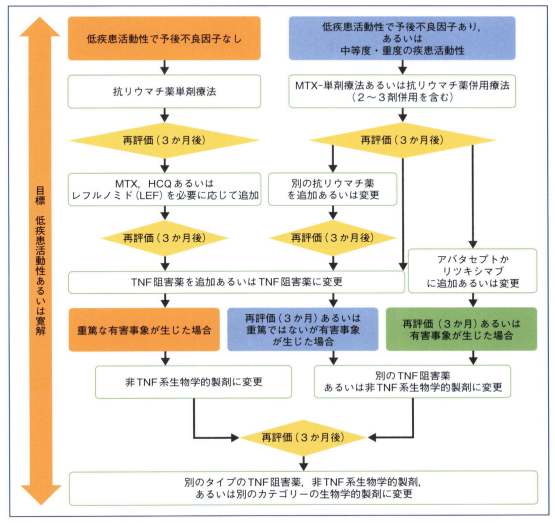

図4 ACRリコメンデーション2012における進行期関節リウマチ（発症6か月以上）に対する治療アルゴリズム

MTX：メトトレキサート，HCQ：ハイドロキシクロロキン，TNF：tumor necrosis factor.
（Singh JA, et al.：2012 update of the 2008 American College of Rheumatology recommendations for the use of disease-modifying antirheumatic drugs and biologic agents in the treatment of rheumatoid arthritis. Arthritis Care Res 2012；64〈5〉：625-39[7]，佐浦隆一ほか：リハ実践テクニック 関節リウマチ．改訂第2版．メジカルビュー社；2014. p.17-8[8]より）

ステージⅢ

中～強度の筋力低下が出現するため，積極的に筋力の改善を図る．関節可動域制限のある関節に対しては，慎重に最終域を確認し，関節面のすべりや関節包の短縮などを見極めながら関節可動域運動を行う．

ステージⅣ

関節が強直しているため，残存機能の維持と能力障害の介助量を軽減するために，家屋調査や環境整備を検討する．

■障害像

RAでは，遷延する関節炎により多関節が破壊されるが，その障害像は疼痛，変形，拘縮，強直，動揺（不安定性の増大），筋力低下など多岐にわたる．上肢では，握力やつまみ力など

■ 9. 関節リウマチ

表6 メトトレキサート（MTX）副作用早期発見のための重要な自覚症状

自覚症状	可能性のある副作用	対応
●発熱 ●咳嗽 ●息切れ ●呼吸困難	重症な肺障害（細菌性肺炎，ニューモシスチス肺炎，間質性肺炎など）	左記の副作用が疑われる場合は，速やかにMTX使用を中止し，精査する
●食思不振 ●嘔吐 ●下痢 ●新たな口内炎 ●咽頭痛	脱水などでMTX血中濃度が著しく上昇したことによる骨髄障害（血球減少症） ※特に高齢者に多い	
●嘔吐 ●倦怠感	（慢性的な場合，症状が強い場合） MTX濃度の上昇，肝機能障害など	精査
●皮下出血 　（出血傾向）	血小板減少症（骨髄障害）	速やかに受診し，末梢血液検査などを実施する
●尿量減少 ●下腿浮腫 ●体重増加	腎機能低下	腎機能を確認し，腎機能低下を認める場合はMTXを減量あるいは中止する

（日本リウマチ学会MTX診療ガイドライン策定小委員会編：関節リウマチ治療におけるメトトレキサート〈MTX〉診療ガイドライン．2011年版．羊土社：2011[9]より）

表7 生物学的製剤別の特徴

製剤名 （商品名）	インフリキシマブ （レミケード®）	エタネルセプト （エンブレル®）	アダリムマブ （ヒュミラ®）	ゴリムマブ （シンポニー®）	セルトリズマブ ペゴル （シムジア®）	トシリズマブ （アクテムラ®）	アバタセプト （オレンシア®）
構造	キメラ抗体	受容体型融合蛋白	完全ヒト型抗体	完全ヒト型抗体	ペグヒト化抗体Fab'断片	ヒト化抗体	受容体型融合蛋白
投与方法	点滴静注	皮下注射	皮下注射	皮下注射	皮下注射	点滴静注 皮下注射	点滴静注 皮下注射
投与頻度	（4〜）8週に1回	週に1〜2回	2週に1回	4週に1回	2週（4週）に1回	点滴：4週に1回 注射：2週に1回	点滴：4週に1回 注射：週に1回
急性反応	多い	少ない	少ない	少ない	少ない	少ない	少ない
感染症	ない	ない	ない	ない	ない	あり	ない

表8 主な手術内容

滑膜切除術	●薬物療法が無効で，長期間の疼痛が持続している場合に行う ●炎症の起きている滑膜を切除することで疼痛や腫脹を和らげる ●滑膜は切除後も再生するため，膝や股関節など体重がかかる部位では再発するリスクもある
関節固定術	●破壊された関節を一つの骨に固定する手術で，手指や手関節，足関節，頸椎など固定しても支障が比較的少ない関節に対して行う ●固定により関節のぐらつきが軽減し，関節の支持性が向上する
関節形成術	●足趾の変形の矯正を目的に行う ●足趾の骨の一部を削り，形を整え鋼線などで固定する
人工関節置換術	●破壊された関節の機能を再建する手術で，病変部の骨を取り除き人工関節に置き換える ●膝や股関節に多く行われている
腱移行術	●炎症が原因で断裂した手指の腱を残存腱あるいは新しく腱に移植する手術 ●RAでは伸筋腱の断裂により手指が伸びないことが多い

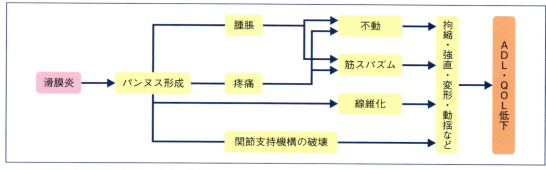

図5 関節機能障害とADL，QOLの関係
（蓬莱谷耕士ほか：RA上肢に対する運動療法．臨床リウマチ 2012；24〈4〉：297-302[10] より）

把持能力が低下し，リーチ動作障害などセルフケアを阻害する．下肢では，起居・移動能力の低下につながり，ADL全般に悪影響を及ぼす．関節機能障害とADL，QOLの関係を**図5**[10]に示す．

理学療法・リハビリテーションの評価

RAは，関節および滑膜に炎症が起こり，骨破壊が進み変形へと進展していくため，関節所見の評価は重要で，全身のすべての関節について評価する必要がある．

活動性の評価では，ESRやCRPを参考にしたLansbury（ランズバリー）活動性指数やACRのコアセット（**表10**参照）を用いる．患者自身が評価できるツールとしては，Mason-椎野（メーソン）変法がある．この方法は，①関節痛および腫脹の程度をVisual Analogue Scale（VAS）で評価，②朝のこわばりを持続時間で評価，③日常生活の困難度の評価，④関節痛のチェックの4項目で評価する[11]．これは，ESRや握力と相関がある．

RAでは1関節のみに炎症が生じているわけではないため，測定する関節の近位や遠位の関節の疼痛などの炎症所見も確認する．また，朝のこわばりや薬物の服用時間の影響などで日内変動が大きいため，評価は同一時間帯など統一した条件で行う．

RAの疼痛の特徴として，起床時や安静後に急に動き出そうとした際に疼痛が強く，動き出せば比較的に楽になる傾向がある．臥位や座位での治療後に歩容が悪くなる例もあり，over exerciseや疼痛の特徴を念頭におき，患者に対してもそのことを説明しておく．

具体的には，関節炎による関節痛，関節可動域制限，関節拘縮などが機能障害の発端となるため，関節炎，疼痛，関節可動域，筋力などの検査を行う．また，機能障害がADLと社会参加に及ぼす悪影響をADL評価で把握する．

関節炎

視診による腫脹や発赤，関節変形の有無，触診による腫脹や圧痛の有無を評価する．特に触診するべき関節は，PIP関節（**図6**），MCP関節（**図7**），手，肘，膝（膝蓋跳動（しつがいちょうどう）；**図8**），足のMTP関節（**図9**）である．関節の圧痛と腫脹の有無，VAS，血液所見のCRPまたはESR値を用いて疾患の活動性や治療効果を判定する臨床指標にDisease Activity Score 28（DAS28）がある（**表9**）．

疼痛

RAには，炎症そのものによる疼痛もあれば拘縮や阻血性または構築学的な疼痛もあるため，主な原因を予測するための詳細な評価が必要となる．

具体的な原因として，炎症性の侵害刺激であ

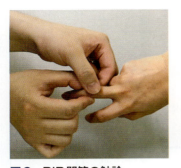

図6 PIP関節の触診
検者は母指と示指で患者のPIP関節を側方から把持し，もう一方の手の示指でPIP関節の掌側を固定する．母指で患者のPIP関節の腫脹を触診する．

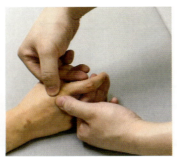

図7 MCP関節の触診
検者は正中にある伸筋腱の両側から挟むようにして腫脹を触診する．

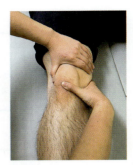

図8 膝蓋跳動
検者の手掌と指で膝蓋上嚢に貯留した関節液を圧迫し膝関節内に移動させ，膝蓋骨を浮き上がらせる．浮いた膝蓋骨を検者の反対側の母指で大腿骨側に向かって押し付ける．膝蓋骨の浮き沈みやコツコツと膝蓋骨が大腿骨に当たる感じがあれば膝蓋跳動が陽性となる．

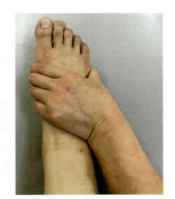

図9 MTP関節の触診

表9 Disease Activity Score 28（DAS28）

観察対象関節	
肩関節	2
肘関節	2
手関節	2
手指（DIP除く）	20
膝関節	2
合計	28

TJC（/28）	tender joints count（圧痛関節数）
SJC（/28）	swollen joints count（腫脹関節数）
ESR（mm/時）	erythrocyte sedimentation rate（赤血球沈降速度）
CRP（mg/dL）	C-reactive protein（C反応性蛋白質）
VAS（/100mm）	Visual Analogue Scale（患者の全般評価）

DAS28－ESR＝0.56×√（TJC）＋0.28×√（SJC）＋0.7×LN（ESR）＋0.014×（VAS）
DAS28－CRP＝0.56×√（TJC）＋0.28×√（SJC）＋0.36×LN｛（CRP）×10＋1｝＋0.014×（VAS）＋0.96

るパンヌスの関節軟骨の破壊，軋轢音を伴う関節面不適合，関節不安定性，関節変形，関節拘縮，頸椎の亜脱臼，脊椎の圧迫骨折後遺症，リウマチ結節や胼胝，腱鞘炎，気候や気圧の変化，非侵害性の心理的因子のストレスなどがある．不安などの心理的ストレスや抑うつ状態が加わると，現在の疼痛や翌週の疼痛に間接的に影響するといわれている[12]．

複合的疾患の活動性や炎症マーカーが高い場合は，全身的な疼痛が主であるため各関節の評価はせず全体を把握し，活動性が改善した時点で各関節の疼痛を評価する．一般的な評価法としては，VASやNumerical Rating Scale（NRS）を用いる．

RAの薬剤の有効性を評価する基準には，ACRが提唱しているACRコアセットがある（**表10**）．

関節可動域

RAの関節可動域測定は，他動運動より自動運動から測定する場合が多い．自動的関節可動

表10 ACRコアセット

観察対象関節	顎関節	2
	胸鎖関節	2
	肩鎖関節	2
	肩関節	2
	肘関節	2
	手関節	2
	手指（DIP除く）	20
	手指（DIP）	8
	股関節	2
	膝関節	2
	足関節	2
	足根骨部	2
	足趾（DIP除く）	20
コアセット項目	1. 圧痛関節数	
	2. 腫脹関節痛	
	3. 患者による疼痛評価	
	4. 患者による全般活動性評価	
	5. 医師による全般活動性評価	
	6. 患者による運動機能評価	
	7. 急性期反応物質（ESR，CRP）	
	8. X線または他の画像検査による評価	

上記のACRコアセット8項目のうち，圧痛関節数および腫脹関節数が20%以上改善し，かつ，残り5項目中3項目で20%以上の改善が認められた症例を「ACR基準20%改善あり」とする。
ACR50%および70%改善は上記の20%改善部分がそれぞれ50%，70%改善した症例を指す。

域の測定においては，関節の構築学的因子や作動筋の筋収縮の低下，疼痛発生のおそれなどがあるため，できるだけ測定回数を減らすように配慮する。

　他動的関節可動域の測定においては，関節破壊の程度により過大な重圧がかかる場合があるので，異常な可動性に注意する。

覚えておこう

ADL時に生じる複合的な関節可動性についても慎重に評価する。特に，上肢の多関節が協働するリーチ動作の評価が重要である。

筋力

　RAでは，各関節に強い疼痛が生じていることがあるため，測定肢位の保持が困難な場合や抵抗がかけられないことを考慮する。可動域制限により測定肢位が保持できない場合は，測定肢位の明記や表現方法を追記しておくことで再現性のある再評価を実施する。

　握力は，上肢全体の機能評価として一般的に利用されているが，RAで手指の変形が高度の場合は実施が不可能である。しかし，握力は，手関節やMCP関節，PIP関節の炎症やRAの活動性評価に重要な項目であるため，可能であれば測定する。

ADL

　ADLに支障をきたしているRA患者は全体の79.1%に上る[13]。また，RAにより社会生活に影響を受けた患者は70.3%である。このことから，RAにより趣味やスポーツ，仕事などに支障をきたし，QOLに影響していることは明らかである。ACRの機能分類（**表4**参照）でも，ADLを趣味・スポーツ，仕事，身辺動作に分け，病期の進行によって身辺動作や社会生活に影響が出ることを示している。

　RA患者のADL評価では，疼痛によって影響を受けることや日内変動があることを考慮し，関節変形によるさまざまな機能障害が生じるが，変形の重症度と機能障害の重症度とは必ずしも並行しないことを念頭におかなければならない。そのため，「できる」「できない」の量的評価と「どのように動作しているか」の質的評価が大事である。「できない」場合であっても，詳細な動作評価により生活指導や装具，自助具の検討で改善することもある。「できる」場合であっても，関節に負担をかけて行う不適切な動作（過用，誤用）を行っている場合もあるため，十分に動作を観察する。

　評価法については，多項目評価法はより精度が高いとされていたが，現場での使用には煩雑

なため，検者と患者に負担がかからない自己申告性の評価法が臨床の場では提供しやすい．その代表として，Lee が発表した方法に日本人独自の ADL 項目を2つ追加した Lee-間変法がある（**表11**）[14]．

> **覚えておこう**
>
> ADL 能力に影響するその他の因子として，リーチ動作が重要となる．個々の関節の可動域測定が困難な動作を，リーチ動作によって把握することができる．

QOL

QOL 評価では，ADL と疼痛を中心とする身体的評価の他に，心理社会的な評価を加えて行う．QOL は，患者の価値観や人生観によって異なるため，画一的な評価は難しく，RA では困難な点が多い．

Arthritis Impact Measurement Scales version 2（AIMS-2）は，57 の質問項目に加えて全体的な評価項目として健康観，満足度，障害観なども含む 60 の項目で構成される標準的評価法である（**表12**）．健康関連 QOL の評価法として，Health Assessment Questionnaire（HAQ）は，身体機能障害の項目以外に死亡，医療費，薬剤副作用，合併症などの項目も含んでいる．この HAQ が簡略化された身体機能障害項目だけの short-HAQ が頻用されている（**表13**）．また，HAQ を改訂した modified HAQ（mHAQ）は，より簡略化された ADL 質問表により，どの程度「できる」かを評価しつつ，患者が満足しているかどうかも評価できる（**表14**）．

抑うつ

RA と診断された患者が RA であることを受け止められず，なぜ自分が罹患したのかと不安や怒りを抱き，自分の将来に恐怖感を抱き，落ち込み，抑うつ状態になることがある．また，RA の疾患活動性が変動することで，一喜一憂する．このように，RA 患者は，疼痛や変形，

表11　RA のリハビリテーションに焦点を合わせた評価法（Lee-間変法）

1. はし（食事の）を使う
2. 字を書く
3. 頭を左右にまわす
4. 頭の後ろの毛をとかす
5. ひきだしを腕だけでしめる
6. ドアを開ける
7. 湯水の入ったポットをもちあげる
8. 片手でコップをとりあげて水をのむ
9. カギをまわす
10. ナイフで肉を切る
11. パンにバターをぬる
12. 腕時計のネジをまく
13. 歩く
14. 他人のたすけなしで歩く
15. 松葉杖なしで歩く
16. ステッキなしで歩く
17. 階段を昇る
18. 階段を降りる
19. ひざを伸ばして立っている
20. つま先立ちをする
21. 腰をまげる（たとえば床のものを拾うために）
評点0：困難なしにできる
1：困難だができる
2：まったくできない

（Lee の設定項目に1，2項を一部追加）
（佐々木智也：リウマチのリハビリテーションの20年．リハ医 1983；20〈6〉：397-402[14] より）

ADL 障害など身体的・動作的問題の他，治療への不安など慢性的なストレスを抱えやすい状態といえる．このストレスを把握し，障害受容や心理的問題を把握する必要がある．

心理的評価には，self-rating depression scale（SDS；**表15**）や，self-rating questionnaire for depression（SRQ-D），Cornell Medical Index（CMI），State-Trait Anxiety Inventory（STAI）-form JYZ がある．

最初に2質問法（two-question depression screen；**図10**）を実施してから，他の評価法を活用し問題を明確にするとよい．

表12 Arthritis Impact Measurement Scales version 2（AIMS-2）

質問項目	No.	質問：この1か月を振り返って，次の質問に答えてください
S1 移動能	Q1	バスや電車など公共の乗り物を利用するか，車を運転するなどして一人で外出できた
	Q2	一日のうち，少なくとも数時間以上一人で屋外に出ることができた
	Q3	一人で近所の用足しができた
	Q4	屋外に出るとき，誰かに手助けしてもらわなければならなかった
	Q5	一日中，ベッドか椅子から離れられなかった
S2 歩行能	Q6	走ったり，重いものを持ち上げたり，スポーツなど激しい運動をするのが困難だった
	Q7	街を400〜500メートル歩いたり，2〜3階の階段を上ったりするのが困難だった
	Q8	背中を曲げ伸ばししたり，屈み込んだりすることが困難だった
	Q9	街を40〜50メートル歩いたり，階段を1段上るのが困難だった
	Q10	誰かに支えてもらうか，杖，松葉杖，歩行器などを使わなければ歩けなかった
S3 手指機能	Q11	ペンや鉛筆を使って楽に書くことができた
	Q12	シャツやブラウスのボタンを楽にかけたりはずしたりできた
	Q13	錠の鍵を楽に回すことができた
	Q14	ひもで蝶結びや結び目を作ることが楽にできた
	Q15	ジャムや他の食品の入った新しい広口ビンの蓋を楽に開けることができた
S4 上肢機能	Q16	ナプキンで楽に口を拭くことができた
	Q17	セーターや丸首シャツのような，頭からかぶって着る衣類を，楽に着ることができた
	Q18	髪を梳かしたり，ブラシをかけることが，楽にできた
	Q19	手で背中の腰のあたりを，楽に掻くことができた
	Q20	頭より高い棚にあるものを，楽にとることができた
S5 身の回り	Q21	入浴でシャワーをするのに，手助けが必要だった
	Q22	服や着物を着るのに，手助けが必要だった
	Q23	トイレで用を足すのに，手助けが必要だった
	Q24	ベッド（寝床）に入ったり出たりするのに，手助けが必要だった
S6 家事	Q25	もしスーパーマーケットに行けたとすれば，一人で買い物ができた
	Q26	もし台所設備が揃っていれば，一人で自分の食事を作ることができた
	Q27	もし家事用具が揃っていれば，一人で家事をこなすことができた
	Q28	もし洗濯設備が揃っていれば，自分の洗濯物は，一人で洗濯できた
S7 社交	Q29	友人や親戚の人たちと時間を共にした
	Q30	友人や親戚の人たちが，あなたの自宅を訪ねてくれた
	Q31	友人や親戚の人たちの家庭訪問をした
	Q32	親しい友人や親戚の人たちと，電話で話をした
	Q33	クラブや同好会，寄り合いなど，付き合いの会合に出席した
S8 支援	Q34	あなたが助けを必要とするとき力になってくれる家族や友人が周りにいてくれると感じていた
	Q35	あなたの家族や友人は，あなたの個人的な依頼によく応えてくれると感じていた
	Q36	あなたの家族や友人は，あなたが困った時，進んで手を貸してくれると感じていた
	Q37	あなたの家族や友人は，あなたの病気をよく理解してくれていると感じていた
S9 痛み	Q38	あなたの日頃感じているリウマチの痛みはどの程度ですか？
	Q39	リウマチによる激痛は何日くらいありましたか？
	Q40	同時に2関節，またはそれ以上の数の関節が痛む日は何日くらいありましたか？
	Q41	起床後，朝のこわばりが1時間以上続いた日は何日くらいありましたか？
	Q42	痛みのため眠れなかった日は何日くらいありましたか？
S10 仕事	Q43	あなたの主なお仕事は？
	Q44	病気のため仕事（勤務，家事，学校）を休まなければならなかった日は何日くらいありましたか？
	Q45	病気のため仕事（勤務，家事，学校）の時間を短縮しなければならなかった日は何日くらいありましたか？
	Q46	病気のため仕事（勤務，家事，学校）が思うようにうまく，きちんとできないと感じる日は何日くらいありましたか？
	Q47	病気のため仕事（勤務，家事，学校）がいつものようにうまくいかず，やり方を変えなければならなかった日は何日くらいありましたか？

9. 関節リウマチ

表12 Arthritis Impact Measurement Scales version 2（AIMS-2）　つづき

S11 精神的緊張	Q48	病気のため何回くらい，気が張り詰めた，精神的緊張状態に陥りましたか？
	Q49	病気のため何回くらい，神経質になったり，神経過敏になって困ったことがありましたか？
	Q50	何回くらい，楽にリラックスすることができましたか？
	Q51	何回くらい，精神的緊張感が解放されて，のびのびとした精神状態になりましたか？
	Q52	何回くらい，静かで落ち着いた，平和的な気持ちになれましたか？
S12 気分	Q53	何回くらい，物事を楽しくやることができましたか？
	Q54	病気のため何回くらい，沈滞した，憂うつな気分になりましたか？
	Q55	病気のため何回くらい，「何一つ思い通りにならない」と感じることがありましたか？
	Q56	病気のため何回くらい，「自分が死んだ方が，人の迷惑にならない」と感じることがありましたか？
	Q57	病気のため何回くらい，「何一つ楽しいことがない」と気持ちが沈み，ふさぎ込むことがありましたか？
S13 健康満足度	Q58	あなたはS1～S12の各項目における，あなた自身の健康状態に，どの程度満足していますか？
S14 疾患関連度	Q59	あなたはS1～S12の各項目における，あなた自身の健康状態に，リウマチがどの程度関連しているとお考えですか？
S15 改善優先度	Q60	あなたはS1～S12の各項目における，あなた自身の健康状態（障害）中，最も良くなってほしい項目を3つあげてください

質問項目に対して過去1か月に「1日もない」から「毎日」あるいは「いつも」から「まったくない」などの質問項目に応じた5段階で回答する.
最も良い状態は，回答には0点，1段階状態が悪くなるごとに2.5点，5点，7.5点となり，最も悪い状態は10点が配点される.

表13 short-HAQ（Health Assessment Questionnaire）

カテゴリー	質問	難なくできる	少し難しい	かなり難しい	できない
(1) 衣類着脱, 身支度	靴ひもを結びボタンかけも含め自分で身支度ができますか？	☐	☐	☐	☐
	自分で洗髪できますか？	☐	☐	☐	☐
(2) 起床	肘なし，背もたれの垂直な椅子から立ち上がれますか？	☐	☐	☐	☐
	就寝，起床の動作ができますか？	☐	☐	☐	☐
(3) 食事	皿の肉を切ることができますか？	☐	☐	☐	☐
	茶碗やコップを口元まで運べますか？	☐	☐	☐	☐
	新しい牛乳パックの口を開けられますか？	☐	☐	☐	☐
(4) 歩行	戸外の平坦な地面を歩けますか？	☐	☐	☐	☐
	階段を5段登れますか？	☐	☐	☐	☐
(5) 衛生	身体全体を洗いタオルで拭くことができますか？	☐	☐	☐	☐
	浴槽につかることができますか？	☐	☐	☐	☐
	トイレに座ったり，立ったりできますか？	☐	☐	☐	☐
(6) 伸展	頭上にある2.3kgの袋に手を伸ばして下に降ろせますか？	☐	☐	☐	☐
	腰を曲げて床にある衣類を拾えますか？	☐	☐	☐	☐
(7) 握力	自動車のドアを開けられますか？	☐	☐	☐	☐
	広口のビンのふたを開けられますか？	☐	☐	☐	☐
	蛇口を開けたり閉めたりできますか？	☐	☐	☐	☐
(8) 活動	用事や買い物ででかけることができますか？	☐	☐	☐	☐
	車の乗り降りができますか？	☐	☐	☐	☐
	掃除機をかけたり庭掃除など，家事ができますか？	☐	☐	☐	☐

難なくできる（0点）/少し難しい（1点）/かなり難しい（2点）/できない（3点）の4段階で回答.
(1)～(8)の各カテゴリーの最も高い点を採用し，その総和/回答したカテゴリー数（すなわち平均点）を指数とする.

表14 modified Health Assessment Questionnaire (mHAQ)

カテゴリー	質問	難なくできる	少し難しい	かなり難しい	できない
(1) 衣類着脱,身支度	靴ひも結び,ボタンかけも含め自分で身支度ができますか？	☐	☐	☐	☐
(2) 起床	就寝,起床の動作ができますか？	☐	☐	☐	☐
(3) 食事	いっぱいに水が入っている茶碗やコップを口元まで運べますか？	☐	☐	☐	☐
(4) 歩行	戸外で平坦な地面を歩けますか？	☐	☐	☐	☐
(5) 衛生	身体全体を洗い,タオルで拭くことができますか？	☐	☐	☐	☐
(6) 伸展	腰を曲げて床にある衣類を拾い上げられますか？	☐	☐	☐	☐
(7) 握力	蛇口の開閉ができますか？	☐	☐	☐	☐
(8) 活動	車の乗り降りができますか？	☐	☐	☐	☐

RA患者のADL障害を過小評価しやすいため注意が必要.
HAQと同様4段階で回答,各項目の得点を合計し回答項目数で除した値が得点となる.

表15 self-rating depression scale (SDS)

SDSの質問項目	ないorたまに	時々	しばしば	いつも
1 気分が沈んで,憂うつだ				
2 朝方が一番気分がよい				
3 些細なことで泣いたり,泣きたくなる				
4 夜,よく眠れない				
5 食欲は普通にある				
6 性欲は普通にある（異性の友人と付き合ってみたい）				
7 最近やせてきた				
8 便秘している				
9 普段より動悸がする（胸がドキドキする）				
10 何となく疲れやすい				
11 気持ちはいつもさっぱりしている				
12 いつもと変わりなく仕事（身の回りのこと）ができる				
13 落ち着かず,じっとしていられない				
14 将来に希望（楽しみ）がある				
15 いつもよりイライラする				
16 迷わず物事を決めることができる				
17 役に立つ人間だと思う				
18 今の生活は充実していると思う（今の生活に張りがある）				
19 自分が死んだほうが,他の人は楽に暮らせると思う				
20 今の生活に満足している				

SDSの評価の仕方

採点					評価基準	
質問事項	ないorたまに	時々	しばしば	いつも	合計点数	評価
					39点以下	抑うつ傾向あり
1, 3, 4, 7, 8, 9, 10, 13, 15, 19	1点	2点	3点	4点	40〜49点	軽度の抑うつ傾向あり
2, 5, 6, 11, 12, 14, 16, 17, 18, 20	4点	3点	2点	1点	50点以上	中程度の抑うつ傾向あり

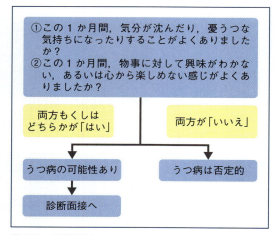

図10　2質問法

理学療法・リハビリテーションプログラム

　RAの理学療法およびリハビリテーションの目的は，関節不動からの関節可動域の低下，筋力の低下，進行による関節の変形，骨粗鬆症の進行などを予防することである．毎日行うことが重要であり，理学療法士による理学療法およびリハビリテーションだけでなく，患者自身による自主的な運動・管理が必要となる．理学療法士は，過度にならないように注意することや，炎症の強いときの疼痛コントロール方法などの指導内容を検討する．

　理学療法プログラム作成時は，炎症の程度，関節機能，合併症の有無，ADL制限の程度，生きがいや楽しみ，家族のサポートの有無などを多角的にとらえて，機能障害や能力障害だけでなく，心理状態，家庭，職場の役割も考慮して立案する．

患者教育

　患者教育では，医師，看護師，理学療法士，作業療法士，義肢装具士などの専門職と協働して，RAの病態および特徴，薬物療法，手術療法，関節保護方法などについて説明・指導する．

病初期の段階では，患者教育は，身体障害や罹患関節数，全身的評価，心理状態，うつ病に対して有意な効果があり重要である．しかし，不安やRAの疾患活動性に対しては有意な効果がみられず，標準化された教育的介入は長期的には効果が認められなかった．そのため，患者個々に合わせた教育プログラムが必要とされている．

運動療法

　RAの運動療法の目的は，身体活動の改善，関節破壊の予防，関節痛の軽減，関節可動域や筋力の改善，動かしやすい動作の獲得である．具体的には，①関節・筋に対する治療，②筋力に対する治療，③生活動作の改善や体力面に関する治療である．

　関節の破壊を最小限にし，炎症を抑えるためには，運動後1〜2時間で疼痛が消える程度，あるいは翌日に疼痛が残らない程度を目安とする．運動強度は，最大心拍数の60％，最大筋力の50〜70％を限度とする．1回20分間の運動を週2〜3回程度行っても関節に有害な影響は認められないと報告されている[15-18]．

　過去のRAの運動療法は，「炎症＝安静」という愛護的かつ限局的な理学療法介入であったが，近年，RAに対する運動療法のエビデンスが明らかになってきている．理学療法士が，関節可動域や筋力の機能障害に対する視点のみならず，RA患者の身体活動も含め，体力的側面を考慮しながら総合的に治療介入する時代へとシフトしている[19]．

●関節可動域運動

　RAでは，筋肉のこわばりや関節の炎症による疼痛があるため，患者は関節内圧を変えない安楽肢位を意識的にとる．そのため，筋スパズムにより持続的な筋収縮状態から軟部組織が不動状態となり可動域制限が生じ，結果，関節拘縮となる[20]．罹患関節周囲の筋スパズムに対しては，筋マッサージやストレッチが有効であ

る．誤用症候群を考慮して，隣接する関節も併用して行う．

関節の炎症や周囲の筋スパズムに対する治療では，物理療法や徒手療法で周囲の筋スパズムを軽減させることを優先する．関節包内への治療では，急性炎症期や不安定性，変形のある関節は避ける．環軸関節の前方亜脱臼の可能性がある場合は，頸椎に対する可動域運動は推奨されない．

●筋力増強運動

RAでは，疼痛や筋スパズムにより筋出力が阻害されていないかを評価することが重要である．筋力増強運動において，全身状態や炎症の悪化，遠位部への放散痛がある場合は，等張性収縮よりも等尺性収縮での運動が適している．

起立動作や歩行などの生活動作での筋力増強運動は，低負荷での同時収縮を促進し効果的であるが，関節の破壊を助長する場合もあるため，実施後は過負荷になっていないか疲労を観察しながら回数を設定する．

装具療法

装具は，関節の動揺性を改善して関節の安定化，安静化を図る．RAの場合，上肢装具では手指および手関節の装具，下肢装具では膝関節，足関節，足底，靴型装具がある．

下肢装具の目的は，膝関節装具は不安定性の改善，足関節装具は関節固定，足底装具は圧力分散，靴型装具は歩容の改善を目的に処方される．近年は，生物学的製剤の登場によって症状の寛解が得られ，装具を必要とせずに経過することも多い．また，人工関節置換術の成績が向上したことでさらに装具を使用する頻度が減少している．また，足部に対してフットケアを行うことが近年注目され，診療報酬でも処置が認められている．

足部の変形に伴い，除圧や矯正を目的に装具を選択する際，特に靴選びは重要となる．後足部の変形に応じて足底板や靴底を検討し，安定性を得るためにウェッジヒールやフレアヒールを選択する．

リウマチ体操

RAの運動療法は，「リウマチ体操」のことであるとの認識から，疼痛がある患者には実施できないと考える医療従事者も多くいる．リウマチ体操は，ビデオやパンフレットを用いて容易に指導することができるが，理学療法士が行う運動療法の代替医療であるといえる．

理学療法士は，専門職として病態と障害の関係，心理的問題の関与を十分に理解し，主病変の関節と周辺の筋肉についての正確な知識をもち介入する．

ADL練習・指導

●立ち上がり動作

RA患者は，立ち上がり動作において，さまざまな戦略的代償動作をとる．主な代償動作として，上肢支持で立ち上がる，体幹を深く屈曲して重心を支持基底面より前方移動させて立ち上がる，反動をつけて立ち上がる，大腿部後面を起立台に押し付けて踵荷重で立ち上がるなどである．

代償動作は，上肢関節へのストレスや圧迫骨折，骨盤骨折，転倒などのリスクをはらんでいるため，体幹および下肢の各関節の疼痛（前足部も含む），関節可動域，筋力を評価し，関節の破壊を助長しない方法を指導し，椅子，ベッド，便座などの高さを調整する．

●歩行

RAの歩行を阻害する因子として，①股関節，膝関節，足関節の疼痛，②大腿四頭筋，大・中殿筋などの抗重力筋の筋力低下，③股関節，膝関節の屈曲拘縮，④距腿関節，距骨下関節，足趾，足部の変形などがあげられる．

RAの異常歩行の特徴としては，Trendelenburg歩行や有痛性跛行，膝不安定性歩行，すり足歩行，歩行時の推進力減少などがある．体幹や上下肢の筋力低下，下肢の各関節の疼痛や変形に

よりさまざまな歩容を呈するため，歩行分析では立脚期から遊脚期の矢状面，前額面，水平面の全体の評価が重要である．また，歩行時痛や歩行時間，ステップ数，耐久性の歩行能力も同時に評価し，日常生活での歩行指導を行う．

● 車椅子駆動

上肢駆動型の標準型車椅子は，上肢の関節破壊を助長する可能性がある．特に，手および手指関節の尺側偏位などの変形を引き起こす可能性が高いため注意が必要である．使用した場合は，翌日の関節の腫脹や疼痛の確認が必須である．

車椅子を使用する場合は，介助用車椅子や，アルミ製やチタン製の軽量タイプの車椅子の使用を検討する．駆動方法としては，手掌や下肢を参加させる方法で，個々の関節への負担を軽減する．電動車椅子は種類が多いため，導入を検討する際には体型や環境，使用方法の情報を収集し，病期に応じて切り替える．

生活環境の整備

RAは薬物療法により早期に寛解状態を得られるようになり，関節破壊を伴う関節変形や機能障害を呈する患者数は減少している．しかし，RA患者の3割程度が薬剤抵抗性であり，

表16　関節保護の基本

①関節は変形を避ける解剖学的に安定した肢位を保ち，変形しやすい方向へのストレスを避ける
②小関節の過負荷を避け大関節を利用する
③休息をとり，長時間の関節負荷を避ける
④装具や自助具を有効に利用する
⑤作業環境を整え，作業を簡略化する

従来の治療のみの患者では，既存の関節障害の発生や進行があるため，ADL指導，特に関節保護の知識は大切となる．関節保護や生活指導は，患者への病態説明などを含めた患者教育プログラムとして，有効性を検証した報告[21,22]が多くみられる．関節保護の基本を**表16**に示すが，「装具や自助具の使用」や「作業環境を整える」とあるように，環境面の整備や配慮においても関節保護の原則を応用する．また，ユニバーサルデザイン製品やアイディア商品など自助具の種類も豊富である．

環境整備においても，関節保護やエネルギー温存の観点から個々に合わせて確立することが重要である．患者の生活の経緯やスタイルを考慮したうえで家屋改造や福祉用具の利用を提案する．

■ 引用文献

1) 細川　哲：リウマチの長期予後集計．第1回博多リウマチセミナー．2000．

2) Sato K, Suematsu A, Okamoto K, et al.：Th17 functions as an osteoclastogenic helper T cell subset that links T cell activation and bone destruction. J Exp Med 2006；203（12）：2673-82.

3) 松下　功：関節リウマチにおける骨破壊のメカニズム．臨床リウマチ 2014；26：235-7.

4) 西山保弘：障害評価．西林保朗監，佐浦隆一，八木範彦編：リハ実践テクニック 関節リウマチ．改訂第2版．メジカルビュー社；2014．p.68.

5) 日本リウマチ財団リウマチ情報センター：リウマチの経過と予後．
http://www.rheuma-net.or.jp/rheuma/rm400/rm420-2.html#Q5

6) 西林保朗：関節リウマチリハビリテーションの概要．西林保朗監，佐浦隆一，八木範彦編：リハ実践テクニック 関節リウマチ．改訂第2版．メジカルビュー社；2014．p.2.

7) Singh JA, Furst DE, Bharat A, et al.：2012 update of the 2008 American College of Rheumatology recommendations for the use of disease-modifying antirheumatic drugs and biologic agents in the treatment of rheumatoid arthritis. Arthritis Care Res 2012；64（5）：625-39.

8) 佐浦隆一，仲野春樹，富岡正雄：関節リウマチリハビリテーションの概要．西林保朗監，佐浦隆一，八木範彦編：リハ実践テクニック 関節リウマチ．改訂第2版．メジカルビュー社；2014．p.17-8.

9) 日本リウマチ学会MTX診療ガイドライン策定小委員会編：関節リウマチ治療におけるメトトレキサート（MTX）診療ガイドライン．2011年改訂版．羊土社；2011.

10) 蓬莱谷耕士，長尾佳奈，谷村浩子ほか：RA上肢に対する運動療法．臨床リウマチ 2012；24（4）：297-302.

11) 椎野泰明：運動療法の実際．PTマニュアル 関節リウマチの運動療法．医歯薬出版；2003．p.19.

12) 大竹智子，吉田俊治，芦原　睦：RA患者におけるQOLとストレス対処行動．ストレスと臨床 2003；17：13-9.

13) 日本リウマチ友の会：2010年リウマチ白書．総合編．

14) 佐々木智也：リウマチのリハビリテーションの20年．リハ医 1983；20（6）：397-402.

15) van den Ende CH, Hazes JM, le Cessie S, et al.：Comparison of high and low intensity training in well controlled rheumatoid arthritis. Results of a randomised clinical trial. Ann Rheum Dis 1996；55（11）：798-805.

16) Van den Ende CH, Vliet Vlieland TP, Munneke M, et al.：Dynamic exercise therapy in rheumatoid arthritis：a systematic review. Br J Rheumatol 1998；37（6）：677-87.

17) Häkkinen A, Sokka T, Kotaniemi A, et al.：A randomized two-year study of the effects of dynamic strength training on muscle strength, disease activity, functional capacity, and bone mineral density in early rheumatoid arthritis. Arthritis Rheum 2001；44（3）：515-22.

18) Keele KD：The pain chart. Lancet 1948；2（6514）：6-8.

19) 加藤新司：治療の実際．西林保朗監，佐浦隆一，八木範彦編：リハ実践テクニック 関節リウマチ．改訂第2版．メジカルビュー社；2014．p.133.

20) 沖田　実：関節可動域制限の発生メカニズムとその対処．理学療法学 2012；39（4）：226-9.

21) Hammond A, Freeman K：One-year outcomes of a randomized controlled trial of an educational-behavioural joint protection programme for people with rheumatoid arthritis. Rheumatology 2001；40（9）：1044-51.

22) Hammond A, Freeman K：The long-term outcomes from a randomized controlled trial of an educational-behavioural joint protection programme for people with rheumatoid arthritis. Clin Rehabil 2004；18（5）：520-8.

第1章　運動器

10. 運動器不安定症
musculoskeletal ambulation disability symptom complex

> **key point** ▶▶ 運動器不安定症は，高齢化に伴って運動機能の低下をきたす運動器疾患により，バランス能力および移動・歩行能力の低下が生じ，閉じこもりや転倒リスクが高まった状態である．運動器不安定症に対する理学療法士の役割は，運動器の評価に加え，バランス能力や移動・歩行能力との関連性を評価してプログラムを立案し，外出など社会参加と転倒リスクとのバランスをはかり，生活の質（QOL）の向上を導くことである．

概要と病態

　日本では超高齢社会を迎え，高齢者の多くが運動器の機能障害を発症している．介護が必要になった原因の第4位の骨折・転倒と第5位の関節疾患を合わせて運動器の障害と考えると22.7％になる．これは第1位の脳血管疾患を超えている（**図1**）[1]．このように，運動器の障害や生活機能の低下は日本で大きな問題となっている[1]．

　以下，運動器不安定症（musculoskeletal ambulation disability symptom complex：MADS）について解説し，運動器症候群（ロコモティブ

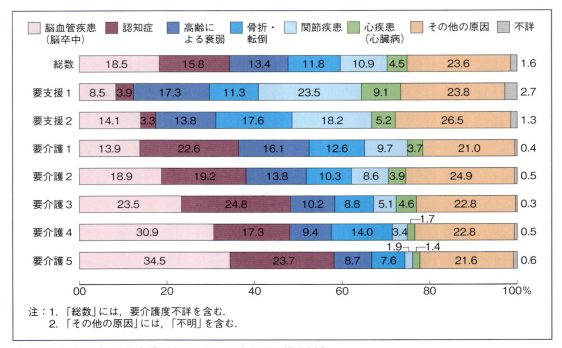

図1　要介護度別にみた介護が必要となった主な原因構成割合
（厚生労働省大臣官房統計情報部：平成26年グラフでみる世帯の状況―国民生活基礎調査〈平成25年〉の結果から[1]より）

シンドローム），サルコペニア（sarcopenia），フレイル（frailty）との関係性を整理する．

■ 病態

運動器不安定症

運動器不安定症は，日本整形外科学会，日本運動器リハビリテーション学会，日本臨床整形外科学会が2006年に定義・診断基準を提案し，2015年に新しい定義と診断基準の改訂ポイントを公表した．

運動器不安定症の現在の定義は，「高齢化にともなって運動機能低下をきたす運動器疾患により，バランス能力および移動歩行能力の低下が生じ，閉じこもり，転倒リスクが高まった状態」である[2]．

運動器不安定症は，歩行時のふらつきや転倒の危険性が高い，関節の痛みによりふらつきがある，骨の脆弱性によって軽度の外傷で骨折してしまうなどの病態を「疾患」としてとらえた概念で，「転倒リスクが高まった運動器疾患」ともいえる．

運動器症候群（ロコモティブシンドローム）

運動器症候群は，運動器不安定症よりも広い概念で，運動器の機能不全のみならず，要介護リスクが高まった状態を指す．日本整形外科学会は2007年に「運動器症候群（ロコモティブシンドローム，略称ロコモ）」という概念を提唱した．ロコモの定義は，運動器の障害により移動機能の低下をきたし，要介護になっている，あるいは要介護になるリスクの高い状態とされ，徐々に進行することから，自分で気づくことが重要である．

ロコモの概念を図2[3]に示す．骨，関節軟骨，椎間板，筋肉などの運動器のいずれか，あるいは複数に障害が起こり，立つ，歩くなどの移動機能が低下し，進行すると日常生活にも障害が生じる状態である．

サルコペニア

1989年にRosenbergは，年齢と関連する筋肉量の減少をサルコペニア（筋肉〈sarco〉と減少〈penia〉を合わせた造語）と提案した．ロコモの基礎疾患のうち，特に筋肉の減少によるもので，歩行障害や転倒の原因となる．加齢に伴い筋肉が減少し，進行すると転倒や活動性が低下する．筋肉減少による移動能力の低下から要介護状態となる場合もあり，ロコモにおける重要な基礎疾患として位置づけられる[4]．

サルコペニアは，運動器不安定症と異なり基礎疾患になっておらず，バランス能力を重視する点でも異なっている．サルコペニアは，転倒を主要な転帰とした場合，運動器不安定症とかなり重複するとの見方もある[5]．ロコモにおけるサルコペニアの位置づけを図3[6]に示す．詳細は「サルコペニア」の項を参照．

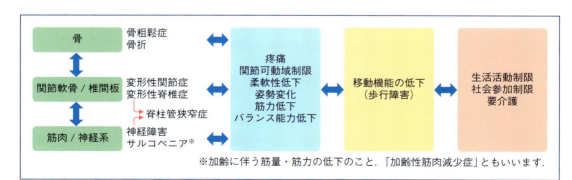

図2　ロコモティブシンドロームの概念図
（ロコモチャレンジ！推進協議会：ロコモティブシンドローム啓発サイト．「ロコモ」を知ろう[3]より）

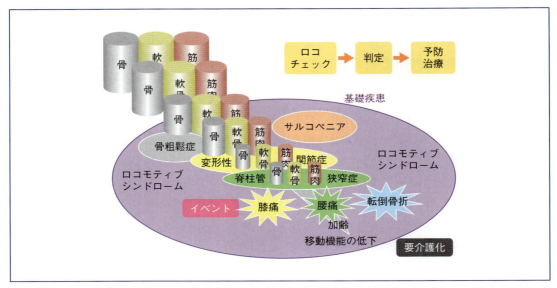

図3 ロコモティブシンドロームにおけるサルコペニアの位置づけ
(原田　敦：ロコモティブシンドロームにおけるサルコペニアの位置付け．日本老年医学会[6]より)

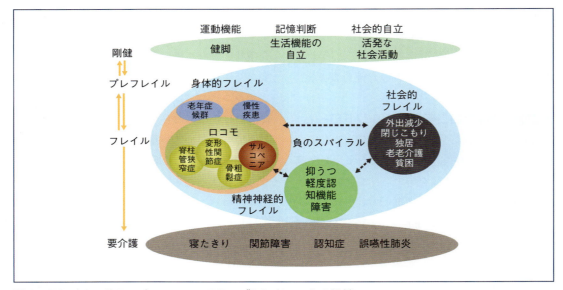

図4 フレイル，サルコペニア，ロコモティブシンドロームの関係
(原田　敦：ロコモティブシンドロームにおけるサルコペニアの位置付け．日本老年医学会[6]より)

フレイル

　フレイルは，日本老年医学会が2014年に提唱した概念で，加齢に伴うさまざまな機能の低下（予備能力の低下）により，疾病の発症や身体機能障害に対する脆弱性が増す状態であり，高齢者の筋力や活動が低下している状態（虚弱）である[7]．つまり，身体的問題だけでなく，認知機能障害や抑うつなどの精神神経の問題や，独居や経済的な困窮などの社会的要素も含む概念である．フレイルは，介入によって正常な状態に戻る可逆性がある．定義や診断基準については総意が得られていない．

フレイルはロコモ，サルコペニアを含み，相互の関係性は**図4**[6)]のようになる．

■ 診断・重症度分類

運動器不安定症は保険収載されており，高齢化に伴って運動機能低下をきたす11の運動器疾患または状態の既往があるか，または罹患している人で，日常生活自立度ならびに運動機能が機能評価基準に該当する人とされる（**表1，2**）[2)]．

■ 症状

開眼片脚起立時間が15秒未満であると実生活でもふらつきが現れやすく，Timed Up and Go（TUG）テストが11秒以上で，俊敏な動作ができず，日常生活活動（activities of daily living：ADL）などにおいてゆっくりと動作を行うようになる．

ロコモの症状は，生活のなかに隠れているため，自分で気がつくことが重要である．そのためにはロコチェック（片脚立ちで靴下がはけない，家のなかでつまずいたりすべったりする，階段を上るのに手すりが必要である，15分くらい続けて歩くことができない，横断歩道を青信号でわたりきれないなど）によるスクリーニングが欠かせない．

■ 予後

ロコモの状態からの予後は，要介護状態や生活自立度の低下，運動器障害の増悪につながる．さらに運動器不安定症へと移行する人もいる．

■ 予防・治療

原因疾患がある場合は，その治療が必要となる．ただし，疾患ではなく特定の状態（臥床による廃用症候群や高頻度の転倒など）に対しては，歩行・移動能力向上，バランス能力向上などの改善に治療目的をおく[8)]．

表1　運動器不安定症の機能評価基準

1　日常生活自立度判定基準ランクJまたはAに相当
2　運動機能：1）または2）
　　1）開眼片脚起立時間：15秒未満
　　2）3m timed up-and-go（TUG）テスト：11秒以上
日常生活自立度ランク
J：生活自立．独力で外出できる
A：準寝たきり．介助なしには外出できない

（日本整形外科学会：「運動器不安定症」とは[2)]より）

表2　高齢化に伴って運動機能低下をきたす11の運動器疾患または状態

①脊椎圧迫骨折および各種脊柱変型（亀背，高度腰椎後彎・側彎など）
②下肢の骨折（大腿骨頸部骨折など）
③骨粗鬆症
④変形性関節症（股関節，膝関節など）
⑤腰部脊柱管狭窄症
⑥脊髄障害（頸部脊髄症，脊髄損傷など）
⑦神経・筋疾患
⑧関節リウマチおよび各種関節炎
⑨下肢切断後
⑩長期臥床後の運動器廃用
⑪高頻度転倒者

（日本整形外科学会：「運動器不安定症」とは[2)]より）

原因疾患に対する治療

運動器不安定症の背景にある下肢や脊椎などの原因疾患に対する保存的治療をまず行う．

理学療法

下肢の筋力強化やバランス能力の改善などが，歩行・移動能力の向上につながる．家庭でも可能な予防および改善方法として，片脚立ちやスクワットによるロコモーショントレーニング（ロコトレ）が提唱されている．

■ 障害像

運動器不安定症とロコモの違いを**図5**[8)]に示す．

理学療法・リハビリテーションの評価

運動機能低下をきたす11の運動器疾患（**表2**参照）[2)]に関連する評価は，各疾患の評価を優

先する．その他に，簡易で搬出可能な道具のみで，比較的簡便な評価指標を紹介する．

筋力

一般的に筋力は20～30代をピークに減少し，80代までに約30～50%低下する[9]．

筋力の評価としては，握力が簡便で一般的に用いられている．握力は，機能低下や生命予後の長期予測指標として有効であり[10]，文部科学省の高齢者向け体力測定でも握力が採用されている．加齢に伴う握力の変化を**図6**[11]に示す．

加齢による筋量や筋力低下は上肢より下肢で大きいため[12]，評価が必要である．徒手筋力テスト（manual muscle testing：MMT）は客観性や正確性に乏しく，等速性筋力測定器やハンドヘルドダイナモメータ（hand-held dynamometer：HHD）を用いた測定が望ましい．HHDは簡便に検査でき，安価で屋外搬出や携帯に便利である．固定用ベルトを使用した計測は，計測値の信頼性および再現性が高く，推奨されている[13]．

膝伸展の等尺性筋力の年代別基準値を**表3**[14]に示す．

> **覚えておこう**
> HHDを用いて測定する際には，レバーアーム長（関節運動の中心から筋力測定センサー部までの距離）によって筋力値が異なるため，筋力を比較するにはこのレバーアーム長を乗じた筋トルク値（単位：Nm〈ニュートンメートル〉）を示すことが重要である[15]．

全身持久力（運動耐容能）

全身持久力は，心血管系，呼吸器系，骨格筋の機能低下と関連している．全身持久力の指標

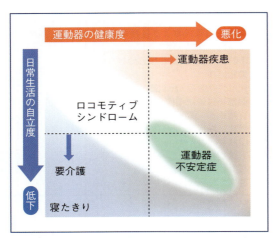

図5 運動器不安定症とロコモティブシンドローム
（星野雄一：運動器不安定症〈MADS：マーズ〉．第53回日本老年医学会学術集会記録〈教育講演〉．日老医誌 2011：48〈6〉：630-2[8]より）

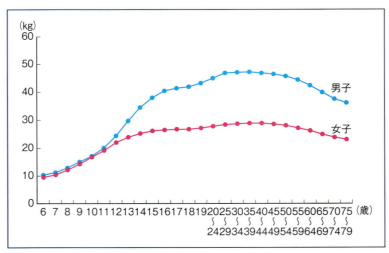

図6 加齢に伴う握力の変化
3点移動平均法を用いて平滑化してある．
（スポーツ庁：平成28年度体力・運動調査結果の概要及び報告書について[11]より）

表3 膝伸展の等尺性筋力の年代別基準値

年代	性別	膝伸展 筋力(N)	体重比筋力*(%)
20～29	男性(n=16)	575.2±92.3	73.7±15.3
	女性(n=22)	467.3±88.8	80.8±12.3
30～39	男性(n=13)	572.9±76.5	73.6±11
	女性(n=23)	408.3±128.8	63.3±15.5
40～49	男性(n=15)	583±73.7	69.8±9.4
	女性(n=21)	380.6±86.5	62.6±14.3
50～59	男性(n=22)	470.9±92.3	55.7±11.1
	女性(n=21)	334.7±75.8	53.7±12.8
60～69	男性(n=18)	386.9±94.3	48.9±12.4
	女性(n=18)	273.6±80	44.6±13.6
70～79	男性(n=22)	360.3±72.6	47.7±8.4
	女性(n=20)	210.1±45.6	36.6±8.8

膝伸展筋力の測定は股・膝関節90度屈曲位で，足関節内外果近位の下腿前面にハンドヘルドダイナモメータを配置する．
*体重比筋力(%)＝筋力(N)／体重(N)×100
(Bohannon RW: Reference values for extremity muscle strength obtained by hand-held dynamometry from adults aged 20 to 79 years. Arch Phys Med Rehabil 1997; 78〈1〉: 26-32[14]より)

表4 6分間歩行テストにおける年代別基準値

年代	性別	平均値(m)	標準偏差
65～69	男性(n=885)	618.75	91.19
	女性(n=852)	575.63	78.17
70～74	男性(n=867)	584.26	107.52
	女性(n=850)	551.38	82.05
75～79	男性(n=822)	554.74	90.70
	女性(n=820)	515.90	83.75

(文部科学省：平成20年度体力・運動能力調査結果統計表[21]より抜粋)

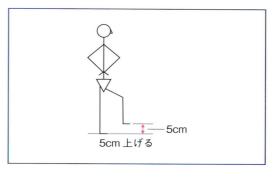

図7 開眼片脚起立時間
(星野雄一：運動器不安定症〈MADS：マーズ〉．第53回日本老年医学会学術集会記録〈教育講演〉．日老医誌 2011：48〈6〉：630-2[8]より)

である最大酸素摂取量は加齢とともに直線的に減少し，20～60歳までの40年間で約40％低下する[16]．

6分間歩行テスト(6-minute walk test：6 MWT)は，最大酸素摂取量との相関が高く[17]，高齢者でも再現性が確認されており，実用性の高い評価指標である[18-20]．高齢者の6 MWTの年代別基準値を**表4**[21]に示す．併せてバイタルサインや修正Borgスケールで疲労感を評価する．

バランス能力

特殊な機器を使用せずに実施可能なテストとして，片脚立位テスト，ファンクショナルリーチテストなどがある．

●片脚立位テスト

開眼片脚起立時間は，TUGテストとともに運動器不安定症の運動機能評価基準の一つである．片脚を床から5cmほど上げ，立っていられる時間を測定する(**図7**)[8]．体が揺れて倒れそうになるか，上げた足が床に接地するまでの時間を測定する．立ち足がずれても終了とする．

1～2回練習してから左右それぞれ2回ずつ測定し，最も良い記録を選ぶ．不安定症の検査としては，60秒程度まで測定すれば十分である．転倒しないように注意する．

片脚立位時間の平均値は，開眼では60代前半で70秒，80代後半で10秒と，急激に減少する．開眼および閉眼での30秒を上限とした片脚立位保持時間の年代別基準値を**表5**[22]に示す．

●ファンクショナルリーチテスト

ファンクショナルリーチテストは，自然な開脚立位で，利き手側の上肢を肩関節屈曲90度とし，水平を保ったまま最大限前方に伸ばすことのできる距離を測定する．3回の平均値を算出する．高い再現性および信頼性が確認されている[23]．ファンクショナルリーチテストの年代別基準値を**表6**[24]に示す．

表5　片脚立位保持時間の年代別基準値

年代	開眼・閉眼	平均値	標準偏差	最小値	最大値	<30秒（%）
20〜29 (n=32)	開眼	30				0
	閉眼	28.8	2.3	22.5		25
30〜39 (n=30)	開眼	30				0
	閉眼	27.8	5	8.4		23
40〜49 (n=31)	開眼	29.7	1.3	23		6
	閉眼	24.2	8.4	3.5		24
50〜59 (n=31)	開眼	29.4	2.9	14.3		6
	閉眼	21	9.5	5.1		57
60〜69 (n=30)	開眼	22.5	8.6	4.8		57
	閉眼	10.2	8.6	2.1		90
70〜79 (n=31)	開眼	14.2	9.3	1.2		90
	閉眼	4.3	3	0.7	12.7	100

(Bohannon RW, et al.：Decrease in timed balance test scores with aging. Phys Ther 1984；64〈7〉：1067-70[22] より)

表6　ファンクショナルリーチテストの年代別基準値

年代	ファンクショナルリーチ（右）cm
20〜29 (n=40)	42.71±0.78
30〜39 (n=47)	41.01±0.73
40〜49 (n=95)	40.37±0.53
50〜59 (n=93)	38.08±0.53
60〜69 (n=90)	36.85±0.53
70〜79 (n=91)	34.13±0.54

(Isles RC, et al.：Normal values of balance tests in women aged 20-80. J Am Geriatr Soc 2004；52〈8〉：1367-72[24] より)

表7　健常女性における歩行速度の年代別基準値

年代	通常歩行速度（m/秒）	最大歩行速度（m/秒）
20代 (n=22)	1.41±0.18	2.47±0.25
30代 (n=23)	1.42±0.13	2.34±0.34
40代 (n=21)	1.39±0.16	2.12±0.28
50代 (n=21)	1.40±0.15	2.01±0.26
60代 (n=18)	1.30±0.21	1.77±0.25
70代 (n=20)	1.27±0.21	1.75±0.28

(Bohannon RW：Comfortable and maximum walking speed of adults aged 20-79 years：reference values and determinants. Age Ageing 1997；26〈1〉：15-9[25] より)

移動能力

●歩行速度

　最大歩行速度のほうが通常歩行速度より再現性が高く，生活機能の変化を予測できるといわれており，10 mあるいは5 mの歩行路を用いて，歩行路の前後端に2〜3 mの予備路を設けて測定する．歩数も同時に計測するとよい．健常女性の通常歩行速度と最大歩行速度の年代別基準値を**表7**[25]に示す．

●TUGテスト

　TUGテストは，開眼片脚起立時間とともに，運動器不安定症の運動機能評価基準の一つである．
　TUGテスト[26]は，立ち上がり，歩行，方向転換という一連の移動能力と，バランス能力を評価する．椅子に座った姿勢から，立ち上がり，3 m先の目標まで歩き，方向転換して座るまでの所要時間を測定する．転倒リスクの高い人をみつけることに有用なテストである[27]．検者間ならびに再検査信頼性が高く，所要時間10秒以内は正常，20秒以上では日常生活に介助が必要とされる[27]．TUGテストの年代別基準値を**表8**[24]に示す．

ADL能力

　老研式活動能力指標（Tokyo Metropolitan Institute of Gerontology Index of Competence：TMIG-IC）[28,29]は，日常生活評価ではとらえられない高次の生活機能を評価することを目的としている．13の質問項目は手段的ADL（IADL），知的能動性，社会的役割の下位尺度に分けられ，内的整合性，構成概念妥当性，1年後の生命予後と関連することから予測

表8 健常女性におけるTUGテストの年代別基準値

年代	TUGテスト（秒）
20〜29 (n=40)	5.31±0.25
30〜39 (n=47)	5.39±0.23
40〜49 (n=95)	6.24±0.67
50〜59 (n=93)	6.44±0.17
60〜69 (n=90)	7.24±0.17
70〜79 (n=91)	8.54±0.17

(Isles RC, et al.：Normal values of balance tests in women aged 20-80. J Am Geriatr Soc 2004；52〈8〉：1367-72[24] より)

妥当性が確認されている[28,30]．日本の地域在住高齢者の年代別基準値を**表9**[31]に示す．

この他に，Life-Space Assessment（LSA）[32]は生活空間の広がりを，Elderly Status Assessment Set（E-SAS）[33]は活動的な地域生活を評価する指標である．

転倒リスク

運動器不安定症は，転倒リスクの高まった状態であることから，転倒リスクの把握が必要になる．転倒の発生率は高齢者に多く，発生状況は日中の室内が多い．転倒危険因子は100以上存在することが明らかになっている．内的要因では，筋力，バランス能力，歩行障害の他に，視力，起立性低血圧，認知障害，薬剤，関節炎，うつ病などがあり，外的要因では補助具，床，障害物，照明，階段，風呂，ベッド，履物，庭などが要因となり，評価対象としてあげられる[15]．

理学療法・リハビリテーションプログラム

運動器不安定症は，高齢化に伴って運動機能の低下をきたすため，以下，高齢者に対応した内容を中心に紹介する．

筋力トレーニング

加齢による筋力低下および筋萎縮の予防・改善としては，筋力トレーニングが最も有効である．高齢者の筋力増大や筋肥大効果は多くの研

表9 労研式活動能力判定のための性・年齢別得点（平均値±標準偏差）

	男性	女性	計
65〜69歳	11.8±1.9 (316)	11.8±2.0 (352)	11.8±2.0 (668)
70〜74歳	11.1±2.8 (236)	11.0±2.4 (301)	11.0±2.6 (537)
75〜79歳	10.4±3.2 (134)	10.5±2.9 (211)	10.5±3.0 (345)
80歳〜	8.7±4.2 (96)	7.6±4.2 (163)	8.0±4.2 (259)
計	11.0±3.0 (782)	10.6±3.1 (1,027)	10.8±3.0 (1,809)

（　）は標本数．
（古谷野亘ほか：地域老人の生活機能―老研式活動能力指標による測定値の分布．日本公衆衛生雑誌 1993；40〈6〉：468-74[31] より）

表10 高齢者に対する筋力トレーニングの処方

ターゲット筋	●転倒発生や起居移動動作能力との関連が強く，加齢による筋力低下が著しい ●下肢筋群を中心に実施する（膝伸展筋，股関節外転・屈曲・伸展筋，足底屈筋）
運動強度	●10〜15 RM，あるいはBorgスケールの15〜17（きつい〜とてもきつい） ●虚弱高齢者においてはBorgスケールの13（ややきつい）
頻度・期間	●高強度であれば週2〜3日（筋線維の回復に48時間） ●週に1日でも筋力は維持できる ●転倒予防や骨量増加には6か月以上必要

RM：repetition maximum.

究で明らかである．90代でも8週間のトレーニングによって大腿四頭筋力が2倍に，筋横断面積が約11％増大する[34]．獲得した筋力を維持するには，週1回程度のトレーニングが必要である[35]．

一方，トレーニング終了後，運動を中止すると筋力は大きく減少する[36]．長期間のトレーニングでは，強度だけでなく継続性のある内容の工夫も必要である．高齢者の筋力トレーニング処方のためのターゲット筋[12,37-40]，運動強度，頻度・期間[36,41-43]を**表10**に示す．

■ 10. 運動器不安定症

表11 高齢者に対する持久力トレーニングの処方

目標心拍数＝％強度×（最大心拍数*−安静時心拍数）
　　　　　＋安静時心拍数
　　＊最大心拍数：220−年齢

例：70歳で安静時心拍数60回/分の高齢者に，50％
　　強度を行う際の目標心拍数は？

最大心拍数＝220−70＝150
安静心拍数＝60
目標心拍数＝％強度×（150−60）+60

50％強度の運動とすると
目標心拍数＝50％強度×（90）+60
目標心拍数＝0.5×（90）+60＝45+60＝105

（市橋則明編：運動療法学各論　高齢者の機能障害に対する
運動療法．文光堂；2010．p.30-100[15]の内容をもとに作成）

表12 ACSM/AHAによる高齢者の持久力トレーニングの処方

運動頻度	●中等度の運動を週5日以上あるいは高強度の運動を週3日以上 ●中等度の運動を週2回と高強度の運動を週2回でもよい
運動強度	●中等度：修正Borgスケール（10ポイントスケール）で5〜6 ●高強度：修正Borgスケール（10ポイントスケール）で7〜8
運動時間	●最低10分連続した運動を中等度で30分以上，高強度で20分以上

（Nelson ME, et al.：Physical activity and public health in older adults：recommendation from the American College of Sports Medicine and the American Heart Association. Circulation 2007；116〈9〉：1094-105[44]の内容をもとに作成）
ACSM：American College of Sports Medicine（アメリカスポーツ医学会），AHA：American Heart Association（アメリカ心臓協会）．

表13 バランス練習の処方

1）支持基底面の減少	●立位保持：開脚，閉脚，セミタンデム，タンデム，片脚，つま先立ち，踵歩き
2）重心移動	●前方，後方，左右方向へ体重を移す ●ステップ動作，リーチ動作
3）外乱刺激	●支持面の外乱 ●骨盤や肩甲帯へのプッシュ
4）固有感覚，視覚，前庭入力系の減少	●開眼から閉眼へ ●支持面を床からマット，ボール，揺れる台の上など
5）その他	●横歩き，後ろ歩き，クロスステップ，障害物歩行，方向転換，重量物を持ちながら姿勢変換，歩行練習

（市橋則明編：運動療法学各論　高齢者の機能障害に対する運動療法．文光堂；2010．p.30-100[15]の内容をもとに作成）

持久力トレーニング，歩行練習

　持久力トレーニングの運動処方は，最大酸素摂取量が基準であるが，Karvonen法（**表11**）[15]（カルボーネン）で簡易に目標心拍数が求められる．歩行では運動中の心拍数が100〜120回/分程度で，心拍予備能（心拍予備能＝最大心拍数−安静時心拍数）の40〜50％が中等度の運動強度となる．最近では高齢者の高強度持久力トレーニングが推奨されている（**表12**）[44]．

バランス練習

　高齢者のバランス練習の効果については数多くの報告があるが，適切な量や頻度のガイドラインは示されていない．トレーニングの量（強度）を増やすよりも，難易度を徐々に上げてい

くことが推奨されている（**表13**）[15]．

他職種協働による包括的な介入

　運動器不安定症には，運動を中心としたプログラムに加えて包括的な介入が必要である．

　内的要因への対応では，筋力を増やすための栄養指導や，関節可動域を増やし柔軟性やバランス能力の向上，体の重心や位置，運動方向の把握などの固有感覚の向上，視力を強化するための眼鏡などの使用，起立性低血圧状態を引き起こさない起居動作前後の準備や服薬管理，認知障害やうつ病などの精神疾患への対処，服薬状況や副作用などの時間的配慮，関節炎への治療も重要である．

　外的要因への対応では，屋内の履物や靴・補

助具の選定，床材や絨毯の変更などの家屋内の環境整備，屋内外の障害物の除去や安全な動線の確保，照明などによる視認しやすさへの工夫，階段の手すり設置や段差の低減，風呂や脱衣所，ベッド周囲での補助具使用，履物の選定やヒールやフレア加工，庭先や屋外での移動訓練などを行う．

本人や家族だけでなく，医師や他の職種と協力した包括的な介入によって，さらにプログラム効果を高める．

■ 引用文献

1) 厚生労働省大臣官房統計情報部：平成26年グラフでみる世帯の状況―国民生活基礎調査（平成25年）の結果から． http://www.mhlw.go.jp/toukei/list/dl/20-21-h25.pdf

2) 日本整形外科学会：「運動器不安定症」とは． https://www.joa.or.jp/public/locomo/mads.html

3) ロコモチャレンジ！推進協議会：ロコモティブシンドローム啓発サイト．「ロコモ」を知ろう． https://locomo-joa.jp/locomo/01.html

4) 中村耕三：超高齢社会とロコモティブシンドローム．日整会誌 2009；82：1-2.

5) 伊藤博元：運動器不安定症の診断基準．クリニシアン 2007；54（559）：587-91.

6) 原田 敦：ロコモティブシンドロームにおけるサルコペニアの位置付け．日本老年医学会． https://www.jpn-geriat-soc.or.jp/press_seminar/report/seminar_02_04.html

7) 葛谷雅文：老年医学における Sarcopenia & Frailty の重要性．日老医誌 2009；46（4）：279-85.

8) 星野雄一：運動器不安定症（MADS：マーズ）．第53回日本老年医学会学術集会記録（教育講演）．日老医誌 2011；48（6）：630-2.

9) Doherty TJ：Invited review：Aging and sarcopenia．J Appl Physiol（1985）2003；95（4）：1717-27.

10) Bohannon RW：Hand-grip dynamometry predicts future outcomes in aging adults．J Geriatr Phys Ther 2008；31（1）：3-10.

11) スポーツ庁：平成28年度体力・運動調査結果の概要及び報告書について． http://www.mext.go.jp/sports/b_menu/toukei/chousa04/tairyoku/kekka/k_detail/1396900.htm

12) Janssen I，Heymsfield SB，Wang ZM，et al.：Skeletal muscle mass and distribution in 468 men and women aged 18-88 yr．J Appl Physiol（1985）2000；89（1）：81-8.

13) 加藤宗規，山崎裕司，柊 幸伸ほか：ハンドヘルドダイナモメーターによる等尺性膝伸展筋力の測定―固定用ベルトの使用が検者間再現性に与える影響．総合リハ 2001；29（11）：1047-50.

14) Bohannon RW：Reference values for extremity muscle strength obtained by hand-held dynamometry from adults aged 20 to 79 years．Arch Phys Med Rehabil 1997；78（1）：26-32.

15) 市橋則明編：運動療法学各論 高齢者の機能障害に対する運動療法．文光堂；2010. p.30-100.

16) 村山正博：日本人の運動時呼吸循環指標の標準値．Jpn Circ J 1992；56：1514-23.

17) Butland RJ，Pang J，Gross ER，et al.：Two-, six-, and 12-minute walking tests in respiratory disease．Br Med J（Clin Res Ed）1982；284（6329）：1607-8.

18) King MB，Judge JO，Whipple R，et al.：Reliability and responsiveness of two physical performance measures examined in the context of a functional training intervention．Phys Ther 2000；80（1）：8-16.

19) Harada ND，Chiu V，Stewart AL：Mobility-related function in older adults：assessment with a 6-minute walk test．Arch Phys Med Rehabil 1999；80（7）：837-41.

20) Enright PL，McBurnie MA，Bittner V，et al.：The 6-min walk test：a quick measure of functional status in elderly adults．Chest 2003；123（2）：387-98.

21) 文部科学省：平成20年度体力・運動能力調査結果統計表． http://www.mext.go.jp/b_menu/houdou/21/10/attach/1285568.htm

22) Bohannon RW，Larkin PA，Cook AC，et al.：Decrease in timed balance test scores with aging．Phys Ther 1984；64（7）：1067-70.

23) Duncan PW, Studenski S, Chandler J, et al.：Functional reach：predictive validity in a sample of elderly male veterans. J Gerontol 1992；47（3）：M93-8.

24) Isles RC, Choy NL, Steer M, et al.：Normal values of balance tests in women aged 20-80. J Am Geriatr Soc 2004；52（8）：1367-72.

25) Bohannon RW：Comfortable and maximum walking speed of adults aged 20-79 years：reference values and determinants. Age Ageing 1997；26（1）：15-9.

26) Podsiadlo D, Richardson S：The timed "Up & Go"：a test of basic functional mobility for frail elderly persons. J Am Geriatr Soc 1991；39（2）：142-8.

27) Shumway-Cook A, Brauer S, Woollacott M：Predicting the probability for falls in community-dwelling older adults using the Timed Up & Go Test. Phys Ther 2000；80（9）：896-903.

28) Koyano W, Shibata H, Nakazato K, et al.：Measurement of competence：reliability and validity of the TMIG Index of Competence. Arch Gerontol Geriatr 1991；13（2）：103-16.

29) 古谷野亘ほか：地域老人における活動能力の測定—老研式活動能力指標の開発. 日本公衆衛生雑誌 1987；34（3）：109-14.

30) 古谷野亘ほか：老研式活動能力指標の交差妥当性—因子構造の不変性と予測的妥当性. 老年社会科学 1992；14：34-42.

31) 古谷野亘ほか：地域老人の生活機能—老研式活動能力指標による測定値の分布. 日本公衆衛生雑誌 1993；40（6）：468-74.

32) Baker PS, Bodner EV, Allman RM：Measuring life-space mobility in community-dwelling older adults. J Am Geriatr Soc 2003；51（11）：1610-4.

33) 日本理学療法士協会：平成19年度老人保健事業推進費等補助金事業 介護予防事業における運動器の機能向上と生活空間等に関する調査研究事業報告書. Elderly Status Assessment Set（E-SAS）による評価の意義と有用性. 2008.

34) Fiatarone MA, Marks EC, Ryan ND, et al.：High-intensity strength training in nonagenarians. Effects on skeletal muscle. JAMA 1990；263（22）：3029-34.

35) 池添冬芽, 市橋則明：デトレーニングおよびリトレーニングが在宅高齢者の運動機能に及ぼす影響. 理学療法学 2007；34（Suppl 2）：332.

36) Trappe S, Williamson D, Godard M：Maintenance of whole muscle strength and size following resistance training in older men. J Gerontol A Biol Sci Med Sci 2002；57（4）：B138-43.

37) Hasegawa R, Islam MM, Lee SC, et al.：Threshold of lower body muscular strength necessary to perform ADL independently in community-dwelling older adults. Clin Rehabil 2008；22（10-11）：902-10.

38) 浅川康吉, 池添冬芽, 羽崎 完ほか：高齢者における下肢筋力と起居・移動動作能力の関連性. 理学療法学 1997；24（4）：248-53.

39) Ikezoe T, Asakawa Y, Shima H, et al.：Physical function screening of institutionalized elderly women to predict their risk of falling. J Phys Fit Sports Med 2009；58（5）：489-98.

40) Ikezoe T, Asakawa Y, Hazaki K, et al.：Muscle strength and muscle endurance repuired for independent walking in the elderly. J Phys Ther Sci 1997；9（1）：19-22.

41) Rhea MR, Alvar BA, Burkett LN, et al.：A meta-analysis to determine the dose response for strength development. Med Sci Sports Exerc 2003；35（3）：456-64.

42) Mazzeo RS, Tanaka H：Exercise prescription for the elderly：current recommendations. Sports Med 2001；31（11）：809-18.

43) Vincent KR, Braith RW, Feldman RA, et al.：Resistance exercise and physical performance in adults aged 60 to 83. J Am Geriatr Soc 2002；50（6）：1100-7.

44) Nelson ME, Rejeski WJ, Blair SN, et al.：Physical activity and public health in older adults：recommendation from the American College of Sports Medicine and the American Heart Association. Circulation 2007；116（9）：1094-105.

第1章 運動器

11. サルコペニア
sarcopenia

> **key point** ▶▶ サルコペニアに対するリハビリテーションにおいて理学療法士に求められることは，筋肉量の増加や筋力と身体機能の改善を目的とした運動療法の実施，栄養状態が低下している場合には，筋肉量と身体機能の維持を目的とした運動療法の実施である．さらに，医師や管理栄養士が栄養負荷量を決定する際には，運動強度と運動時間に関する情報を提供することが求められる．施設や在宅の環境では，低栄養やサルコペニアの存在やリスクを見逃さず，適切な栄養管理を受けることができるように情報を提供し，調整することが重要である．

概要と病態

■ 病態

サルコペニアは，加齢に伴う筋肉量減少を意味する言葉として 1989 年に提唱された[1,2]．2010 年に，European Working Group on Sarcopenia in Older People（EWGSOP）は，「サルコペニアは，身体的な障害や生活の質の低下，および死などの有害な転帰のリスクを伴うものであり，進行性および全身性の骨格筋量および骨格筋力の低下を特徴とする症候群である」と定義した[3,4]．

サルコペニアの発生機序は，筋蛋白質の合成と分解のバランスが崩れ，筋蛋白質の分解量が合成量を上回ったときに筋肉量の減少が生じ，それが筋力や身体機能の低下につながると考えると理解しやすい．ヒトにおいて，筋蛋白質は常に合成と分解が行われているが，通常ではそのバランスが保たれているため筋肉量が維持される．しかし，加齢に伴って，筋蛋白質の合成にかかわる因子が低下・減少し，逆に筋蛋白質の分解にかかわる因子が亢進・増加するため，筋肉量は徐々に低下していく（**図1**）[5]．この加

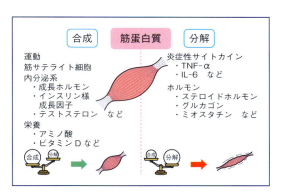

図1　筋蛋白質の合成と分解にかかわる因子の概念図

筋蛋白質の合成と分解のバランスが合成に傾くと，筋蛋白質量は増える．逆に，分解に傾くと，筋肉量は減少する．加齢によって，筋蛋白質の分解にかかわる因子が増加・亢進しやすいため，高齢者では筋肉量が低下しやすいと考えられている．
（山田　実：サルコペニア―予防と改善．理学療法学 2013；40〈8〉：580-2[5] を参考に作成）

齢に伴う変化は，身体活動量の低下や栄養障害，疾患の影響でさらに加速される．EWGSOP は，このサルコペニアの発生機序をもとに，サルコペニアを大きく一次性と二次性に分類している[3,4,6]（**表1**）．

表1　原因によるサルコペニアの分類

一次性サルコペニア
●加齢以外に明らかな原因がないもの
二次性サルコペニア
●活動性 ・寝たきり，不活発，生活リズムの乱れ，無重力状態などが原因となりうるもの
●疾患性 ・侵襲，急性疾患：手術，外傷，熱傷，急性感染症など ・慢性疾患，慢性炎症：がん，慢性心不全，慢性腎不全，慢性呼吸不全，慢性肝不全，膠原病，慢性感染症など ・原疾患：筋萎縮性側索硬化症，多発性筋炎，甲状腺機能亢進症など
●栄養性 ・吸収不良，消化管疾患，および薬剤使用に伴うエネルギーかつ/または蛋白質摂取量不足に起因するもの

表2　サルコペニアの診断（EWGSOP）

1. 筋肉量の低下
2. 筋力の低下
3. 身体機能の低下

1を満たし，かつ2または3を満たす場合にサルコペニアと診断する．

（Cruz-Jentoft AJ, et al.：Sarcopenia：European consensus on definition and diagnosis：Report of the European Working Group on Sarcopenia in Older People. Age Ageing 2010；39〈4〉：412-23[3]，厚生労働科学研究補助金〈長寿科学総合研究事業〉高齢者における加齢性筋肉減弱現象〈サルコペニア〉に関する予防対策確立のための包括的研究　研究班：サルコペニア―定義と診断に関する欧州関連学会のコンセンサス―の監訳．日老医誌 2012；49〈6〉：788-805[4]の内容をもとに作成）

> **注意**
> 実際には，加齢による影響だけでなく，栄養摂取量が低下していたり，併存疾患を有していたりするなど，複数の原因からサルコペニアが生じていることが少なくない．

■診断・重症度分類

EWGSOPでは，筋肉量の低下が存在し，かつ筋力または身体機能の低下が生じている場合をサルコペニアと診断することを推奨している（**表2**）[3,4]．

サルコペニアの正式な重症度分類は作成されていないが，EWGSOPは概念的な重症度の分類として，プレサルコペニア，サルコペニア，重症サルコペニアの3段階の分類を提唱している（**表3**）[3,4]．

実際のサルコペニアの診断は，**図2**[3,4]に示した診断アルゴリズムに従って行う．この際，各項目の正常あるいは低下を判断する基準

表3　サルコペニアの段階（EWGSOP）

段階	筋肉量	筋力	身体機能
プレサルコペニア	低下	正常	正常
サルコペニア	低下 かつ	低下 または	低下
重症サルコペニア	低下 かつ	低下 かつ	低下

EWGSOPから提唱されているが，この段階は概念的なものであり，正式な重症度の分類ではないことに注意する．
（Cruz-Jentoft AJ, et al.：Sarcopenia：European consensus on definition and diagnosis：Report of the European Working Group on Sarcopenia in Older People. Age Ageing 2010；39〈4〉：412-23[3]，厚生労働科学研究補助金〈長寿科学総合研究事業〉高齢者における加齢性筋肉減弱現象〈サルコペニア〉に関する予防対策確立のための包括的研究　研究班：サルコペニア―定義と診断に関する欧州関連学会のコンセンサス―の監訳．日老医誌 2012；49〈6〉：788-805[4]の内容をもとに作成）

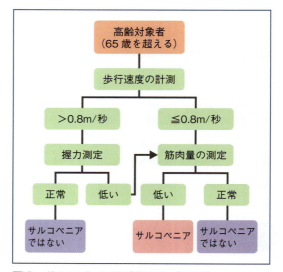

図2　サルコペニアの診断アルゴリズム

（Cruz-Jentoft AJ, et al.：Sarcopenia：European consensus on definition and diagnosis：Report of the European Working Group on Sarcopenia in Older People. Age Ageing 2010；39〈4〉：412-23[3]，厚生労働科学研究補助金〈長寿科学総合研究事業〉高齢者における加齢性筋肉減弱現象〈サルコペニア〉に関する予防対策確立のための包括的研究　研究班：サルコペニア―定義と診断に関する欧州関連学会のコンセンサス―の監訳．日老医誌 2012；49〈6〉：788-805[4]を参考に作成）

表4　アジア人用のカットオフ値

基準	指標	カットオフ値
筋肉量	DXA法 SMI[*1] BIA法 SMI[*2]	男性　7.0 kg/m² 女性　5.4 kg/m² 男性　8.87 kg/m² 女性　6.43 kg/m²
筋力	握力	男性　<26 kg 女性　<18 kg
身体機能	SPPB合計点 快適歩行速度	<9点 <0.8 m/秒

*1：SMI= ASM［kg］/ 身長の2乗［m²］
*2：SMI ＝予測全身骨格筋量［kg］/ 身長の2乗［m²］
SMI：skeletal muscle mass index（骨格筋量指標），
ASM：appendicular skeletal muscle mass（体肢骨格筋量），DXA：dual energy X-ray absorptiometry（二重エネルギーX線吸収測定法），BIA：bioelectrical impedance analysis（生体電気インピーダンス法），SPPB：Short Physical Performance Battery.
（詳細は，文献7を参照のこと）

（カットオフ値）をどのように設定するかによって，診断結果が変わることに注意する．Asian Working Group for Sarcopenia（AWGS）が提唱したアジア人用のカットオフ値を**表4**に示す[7]．

覚えておこう

サルコペニアは2016年に『国際疾病分類（第10版）』に診断名として登録された．これは，サルコペニアが正式に疾病として認められたことを示しており，世界的にもサルコペニアの予防や治療の重要性が示された．現在では，サルコペニアの診断は機器がそろっている環境でしか行えないことが問題となっており，簡易的な診断を可能にするための質問紙票の開発と，信頼性および妥当性の検討が進められている．

疫学

AWGSによるカットオフ値を用いて診断を行った場合，アジア地域の一般高齢者におけるサルコペニアの有病率は4.1〜11.5％であった[8]．AWGSのカットオフ値を用いた日本の地域在住高齢者949人を対象とした研究では，サルコペニアの有病率は男性9.6％，女性7.7％で

あった[9]．また，有病率は加齢に従って増加するが，85歳を過ぎると男女ともに低下していた．

注意！

EWGSOPのカットオフ値を用いた場合のサルコペニアの有病率は，日本の地域在住高齢者における10〜20％程度と増加する[8,10]．

サルコペニアの有病率は，リハビリテーションを実施中の高齢者においては約40％，大腿骨近位部骨折患者においては約70％であるという報告もある[11]．

■予後

高齢者におけるサルコペニアと有害事象の関連を検討した最新のシステマティックレビューでは，サルコペニアを有している高齢者と有していない高齢者とを比較して，死亡のオッズ比（95％信頼区間）が3.596（2.957〜4.373），機能低下のオッズ比が3.034（1.799〜5.118）であり[12]，サルコペニアが死亡や機能低下のリスク因子であることが示唆された．

また，サルコペニアは骨粗鬆症や転倒と関連することも明らかにされている[8]．加えて，がんや心疾患，呼吸器疾患などにおけるサルコペニアの重要性や[8]，サルコペニアが胃腸・肝胆道系悪性腫瘍の術後における死亡リスクを増加させることが明らかにされている[13]．

■治療

サルコペニアに対する治療の基本は，運動療法と栄養療法である．薬物療法が行われる場合もあるが効果は限定的であり，サルコペニアに対する確立された治療法は今のところ存在しない[14,15]．サルコペニアに対する有効な治療法のエビデンスの構築は早急の課題である．

原因が明らかである二次性サルコペニアの場合は，原因に対する治療および対処法が最も重要になる．

■ 11. サルコペニア

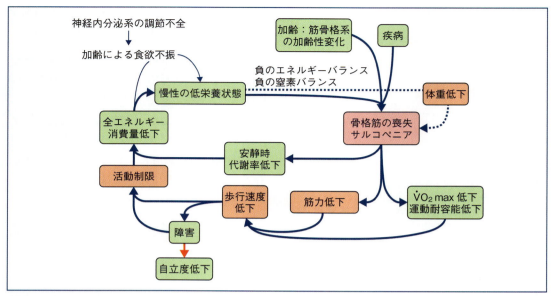

図3 フレイルサイクルをもとに考えるサルコペニアの障害像
$\dot{V}O_2$ max：最大酸素摂取量．
(Fried LP, et al.：Frailty in older adults：evidence for a phenotype. J Gerontol A Biol Sci Med Sci 2001；56〈3〉：M146-56[16])
を参考に作成)

■障害像

サルコペニアの障害像は，Friedらが提唱したフレイルサイクルをもとに考えると理解しやすい（**図3**)[16]．このサイクルによると，加齢による骨格筋系の変化，内分泌機能の変化や疾病によってサルコペニア（骨格筋の喪失，筋力および身体機能の低下）が引き起こされる．そして，サルコペニアによって活動制限や障害が発生し，生活自立度を低下させ，これがさらに栄養状態の悪化につながる．慢性的な低栄養状態は，体重低下や骨格筋の喪失を引き起こし，サルコペニアをさらに悪化させるという負のサイクルが生じる．このサルコペニアの負のサイクルを止めるには，骨格筋の増加や筋力および身体機能の向上を目指すだけでなく，疾病管理や栄養状態の管理，活動・参加レベルへのはたらきかけが必要であることが容易に想像できる．

理学療法・リハビリテーションの評価

サルコペニアの評価の基本は，診断と同様に筋肉量，筋力，身体機能の評価である．加えて，サルコペニアの原因に関する情報を十分に収集し，栄養状態を把握する必要がある．また，活動・参加レベル，環境因子の評価も必要に応じて行う．**図4**にサルコペニアに対する評価と介入の流れと，一連の流れにおける理学療法士の役割を示す[3, 4, 6, 11, 14, 15, 17]．

筋肉量
筋肉量の評価のゴールドスタンダードはCTとMRIであるが，検査実施にかかる費用や放射線被曝などのため日常診療に用いることは現実的ではない．DXA (dual energy X-ray absorptiometry；二重エネルギーX線吸収測定法) やBIA (bioelectrical impedance analysis；生体電気インピーダンス法) は，その代替手段として利用可能である．また，これらの検査が実施

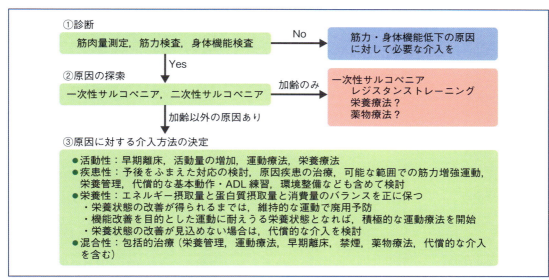

図4 サルコペニアに対する評価と介入の流れ
理学療法士は，サルコペニアの診断における筋力検査や身体機能検査の補助や実施，原因探索における身体活動やADLの評価，介入における早期離床や廃用予防，運動療法，ADL練習を行うことが求められる．また，エネルギーおよび蛋白質摂取量を検討する際に，運動療法や身体活動の強度，時間に関して情報提供を行うことや，運動療法の効果判定，ADLレベルや必要な環境整備に関する情報提供なども求められる．

困難な場合には，身体測定や筋肉量指数の予測式を用いて筋肉量を予測することもできる．**表5**に，筋肉量の評価方法の一例を示す[3,4,17-20]．これらから算出したSMI（skeletal muscle mass index；骨格筋量指標）が**表4**に示したカットオフ値を下回った場合に，筋肉量の低下ありと判断する．

> **注意！**
> **表5**の予測式は，日本人を対象に作成された予測式である．実際の論文には，1変数，2変数による予測式も掲載されている．詳細は文献20を参照のこと．

筋力

筋力は，基本的に握力で評価する（**表5**）．握力測定は，測定方法を統一しやすくかつ簡便に実施可能であり，握力と全身の筋力や日常生活活動（activities of daily living：ADL）能力がよく関連するためである．文部科学省が作成した新体力テスト実施要項[21]では，Smedley（スメドレー）式握力計を用いた握力測定は，握力を左右交互に2回ずつ実施し，kg未満を切り捨てて記録する．その後，各々の良いほうの記録を平均し，kg未満を四捨五入することで握力を算出するとしている．

その他の筋力検査として，膝伸展筋力の測定は，測定機器がない場所では実施できず，使用する機器や測定方法の違い，再現性などの問題点がある．膝伸展筋力など，握力以外の指標を用いて筋力低下の有無を判定する場合は，各々のカットオフ値を示した論文の方法に準じて検査を実施する必要がある．

身体機能

身体機能の評価は，歩行速度[3,4]やShort Physical Performance Battery（SPPB）[22]，Timed Up and Go（TUG）テスト[3,4]などを用いて実施する（**表5**）．サルコペニアの診断における歩行速度の計測は，一般的に「快適」歩行速度にて4m，6mの歩行路を用いて行われる．また，

■ 11. サルコペニア

表5 サルコペニアにおける筋肉量, 筋力, 身体機能の評価方法の例

項目	評価方法	具体的な評価指標
筋肉量	コンピュータ画像診断 (CT)	●TPA：L3またはL4レベルでの両側の大腰筋の横断面積[17] ●骨格筋量指数：TPA/身長^2 [17]
	二重エネルギーX線吸収測定法（DXA法）	●SMI：ASM [kg]/身長の2乗 [m]^2 [3,4]
	生体電気インピーダンス法（BIA法）	●SMI：予測全身骨格筋量 [kg]/身長の2乗 [m]^2 [3,4]
	身体測定	●下腿最大周径：成人；男性＜34 cm，女性＜33 cm[18] 　入院中の高齢者；男性＜30 cm，女性＜29 cm[19]
	予測式[20]	●成人男性SMI[kg/m^2]＝0.326×BMI－0.047×腹囲－0.011×年齢＋5.135 　（n＝187，年齢：41歳以上，R^2＝0.68） ●成人女性SMI[kg/m^2]＝0.156×BMI＋0.044×握力－0.010×腹囲＋2.747 　（n＝679，年齢：41歳以上，R^2＝0.57）
筋力	握力測定	●両手で2回ずつ測定し，それぞれの良い結果を合計し，2で割ることで平均値を算出
	膝伸展筋力	●ハンドヘルドダイナモメータや専門の機器を使用して計測
身体機能	簡易身体能力バッテリー (SPPB)[22]	●立位バランス，5回起立着座試験，4m歩行試験から構成される．各項目を0～4点で採点し，合計点を求める
	通常歩行速度	●通常歩行速度を算出する．コースは4m，6mなど報告によって異なる[3,4]
	Timed Up and Go (TUG) テスト	●椅子から立ち上がる，短い距離を歩いて向きを変える，もとの場所に戻り椅子に座る，この一連の動作を完了するのに要する時間を計測する[3,4]

TPA：total psoas area, ASM：appendicular skeletal muscle mass（体肢骨格筋量）, SMI：skeletal muscle mass index（骨格筋量指標）, BMI：body mass index, SPPB：Short Physical Performance Battery.

カットオフ値を示した論文ごとに加速路の有無やストップウォッチを押すタイミングが違う場合があるため，実際に検査を行う場合は必ずもとの論文を確認する．

TUGテストも同様に，快適速度で行われていることが多い．テストを快適速度か最大速度で行うかによって結果は大きく異なるため，こちらも同様に参照するカットオフ値を示した論文の測定方法を確認することが必要である．

サルコペニアの原因に関する情報収集

サルコペニアの原因に関する情報を収集し，栄養状態や活動・参加レベル，環境因子を評価する．ここでは，二次性サルコペニアの原因疾患の機能予後が非常に重要になる．それは，その原因疾患の機能予後によって，サルコペニアの改善を目的とした積極的な運動療法と栄養療法の実施が可能なのか，または現状維持を目的に，主としてADLや参加，環境因子に対する

介入を行うべきなのかが決まるためである．

活動性のサルコペニアでは，安静度，運動習慣，過去数か月間の身体活動の経過などに関する情報を収集し，身体活動量を測定する．計測機器がない場合には，質問紙票を代替手段として用いてもよい．

疾患性のサルコペニアでは，原疾患や併存症，現在の治療内容，疾患の機能予後（**図5**）[23]に関する情報を収集する．例えば，急性疾患では，一時的な栄養状態の悪化や筋萎縮，筋力および身体機能の低下が避けられない場合があるが，多くの場合，機能予後は良好であり，積極的な運動療法と栄養療法の適応になりやすい．しかし，慢性の進行性疾患で重症度が高い場合，予後は悪く，積極的な介入よりも代償的な介入が適応となる場合もある．栄養性のサルコペニアの評価に関しては後述する．

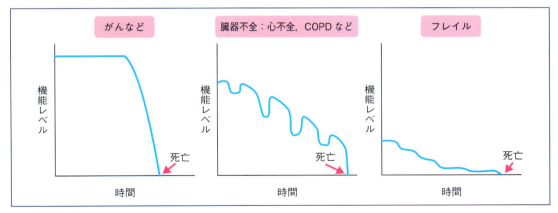

図5 代表的な疾患の機能予後
疾患ごとに機能予後が異なるため，サルコペニアの原因疾患が何かによって，積極的な介入が可能かどうかが異なることを十分念頭において評価する．また，がん患者，慢性疾患患者，フレイルをもつ患者などでは健常高齢者と比較して，身体活動が低下することが明らかになっている．したがって，理学療法が処方となった時点ですでに，身体活動の低下が生じている可能性や，活動低下による廃用が生じている可能性があることを考慮する．
COPD：chronic obstructive pulmonary disease（慢性閉塞性肺疾患）．
（Lunney JR, et al.：Profiles of older medicare decedents. J Am Geriatr Soc 2002；50〈6〉：1108-12[23]を参考に作成）

栄養状態

　理学療法士が栄養状態を詳細に評価することは少ないため，医師や管理栄養士などから栄養状態に関して情報を収集することは重要である．理学療法士として最低限把握しておきたい内容としては，これまでの栄養状態の経過，現時点でのエネルギーおよび蛋白質バランス（それぞれの摂取量と消費量の比），現状からエネルギーおよび蛋白質摂取量の増加が可能かどうかの3点である．

　実際には，**表6**[24,25]に示した栄養状態の指標のなかで取得可能なものを用いて，栄養状態のこれまでの経過と現状を把握する．このなかで最も重要な項目は体重減少率である[25]．栄養状態の総合的・包括的な評価としては，簡易栄養状態評価表（Mini Nutritional Assessment-Short Form：MNA®）などの評価バッテリーが有用である[25]．

> **覚えておこう**
> MNA®は無料でダウンロード可能であり，特別な機器を必要としないため，医療機関以外でも容易に実施可能である．

表6 栄養状態の指標の例

1. 体重減少率

期間	軽度〜中等度	中等度以上
1か月	5%未満	5%以上
3か月	7.5%未満	7.5%以上
6か月	10%未満	10%以上

2. 身体組成

指標	判定基準
BMI	WHOの基準 低体重（Underweight）：<18.5 正常範囲（Normal range）：18.5〜24.9 前肥満（Pre-obese）：25.0〜29.9 肥満Ⅰ度（Obese classⅠ）：30.0〜34.9 肥満Ⅱ度（Obese classⅡ）：35.0〜39.9 肥満Ⅲ度（Obese classⅢ）：40≦
標準体重比 （％IBW）	栄養状態が軽度低下：80〜89 中等度低下：70〜79 高度低下：<70

3. 血液検査

	低栄養基準値	半減期
アルブミン	3.5 g/dL未満	17〜23日
プレアルブミン	10 mg/dL未満	1.9日
トランスフェリン	200 mg/dL未満	7〜10日
レチノール結合蛋白	3.0 mg/dL未満	0.5日
血清総コレステロール	150 mg/dL未満	

（大荷満生：高齢者の栄養評価．静脈経腸栄養 2007；22〈4〉：439-45[24]，日本老年医学会作成委員会：健康長寿診療ハンドブック―実地医家のための老年医学のエッセンス．日本老年医学会；2011．p.48-53[25]の内容をもとに作成）

11. サルコペニア

表7　高齢者（70歳以上）の推定エネルギー必要量

身体活動レベル	男性			女性		
	Ⅰ	Ⅱ	Ⅲ	Ⅰ	Ⅱ	Ⅲ
エネルギー消費量（kcal/日）	1,850	2,200	2,500	1,500	1,750	2,000

身体活動レベル（physical activity level：PAL）＝エネルギー消費量/基礎代謝量
本表における身体活動レベルは，以下のとおりに分類されている．
- Ⅰ（低い）：PAL 1.50（1.40〜1.60）．生活の大部分が座位で，静的な活動が中心．
- Ⅱ（普通）：PAL 1.75（1.60〜1.90）．座位中心の仕事だが，職場内での移動や立位での作業・接客など，あるいは通勤・買い物・家事・軽いスポーツなどのいずれかを含む場合．
- Ⅲ（高い）：PAL 2.00（1.90〜2.20）．移動や立位の多い仕事への従事者．あるいは，スポーツなど，余暇における活発な運動習慣をもっている場合．

（「日本人の食事摂取基準〈2015年版〉」策定検討会：「日本人の食事摂取基準〈2015年版〉」策定検討会報告書．2014．p.373-96[26]より抜粋）

　管理栄養士や看護師などから，現在のエネルギー・蛋白質摂取量に関する情報を入手し，現在の疾患の状態や活動レベルで必要となるエネルギー・蛋白質摂取量に足りているかどうかを評価する．必要エネルギー摂取量の予測には，「日本人の食事摂取基準（2015年版）」策定検討会報告書に記載されたエネルギー摂取量の目安を活用できる（**表7**）[26]．また，『静脈経腸栄養ガイドライン（第3版）』[27]では，初回のエネルギー投与量を体重1kgあたり25〜30 kcalを基準として，ストレスの程度に応じて増減させることを推奨しており，これも必要エネルギー摂取量の簡単な予測に有用である．Harris-Benedictの式を用いて基礎エネルギー消費量を予測し，それをLongの式（エネルギー消費量＝基礎代謝量×活動係数×ストレス係数）に当てはめて全エネルギー消費量を求める方法や，Weirの式を用いて安静時エネルギー消費量を予測する方法もある[27]．

　必要蛋白質摂取量に関しては，健常な高齢者では少なくとも体重1kgあたり1〜1.2 g/日，栄養障害のある，または栄養障害のリスクのある高齢者では少なくとも体重1kgあたり1.2〜1.5 g/日の蛋白質摂取が推奨されている[28]．よって，この数値をもとに必要蛋白質摂取量を予測することができる．

> **注意❗**
> 必要エネルギー・蛋白質摂取量は，個人差が大きいため，上述の予測方法はあくまで参考値として活用する．

活動・参加レベル

　活動・参加レベルの評価では，身体活動量に加えて，ADLの評価などを行う．サルコペニアにおける疾患特異的なADL評価法は存在しないため，高齢者における一般的なADLの評価法に従って行う．基本的なADLの評価には，Barthel indexやKatzのADL自立指標（Katz index of Independence in Activities of Daily Living），機能的自立度評価法（functional independence measure：FIM）を用いる．手段的ADLの評価には，Lawtonの手段的ADL尺度や老研式活動能力指標，基本チェックリスト，JST版活動能力指標（the Japan Science and Technology Agency Index of Competence）などを用いる．活動範囲の評価には，Life-Space Assessment（LSA）日本語版を用いる．社会的孤立のリスクの指標としてはLubben Social Network Scaleを，閉じこもりの程度の指標としては閉じこもりスクリーニング尺度などが活用できる．

嚥下機能

　嚥下機能の低下や嚥下障害は，栄養摂取量の

低下と栄養状態の悪化，誤嚥性肺炎などを引き起こし，二次性のサルコペニアの原因となるため，医師や言語聴覚士と協力して評価する．

認知機能，うつ状態

AWGSはサルコペニアの評価として，認知機能やうつ状態の評価も行うことを推奨している[7]．認知機能は，Mini-Mental State Examination（MMSE）やMontreal Cognitive Assessmentなどを用いて評価する．うつ状態は，Geriatric Depression Scale（GDS）やSelf-rating Depression Scale（SDS）などを用いて評価する．

QOL

サルコペニア特有の生活の質（quality of life：QOL）の評価法は開発されていない．よって，SF-36®（MOS〈Medical Outcome Study〉36-Item Short-Form Health Survey）などの一般的な評価バッテリーを用いて評価する．現状では，サルコペニアに対する治療がQOLに与える影響は明らかにされていないが，エビデンスの蓄積という視点からQOLの評価を行うことが必要である．

生活環境

必要に応じて，環境因子の評価として，歩行補助具や手すりの設置，ベッドの導入，トイレや浴室の改装などの必要性を評価する．環境因子の評価は，特に，機能予後が不良で代償的なアプローチが主となる患者において重要である．

理学療法・リハビリテーションプログラム

サルコペニアへの介入は，運動療法と栄養療法が主となり，必要に応じて薬物療法が行われる．

サルコペニアに対する介入の効果を検討した2本のシステマティックレビュー[14,15]では，どちらも運動療法は筋肉量，筋力，身体機能を改善するとの結論が得られている．

> **注意！**
> 上述した2本のシステマティックレビューで集められた論文の質は「低い〜とても低い」となっており，サルコペニアに対する有効な治療手段は十分に確立されていないのが現状である．

栄養療法は，運動療法と組み合わせた際に筋肉量，筋力，身体機能を改善する可能性があることが示唆されているが，一定の結論は得られていない．しかし，低栄養状態での過度な運動療法は，かえって筋蛋白質の分解を促進するため[6]，栄養状態を十分に考慮したうえで運動療法を行う必要がある．

薬物療法に関しては，現状ではその効果を示すエビデンスは得られておらず，有効な治療薬の開発が期待されている．

理学療法士としては，身体活動量や運動強度の変化を医師や管理栄養士に報告し，必要に応じてエネルギーおよび蛋白質摂取量の変更を検討してもらうことも重要である．

運動療法

理学療法プログラムは，運動療法を中心に行うが，それぞれの原因に合わせて介入する（**図4**参照）．**表8**に運動療法の強度を決定する際の目安を示す．

● 筋萎縮予防，機能維持を目的とした運動療法

栄養状態が不良またはエネルギー・蛋白質摂取量が不足，栄養状態が悪化している状態では，筋萎縮の予防と機能維持を目的とした運動療法を行う．これは，エネルギー摂取量が不足した状態で1日中，安静臥床で過ごすと，骨格筋の分解が加速されるためである[6]．この安静による骨格筋量の低下を避けるために，臥床時間の短縮や2〜3 METs（metabolic equivalents：代謝当量）未満の活動やADLを行う（**表9**）[29]．

● 筋肉量の増加，筋力・身体機能の向上を目的とした運動療法

筋肉量の増加と筋力および身体機能の向上を

表8　栄養状態を考慮した運動療法の組み立て方の例

栄養状態	悪化中	改善中
不良	●筋萎縮予防，機能維持を目的とする ●離床，2～3 METsの活動，ADLを中心に実施する	●筋萎縮予防，機能維持を目的とする ●離床，2～3 METsの活動，ADLを中心に実施する ●栄養状態の改善に合わせて，低強度の筋力増強運動を開始する
良好	●栄養状態の悪化が止まるまでは筋萎縮予防，機能維持を目的とする ●離床，2～3 METsの活動，ADLを中心に実施する ●強度の強い筋力増強運動は筋蛋白質分解を促進するおそれがある	●筋肉量，筋力，身体機能の向上を目的とする ●活動量の増加，活動強度の増加，中等度から高強度の筋力増強運動を積極的に行う

表9　3 METs未満の生活活動と運動の例

METs	生活活動と運動
生活活動	
1.8	立位（会話，電話，読書），皿洗い
2.0	ゆっくりした歩行（平地，非常に遅い＝53 m/分未満，散歩または家の中），料理や食材の準備（立位，座位），洗濯，子どもを抱えながら立つ，洗車・ワックスがけ
2.2	子どもと遊ぶ（座位，軽度）
2.3	ガーデニング（コンテナを使用する），動物の世話，ピアノの演奏
2.5	植物への水やり，子どもの世話，仕立て作業
2.8	ゆっくりした歩行（平地，遅い＝53 m/分），子ども・動物と遊ぶ（立位，軽度）
運動	
2.3	ストレッチ，全身を使ったテレビゲーム（バランス運動，ヨガ）
2.5	ヨガ，ビリヤード
2.8	座って行うラジオ体操

（厚生労働省：健康づくりのための身体活動基準2013[29]を参考に作成）

表10　筋肉量増加と筋力向上のそれぞれを目的としたレジスタンストレーニングの実施条件

条件	筋肉量増加	筋力向上
期間（週）	50～52	50～53
頻度（セッション/週）	3	2
強度（% 1 RM）	51～69	70～79
セット数（セット）	2～3	2～3
反復回数（回）	7～9	7～9
収縮時間（秒）	6.0	6.0
休憩時間（秒）	セット間120 反復間2.5	セット間60 反復間4.0

目指した運動療法としては，レジスタンストレーニングを中心に行う．サルコペニアにおいては，レジスタンストレーニングを最低3か月は継続して行うことと，身体活動を増加させることが推奨されている[14]．しかし，最も効果的なレジスタンストレーニングの実施条件は今のところ確立されていないため，高齢者で推奨されている実施条件に沿って行う．

　高齢者においてレジスタンストレーニングは，筋肉量の増加[30,31]と，筋力[31,32]および身体機能[31,32]の改善に効果があることが証明されている．表10に，システマティックレビュー[31]において推奨されている筋肉量増加と筋力向上にそれぞれ効果的とされているレジスタンストレーニングの実施条件を示す．

　最近では，低強度（<60% 1 RM〈1 repetition maximum：1回反復最大負荷〉）であっても，反復回数を増やすことによって高強度（>60% 1 RM）のレジスタンストレーニングと同等の効果が得られる可能性[33]や，低強度の筋力増強運動を血流阻害下（blood flow restriction：BFR）で行うことで，効果が増強する可能性が示唆されており[34]，高強度のレジスタンストレーニングが適応しにくい症例や環境においては，低強度のレジスタンストレーニングが代替手段になるといえる．

栄養療法

　積極的な栄養摂取が可能な場合には，1日200～750 kcalを目標にエネルギー・蛋白質摂

取量を増加する．蛋白質摂取量は，前述したように，体重に応じて摂取量を増加する．運動を伴わない過剰なエネルギー摂取は脂肪の蓄積につながるため，必ず運動療法と併用する．ただし，肥満のサルコペニアの場合には，摂取エネルギーを制限しながら，蛋白質を体重1kgあたり1g/日以上摂取するよう調整する．肥満の高齢者では，栄養管理に加えて，有酸素運動とレジスタンストレーニングを併用することで，身体機能の改善が得られやすく，さらに体重を低下させつつ筋肉量を維持することが可能である[6,35]．

　上述のような栄養療法を理学療法士が直接行うことはないが，運動量や時間に関して情報提供することで，エネルギーおよび蛋白質摂取量の調整に貢献する．仮に，管理栄養士などの専門職がいない環境であれば，ケアマネジャーなどを通じて栄養指導が受けられるように情報を提供し，相談することも必要である．

嚥下に対する介入

　嚥下機能の低下や嚥下障害が生じている場合は，医師や看護師，言語聴覚士などによる口腔ケアや嚥下訓練（直接訓練，間接訓練），食事形態の変更などを行う．

> **覚えておこう**
>
> 　日本栄養士会が作成した『地域における訪問栄養食事指導ガイド―管理栄養士によるコミュニティーワーク』[36] などを活用することも有用である．また，地域包括支援センターでは，栄養改善を目的とした地域支援事業を行っている．例えば，特定高齢者（要支援・要介護になる可能性のある65歳以上の高齢者）において低栄養のリスクがある高齢者は，専門職による栄養管理を通所や訪問で受けることが可能である．

活動・参加への介入

　生活期（維持期）または機能予後が不良な場合には，活動・参加レベルへの介入が重要になる．

　生活期では，可能な限り身体活動を良好に保つことで廃用性のサルコペニアの発生を予防することが求められる．「健康づくりのための身体活動基準2013」[29] やMETsごとの生活活動，運動の例を利用して指導し，外出の頻度を増やすように健康教室やサークル活動への参加などを勧める．機能予後が不良な場合には，筋肉量や筋力，身体機能を可能な限り維持するための栄養管理と運動療法を行うと同時に，自宅内の環境を整備し，公的なサービスを利用するなど，自立した生活を保つように介入する．

■ 引用文献

1) Rosenberg I：Summary comments：epidemiological and methodological problems in determining nutritional status of older persons. Am J Clin Nutr 1989；50：1231-3.

2) Rosenberg IH：Sarcopenia：origins and clinical relevance. J Nutr 1997；127（5 Suppl）：990S-991S.

3) Cruz-Jentoft AJ, Baeyens JP, Bauer JM, et al.：Sarcopenia：European consensus on definition and diagnosis：Report of the European Working Group on Sarcopenia in Older People. Age Ageing 2010；39（4）：412-23.

4) 厚生労働科学研究補助金（長寿科学総合研究事業）高齢者における加齢性筋肉減弱現象（サルコペニア）に関する予防対策確立のための包括的研究 研究班：サルコペニア―定義と診断に関する欧州関連学会のコンセンサス―高齢者のサルコペニアに関する欧州ワーキンググループの報告―の監訳. 日老医誌 2012；49（6）：788-805.

5) 山田　実：サルコペニア―予防と改善. 理学療法学 2013；40（8）：580-2.

6) 若林秀隆：サルコペニアと栄養療法―高齢者の栄養状態とQOL. 静脈経腸栄養 2014；29（3）：837-42.

7) Chen L, Liu LK, Woo J, et al.：Sarcopenia in Asia：consensus report of the Asian Working Grcup for Sarcopenia. J Am Med Dir Assoc 2014；15（2）：95-101.

8) Chen LK, Lee WJ, Peng LN, et al.：Recent Advances in Sarcopenia Research in Asia：2016 Update From the Asian Working Group for Sarcopenia. J Am Med Dir Assoc 2016；17（8）：767. e1-7.

9) Yuki A, Ando F, Otsuka R：Epidemiology of sarcopenia in elderly Japanese. J Phys Fitness Sports Med 2015：4（1）；111-5.

10) Yamada M, Nishiguchi S, Fukutani N, et al.：Prevalence of sarcopenia in community-dwelling Japanese older adults. J Am Med Dir Assoc 2013；14（12）：911-5.

11) Wakabayashi H, Sakuma K：Rehabilitation nutrition for sarcopenia with disability：a combination of both rehabilitation and nutrition care management. J Cachexia Sarcopenia Muscle 2014；5（4）：269-77.

12) Beaudart C, Zaaria M, Pasleau F, et al.：Health Outcomes of Sarcopenia：A Systematic Review and Meta-Analysis. PLoS One 2017；12（1）；e0169548.

13) Levolger S, van Vugt JL, de Bruin RW, et al.：Systematic review of sarcopenia in patients operated on for gastrointestinal and hepatopancreatobiliary malignancies. Br J Surg 2015；102（12）：1448-58.

14) Cruz-Jentoft AJ, Landi F, Schneider SM, et al.：Prevalence of and interventions for sarcopenia in ageing adults：a systematic review. Report of the International Sarcopenia Initiative (EWGSOP and IWGS). Age Ageing 2014；43（6）：748-59.

15) Yoshimura Y, Wakabayashi H, Yamada M, et al.：Interventions for Treating Sarcopenia：A Systematic Review and Meta-Analysis of Randomized Controlled Studies. J Am Med Dir Assoc 2017；18（6）：553. e1-553. e16.

16) Fried LP, Tangen CM, Walston J, et al.：Frailty in older adults：evidence for a phenotype. J Gerontol A Biol Sci Med Sci 2001；56（3）：M146-56.

17) Wakabayashi H, Sakuma K：Comprehensive Approach to Sarcopenia and Cachexia Treatment. Sakuma K：The Plasticity of Skeletal Muscle. Springer Verlag；2017. p.155-78.

18) Kawakami R, Murakami H, Sanada K, et al.：Calf circumference as a surrogate marker of muscle mass for diagnosing sarcopenia in Japanese men and women. Geriatr Gerontol Int 2015；15（8）：969-76.

19) Maeda K, Koga T, Nasu T, et al.：Predictive Accuracy of Calf Circumference Measurements to Detect Decreased Skeletal Muscle Mass and European Society for Clinical Nutrition and Metabolism-Defined Malnutrition in Hospitalized Older Patients. Ann Nutr Metab 2017；71（1-2）：10-5.

20) 真田樹義，宮地元彦，山本健太ほか：日本人成人男女を対象としたサルコペニア簡易評価法の開発．体力科學 2010：59（3）；291-302.

21) 文部科学省：新体力テスト実施要項（20歳～64歳対象）．
http://www.mext.go.jp/component/a_menu/sports/detail/__icsFiles/afieldfile/2010/07/30/1295079_03.pdf

22) Guralnik JM, Simonsick EM, Ferrucci L, et al.：A short physical performance battery assessing lower extremity function：association with self-reported disability and prediction of mortality and nursing home admission. J Gerontol 1994；49（2）：M85-94.

23) Lunney JR, Lynn J, Hogan C：Profiles of older medicare decedents. J Am Geriatr Soc 2002；50（6）：1108-12.

24) 大荷満生：高齢者の栄養評価．静脈経腸栄養 2007；22（4）：439-45.

25) 日本老年医学会作成委員会：栄養．日本老年医学会：健康長寿診療ハンドブック―実地医家のための老年医学のエッセンス．日本老年医学会；2011．p.48-53.

26) 「日本人の食事摂取基準（2015年版）」策定検討会：《参考資料1》対象特性 3高齢者．厚生労働省：「日本人の食事摂取基準（2015年版）」策定検討会報告書．2014．p.373-96.

27) 日本静脈経腸栄養学会編：栄養療法の進め方と評価．静脈経腸栄養ガイドライン．第3版．照林社；2013．p.139-76.

28) Deutz NE, Bauer JM, Barazzoni R, et al.：Protein intake and exercise for optimal muscle function with aging：recommendations from the ESPEN Expert Group. Clin Nutr 2014；33（6）：929-36.

29) 厚生労働省：健康づくりのための身体活動基準2013.
http://www.mhlw.go.jp/stf/houdou/2r9852000002xple.html

30) Peterson MD, Sen A, Gordon PM：Influence of resistance exercise on lean body mass in aging adults：a meta-analysis. Med Sci Sports Exerc 2011；43（2）：249-58.
31) Borde R, Hortobágyi T, Granacher U：Dose-Response Relationships of Resistance Training in Healthy Old Adults：A Systematic Review and Meta-Analysis. Sports Med 2015；45（12）：1693-720.
32) Liu CJ, Latham NK：Progressive resistance strength training for improving physical function in older adults. Cochrane Database Syst Rev 2009；（3）：CD002759.
33) Schoenfeld BJ, Grgic J, Ogborn D, et al.：Strength and hypertrophy adaptations between low-versus high-load resistance training：A systematic review and meta-analysis. J Strength Cond Res 2017. doi：10.1519/JSC.0000000000002200.
34) Hughes L, Paton B, Rosenblatt B, et al.：Blood flow restriction training in clinical musculoskeletal rehabilitation：a systematic review and meta-analysis. Br J Sports Med 2017；51（13）：1003-11.
35) Villareal DT, Aguirre L, Gurney AB, et al.：Aerobic or Resistance Exercise, or Both, in Dieting Obese Older Adults. N Engl J Med 2017；376（20）：1943-55.
36) 日本栄養士会：地域における訪問栄養食事指導ガイド―管理栄養士によるコミュニティーワーク． https://www.dietitian.or.jp/data/report/h26-2.pdf

脳血管

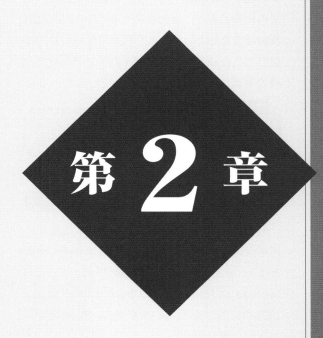

第2章　脳血管

1. 脳梗塞

brain infarction, cerebral infarction

> **key point ▶▶▶** 脳梗塞の理学療法およびリハビリテーションでは，介入時期を考慮することがポイントとなる．急性期では廃用症候群の予防を第一に考えた早期離床やセルフケア自立への取り組み，回復期では動作能力の最大限の回復と早期の社会復帰，維持期では獲得した動作能力の長期維持を目指してかかわる．

概要と病態

　日本の脳血管疾患の総患者数は117万9,000人，年間25万人程度が発症し[1]，1年間の死因の上位4番目[2]である（「誤嚥性肺炎（高齢者肺炎）」の項 **図1** 参照）．脳梗塞は，脳血管疾患患者の75.9％と大多数を占めている[3]．

　現在，脳血管疾患患者の入院時の症状は軽症化の傾向がみられ[4]，その要因には，危険因子の管理状況，抗血栓薬や脂質異常症治療薬の服薬状況などが影響している．脳血管疾患は，病巣の位置によって運動麻痺や感覚障害，高次脳機能障害など多彩な症状を残す可能性が高い疾患であるため，介護保険制度の区分である要介護に至った原因の第2位となっている[5]．

> **覚えておこう**
> 脳梗塞による後遺障害を軽減するために，発症早期から理学療法を実施していく．

■ 病態

　脳梗塞とは，脳実質に血液を供給する動脈の閉塞や狭窄により，その動脈の灌流領域が虚血となり，脳組織が壊死する病態である．National Institute of Neurological Disorders and Stroke（NINDS）は，脳梗塞の発症機序，臨床カテゴ

表1　脳梗塞の分類（発症機序による分類と臨床カテゴリー分類）

a. 発症機序による分類：脳血流の途絶機序
①血栓性（thrombotic）
②塞栓性（embolic）
③血行力学性（hemodynamic）
b. 臨床カテゴリー分類：血栓形成機序と動脈閉塞の部位
①アテローム血栓性梗塞（atherothrombotic infarction）
②心原性脳塞栓症（cardiogenic cerebral embolism）
③ラクナ梗塞（lacunar infarction）
④その他
c. 部位による症候
①内頚動脈
②中大脳動脈
③前大脳動脈
④椎骨脳底動脈
●椎骨動脈
●脳底動脈
●後大脳動脈

（Special report from the National Institute of Neurological Disorders and Stroke. Classification of cerebrovascular diseases Ⅲ. Stroke 1990；21〈4〉：637-76[6] より）

リー（病型）によって脳血管障害を分類している（**表1**）[6]．

発症機序による分類

●血栓性

　動脈硬化性病変によって血栓が形成されることや，粥腫の破綻，アテローム内出血により，血管内腔の狭窄や閉塞をきたす．

●塞栓性

　より近位部の動脈や心臓などに形成された血

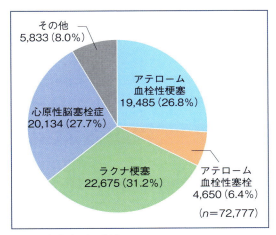

図1 臨床病型の割合
（荒木信夫ほか：脳卒中データバンク2015．中山書店；2015．p.18-9[3]より）

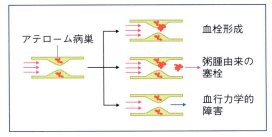

図2 アテローム血栓性梗塞のメカニズム

栓が，脳血管に流入して閉塞する．心腔内で形成された血栓や，上行大動脈壁あるいは主幹動脈の壁在血栓が遊離して生じることが多い．

●血行力学性

主幹動脈に閉塞または高度狭窄があっても，側副血行路を介して血流を保っていることがある．しかし，血圧や心拍出量の低下などの血行力学的な要因により，灌流領域の血流が保てなくなり発症する．

臨床カテゴリー分類

臨床カテゴリー分類は，以下の4つに分類される．各分類の発症割合を図1[3]に示す．

●アテローム血栓性梗塞

頸部の動脈や，頭蓋内主幹動脈に生じたアテローム（粥状）硬化によって引き起こされる脳梗塞で，粥腫により主幹動脈の内径が50％以上狭窄や閉塞した病態である．アテローム硬化のリスク因子には，高血圧，糖尿病，脂質異常症，喫煙歴，肥満などがある．

アテローム硬化の好発部位は，内頸動脈起始部・サイフォン部，中大脳動脈水平部，椎骨動脈起始部・遠位部，脳底動脈である．血管の狭窄や閉塞は徐々に進行するため，個人差はあるが側副血行路が発達していることが多い．その

ため，閉塞血管に対して梗塞巣が小さいことを臨床上経験する．

アテローム血栓性梗塞では，上述した3つの発症機序により脳梗塞が生じる可能性がある（図2）．つまり，①アテローム硬化の進展により血管そのものが閉塞するもの（血栓形成），②近位の動脈のアテローム硬化部位から血栓が遊離して末梢の血管を閉塞するもの（動脈原性梗塞〈artery to artery infarction〉）（粥腫由来の塞栓），③脳灌流圧の低下によって前大脳動脈，中大脳動脈，後大脳動脈の灌流領域の境界（分水嶺〈watershed〉）に梗塞巣を形成するもの（血行力学的障害）である．

●心原性脳塞栓症

心房細動や心不全などによって心臓内，特に左房に形成された血栓，あるいは卵円孔開存などの右左シャント疾患による静脈・右心系からの血栓により引き起こされる塞栓性の脳梗塞である．塞栓源のリスクのうち最も多い原因は心房細動であり，心原性脳塞栓症における心房細動の合併率は約7割である[7]．

心原性脳塞栓症は，他の臨床病型よりも重症化しやすく，予後が不良である．その要因の一つは，側副血行路の発達が少ないことがあげられる．アテローム血栓性梗塞とは異なり，血栓により突然，動脈がつまり，側副血行路を形成する時間がないため，閉塞した血管の支配領域に沿った皮質までを含む広範な梗塞巣となりやすい．2つ目に，出血性梗塞の頻度が高いこと

147

である．出血性梗塞とは，閉塞源の血栓が溶解し，破綻した血管への血流が再開することで梗塞巣へ漏出性出血を起こすことである．漏出性出血により，脳浮腫や圧排効果が増悪し，症状の悪化を招く．3つ目に，高齢発症例が多いことも影響している．その他の特徴としては，主幹動脈の閉塞では大梗塞になることが多い点と，複数の血管の閉塞による多発性梗塞となることである．

● ラクナ梗塞

穿通枝動脈の病変に起因する最大径1.5 cm未満の小梗塞である．穿通枝動脈は，脳内の主幹動脈（中大脳動脈，後大脳動脈，脳底動脈）から分岐した細い血管で，基底核や放線冠（中大脳動脈からの穿通枝），視床（後大脳動脈からの穿通枝）などの大脳深部や脳幹（脳底動脈からの穿通枝）などを灌流する．

ラクナ梗塞の原因は，高血圧による穿通枝動脈硬化である．そのメカニズムは，高血圧により穿通枝が脂肪硝子変性をきたし，中膜平滑筋細胞が増殖した結果，内腔が狭小化したり閉塞したりして虚血となる[8]．典型的なラクナ梗塞では，意識障害や高次脳機能障害を伴わない．

好発部位は，外側線条体動脈，視床穿通枝領域，前脈絡動脈，脳幹部である．

● その他

動脈解離，奇異性塞栓症，Trousseau症候群，血管炎，血液凝固異常を原因としたものがある．

■ 診断・重症度分類

診断

臨床病型の診断は，治療法の選択だけでなく，リハビリテーションを進めていくうえでも重要なポイントとなる．

梗塞巣の画像だけでなく，脳血管病変の評価，心疾患の有無などから総合的に診断される．臨床病型の分類で臨床上よく使用されるのはTOAST（Trial of Org 10172 in Acute Stroke Treatment）分類である（**表2**）[9]．診断に用いられる検査は，脳形態画像検査としてCT，MRI，脳血管画像としてMRA（magnetic resonance angiography），CTA（computed tomography angiography），脳血管造影検査，頸動脈超音波検査，心疾患や血栓の有無など心臓の検査として心臓超音波検査，心電図検査などがある．診断のための検査を**図3**[10]に示す．

表2　TOAST分類による診断基準

特徴	病型			
	アテローム血栓性	心原性	ラクナ梗塞	その他
臨床症状				
皮質症状 or 小脳症状	+	+	−	+/−
ラクナ症候群	−	−	+	+/−
画像所見				
皮質，小脳，脳幹 or 皮質下に＞1.5 cmの梗塞	+	+	−	+/−
皮質下 or 脳幹に＜1.5 cmの梗塞	−	−	+/−	+/−
検査				
主幹動脈に＞50%の狭窄	+	−	−	−
塞栓源となる心疾患	−	+	−	−
その他の異常	−	−	−	+

(Adams HP Jr, et al.：Classification of subtype of acute ischemic stroke. Definitions for use in a multicenter clinical trial. TOAST. Trial of Org 10172 in Acute Stroke Treatment. Stroke 1993；24〈1〉：35-41[9]の内容をもとに作成)

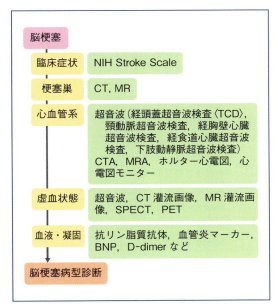

図3 脳梗塞の病型診断までの検査
(星野晴彦：脳梗塞の診断の変遷と現況. 日本臨牀 2016；74〈4〉：555-9[10]) より)
NIH：National Institute of Health（アメリカ国立衛生研究所），TCD：transcranial Doppler.

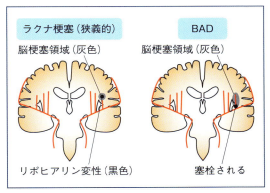

図4 BADの概念図
BADは，穿通枝の入口部の閉塞により，1本の穿通枝全体が梗塞に至る．

● **アテローム血栓性梗塞**

ポイントは，病巣側の頭蓋内・外の動脈の50％以上の狭窄である．MRAや頸動脈超音波検査により診断される．

● **心原性脳塞栓症**

ポイントは，塞栓源の同定である．心臓超音波検査により左房内血栓や卵円孔開存の有無を確認する．不整脈の評価も重要であるため，心電図検査を実施する．また，血液検査のBNP（brain natriuretic peptide；脳性ナトリウム利尿ペプチド）は，心原性脳塞栓症の診断に有用なバイオマーカーである[11]．

● **ラクナ梗塞**

ポイントは，画像検査による梗塞巣の部位と病変長の計測である．画像検査では，基底核や脳幹など穿通枝領域に限局し，病変長が1.5 cm未満の小梗塞であることが判断基準となる．レンズ核線条体動脈（lenticulostriate artery：LSA）領域などの基底核周囲の病変長は，MRIのスライス数から推測する．通常のMRI検査ではスライス厚5 mm，スライス間隔2 mmの条件での撮像となるため，ラクナ梗塞の基準である1.5 cm未満という条件では，2スライス以下の梗塞巣が該当する．

鑑別すべきものとして，同じ穿通枝領域の梗塞である分枝粥腫型梗塞（branch atheromatous disease：BAD）がある．BADは，Caplanが1989年に提唱した臨床病理学的な概念であり[12]，現在のところ脳梗塞の分類上の位置づけは明確になっていない．BADの臨床上の問題点は，ラクナ梗塞よりも神経脱落症状の進行性増悪を呈しやすいことである．ラクナ梗塞は穿通枝の末梢部の病変によって発症するのに対し，BADは穿通枝入口部がアテローム硬化性変化により閉塞し，穿通枝1本の支配領域全体に病巣が拡大する（**図4**）．

好発部位は，LSAと傍正中橋動脈（paramedian pontine artery：PPA）である．BADの診断基準を**表3**[13]に示す．入院後の増悪率は，LSA領域では非BAD群15.7％，BAD群30.1％，PPA領域では非BAD群9.4％，BAD群43.6％と報告され[14]，増悪率が高い．

重症度

急性期病院入院時に行う重症度評価として最

表3　BADの診断基準

共通	●主幹動脈に50%以上の高度狭窄・閉塞がない ●明らかな心塞栓源がない
LSA	●第3脳室レベルからMRI 3スライス以上の縦長の梗塞
PPA	●橋底部腹側に接する梗塞

（星野晴彦ほか：Branch atheromatous diseaseにおける進行性脳梗塞の頻度と急性期転帰．脳卒中 2011；33〈1〉：37-44[13]の内容をもとに作成）

表4　大脳，小脳の主な機能局在

部位	はたらき
前頭葉	●意欲，発動性，注意などの高次脳機能 ●運動性言語 ●随意運動の企画と実行
側頭葉	●聴覚情報の処理 ●言語理解 ●視覚情報に基づく物体認識など
頭頂葉	●体性感覚の認知 ●各種感覚情報の統合・認知
後頭葉	●視覚にかかわる領域
小脳	●四肢・体幹の運動調節 ●平衡・眼球運動の調節 ●運動学習に関与

も使用されるものは，NIH（National Institute of Health：アメリカ国立衛生研究所）が作成したNIH Stroke Scale（NIHSS）[15]である．NIHSSは，意識レベル，注視，視野，顔面麻痺，上肢の運動（両側），下肢の運動（両側），運動失調，感覚，言語，構音障害，消去/無視などの15項目の神経学的所見を評価する[16]．得点は0～42点となり，高得点であるほど重症となる（ただし，採点方法の都合上40点が最重症となる）．

NIHSSは，rt-PA（recombinant tissue-type plasminogen activator；遺伝子組み換え組織型プラスミノゲンアクチベータ，アルテプラーゼ）静注療法の適応を判断する評価の一部として用いられている[17]．NIHSS 26点以上においては慎重投与とされ，4点以下は軽症であるため実施されない．

重症度の区分として明確ではなく，臨床研究においてNIHSSを用いて対象群を重症度分類する際の基準は，さまざまあるのが現状である．上述したrt-PA静注療法の治療指針から考えると，軽症（≦4），中等症（5～25），重症（26≦）となる．ただし，この区分では中等症の範囲が広く，リハビリテーション実施上の区分でとらえると問題がある．NIHSSを用いた予後予測の研究[18]を参考に，16点を目安の1つに加えることが多い．

■ 症状

脳梗塞では，病巣の位置や大きさによりさまざまな神経脱落症状が出現する．脳画像から症状を理解するためには，機能局在，灌流領域，連絡線維を理解することが必要となる．

大まかな機能局在を**表4**に示す．高次脳機能は，優位・非優位半球の区別を加味する．

灌流領域は，前方循環（anterior circulation）と後方循環（posterior circulation）に分けて考える．前方循環は内頸動脈系で，前大脳動脈（anterior cerebral artery：ACA），中大脳動脈（middle cerebral artery：MCA）を含む．後方循環は椎骨脳底動脈系で，脳底動脈（basilar artery：BA）と後大脳動脈（posterior cerebral artery：PCA）を含む．それぞれの支配領域を**図5**[19]に示す．

大脳皮質や中継核には，連絡線維によるネットワークが存在する（**図6**）[20]．大脳皮質が障害された場合，失語症や半側空間無視など，その部位に応じた皮質症状が出現する．しかし，皮質に問題がなくても連絡線維の損傷により同様

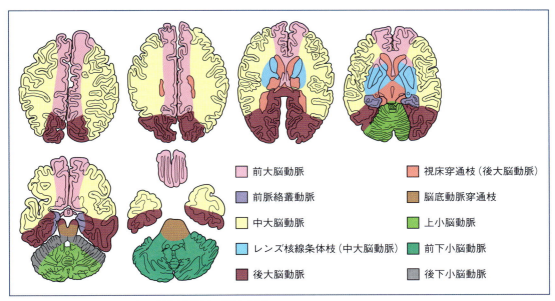

図5 頭部CT・MRIの水平断と脳動脈の還流領域
(Bryan RN, et al.：Magnetic Resonance imaging of the Brain and Spine. Raven Press；1991. p.411-37[19] を参考に作成)

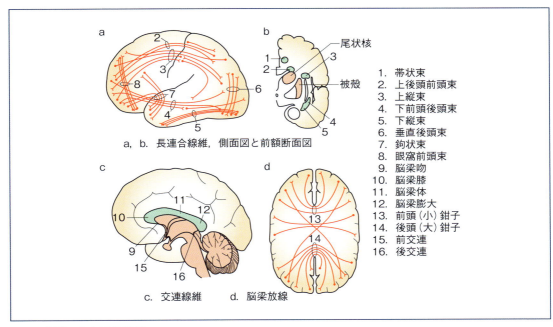

図6 大脳の主な連絡線維
(吉尾雅春：CT画像による病態および能力の理解. 理学療法学 2010；37〈7〉：492-6[20] より)
脳内の連絡線維には，投射線維，連合線維，交連線維の3つがある．
- 投射線維（上下を結ぶ線維）：皮質脊髄路，視床皮質路，前頭橋路．
- 連合線維（同側半球内を結ぶ線維）：上縦束，鉤状束，下前頭後頭束．
- 交連線維（左右半球を結ぶ線維）：脳梁，前交連，後交連．

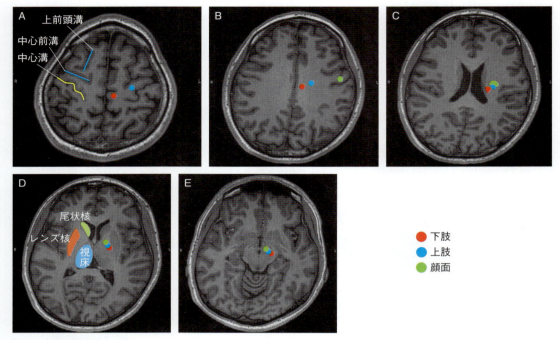

図7 皮質脊髄路の走行
(C：Song YM：Somatotopic organization of motor fibers in the corona radiata in monoparetic patients with small subcortical infarct. Stroke 2007；38〈8〉：2353-5[21]，D，E：原 寛美ほか編：脳卒中理学療法の理論と技術．メジカルビュー社：2013[22]を参考に作成)
A：皮質レベル．筆者の頭部MRI画像を利用し，皮質脊髄路の走行を示す．皮質レベルでは，中心溝を同定することが必要となる．
B：半卵円中心レベル．
C：放線冠レベル．側脳室との位置関係を把握する．顔面，上肢，下肢の連絡線維は放線冠レベルから収束する．
D：基底核レベル．
E：中脳レベル

の皮質症状を呈する．連絡線維の損傷による障害は，皮質や中継核の損傷によるものよりも予後が比較的良好であることが多い．運動麻痺に関して，病巣位置と皮質脊髄路の走行の把握は麻痺の回復を予測するのに役立つ(**図7，8**)[21, 22]．

■ **予後**

機能予後の予測には，種々のモデルが報告されている．最も有名なものとして二木による早期自立度予測(**図9**)[23]がある．1980年代の研究報告であるが，現在でも有用である．

現在のリハビリテーションは，発症早期から開始され，より早期からの機能予後の予測が求められるため，入院時NIHSSを参考にすると

よい．**図10**[24]に入院時NIHSSと発症3か月後のmodified Rankin Scale(mRS)の関係を示す．日常生活活動(activities of daily living：ADL)自立(mRS 0～2)の割合がNIHSS 10点を超えると大幅に低下することがわかる．前方循環ではNIHSS 8点，後方循環では5点が機能予後良好(mRS 0～2)のカットオフ値[25]との報告がある．

覚えておこう
入院時NIHSSを参考に，動作能力や高次脳機能の評価を加えて早期に妥当なゴールを設定する．

注意!
精度の高い機能予後の予測に関しては，患者層や施設の特徴が影響するため，データベースを利用して各施設独自のモデルを作成する．

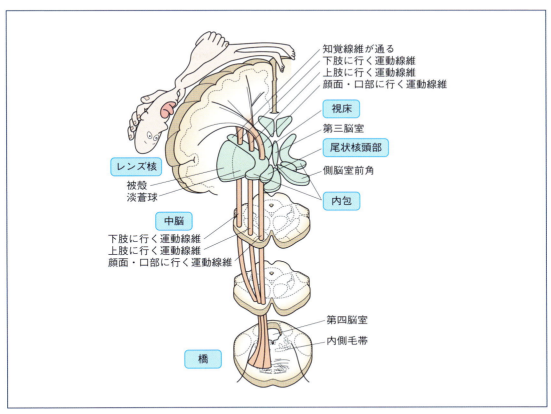

図8　皮質脊髄路とホムンクルスの体部位局在の模式図
(原　寛美ほか編：脳卒中理学療法の理論と技術．メジカルビュー社：2013[22]より)

■ 治療(表5)[16]

　脳梗塞の治療は，薬物療法と血管内治療による血栓回収療法，血圧管理が行われる．特に急性期治療では，脳血流の超早期回復，二次的微小循環障害の抑制，血液脳関門の保護および側副血行路の促進という血管に標的を当てた治療と，脳組織細胞傷害の抑制の2つの主軸から成る[26]．

薬物療法

　主なものに，抗血栓療法，脳保護薬，脳浮腫の管理(抗浮腫療法)，血液希釈療法がある．

● 抗血栓療法

　抗血栓療法には，血栓溶解療法，抗血小板療法，抗凝固療法があり，病態と発症からの時間によって選択される．

　血栓溶解療法では，rt-PA静注療法が行われる．治療の目的は，血管を閉塞させている血栓を急速に溶解し，血流を改善することである．治療の前提として，発症後4.5時間以内に投与を開始できることが条件となる．投与後24時間以内は，バイタルサインや神経学的所見のチェックを厳格に行う．注意すべき合併症は，症候性頭蓋内出血や出血性梗塞である．

　抗血小板療法の目的は，血液を固めるはたらきのある血小板の機能を抑制し血流の改善を図ること，また抗凝固療法の目的は，血栓の形成を予防することである．ポイントは，投与の目的が血栓を溶かすことではなく，血栓ができないように予防することで，血栓形成の違いによってこれらの療法を使い分ける．血栓には静脈血栓と動脈血栓があり，心原性脳塞栓症で原

■ 1. 脳梗塞

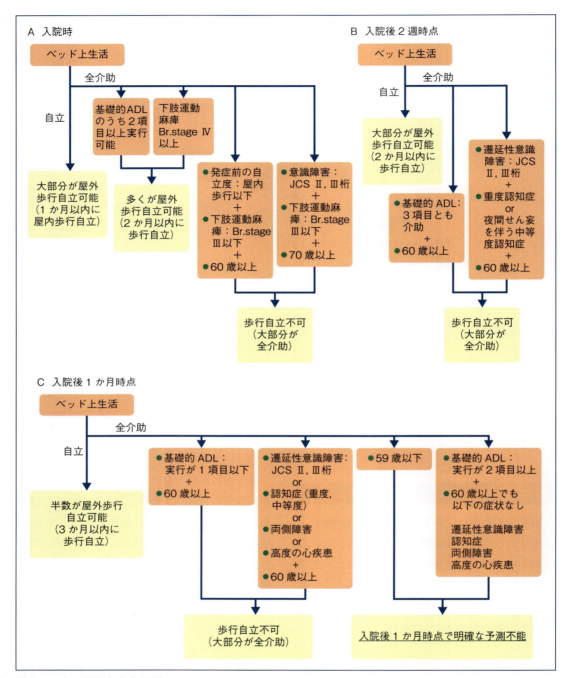

図9 二木の早期自立度予測
（二木　立：脳卒中リハビリテーション患者の早期自立度予測．リハ医学 1982；19〈4〉：201-23[23]）を参考に作成）
C：入院時のものから当てはめ，該当しない場合は2週時点，1か月時点と順次当てはめて使用する．
　　●ベッド上生活自立：自力でベッド上起座や座位保持を行う．
　　●基礎的ADL：食事，尿意の訴え，寝返り．
JCS：Japan Coma Scale，Br.Stage：Brunnstrome recovery stage（ブルンストローム回復段階指標）．

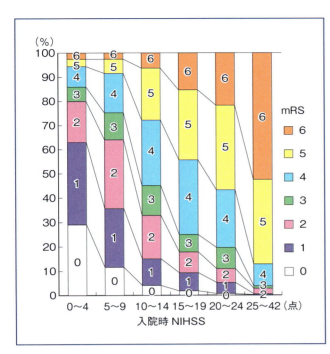

図10 入院時NIHSSと発症3か月後のmRSとの関係

(豊田章宏：mRS〈修正ランキン・スケール〉. ブレインナーシング 2012；28〈11〉：1118-21[24] より)
縦軸は，入院時NIHSSの各群に対してのmRS各得点の相対的な割合を示す．ADL自立はmRS 0〜2が該当し，NIHSS 5〜9では約60％，NIHSS 10〜14では約30％，NIHSS 20以上では10％未満となる．

表5　脳梗塞の治療

臨床病型	発症からの経過		
	〜4.5時間以内	急性期治療（4.5時間以降〜14病日）	亜急性期〜慢性期
全病型共通	急性期リハビリテーション		回復期リハビリテーション 維持期リハビリテーション
	脳保護薬点滴：エダラボン		
ラクナ梗塞	rt-PA静注	抗血小板薬点滴：オザグレルナトリウム：期間2週間	抗血小板薬内服： アスピリン シロスタゾール クロピドグレル チクロピジン
		抗血小板薬内服：アスピリン シロスタゾール クロピドグレル	
アテローム血栓性脳梗塞	rt-PA静注 ※血栓回収療法も考慮（〜8時間以内）	抗凝固薬点滴：アルガトロバン（〜48時間以内）：期間1週間	
		オザグレルナトリウム（発症48時間以降）	
		抗血小板薬内服：アスピリン シロスタゾール クロピドグレル	
心原性塞栓症	rt-PA静注 ※血栓回収療法も考慮（〜8時間以内）	抗凝固薬点滴：ヘパリン	抗凝固薬内服： ダビガトラン リバーロキサバン アピキサバン エドキサバン ワルファリン
		抗凝固薬内服： ダビガトラン リバーロキサバン アピキサバン エドキサバン ワルファリン	

(日本脳卒中学会 脳卒中ガイドライン委員会編：脳卒中治療ガイドライン2015．協和企画；2015[16] の内容をもとに作成)
この他，脳浮腫や血圧の管理，血液希釈療法が追加される．なお，rt-PA静注や血栓回収療法はその適応が判断され行われる．

因となる血栓はフィブリンと赤血球を主体とした静脈血栓（赤色血栓）で，非心原性脳梗塞は血小板を主体とした動脈血栓（白色血栓）である．そのため，主に心原性脳塞栓症には抗凝固療法，非心原性脳梗塞には抗血小板療法が行われる．

● 脳保護薬

目的は，脳虚血により産生された活性酸素（フリーラジカル）による脳神経細胞の障害の悪化を抑制することである．どの病態に対しても使用可能である．

> **注意** ⚠️
> 腎機能障害や肝機能障害を合併している患者には投与できない．

● 脳浮腫の管理（抗浮腫療法）

脳浮腫により頭蓋内圧が上昇，微小循環への圧迫により脳血流量が低下し，症状のさらなる悪化を招く．発症後3～6日がそのピークであるため，グリセロールの静脈内投与により脳浮腫の改善を図る．

● 血液希釈療法

目的は，血液を希釈して粘性を下げることで，病巣周囲の血流を改善させることである．

血栓回収療法

機械的に直接血栓を回収し，急速に血流を改善することを目的とする．対象は発症後8時間以内の急性期脳梗塞例で，rt-PA投与が適応外であった患者，またはrt-PA投与により再開通が得られなかった患者となる[27]．前方循環の主幹動脈閉塞による急性期脳梗塞に対しては，内科的治療単独よりも血管内治療を追加したほうが転機は改善する[28]．

血圧管理（表6）[29]

脳梗塞急性期においては，積極的な降圧治療を行わないことが原則である．急性期では，ストレス，尿閉，脳組織の虚血，浮腫による頭蓋内圧の亢進などの生体防御反応により血圧は高値となるが，発症後24時間以内から血圧が下降し始めることが多い．また，脳血流自動調節能とペナンブラ（後述）の存在も影響する．

脳血流自動調節能とは，血圧変化を受けにくくして脳血流を一定に保つ機能である（**図11**）[30]．脳血流量は，脳灌流圧と血管抵抗により規定される．健常者は，平均血圧60～150 mmHgの範囲では血管抵抗を変化させて脳血流量を一定に保つが，急性期脳卒中患者はこの調節能が障害されるため，脳血流量が血圧に依存して変化しやすくなる．自動調節能が障害される期間を**表7**[31]に示す．

ペナンブラとは，脳虚血に陥った状態で虚血中心の周囲にある細胞死に至らない程度に脳血流が保たれている領域のことで（**図12**），血流が再開しなければ時間経過のなかで梗塞巣へ進行する可能性がある．その程度については，梗塞巣の大きさ，病型，責任血管の状態による．急性期治療では，このペナンブラの領域をどの程度救えるかが鍵となり，脱水や急激な血圧低下は症状悪化の要因となる．

> **注意** ⚠️
> rt-PA投与患者は出血性リスクが高いため，血圧185/110 mmHg未満と区別してコントロールする．リハビリテーション実施時には注意する．

> **重要** ⚠️
> 慢性期において，高血圧は脳梗塞の主要な再発のリスク因子であるため，140/90 mmHgまたは130/80 mmHg未満でコントロールする．

■ 障害像

脳梗塞の発症年齢は平均72.0歳[32]と高齢であるため，障害像をとらえるには，脳梗塞発症による運動麻痺や高次脳機能障害などの神経脱落症状を呈する他，心機能や腎機能の低下，変形性関節症などの整形外科疾患の併存や，脳梗塞発症前からのサルコペニアやフレイルといった高齢者特有の問題を考慮する．

表6 脳血管障害の血圧管理

		降圧治療対象	降圧目標	降圧薬
超急性期（発症24時間以内）	脳梗塞 発症4.5時間以内 発症24時間以内	血栓溶解療法予定患者[*1] SBP＞185 mmHg または DBP＞110 mmHg 血栓溶解療法を行わない患者 SBP＞220 mmHg または DBP＞120 mmHg	血栓溶解療法施行中および施行後24時間 <80/105 mmHg 前値の85〜90%	ニカルジピン，ジルチアゼム，ニトログリセリンやニトロプルシドの微量点滴静注
	脳出血	SBP＞180 mmHg または MBP＞130 mmHg SBP＞150〜180 mmHg	前値の80%[*2] SBP 140 mmHg程度	
	くも膜下出血 （破裂脳動脈瘤で発症から脳動脈瘤処置まで）	SBP＞160 mmHg	前値の80%[*3]	
急性期（発症2週以内）	脳梗塞	SBP＞220 mmHg または DBP＞120 mmHg	前値の85〜90%	ニカルジピン，ジルチアゼム，ニトログリセリンやニトロプルシドの微量点滴静注 または経口薬（Ca拮抗薬，ACE阻害薬，ARB，利尿薬）
	脳出血	SBP＞180 mmHg または MBP＞130 mmHg SBP＞150〜180 mmHg	前値の80%[*2] SBP 140 mmHg程度	
亜急性期（発症3〜4週）	脳梗塞	SBP＞220 mmHg または DBP＞120 mmHg SBP＞180〜220 mmHgで頸動脈または脳主幹動脈に50%以上の狭窄のない患者	前値の85〜90% 前値の85〜90%	経口薬（Ca拮抗薬，ACE阻害薬，ARB，利尿薬）
	脳出血	SBP＞180 mmHg または MBP＞130 mmHg SBP＞150〜180 mmHg	前値の80% SBP 140 mmHg程度	
慢性期（発症1か月以後）	脳梗塞	SBP≧140 mmHg	<140/90 mmHg[*4]	
	脳出血 くも膜下出血	SBP≧140 mmHg	<140/90 mmHg[*5]	

SBP：収縮期血圧，DBP：拡張期血圧，MBP：平均動脈血圧.

[*1] 血栓回収療法予定患者については，血栓溶解療法に準じる.

[*2] 重症で頭蓋内圧亢進が予想される症例では血圧低下に伴い脳灌流圧が低下し，症状を悪化させるあるいは急性腎障害を併発する可能性があるので慎重に降圧する.

[*3] 重症で頭蓋内圧亢進が予想される症例，急性期脳梗塞や脳血管攣縮の併発例では血圧低下に伴い脳灌流圧が低下し，症状を悪化させる可能性があるので慎重に降圧する.

[*4] 降圧は緩徐に行い，両側頸動脈高度狭窄，脳主幹動脈閉塞の場合には，特に下げすぎに注意する. ラクナ梗塞，抗血栓薬併用時の場合は，さらに低いレベル130/80mmHg未満を目指す.

[*5] 可能な症例は130/80mmHg未満を目指す.

（日本高血圧学会 高血圧治療ガイドライン作成委員会編：高血圧治療ガイドライン2014[29]より）

重要
病前の動作能力や生活状況を把握し，麻痺側の症状のみならず，非麻痺側の状態についても評価およびアプローチしていく.

理学療法・リハビリテーションの評価

『脳卒中治療ガイドライン2015』では，リハビリテーションを行うにあたり，脳卒中の病態，機能障害，能力低下（活動制限，ADL障

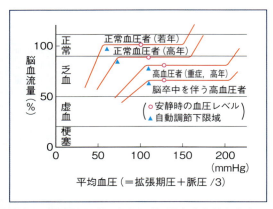

図11 正常血圧者，高血圧者，脳卒中を伴う高血圧者の脳血流と脳血流自動調節加限域の関係

(藤島正敏：脳血管障害の血圧管理〈急性期-慢性期〉．日内会誌 1991；80〈4〉：553-8[30])より)

表7 脳梗塞における脳血流自動調節の障害期間

血管障害のタイプ	自動調節の障害期間
TIA	半日
脳梗塞	
●ラクナ梗塞	4日
●分岐領域	2週間
●脳主幹動脈域	30～40日
●脳幹部梗塞	ときに100日以上

(天野隆弘：脳循環の調節―脳循環のautoregulation．血管と内皮 1998；8〈4〉：379-85[31])より)
TIA：transient ischemic attack（一過性脳虚血発作）．

害），社会的不利（参加制約）を評価するように勧めている[16]．**表8**に，国際生活機能分類（International Classification of Functioning, Disability and Health：ICF）に対応した評価項目を示す．脳梗塞では，ADL動作の獲得や自立を妨げる要因として，麻痺側の問題（運動麻痺，感覚障害，運動失調など）や非麻痺側の問題（筋力低下，痛みなど），高次脳機能障害など多岐に及ぶ評価が必要となる．そのため，NIHSSやStroke Impairment Assessment Set（SIAS）などの総合評価を利用することが勧められている[16]．

参加制約に関して，患者および家族のニードとなりやすい自宅退院や復職では，環境についての情報収集を早期から行い，対策を検討する．

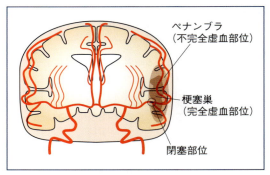

図12 ペナンブラの概念図

表8 国際生活機能分類（ICF）に対応した評価項目

心身機能/身体構造	●意識・見当識 ●言語・発話 ●高次脳機能 ●運動麻痺の有無・程度 ●筋緊張・反射テスト ●感覚 ●協調性 ●関節可動域 ●筋力 ●姿勢反射
活動	●ADL能力 ●姿勢・動作分析 ●バランス能力 ●移動能力 ●上肢機能 ●コミュニケーション
参加	●QOL ●家屋環境 ●就労環境

どの領域に対応する評価なのかを把握することは，評価結果の統合と解釈を整理することに役立つ．なお，分類については著者の考えもあるため，ICFにすべて準じているわけではない．また，記載した評価項目は代表的なものであるため，症例に応じ，列挙した以外の評価が必要になることがある．

評価にあたっては，事前に診療録から情報を得る．情報収集のポイントを**表9**に示す．主に，病態や安全な理学療法実施に対するリスクの把握，ゴール設定を行ううえで必要な項目となる．実施した評価結果と事前情報の内容を合わせ，個別の介入計画やゴールを立案していく．

意識，見当識，コミュニケーション

最初に，意識，見当識，コミュニケーション

表9　評価前の情報収集のポイント

情報の種類	ポイント	目的
現病歴	●発症日 ●発症時・来院時の神経脱落症状 ●重症度	●介入開始の時期を知る．離床開始のタイミング，神経脱落症状の回復を予測するうえで必要となる ●発症時・来院時の症状から，評価が必要な項目の優先順位を考える ●重症度の把握により，大まかな機能予後を予測する
画像所見と臨床病型	●臨床病型 ●責任病巣 ●閉塞/狭窄血管の部位	●臨床病型により，離床開始の基準が異なるため把握は重要 ●病型により病巣拡大，出血性変化による症状悪化のリスクが異なる ●責任病巣から，予測される神経脱落症状を考え，評価のプランニングを行う ●新規病巣以外の病変の有無をチェックする 　・新鮮梗塞の有無→拡散強調画像 　・新鮮梗塞以外の病巣→T2強調画像 　・出血性変化→T2強調画像，CT画像 　・脳室周囲の病巣→FLAIR画像
治療の状況	●血栓溶解療法実施の有無 ●血栓回収療法実施の有無 ●投薬状況 ●医学的安静度 ●血圧，心拍数などの設定値	●血栓溶解療法は出血性変化の高リスク，介入時に急激な血圧上昇に注意が必要になる ●血圧低下にも配慮が必要であるため，上・下限値を確認する ●現在の投薬状況の把握の他，発症前の内服状況も確認する ●安全な理学療法介入のため，医学的安静度を確認する
血液検査	●炎症：WBC，CRP ●栄養状態：TP，Alb ●脱水：Na，Alb，BUN，Cr ●貧血：RBC，Hb，Ht ●腎機能：eGFR，BUN，Cr ●肝機能：γGTP ●出血リスク：PT-INR ●血栓リスク：Dダイマー ●血糖：HbA1c，BS ●心不全：BNP	●運動療法を実施しても安全な状態であるかを把握することが必要 ●高齢者では肺炎の合併に注意する ●脱水は血圧低下を招くことがあるため注意する ●深部静脈血栓は，肺塞栓症につながるため運動療法実施時には留意する．Dダイマー高値の場合は，下肢超音波検査の結果も把握する
既往症	●脳血管障害 ●整形外科疾患 ●高血圧 ●糖尿病	●脳血管障害や整形外科疾患の有無は，入院前ADLに影響する可能性がある ●加療中であれば，内服薬を把握する
社会的情報	●家族構成 ●職業 ●入院前ADL ●介護認定の有無 ●経済状況 ●家屋環境	●社会的情報は，リハビリテーションのゴール設定を行ううえで必須な情報である．患者・家族のニードと合わせ，個別性に配慮したプログラムを立案する

WBC：white blood cell（白血球数），CRP：C-reactive protein（C反応性蛋白質），TP：total protein（総蛋白），Alb：albumin（アルブミン），Na：ナトリウム，BUN：blood urea nitrogen（血中尿素窒素），Cr：creatinine（クレアチニン），RBC：red blood cell（赤血球数），Hb：hemoglobin（ヘモグロビン），Ht：hematocrit（ヘマトクリット），eGFR：estimated glomerular filtration rate（推算糸球体濾過量），γGTP：γ-glutamyl transpeptidase（γグルタミルトランスペプチダーゼ），PT-INR：prothrombin time-International Normalized Ratio，HbA1c：hemoglobin A1c（ヘモグロビンA1c），BS：blood sugar（血糖），BNP：brain natriuretic peptide（脳性ナトリウム利尿ペプチド）.

を評価する．意識は病状の悪化により低下するため，介入時は常に観察する．また，運動麻痺や感覚検査など患者の協力が必要な評価を行う にあたり，十分な協力を得る工夫や結果の信頼性を考えるうえでも必要となる．

意識障害には，Japan Coma Scale（JCS）や

Glasgow Coma Scale（GCS）が用いられる．

見当識は，現在の日付，現在いる場所などを質問して確認する．

コミュニケーションは，表出と入力に分けて観察する．表出では，喚語困難や保続，錯語など失語症の要素や，構音障害の有無を観察する．入力では，理解力低下の程度に注意する．具体的には，「右手を上げる→右手であごを触る→右手で左耳を触る」などの順に運動指示の難度を高くし，それぞれを口頭指示，ジェスチャー，身体の誘導のどれで理解が得られたかを観察する．

理解力の低下には，意識障害や認知機能の低下，失語症の他，入院前からの認知症，難聴も影響するため，その原因を考える必要がある．失語症や理解力の低下がある場合，質問方法としてはオープン・クエスチョンではなく，クローズド・クエスチョンを用いるとよい．

高次脳機能

高次脳機能の評価は，病巣の位置に応じて選択する．高次脳機能障害がADL自立の妨げとなることは広く知られているため，どのような場面で影響がみられるのかを把握する．大脳半球別と灌流領域による高次脳機能障害のイメージを**図13**[33]に示す．

認知症の評価では，Mini-Mental State Examination（MMSE）や改訂長谷川式簡易知能評価スケール（Revised Hasegawa Dementia Scale：HDS-R）による評価が一般的である．MMSEは23点以下，HDS-Rは20点以下を認知症と判断する．

覚えておこう

テストの総点のみに焦点を当てず，評価のどの下位項目で失点しているかまで把握しておく．注意する点として，脳梗塞急性期において意識障害を呈している場合の解釈である．意識障害や覚醒度が低下している状態では，情報処理能力および認知機能が低下する．

失語症の評価では，Standard Language Test of Aphasia（SLTA）が広く使用される．検査は主として言語聴覚士が行うため，その結果を共有する．ただし，失語症のタイプが運動性か感覚性かは最低限把握する．

失行症において理学療法士が行う評価では，スクリーニングテストと問題となるADL場面の観察が主体となる．失行症のスクリーニングテストでは，提示した課題での誤反応を記録する．ADL場面においては，どのように失行症がADLを妨げているかの情報を看護師から収集する．

半側空間無視については，行動性無視検査日本語版（Behavioural Inattention Test：BIT）による評価が一般的である．BITは通常検査と行動検査で構成される．通常検査は146点を，行動検査は81点を満点とする．半側空間無視のカットオフ値は，通常検査131点，行動検査68点とされているが，各下位検査それぞれにもカットオフ値があり，1つでも下回った場合には半側空間無視の存在を否定できない．

ベッドサイドのスクリーニング検査では，ひも二等分検査や視覚の消去現象，動作場面の観察を行う．ひも二等分検査では，30～50cm程度のひもの中央を摘むように指示し，3cm程度の偏位があった場合は半側空間無視を疑う．視覚の消去現象では，対座にて視野内で左右対称に検者の指を配置し，動いたほうの指を回答してもらう．左右同時に動かした際に一側しか回答しなかった場合に陽性とする．動作場面の観察では，視線が一定方向に向きやすいことや，歩行時に同じ側の障害物への接触などの現象を観察する．

全般性注意障害においては，標準注意検査法（Clinical Assessment for Attention：CAT）やTrail Making Test（TMT）などの机上検査が主体となる．ベッドサイドでは，数字の順唱や逆唱，シリアル7課題（100−7の連続減算の課

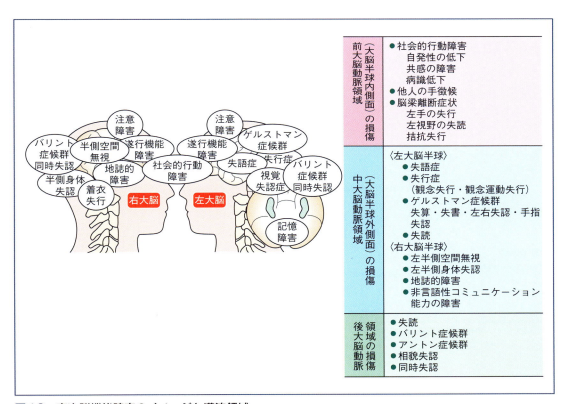

図13 高次脳機能障害のイメージと灌流領域
(渡邉 修：高次脳機能評価．臨床リハ 2017：26〈1〉：33-40[33]より)

題)や，動作観察が主体となる．数唱では，順唱5桁あるいは逆唱3桁ができなければ注意障害を疑う[34]．シリアル7課題は，分配性注意との関連が指摘されている．動作観察では，閉眼での検査ですぐに開眼してしまうことや，動作の性急さなどの観察により全般性注意障害を疑うことが多い．注意機能は，覚度，注意の定位，注意の制御の3つで構成される[35]．注意機能の検査では，注意のどの要素を評価しているかが異なるため，しっかりと把握する(**表10**)[35]．

運動麻痺

運動麻痺の評価としては，Brunnstrome回復段階指標(Brunnstrome recovery stage：BRS)，Fugl-Meyer Assessment(FMA)，SIAS運動項目などがあげられる．日本で最も使用されているのはBRSである．

BRSは，完全麻痺(ステージⅠ)，連合反応の出現(ステージⅡ)，異常共同運動パターンの出現(ステージⅢ)，分離運動の出現とその拡大(ステージⅣ～Ⅴ)，正常に近い状態の運動(ステージⅥ)という随意運動の機能的評価である．利点として，他者と麻痺肢の運動のイメージを容易に共有できる点，運動麻痺の重症度をとらえやすい点があげられる．欠点としては，運動麻痺の回復過程に当てはまらないケースが存在することである．

> **覚えておこう**
> 評価にあたっては，運動麻痺の回復が追えるように，ステージの判定に至ったテスト動作の詳細を記載する．

軽度の運動麻痺を判定するには，Barré徴候やMingazzini徴候，第5指徴候の出現の有無を

表10 注意機能の構成要素

要素	内容
覚度 （alerting）	刺激に対して最適に反応できる状態の実現と維持する能力 持続性注意が要素 評価課題： ● Continuous Performance Test（CPT） ● 数字の順唱課題
注意の定位 （orienting）	感覚入力からの情報を選択する能力 選択性注意が要素 評価課題： ● Trail Making Test part-A ● Embedded Figures Test
注意の制御 （executive control）	複数の情報間での対立を監視し，解決する能力 分配性注意と転換性注意が要素 分配性注意は，複数の刺激に同時に注意を向ける機能 転換性注意は，ある認知活動を一過性に中断し，他のより重要な情報に反応する機能 評価課題： ● Trail Making Test part-B ● Paced Auditory Serial Addition Test（PASAT） ● 数字の逆唱課題 ● シリアル7課題（Serial 7s）

（小西海香ほか：注意障害の評価とリハビリテーション．老年精医誌 2011；22〈3〉：295-301[35]の内容をもとに作成）

観察する．また，徒手筋力テスト（manual muscle testing：MMT）や握力などの筋力を評価し，左右差も確認する．

筋緊張，反射

筋緊張では，まずは正常，亢進，弛緩を判断する．方法として，被動性検査や触診，視診を行う．脳梗塞の急性期や重症例では弛緩，小脳梗塞例では低下することがある．亢進の場合では，痙縮か固縮かを判断する．痙縮は速度依存性の運動に抵抗感を示すため，関節運動の速度を変えることで固縮との違いを判別する．なお固縮は，大脳基底核を中心とした多発性脳梗塞による脳血管性パーキンソニズムにより呈することがある．

痙縮の評価としては，modified Ashworth scale（MAS）が広く用いられている．簡便であるが，痙縮の特徴である速度依存性に配慮されていない点や，軟部組織の伸張性を含めた関節運動全体の抵抗感を評価しているという欠点もある．

反射検査では，深部腱反射と病的反射をみ

る．反射亢進，病的反射の陽性は錐体路障害を示唆する．

感覚検査

表在感覚と深部感覚を評価する．方法としては，麻痺側・非麻痺側の同じ部位を同様に刺激し，その差を評価する．患者の主観による検査であるため，条件設定を同一とし，信頼性の高い結果が得られるようにする．

表在感覚の検査においては，触覚のみでなく痛覚や温度覚も評価する．延髄外側症候群では感覚解離が起き，深部感覚や触覚は保たれるが，病巣と同側の顔面や対側の半身の温痛覚が障害されるという特徴がある．

協調性，運動失調

運動失調は，測定異常，運動分解，反復拮抗運動不能，協働収縮不能，企図振戦，時間測定障害の6つの要素で構成され，これらの影響を四肢の運動や動作のなかで評価する．留意点の一つは小脳性か深部感覚性かの鑑別にあるため，感覚検査の実施と，検査での視覚情報の有無による症状の差を観察する．

具体的な評価方法は，四肢の運動失調には指鼻試験や鼻指鼻試験，踵膝試験，膝打ち試験，フットパットなどで評価する．動作の評価では，座位，立位，歩行を観察する．座位では，足部を床面から離した状態にして体幹部の動揺を観察する．立位では，開脚位と閉脚位での動揺を観察する．また，Romberg試験は，小脳性と深部感覚性の鑑別に役立ち，閉眼条件で立位保持できない場合は深部感覚性を疑う．

運動失調の定量評価としては，International Cooperative Ataxia Rating Scale（ICARS），Scale for the Assessment and Rating Ataxia（SARA）があり，これらの評価スケールは小脳性運動失調を対象にしている．

筋力

筋力低下は動作能力低下の一因となるため，筋力評価は運動療法を行ううえで必須といえる．麻痺側の筋力低下は，①脳の損傷による下行性運動命令の低下での筋出力の低下，②筋活動低下と不動に伴う筋力低下と考えられている．麻痺側の運動においては，共同運動などの質の問題だけでなく，量の問題も重要であるため，非麻痺側，麻痺側ともに客観的指標を用いて経時的に評価することが求められる．代表的に行われるものは，MMT，握力検査，BIODEXやStrengthErgo240などによる等速性筋力測定，ハンドヘルドダイナモメータによる等尺性筋力測定があげられる．

関節可動域

関節可動域は，運動麻痺や筋力評価，動作分析を行ううえで必要な情報となる．麻痺側の肩関節は痛みを伴いやすいため，注意して計測する．

姿勢反射

姿勢反射では，座位および立位での頸部と体幹の立ち直り反応，保護伸展反応，ステッピング反応などを観察する．評価方法としては，姿勢をとらせた後に前後，左右へ外乱刺激を加え，反応の出現をみる．観察するポイントは，

反応出現のタイミングと左右差，反応の出現で姿勢を保てるかである．一般的に，タイミングについては健常者と比較する．

> **注意** ⚠
> 検査上の留意点として，特に立位で外乱刺激を加える際は転倒しないよう十分配慮する．また，患者本人が頸部や体幹を強張らせてしまい，正常な反応が観察できない場合は，なるべく緊張を取り除いてから検査を行う．

脳梗塞患者において，運動麻痺を呈する側では反応が減弱していることが多い．感覚障害を呈する患者では，麻痺側への外乱に対しての反応の出現が遅れることが観察される．pusher現象を呈する患者では，非麻痺側での反応が早期に出現し，麻痺側では遅延することが観察される．重度のpusher現象を呈する患者の座位での検査では，麻痺側体幹が座面に触れるほど大きく傾斜したタイミングで頸部や体幹の立ち直り反応が出現することも少なくない．

ADL

病院内で実施するADL評価は，Barthel index（BI），機能的自立度評価法（functional independence measure：FIM）などの基本的ADLが主となる．評価者は病棟看護師となるが，失行症や半側空間無視，遂行機能障害などの高次脳機能障害を呈する患者では，問題となっている場面を自らが観察することを勧める．

基本的ADL評価の解釈では，ADL項目の難易度を理解することがポイントとなる．FIM項目別の自立度を**図14**[36]に示す．これを目安に，短期ゴールで取り組むべき項目を設定する．

姿勢，動作

姿勢分析では端座位と立位が，動作分析では寝返り，起き上がり，立ち上がり，歩行が対象になることが多い．

姿勢分析のポイントは，前額面，矢状面，水平面を意識して観察し，左右差や左右のボディランドマーク（特に肩峰，上前腸骨棘）を結ん

■ 1. 脳梗塞

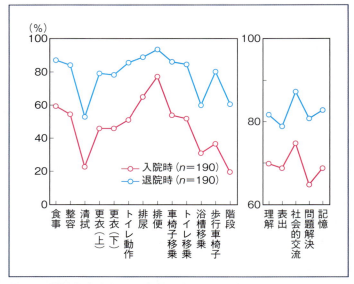

図14 機能的自立度評価法(FIM)項目別の自立度
(辻 哲也ほか：入院・退院時における脳血管障害患者のADL構造の分析―機能的自立度評価法〈FIM〉を用いて．リハ医学 1996；33〈5〉：301-9[36]より）
自立度が高い順に，「排便・排尿管理＞食事＞整容＞移乗＞トイレ動作＞更衣＞歩行＞浴槽移乗＞清拭＞階段」となる．

だ線と体幹の中心線との関係を観察する．分析は，姿勢をセッティングした後に上肢支持なしの状態から観察を開始する．保持できない場合は，どの方向へ崩れるのか，上肢をどの位置にセッティングすると保持できるのか，手すり使用による変化なども観察する．

　動作分析では，運動の相に分けて，重心の位置や関節運動の方向，大きさ，速度，タイミングに着目する．また，どの相で時間を要するのかという時間的要素も観察する．理学療法で重要となるのは，歩行分析である．歩行分析では，相分けとその際の関節角度を頭に入れることが必要となる．ポイントとして，立脚期では倒立振り子モデルを意識してロッカーファンクションや体幹の垂直性に，遊脚期ではフットクリアランスに着目すると歩行全体を観察しやすい．時間的要素では，脳卒中患者では麻痺側立脚期の短縮，両脚支持の延長が特徴となる．

バランス能力

　バランス能力の評価として広く利用されているものにBerg Balance Scale (BBS)がある．全14項目から構成され，各項目を0～4点で評価し，56点を満点とする．高齢者では，45点が転倒リスクのカットオフ値と報告されている[37]．脳卒中患者の歩行自立のカットオフ値を算出する報告では，45～50点程度とするものが多く，値は発症からの時期や施設の環境に左右される．

　急性期のベッドサイドでは，簡便に行える立位での検査も有用である．**図15**[38]に20秒間の立位保持能力と歩行能力との関係を示す．これからは，閉脚位での立位保持が可能ならば屋内歩行レベルとなる．立位保持能力と歩行能力との関係を把握することで，ベッドサイドでの評価で歩行が可能かどうかが判断できる．バランスならびに動作能力の評価は転倒リスクを伴うため，このような簡便な方法で大まかに能力を

	移動不能	平行棒内介助歩行	平行棒内歩行自立	屋内監視歩行	屋内歩行	屋外歩行
片脚立位					●	●● ●●
継ぎ足位				● ● ●	●● ●● ●	●● ● ●●
ステップ位				●● ●●	●●● ●●● ●	
閉脚位			● ● ●	●●● ●●●	● ● ●	
開脚位		● ●	●●● ●●●	●●●		
開脚位＋片手支持	●	●● ●●	●			
開脚位＋両手支持	● ● ●	●				
立位保持不能	● ● ●					

図15　20秒間の立位保持能力と歩行能力との関係

(望月　久：理学療法におけるバランスの捉え方―概念・評価・改善へのアプローチ．理学療法学 2005：32〈4〉：192-6[38] より)

把握するとよい.

移動能力

　主に,歩行能力を評価することが多い.歩行での安定性について評価することになるが,速度,持久性,恒常性の3要素[39]を評価する.

　歩行速度の評価では,10 m最大歩行速度を計測する.計測後には必ず,速度(speed),歩行率(cadence),重複歩距離(stride length)を算出する.これにより,歩行速度低下の要因が歩行率の低下か,重複歩距離の短縮かを判断する.また,経時的に計測することで歩行速度の向上の要因がわかるため,トレーニング方法の選択にも利用できる.脳卒中患者の歩行速度の回復は,主として両脚支持の短縮による歩行率の向上が先行する.

　持久性の評価では,6分間歩行テストが用いられる.一般的に,6分間歩行テストで得られる歩行距離は体力指標ととらえられる.一方,脳卒中患者においては,6分間歩行距離と麻痺側下肢筋力との関係性が強いことが報告されている[40]ため,体力指標としての妥当性については疑問が残る.

　恒常性の評価では,3軸加速度計などを用いた歩行変動があげられる.歩行変動は,「1歩行周期から次の1歩行周期に要する時間やその際に起こる変化の変動」と定義されている[41].指標は複数報告されているが,1歩行周期時間の変動は,高齢者の身体能力や転倒リスクとの

■ 1. 脳梗塞

強い関連が報告されている．特別な機器を使用しない方法には，歩行時間の変動係数を求める方法がある．具体的には，快適歩行での10 m歩行時間を10回計測し，平均値と標準偏差から変動係数を求める方法である[42]．歩行自立の目安も示されている．

QOL

生活の質（quality of life：QOL）評価としてはSF-36®（MOS〈Medical Outcome Study〉36-Item Short-Form Health Survey），疾患特異的な評価法としてはStroke Specific QOL（SS-QOL）が代表的である．QOL評価の対象は，患者本人とされることが多いが，在宅介護の継続においては介護者のQOLにも目を向けるべきである．介護者においては，健康関連QOLの他に，介護負担感評価が必要となる．介護負担感評価には，日本語版Zarit介護負担尺度（Japanese Version of the Zarit Caregiver Burden Interview：J-ZBI）などがある．

生活環境

事前に写真などで家屋の情報を収集し，訪問の必要性の有無を判断する．チェック項目としては，道路や駐車場から玄関までの状況，玄関の上がりがまちの高さ，居室や寝室からトイレへの動線，トイレ周囲の環境（扉の種類，手すりの設置が可能なスペースなど），廊下幅，家屋内の段差の有無，浴室内などの項目があげられる．動作能力と照らし合わせ，改修に加えて福祉用具導入の必要性，または在宅介護サービス利用が適切かを検討し，他職種と情報を共有する．

就労環境

業務内容，通勤手段の情報を収集する．得た情報から，どのような動作能力が必要となるかを考えて，就労を想定した動作評価を行う．

理学療法・リハビリテーション プログラム

急性期では十分なリスク管理下での早期離床，回復期では集中的なリハビリテーション，維持期では能力維持とQOLの改善が強調されているため，介入する病期を意識したプログラムを立案する．

■ 急性期

早期離床

発症後の臥床管理の延長は，廃用症候群を引き起こす．また，急性期に生じる合併症のうち，最も高率なものは誤嚥性肺炎である（表11）[43]．そのため，できる限り早期から離床を図ることが重要である．

早期離床に取り組むことは一般的となっているが，脳梗塞患者での開始時期やその安全性について，現在も議論されている．早期離床の有効性を示す報告がある一方で，危険性を報告する研究もある．重要なことは，各臨床病型に応じて適応を判断することである．リハビリテーション開始基準と中止基準（秋田県立脳血管研究センター）を表12に示す．離床のタイミングについては，施設による急性期治療の違いがあるため，各施設で設定し，主治医と連携のうえ判断する．

離床で留意することは，著明な血圧の変化である．脳血流の自動調節能の異常があるため，著明な血圧低下は脳虚血につながる．離床の際は，血圧，脈拍，SpO$_2$や呼吸の他，呼びかけに対しての反応や欠伸の出現など患者本人の観察にも留意する．また，rt-PA投与後は出血のリスクがあるため，血圧上昇にも留意する．離床中に著明な血圧変化や上述した症状が出現した場合は，すぐに離床を中断し，血圧の回復を図る．

早期離床では，環境整備も重要なポイントで

表11 リハビリテーション患者データバンクに登録された急性期症例の合併症の内訳

	発生件数／登録件数	発生率（%）
誤嚥性肺炎	65/233	27.9
虚血性心疾患	2/12	16.7
尿路感染症	24/159	15.1
うつ状態	31/260	11.9
転倒	29/261	11.1
消化管出血	21/269	7.8
肩手症候群	24/356	6.7
褥瘡	15/261	5.7
痙攣	14/261	5.4
深部静脈血栓症	4/112	3.6
脳卒中再発	104/4,078	2.6

（宮越浩一：データベースを活用した研究の可能性と課題—脳卒中急性期症例における合併症調査. リハ医学 2012；49〈2〉：82-5[43]より）

ある．患者の残存機能を発揮しやすい環境を整備し，移乗動作の介助量を軽減させ，他職種でも介助しやすい安全な状況を準備する必要がある．具体的には，低床ベッド，L字ベッド柵の設置，アームサポート跳ね上げ式やレッグサポートのスウィングアウト機能を備えた車椅子の使用を検討する．また，移乗介助方法の統一を他職種と図ることもポイントである．方法を動画で共有することは有効な手段となる．

ポジショニング，関節可動域運動，ベッド上での練習

医学的に安静が必要で離床を行えない場合には，ポジショニング，関節可動域運動，ベッド上での練習が主体となる．

● ポジショニング

ポジショニングは，関節拘縮予防の観点から行われることが多い．急性期の患者では，呼吸状態と肺炎予防に配慮したポジショニングが必要となる．理由は，嚥下障害を合併することが多いこと，また意識障害が重度の場合には舌根沈下による気道狭窄のリスクがあるためである．取り入れるべき肢位は，Sims（シムズ）位または側臥位，ヘッドアップ座位となる．

呼吸状態に配慮したポジショニングでは，頭

表12 リハビリテーション開始基準と中止基準（秋田県立脳血管研究センター）

開始基準

Ⅰ．各病型に共通する開始基準
- 原則的に意識障害は，JCS Ⅱ-20以下
- バイタルサイン（意識，血圧，呼吸など）の増悪や変動がない
- 神経症状の増悪や変動がない
- 心不全徴候を認めない
- 離床困難な場合でも，可能な限り関節可動域運動などを施行する
- 早期離床を避け，個別に計画を検討する病型
  内頸動脈閉塞 or 高度狭窄，脳底動脈血栓症，出血性梗塞，橋出血，脳動脈瘤，脳動脈奇形（出血例），低酸素脳症，肺塞栓症，汎発性血管内凝固症候群

Ⅱ．脳梗塞
- 離床に伴う血圧基準：収縮期血圧200 mmHg以下．基準を外れる場合は個別に検討する
- ラクナ梗塞は，診断初日から離床開始
- アテローム血栓性梗塞は，診断・治療開始後，数日間観察してから離床開始
- 心原性梗塞では，心エコー検査により左房内血栓がないことを確認して離床開始
- 主幹動脈の閉塞あるいは狭窄の場合，トレーニング開始後も体位変換などに伴う神経症状の増悪や変動に注意する

中止基準

Ⅰ．運動を行わないほうがよい場合
1) 安静時脈拍数120 bpm以上
2) 拡張期血圧120 mmHg以上
3) 収縮期血圧200 mmHg以上（脳出血例160 mmHg，術直後150 mmHg）
4) 労作性狭心症を現在有するもの
5) 新鮮心筋梗塞1ヵ月以内のもの
6) うっ血性心不全の所見が明らかなもの
7) 心房細動以外の著しい不整脈
8) 運動前からすでに動悸，息切れがあるもの

Ⅱ．途中で運動を中止する場合
1) 呼吸困難，めまい，吐気，狭心痛などが出現した場合
2) 脈拍が140 bpmを超えた場合
3) 10個／分以上の期外収縮の出現．頻脈性不整脈あるいは徐脈の出現
4) 収縮期血圧30 mmHg以上，拡張期血圧20 mmHg以上の上昇，または低下
5) 背臥位から座位または立位になる際，平均血圧20 mmHg以上の低下

部後屈の程度に留意する．枕などを利用してポジションを検討し，ポイントは吸気努力がみられず安楽な呼吸ができていることである．ポジションが崩れないようにするために，側臥位で

下側となる上肢や上側となる下肢の位置，骨盤の位置，麻痺側の肩関節の損傷にも注意する．

●関節可動域運動

関節可動域運動は，関節拘縮の予防を目的に実施する．特に，浮腫がみられる部位の関節は，全可動域の他動運動が難しいため拘縮となりやすく，痛みに留意しながら入念に行う．

麻痺側に着目すると，肩関節および股関節の痛みの発生に留意する．

肩関節の運動では，肩甲上腕関節，胸鎖関節，肩鎖関節，肩甲胸郭関節，加えて脊椎や骨盤帯の連動が必要となる．運動麻痺があると肩甲上腕リズムが異常となり，他動運動では肩甲上腕関節の運動のみとなりやすいため，特に肩関節屈曲・外転の可動域運動では90度程度にとどめておくほうがよい．また，肩甲上腕リズムを考慮して，肩甲胸郭関節の上方回旋や外転を追加して行う．

股関節の運動では骨盤と腰椎との関係が重要で，股関節屈曲運動においても，骨盤と大腿骨の動きによる骨盤大腿リズムの重要性が指摘されている．股関節屈曲の正常可動域は120〜130度で，寛骨と大腿骨がなす関節の屈曲角度は70度程度であると報告され[44]，いわゆる正常可動域になるためには，軟部組織の影響による20度，骨盤の後傾による40度が加わる．運動麻痺の出現によりこの運動のリズムが崩れるため，他動運動での股関節屈曲は70〜90度程度にとどめることが勧められる．

●ベッド上での練習

ベッド上での練習では，麻痺側および非麻痺側の機能向上，維持が目的となる．非麻痺側では，筋力維持を目的に抵抗運動を行う．麻痺側については，随意収縮の程度に応じて，負荷量を調節する．麻痺側下肢の筋活動を促すためには，ブリッジ運動などで足底への荷重刺激を利用する．実施の際は，足底への荷重と，可能であれば股関節の内旋・外旋中間位の保持を意識

させる．また筋収縮を促したい殿部などの収縮が得られているかを触診する．

■ 亜急性期〜回復期

動作練習

動作練習の目標は，獲得する動作をADLへ定着させていくことで，そのためには，課題とする動作の練習量を多くするとよい．動作練習で必要なことは，難度の細やかな調整である．調整には，下肢装具や肩装具の使用，ベッド面の高さや非麻痺側の支持物など環境面の整備，重心を移動させる範囲の設定などを行う．難度を適度に低下させることは，患者が動作中に注意するべきポイントを明確にし，効率的な動作学習につながる．そのためには，練習中の患者の動作や，麻痺側の上・下肢の連合反応の出現などを観察することが重要となる．

動作練習には，課題とする動作全体を練習する全習法と，課題動作の問題となる要素に焦点を当て練習する分習法がある．分習法の代表的なものは，歩行に関連したステップ練習である．問題となる要素を切り出し，トレーニングすることも効果的な動作学習につながる．

●座位練習

座位保持の安定には，静的保持から動的保持へと展開していく．静的保持が難しい状況では，非麻痺側への重心移動を容易にするよう工夫する．座面に手をつくだけでなく，台や枕などで肘かけのような支持物を設置する．骨盤後傾が強い場合は，三角マットなどで骨盤前傾を行いやすくする方法や，体幹前方に台を設置するなど工夫する．座位での体重移動は，バランス能力に応じて非麻痺側から麻痺側へと移動範囲の拡大を図る．リーチ動作の範囲については，姿勢反射の出現の程度や姿勢が修正可能かをみながら細かく設定する．

●立位練習

立位練習では，運動麻痺の程度に応じて長下

肢装具の使用を検討する．また，非麻痺側上肢での支持物を検討し，特にpusher現象が強い患者では非麻痺側の肩などを壁にもたれさせるなど，非麻痺側上肢で押さない工夫も必要となる．

●立ち上がり練習

座面の高さを調節して，難度を調整する．左右対称となる運動にするために，麻痺側下肢に荷重を意識させ筋活動を促す．麻痺側足部を後方に下げての立ち上がり練習は，麻痺側下肢の筋活動を増大させることができ，立ち上がり時の非対称性の改善やバランス能力の向上につながることが報告されている[45]．

●歩行練習

積極的な装具の使用により，早期から歩行練習を取り入れる．介入においては，倒立振り子モデルをイメージしたトレーニングを行う．その際，体幹の直立性とロッカーファンクションを考慮した装具の調整，歩行介助を行っていく．つまり，麻痺側の立脚期では踵部からの初期接地，荷重応答期以降は体幹の過度な前傾をさせず，股関節の伸展や下腿の前傾を促す．踵部からの接地やロッカーファンクションがみられない場合は，装具の使用を検討する．足継手（あしつぎて）は，足関節の可動域，運動麻痺や足底屈筋の痙縮の程度により使い分けるが，固定ではないものが望ましい．特に，ゲイトソリューション（下肢装具用油圧式足継手）のような底屈制動・背屈遊動の継手がロッカーファンクションを引き出しやすい．立脚期中の膝関節のコントロールが不十分な場合は，長下肢装具の使用を検討する．麻痺側の遊脚期においては，非麻痺側への重心移動を促す．

注意！
膝継手（ひざつぎて）をロックした長下肢装具を使用する際は，立脚終期からの膝屈曲がないため足部の引きずりが起こりやすく，分回しや伸び上がりなどの代償動作につながるおそれがある．対策として，①非麻痺側の靴底の補高，②膝継手の固定角度の調整を行う．

歩行練習は，平行棒内や杖歩行から開始されることが一般的であるが，長下肢装具が必要な患者でも，杖なしでのリズミカルな前型歩行により歩行周期に応じた筋活動が得られるという報告がある．そのため，杖なしで，患者の後方から介助して歩行練習を行うこともある．また，体重免荷のトレッドミル歩行練習の導入も有効である．体重免荷装置で体重の30％免荷から開始し，重度の運動麻痺を呈する患者に対しても早期から歩行練習の機会を提供する．

物理療法の活用

以下，主に痙縮の対応について説明する．麻痺筋の痙縮抑制として，電気刺激や振動刺激を活用する．重要なポイントは，痙縮を抑制した後に，麻痺側の運動促通や動作練習を行い，効率的な運動学習を図っていくことである．

経皮的電気刺激（transcutaneous electrical nerve stimulation：TENS）は，『脳卒中治療ガイドライン2015』[16]でも使用が勧められている．電気刺激における使用目的別のパラメータは成書を参考にしてもらいたい．課題特異的トレーニングとTENSの組み合わせにより，痙縮だけでなく動作能力も改善する[46]．

振動刺激については，市販されている家庭用電動マッサージ器を利用し[47]，痙縮筋を伸張した状態で直接振動刺激を加えていく．手軽に使用できるため，患者本人や家族に対して指導することもできる．

痙縮筋に対する冷却または温熱療法は，『脳卒中治療ガイドライン2015』[16]での推奨グレードが低い．

ADL練習

起き上がり動作や移乗，トイレ動作，歩行などのADL練習は，病棟生活で実際に使用する環境で行う．トレーニング室で行う際は，動作を行う環境を想定して行う．例えば，浴槽をまたぐ動作は平行棒の高さを調整して行う，トイレ動作の下衣の着脱はゴムバンドの輪を下衣の

ウエスト部分と見立てるなど工夫する.

　高次脳機能障害を呈する患者では，提示する情報を少量でかつ具体的なものとし，外部環境からの刺激をコントロールする.

　注意障害を呈する患者では，周囲の環境からの刺激を減らし集中しやすくする.例えば，病室のベッドでの起き上がり練習では，カーテンで覆って行う.一方で，病棟歩行自立を許可する段階では，周囲の環境からの刺激が多いなかでも安定して歩行できるように練習することが必要となる.

　認知症患者では，学習過程において誤りをおかさない学習法が有用であり，エラーレス・ラーニングを心がける.具体的には，移乗練習では動作を開始する前に，正しい動作手順をイラストや写真で確認させるなどの方法がある.

家族参加型練習

　『脳卒中治療ガイドライン2015』では，患者・家族教育が勧められている[16].在宅介護を行う場合，早期から介助法の指導を開始する.安全な在宅介護には，患者の病態や動作能力について家族の理解を促し，介護に対する不安感や負担感の軽減につなげることが必要である.リハビリテーション場面に介護者となる家族を参加させる家族参加型練習は，早期在宅復帰に役立つことが報告されている[48].

歩行練習

　脳卒中後の理学療法介入のシステマティックレビュー[49]で推奨されるトレーニングについて，歩行を中心に抜粋したものを**表13**[49]に示

す.また，アメリカ心臓協会（American Heart Association：AHA）／アメリカ脳卒中協会（American Stroke Association：ASA）の成人脳卒中のリハビリテーションに関するガイドラインのうち，移動，歩行に関する勧告を**表14**[50]示す.この2つの表と『脳卒中治療ガイドライン2015』からは，麻痺側を含む筋力・体力強化，麻痺筋への電気刺激や装具使用の必要性がわかる.前述したことに加え，これらを参考にしっかりとした治療プログラムを組んでいく.

■ 維持期

　維持期では，回復期に獲得した能力の維持・向上が最大のポイントとなるため，筋力強化練習や歩行練習とともに，家庭内での役割や社会的参加などで活動量を保つ工夫が必要である.患者のニードを取り入れたプログラムを構築し，柔軟に対応する.

　患者の加齢による動作能力の低下は避けることができないため，福祉サービスの見直しや住宅環境，装具の調整が必要となる.特に，下肢装具の長期間の使用では，パーツの破損やサイズのズレが生じやすく，筋緊張の変化により再処方が必要な場合もある.装具の修繕や作製に関する手続きについて，患者に説明する.また，他の医療施設に装具の処方を依頼する際は，どのような装具が必要であるかの情報を提供する.

表13　脳卒中後の理学療法介入のシステマティックレビューで推奨される歩行に関連するトレーニング

body function			
下肢運動機能	●麻痺側下肢への神経筋電気刺激 ●筋力強化と体力強化トレーニング ●高強度練習	最大歩行速度	●電気機械支援歩行トレーニング ●トレッドミル歩行練習 ●筋力強化と体力強化トレーニング ●高強度練習
下肢筋力	●水中運動 ●麻痺側下肢への神経筋電気刺激 ●TENS ●麻痺側下肢筋力強化 ●筋力強化と体力強化トレーニング ●高強度練習	歩行距離	●BWSTT ●電気機械支援歩行トレーニング ●サーキットクラストレーニング ●筋力強化と体力強化トレーニング
快適歩行速度	●BWSTT ●筋力強化と体力強化トレーニング ●高強度練習	空間的歩行 パラメータ	●トレッドミル歩行練習 ●麻痺側下肢筋力強化
activities			
歩行能力	●電気刺激による電気機械支援歩行トレーニング ●サーキットクラストレーニング ●TENS	基礎ADL	●各種バランス練習 ●電気機械支援歩行トレーニング ●介護者の介入による練習 ●低強度のmCIMT ●麻痺側上肢へのヴァーチャルリアリティ練習 ●高強度練習

(Veerbeek JM, et al.：What is the evidence for physical therapy poststroke? A systematic review and meta-analysis. PLoS One 20014；9〈2〉：e87987[49])の内容をもとに作成)
表は，ICFに応じた移動・歩行に関連した各問題点に対するトレーニングを示す．麻痺側下肢を含めた筋力強化や体力強化，電気刺激，高強度練習など共通した内容が出てくることに注目する．
TENS：transcutaneous electrical nerve stimulation（経皮的電気刺激），BWSTT：body weight supported treadmill training（体重免荷式トレッドミルトレーニング），mCIMT：modified constraint induced movement therapy.

表14　AHA/ASA成人脳卒中リハビリテーションと回復に関するガイドライン（移動，歩行）

勧告：移動，歩行	クラス	エビデンスレベル
発症後に歩行障害を有したすべての脳卒中患者に，集中的・反復的な歩行練習が推奨される	I	A
治療可能な歩行障害（例：下垂足）を呈する患者では，下垂足を代償し，移動能力と麻痺側足関節と膝関節の運動，速度，エネルギーコストを改善させるため，脳卒中後のAFOの使用が推奨される	I	A
サーキットトレーニングを利用した集団療法は，歩行能力を改善させる妥当な介入方法である	Ⅱa	A
歩行耐久性や歩行に関連した移動の課題を改善させるため，有酸素運動と筋力強化練習を組み合わせることは妥当である	Ⅱa	A
下垂足に対するAFOの代替手段として，神経筋電気刺激を検討することは妥当である	Ⅱa	A

(Winstein CJ, et al.：Guidelines for adult stroke rehabilitation and recovery：a guideline for healthcare professionals from the American Heart Association/American Stroke Association. Stroke 2016；47〈6〉：e98-e169[50]より抜粋)
表には，移動，歩行の勧告のうち，推奨レベルの高いもの（クラスⅡaまで）を抜粋して記載している．
AFO：ankle foot orthosis（短下肢装具）．

■ 引用文献

1) 厚生労働省：平成26年（2014）患者調査の概況．
   http://www.mhlw.go.jp/toukei/saikin/hw/kanja/14/index.html
2) 厚生労働省：平成27年人口動態計月報年計（概数）の概況．
   http://www.mhlw.go.jp/toukei/saikin/hw/jinkou/geppo/nengai15/index.html
3) 荒木信夫，小林祥泰：病型別・年代別頻度．小林祥泰編：脳卒中データバンク2015．中山書店；2015．p.18-9.
4) 山口修平，小林祥泰：脳卒中データバンクからみた最近の脳卒中の疫学的動向．脳卒中 2014；36；378-84.
5) 厚生労働省：平成28年 国民生活基礎調査の概況．
   http://www.mhlw.go.jp/toukei/saikin/hw/k-tyosa/k-tyosa16/index.html
6) Special report from the National Institute of Neurological Disorders and Stroke. Classification of cerebrovascular diseases Ⅲ. Stroke 1990；21(4)：637-76.
7) 前田亘一郎，吾郷哲朗，北園孝成：病型別にみた脳梗塞危険因子とその13年間の推移．小林祥泰編：脳卒中データバンク2015．中山書店；2015．p.54-5.
8) 伊藤義彰：非心原性脳梗塞．豊田一則，古賀政利編著：SCUグリーンノート．中外医学社；2016．p.140-9.
9) Adams HP Jr, Bendixen BH, Kappelle LJ, et al.：Classification of subtype of acute ischemic stroke. Definitions for use in a multicenter clinical trial. TOAST. Trial of Org 10172 in Acute Stroke Treatment. Stroke 1993；24(1)：35-41.
10) 星野晴彦：脳梗塞の診断の変遷と現況．日本臨牀 2016；74(4)：555-9.
11) Llombart V, Antolin-Fontes A, Bustamante A, et al.：B-type natriuretic peptides help in cardioembolic stroke diagnosis：pooled date meta-analysis. Stroke 2015；46(5)：1187-95.
12) Caplan CR：Intracranial branch atheromatous disease：a neglected, understudied, and underused concept. Neurology 1989；39(9)：1246-50.
13) 星野晴彦，高木　誠，山本康正ほか：Branch atheromatous diseaseにおける進行性脳梗塞の頻度と急性期転帰．脳卒中 2011；33(1)：37-44.
14) 足立智英，高木　誠：ラクナ梗塞とbranch atheromatous disease．日本臨牀 2006；64(増刊号8)：155-9.
15) Lyden P, Brott T, Tilley B, et al.：Improved reliability of the NIH Stroke Scale using video training. NINDS TPA Stroke Study Group. Stroke 1994；25(11)：2220-6.
16) 日本脳卒中学会脳卒中ガイドライン委員会編：脳卒中治療ガイドライン2015．協和企画；2015.
17) 日本脳卒中学会 脳卒中医療向上・社会保険委員会 rt-PA（アルテプラーゼ）静注療法指針改訂部会：rt-PA（アルテプラーゼ）静注療法適正治療指針．第2版．2012.
   http://www.jsts.gr.jp/img/rt-PA02.pdf
18) Baird AE, Dambrosia J, Janket S, et al.：A three-item scale for the early prediction of stroke recovery. Lancet 2001；367(9274)：2095-9.
19) Bryan RN, et al.：Cerebral lnfarction and Ischemic Disease. Atlas SW, ed.：Magnetic Resonance imaging of the Brain and Spine. Raven Press；1991. p.411-37.
20) 吉尾雅春：CT画像による病態および能力の理解．理学療法学 2010；37(7)：492-6.
21) Song YM：Somatotopic organization of motor fibers in the corona radiata in monoparetic patients with small subcortical infarct. Stroke 2007；38(8)：2353-5.
22) 原　寛美，吉尾雅春編：脳卒中理学療法の理論と技術．メジカルビュー社；2013.
23) 二木　立：脳卒中リハビリテーション患者の早期自立度予測．リハ医学 1982；19(4)：201-23.
24) 豊田章宏：mRS（修正ランキン・スケール）．ブレインナーシング 2012；28(11)：1118-21.
25) Inoa V, Aron AW, Staff I, et al.：Lower NIH stroke scale scores are required to accurately predict a good prognosis in posterior circulation stroke. Cerebrovasc Dis 2014；37(4)：251-5.
26) 田中耕太郎：脳梗塞急性期の病態と治療のターゲット．臨床神経学 2013；53(11)：1159-62.
27) 日本脳卒中学会，日本脳神経外科学会，日本脳神経血管内治療学会：経皮経管的脳血栓回収用機器 適正使用指針．第2版．脳卒中 2015；37(4)：259-79.
28) Goyal M, Menon BK, van Zwam WH, et al.：Endovascular thrombectomy after

large-vessel ischaemic stroke：a meta-analysis of individual patient data from five ran-
domised trials．Lancet 2016；387（10029）：1723-31.

29）日本高血圧学会 高血圧治療ガイドライン作成委員会編：高血圧治療ガイドライン2014．
http://www.jpnsh.jp/data/jsh2014/jsh2014v1_1.pdf

30）藤島正敏：脳血管障害の血圧管理（急性期-慢性期）．日内会誌 1991；80（4）：553-8.

31）天野隆弘：脳循環の調節─脳循環のautoregulation．血管と内皮 1998；8（4）：379-85.

32）山口修平，小林祥泰：脳卒中データバンクにおける虚血性脳卒中病型別頻度の経年的推
移．小林祥泰編：脳卒中データバンク2015．中山書店；2015．p.52-3.

33）渡邉 修：高次脳機能評価．臨床リハ 2017；26（1）：33-40.

34）杉山博通，数井裕光，武田雅俊：Treatable dementia─正常圧水頭症，慢性硬膜下血腫，
薬剤性認知症の診断と治療．綜合臨床 2011；60（9）：1869-74.

35）小西海香，陳 韻如，加藤元一郎：注意障害の評価とリハビリテーション．老年精医誌
2011；22（3）：295-301.

36）辻 哲也，園田 茂，千野直一：入院・退院時における脳血管障害患者のADL構造の分
析─機能的自立度評価法（FIM）を用いて．リハ医学 1996；33（5）：301-9.

37）Berg KO，Wood-Dauphinee SL，Williams JI, et al.：Measuring balance in the elderly：
validation of an instrument．Can J Public Health 1992；83（Suppl 2）：S7-11.

38）望月 久：理学療法におけるバランスの捉え方─概念・評価・改善へのアプローチ．理
学療法学 2005；32（4）：192-6.

39）千田富義，髙見彰淑編：リハ実践テクニック 脳卒中．メジカルビュー社；2006．p.112-99.

40）Pradon D，Roche N，Enette L, et al.：Relationship between lower limb muscle strength and
6-minute walk test performance in stroke patients．J Rehabil Med 2013；45（1）：105-8.

41）Hausdorff J：Gait variability：methods，modeling and meaning．J Neuroeng Rehabil
2005；2：19.

42）清野恵美子，久保 晃，松本哲也ほか：脳卒中片麻痺患者の歩行バランスの検討─10 m
歩行時間と歩数およびその変動から．理学療法学 1994；21（suppl）：43.

43）宮越浩一：データベースを活用した研究の可能性と課題─脳卒中急性期症例における合
併症調査．リハ医学 2012；49（2）：82-5.

44）吉尾雅春：脳卒中後遺症の理学療法最前線．理学療法学 2017；44（suppl 1）：18-20.

45）Liu M，Chen J，Fan W, et al.：Effects of modified sit-to-stand training on balance con-
trol in hemiplegic stroke patients：a randomized controlled trial．Clin Rehabil 2016；30
（7）：627-36.

46）Mills PB，Dossa F：Transcutaneous electrical nerve stimulation for management of limb
spasticity：a systematic review．Am J Phys Med Rehabil 2016；95（4）：309-18.

47）下堂薗恵：振動刺激や電気刺激を併用した促通反復療法による脳卒中片麻痺治療の展開．
リハ医学 2015；52（6）：327-30.

48）Hirano Y，Maeshima S，Osawa A, et al.：The effect of voluntary training with family
participation on early home discharge in patients with severe stroke at a convalescent
rehabilitation ward．Eur Neurol 2012；68（4）：221-8.

49）Veerbeek JM，van Wegen E，van Peppen R, et al.：What is the evidence for physical
therapy poststroke? A systematic review and meta-analysis．PLoS One 2014；9（2）：
e87987.

50）Winstein CJ，Stein J，Arena R, et al.：Guidelines for adult stroke rehabilitation and
recovery：a guideline for healthcare professionals from the American Heart Associa-
tion/American Stroke Association．Stroke 2016；47（6）：e98-e169.

2. パーキンソン病
Parkinson's disease

> **key point** ▶▶ パーキンソン病は，進行性疾患であり，徐々にかつ不可逆的に症状が進行していく．パーキンソン病患者の理学療法およびリハビリテーションにおける理学療法士の役割は，初期では身体活動，身体機能を維持すること，中期から後期にかけては低下する活動レベルを可能な限り維持・向上しつつ，合併症を予防することである．そのため，理学療法士には，病期に応じて理学療法的視点とリハビリテーション的視点からバランスよく評価し，プログラムを立案することが求められる．

概要と病態

パーキンソン病（Parkinson's disease：PD）は，大脳基底核に属する中脳の黒質に存在するドパミン神経細胞の変性を主体とする神経変性疾患である[1]．無動・寡動（かどう），固縮，姿勢反射障害，安静時振戦を4大徴候とし，運動機能障害に加えて嗅覚障害，睡眠障害，便秘，うつ，精神障害などの非運動症状を伴うことが多い[2]．

日本でのPD患者数は，14万5千人（男性：6万4千人，女性：8万1千人）と推定されている[3]．50〜65歳での発症が多く，高齢になるほど有病率が増加する[4]．死亡率は，同年代の健常者と比べて1.8〜2.3倍であり，最も一般的な死因は肺炎である[2]．

病態

大脳基底核は線条体，淡蒼球（たんそうきゅう），視床下核，黒質から構成されている（**図1-A**）．そして，運

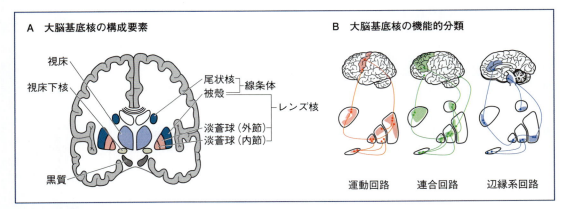

図1　大脳基底核の構成要素（A）と機能的分類（B）
A：大脳基底核は線条体（被殻，尾状核）と淡蒼球（外節，内節），視床下核，黒質から成る神経核の集まりであり，大脳皮質と視床，脳幹と神経回路を構築している．
B：大脳基底核は神経回路を形成する部位によって，いくつかの異なる機能を有するとされている．代表的な回路は運動回路（運動野を含む回路），連合回路（連合野を含む回路），辺縁系回路（辺縁系を含む回路）がある．近年では，大脳基底核は機能的に運動系，眼球運動系，連合系，辺縁系，眼窩前頭皮質系（前頭葉の一部で意思決定に関与）の5つに分類される．

動野，連合野，大脳辺縁系などと神経回路を形成している（図1-B）．このため，大脳基底核は随意運動や姿勢，筋緊張の調節などの運動機能に加えて，注意や学習，報酬行動，習慣の形成など，さまざまな機能に関連する[5]．

次に，運動回路の概念図を図2-Aに示す．運動ループには線条体，淡蒼球内節，視床・脳幹から成る直接路と，線条体，淡蒼球外節・内節，視床下核，視床・脳幹から成る間接路の2つの回路が存在する[1,5]．直接路は視床・脳幹の活動を亢進させ，間接路は視床・脳幹の活動を抑制する．両回路のバランスによって随意運動や姿勢，筋緊張が調整される．この両回路のバランスを調整するのが黒質緻密部から線条体へと放射されるドパミンである．ドパミンはD_1受容体をとおして直接路を活性化（視床・脳幹の活動を亢進）し，D_2受容体をとおして間接路を抑制化（視床・脳幹の活動を抑制）する．PDでは黒質のドパミン神経細胞の変性により，ドパミン産生量が低下し，直接路の活性化と間接路の抑制化が困難となる．これにより視床・脳幹の活動が過度に抑制され，随意運動が減少する[1,5]（図2-B）．

■ 診断・重症度分類

診断には，厚生労働省が作成したPDの診断基準が用いられている．診断基準は，①パーキンソニズムがある，②脳CTまたはMRIに特異的異常がない，③パーキンソニズムを起こす薬物・毒物への曝露がない，④抗パーキンソン病薬にてパーキンソニズムに改善がみられるの4項目から成り，すべてを満たした場合にパーキ

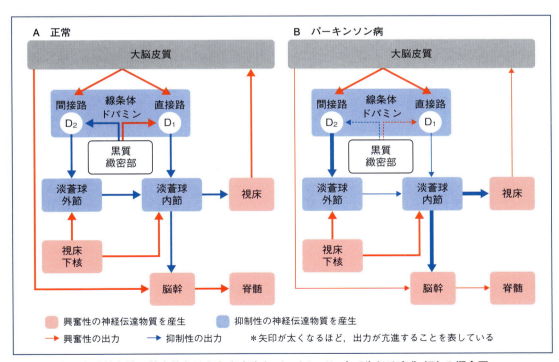

図2　正常な大脳基底核の基本的なはたらき（A）とパーキンソン病で生じる変化（B）の概念図
A：正常な大脳基底核では直接路（視床・脳幹の活動を亢進）と間接路（視床・脳幹の活動を抑制）がバランスよくはたらき，運動を調節している．
B：パーキンソン病では黒質緻密部でのドパミン産生が減少し，線条体がドパミン欠乏状態となる．これにより，間接路が亢進，直接路が抑制され，視床・脳幹の活動が過度に抑制されるため，運動が起きにくい状態（無動・寡動）が生じるとされている．

表1 Hoehn and Yahr 重症度分類とその修正版

Hoehn and Yahr scale	Modified Hoehn and Yahr scale
1：片側の症状のみで，通常，機能障害はない，またはあってもごく軽度である	1.0：片側の症状のみ 1.5：片側と体幹の症状あり
2：両側性または体幹の症状が出現しているが，バランス障害はない	2.0：両側の症状，姿勢反射障害はない 2.5：軽度な両側の機能障害，Pull test で後方突進が出現するが，自分で立ち直ることができる
3：両側性の症状があり，姿勢反射障害を伴う軽度から中等度の機能障害がある；身体機能的には自立している	3.0：軽度から中等度の両側性機能障害；いくらか姿勢の不安定性があるが，身体機能的には自立している
4：重度の機能障害があるが，まだ介助なしで歩行または起立動作が可能	4.0：重度の機能障害があるが，まだ介助なしで歩行または起立動作が可能
5：介助なしでは，ベッド上で寝たきり，または車椅子生活となる	5.0：介助なしでは，車椅子生活，またはベッドで寝たきりの状態

(Goetz CG, et al.：Movement Disorder Society Task Force Report on the Hoehn and Yahr Staging Scale：Status and Recommendations. The Movement Disorder Society Task Force on Rating Scales for Parkinson's Disease. Mov Disord 2004；19〈9〉：1020-8[8]）より)
Movement Disorder Society では，基本的に修正前の Hoehn and Yahr scale を用いることを推奨している.

ンソン病と診断する[6]. パーキンソニズムの存在は，以下の2つの基準のいずれかに該当する場合と定義されている.
① 典型的な左右差のある安静時振戦.
② 歯車用筋固縮，動作緩慢，姿勢反射障害のうち2つ以上が存在.

> **注意**
> 症状が左右対称に生じる場合，診断から1年以内に転倒を経験する場合，レボドパへの反応性の欠如がある場合は，他の疾患が原因のパーキンソニズムであることが強く疑われる[7].

　重症度の評価には Hoehn and Yahr の重症度分類(HY分類；**表1**)[8]と，Movement Disorder Society-sponsored revision Unified Parkinson's Disease Rating Scale (MDS-UPDRS)[9,10] が用いられている. HY分類は運動症状に特化しているのに対し，MDS-UPDRS は運動症状，非運動症状，日常生活活動(activities of daily living：ADL)，治療に伴う合併症を評価することができる.

■ 症状

　PD の症状は，大きく運動症状と非運動症状の2つに分類される(**表2**)[2].

運動症状

　無動・寡動は PD で最も特徴的な症状であり，動作の緩慢さと減少を示す. PD 患者の70～98％でみられる. 安静時振戦は PD 診断の時点で約70％の患者でみられ，病期の進行に合わせてほぼすべての患者でみられる. 固縮は PD 患者の89～99％でみられ，四肢他動運動時の全可動域にわたる抵抗感の増強を特徴とする. 固縮は，疼痛(肩の痛みなど)や姿勢アライメントの変化(頭部前方突出，脊柱後彎など)に関連する可能性が示されている[2]. 姿勢反射障害は姿勢反射(立ち直り反応や平衡反応など)の消失または減弱を特徴とし，HY分類3期以降から出現する. しかし，動的バランス能力(単純な歩行や方向転換など)の低下は早期から生じるとする報告もある[2,11].

非運動症状

　PD 患者では多彩な非運動症状が発現し，生活の質(quality of life：QOL)に大きく影響する[2]. 初期の段階から生じやすい非運動症状を**表2**[2]に示す. このなかで，遂行機能障害と記憶障害は PD の初期の段階でも存在しうるとされている. また，PD における遂行機能障害は動的バランス能力低下や転倒，セルフケアへの

表2 パーキンソン病の運動症状・非運動症状とその発生時期の目安

	Hehn and Yahr scale				
	1	2	3	4	5
A　運動症状					
●無動・寡動					
●固縮					
●安静時振戦					
●姿勢反射障害					
●姿勢アライメント障害					
●動的バランス障害					
B　非運動症状					
●眼球運動障害					
●睡眠障害					
●便秘					
●うつ					
●遂行機能障害					
●記憶障害					
C　活動制限・参加制約					
●ベッド上動作能力低下					
●移乗動作能力低下					
●歩行障害					
●巧緻動作能力低下					
●身体不活動					
D　Quality of Lifeの低下					

→ 症状が発現する可能性のある時期
→ 大多数に症状がみられる時期

パーキンソン病の主な運動症状・非運動症状とその発生時期の目安を示している．Aは運動症状を，Bは非運動症状を，Cは活動制限・参加制約を，DはQOLの低下を表している．症状の発症時期は個人差が大きいため，これはあくまでも目安として使用する．患者の症状の有無を注意深く聞き取り，観察，評価する．

(Keus S, et al.：European Physiotherapy Guideline for Parkinson's Disease. 2014；KNGF/ParkinsonNet[2]を参考に作成)

表3 パーキンソン病のサブタイプ分類とその臨床的な特徴

サブタイプ	臨床的な特徴
PD早期発症（55歳未満）型	●発症から初回の転倒経験までの期間が長い（約15年） ●発症から認知機能低下が始まるまでの期間が長い ●すくみ足の早期出現（発症から10年で50%の確率） ●不安が生じるリスクが高い ●薬剤性の不随意運動やwearing-off現象が早期から出現する ●HY分類で3期に達するまでの期間が長い
振戦優位型	●レボドパへの反応性が悪いが，病期の進行は遅い ●うつや情緒障害のリスクが低い ●姿勢・歩行障害優位型よりも，認知症発症のリスクが低く，発症までの期間が長い ●姿勢・歩行障害優位型よりも，HY分類で3期に達するまでの期間が長い
姿勢・歩行障害優位型	●姿勢・歩行障害が他の症状よりも優位 ●うつ症状を呈する割合が高く，症状が重度である ●認知症を呈する割合が高い
早期進行・非認知症型	●高齢での発症 ●早期のうつ症状 ●早期の体幹機能障害 ●約70%が振戦から発症する

(Keus S, et al.：European Physiotherapy Guideline for Parkinson's Disease. 2014；KNGF/ParkinsonNet[2] より)

無関心，理学療法や薬物療法のアドヒアランス低下などに関連する可能性が示唆されている[2]．後期に出現する非運動症状としては認知症や尿失禁，性機能不全などがある．

■予後

PDの進行は緩徐であり，適切な治療が行われれば発症後10年程度は通常の生活が可能であり，平均余命も一般より2〜3年短い程度と

されている[12]．しかし，PDの予後は発現している症状によって異なる．例えば，PDは発現している症状によって4つのサブタイプに分類され，それぞれのタイプで病期や症状の進行速度が異なる（**表3**）[2]．また，最近の報告では初期の段階で軽度認知機能低下，起立性低血圧，レム睡眠の障害がある場合，症状の進行が最も速くなるとされている[13]．

■治療

PDの治療は，薬物療法，手術療法，リハビリテーションの3つに大別される．

薬物療法

PD治療薬の基本的な作用機序は不足したド

表4　パーキンソン病の主な治療薬

	作用機序	効果	副作用
レボドパ	脳内でドパミンに変換される	●動作緩慢，固縮の軽減 ●安静時振戦，体幹症状には効果なし ●運動器合併症に効果なし	●低緊張，起立性低血圧，嘔気，頭痛，消化管障害 ●長期使用による副作用 　レボドパの効果の変動（on-off現象，wearing-off現象，no-on/delayed-on現象），不随意運動，ジストニア，錯乱，幻覚，幻視，睡眠障害
ドパミン受容体作動薬	ドパミン受容体の活動を促進する	●無動・寡動，固縮の軽減	●起立性低血圧，すくみ足，不眠症，傾眠，めまい，便秘，四肢末端の浮腫，嘔気・嘔吐，錯乱，精神症状 ●長期使用による副作用 　レボドパと同様
アマンタジン	ドパミン放出を促進する	●動作緩慢，安静時振戦の軽減 ●非運動症状，副作用の軽減効果はなし	●幻覚，錯乱，焦燥感，起立性低血圧，めまい，不安，睡眠障害，四肢末梢の浮腫，失調，嘔気・嘔吐，頭痛など
ドパミン代謝阻害薬	ドパミンの分解を阻害する	●軽症者の運動症状の軽減 ●レボドパの効果の変動をわずかながら軽減する	●起立性低血圧，幻覚，関節痛，不随意運動，認知機能障害，心合併症，神経精神的合併症，下痢，肝障害

（Keus S, et al.：European Physiotherapy Guideline for Parkinson's Disease. 2014；KNGF/ParkinsonNet[2]を参考に作成）

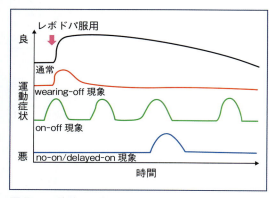

図3　レボドパ長期服用によるレボドパの効果減少・変動

通常では服用後からレボドパの効果が継続するが，長期服用によってレボドパの効果が減退，薬の作用時間が短縮（wearing-off現象）したり，薬の服用とは関係なく症状が良くなったり悪くなったり（on-off現象）したり，服用から効果の発現が遅くなる，または効果が出なくなったり（no-on/delayed-on現象）する．

パミンを補うこと，ドパミンの不足によって過剰に興奮または抑制された細胞のはたらきを調整することである（**図2**参照）．**表4**[2]に主なPD治療薬の作用機序，効果，副作用を示す．

副作用のなかで重要なのは，レボドパの長期服用による効果減少・変動である．**図3**にレボドパの効果減少・変動のイメージを示す．これらの症状を認めた場合は，服薬内容・量の調整が必要なため，速やかに主治医へ報告する．

手術療法

手術法には定位脳手術または深部電気刺激治療がある．手術療法が単独で行われることはほとんどなく，薬物療法やリハビリテーションと併用されることが多い．

リハビリテーション

リハビリテーションは，患者と多職種（医師，看護師，理学療法士，作業療法士，言語聴覚士，ソーシャルワーカー，介護士など）から構成されるチームによって行われる．PD患者のリハビリテーションにおいて理学療法士が担当する主な領域は，①運動能力，②移動能力，③巧緻性動作，④バランス能力，⑤歩行の5領域と，副次的な⑥疼痛，⑦呼吸機能の2領域の計7領域である[2]．PD患者の理学療法の目的は「動作の質や機能的自立度，健康状態を最大化し，二次的合併症を最小化する一方で，自己管理や参加の援助や安全性を整えること」である[2]．理学療法の目的は病期の進行に伴い徐々

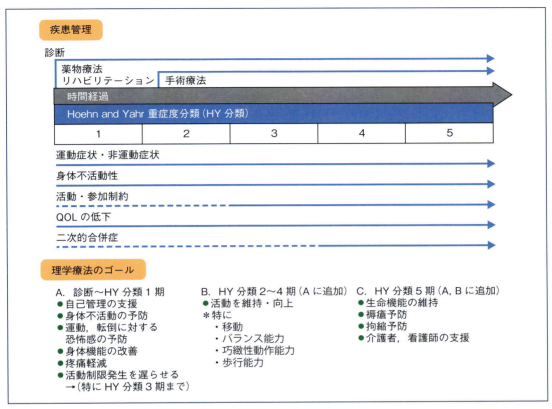

図4　パーキンソン病の病期分類ごとの理学療法のゴール
PD患者のリハビリテーションにおける理学療法のゴールは，疾患の重症度によって徐々に変化していく．PDの診断から軽症の段階（A）では，理学療法では自己管理の支援や，運動症状や非運動症状，それに伴って生じる運動，転倒に対する恐怖感，身体不活動，廃用性の身体機能低下の予防，改善が主な目標となる．HY分類2～4期では，初期からの目標に加えて，疾患の進行に合わせて生じ始める活動制限の進行防止，改善を目標とする．この時期では心身機能，活動からの介入に加えて，家屋環境や補助具，家族への指導など環境因子への介入の重要性が増してくる．HY分類5期では呼吸機能維持や褥瘡予防，拘縮予防に加え，患者の生活を介助する介護者や看護師への支援が主な目標となる．以上のように，疾患特性を配慮したうえで，患者や重要な他者の希望や患者ごとの症状に合わせた理学療法を展開することが求められる．
（Keus S, et al.：European Physiotherapy Guideline for Parkinson's Disease．2014；KNGF/ParkinsonNet[2]を参考に作成）

に変化する．病期ごとの理学療法のゴールを図4[2]に示す．

■ 障害像

　PD患者の障害は，PDから直接生じる一次性障害と，それらに起因して生じる二次性障害に分けて考える．PD患者の障害像モデルを図5に示す．二次性障害には，身体不活動とそれに伴う廃用性の関節可動域制限，筋機能低下，心肺機能低下，うつ症状などがある．PDでは運動症状・非運動症状と二次性障害が相互に関連して，移動能力低下，巧緻性動作能力低下，歩行能力低下，転倒，疼痛，呼吸機能低下などが生じる．

理学療法・リハビリテーションの評価

　PDの理学療法では対応すべき領域が多岐にわたる．そのため，PD患者の生活環境における生活機能（心身機能，活動・参加）の問題点を不足なく抽出すること，問題点の優先順位を

■ 2. パーキンソン病

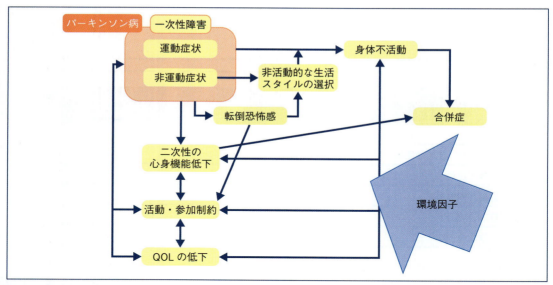

図5　パーキンソン病の障害像のモデル
PDによって，一次性障害（運動症状，非運動症状）が生じる．運動症状や遂行機能障害，うつ傾向などによって転倒や運動への恐怖感が生じる．また，遂行機能障害が非活動的な生活スタイルの選択につながる．これらが身体活動の低下につながり，二次性の心身機能低下が引き起こされる．病期の進行，二次性の心身機能低下，身体活動の低下により活動・参加制約が徐々に生じてくる．PD患者のQOLはこれらの影響を受けて低下する．さらに，身体不活動と二次性の心身機能低下は転倒，骨折，呼吸不全，生活習慣病などを引き起こし，PD患者の生活機能を著しく低下させる．一方，薬物療法やリハビリテーション，家族，介護者，生活環境，公的制度，物的資源などの環境因子はこれらに対してプラスにも，マイナスにもはたらきうる．

決定し，重要な項目を優先して評価することが必要である[2]．また，評価は実施時間や実施環境に留意して行う．これは，薬物療法の効果の日内変動や，動作の実施環境によって，運動症状や非運動症状が大きく変動するためである．

European Physiotherapy Guideline for Parkinson's Diseaseでは，個別の評価を開始する前に，生活機能の問題点の整理と優先順位の決定を行うことを推奨している．効率的な問題点の抽出には，Pre-assessment Information Form（PIF）を用いる[2]．PIFは16項目から成る自己記入型の質問紙表である．現在最も早く解決したい問題，PDの知識，過去12か月間の転倒，すくみ足，身体活動，活動制限，機能障害に関する質問から構成される．これらの質問に回答してもらうことで，生活機能の問題点を不足なく抽出する．次に，PIFで多数の問題点があげられた場合には，Patient-Specific Index for Parkinson's Disease（PSI-PD）[14]を用いて問題点の優先順位を決定する．PSI-PDでは複数の問題点を優先度の高い順に5つまで絞り，それらが理学療法のどの領域（①運動能力，②移動能力，③巧緻性動作，④バランス能力，⑤歩行，⑥疼痛，⑦呼吸機能）に当てはまるのかを検討する．これにより必要となる評価の選択が容易となる．また，PDは進行性疾患であるため，病初期には理学療法的視点からの評価が，後期にはリハビリテーション的視点からの評価が重要になる．

機能障害

筋力，関節可動域，運動耐容能，認知機能，精神機能などの検査を行う．活動制限や参加制約を引き起こす原因として疑われる項目を中心に評価することが重要である．

●筋力

徒手筋力テストやハンドヘルドダイナモメー

タなどを使用して行う.

●関節可動域

固縮の程度も同時に評価する. 頸部, 体幹の可動域制限（特に回旋）は, ベッド周辺動作の障害と関連が強いため注意する[15]. また, 四肢では屈筋, 内転筋に可動域制限が出やすいとされている.

●運動耐容能

評価指標として, 6分間歩行テスト（6-minute walking test：6MWT）が推奨されている. 歩行距離とオリジナルのBorg（ボルグ）スケールを用いて前後の息切れ, 下肢疲労感を評価する[2].

●認知機能

スクリーニング検査としてMini-Mental State ExaminationやMontreal Cognitive Assessmentの使用が推奨されている[2,16].

●精神機能

うつの評価が最も重要である. 簡易的な検査法としてはGeriatric Depression Scaleがある[17].

バランス能力

バランス能力としては, 動作中の姿勢変換・姿勢維持能力, 歩行中のバランス維持能力, 重複課題中のバランス能力を中心に評価する[2].

●動作中の姿勢変換・姿勢維持能力

modified Parkinson Activity Scale（M-PAS）やBerg Balance Scale（BBS）, Time Up and Go（TUG）テストを用いる.

●歩行中のバランス能力

Dynamic Gait Index（DGI）, Functional Gait Assessment（FGA）, Mini-Balance Evaluation Systems Test（Mini-BESTest）などを用いる.

●重複課題中のバランス能力

認知的・運動的な課題負荷を行いながら上記のような評価を実施する. 一般的に, 認知的課題としては減算課題や語想起が, 運動的課題としては物品運搬が用いられる. 高齢者では課題が複雑になると課題遂行よりも動作の安定性を優先する戦略（"posture first strategy"）をとる.

しかし, PD患者ではこの戦略が障害され課題を優先してしまうため, その程度を評価する. また, 小刻み・すり足歩行やすくみ足が増強するかどうかも併せて評価する.

> **覚えておこう**
> これらに加えて, バランス能力低下の原因として姿勢反射障害の程度をPush and Release testで, 下肢筋力を5STST（5回起立着座試験）でそれぞれ評価する[2].

●転倒

PD患者の転倒率は非常に高い. また, 転倒による骨折率が高く, 入院・リハビリテーション期間が長期化する[2]. 評価は, 転倒歴と転倒リスクの評価, 転倒モニタリングを行う.

転倒歴は, 転倒した回数, 場所, 何をしようとしていたのか, 原因は何か, どのように転倒したのか（転んだ方向など）を聞き取る. また, 転倒しそうになった回数とその状況も同様に評価する.

転倒リスクの評価は過去の転倒原因の探索と, 今後の転倒リスク予測を目的に行う. **表5**[2]にPD患者の転倒リスク因子を示す.

転倒のモニタリングは転倒カレンダーが有用である. 転倒カレンダーに, 転倒の有無や状況を毎日記録することで, 評価の正確性が向上する.

運動や転倒に対する恐怖感

運動や転倒に対する恐怖感は, 運動症状やバランス能力低下, 精神症状, 転倒経験などから生じ, 活動制限や身体不活動につながる[2]. また, 活動制限や身体不活動は運動や転倒に対する恐怖感をさらに増強させる. 運動や転倒に対する恐怖感の評価には, バランス能力が高い患者にはActivities-specific Balance Confidence（ABC）Scaleを, 低い患者にはFalls Efficacy Scale-International（FES-I）を用いる[2].

身体活動

身体活動の低下は二次性の身体機能低下や合

■2. パーキンソン病

表5 パーキンソン病患者の転倒リスク因子と転倒が生じやすい状況

リスク因子	状況
すくみ足	室内
フットクリアランスの低下	方向転換時
動作緩慢	起立時
姿勢反射障害	前方にかがむとき
鎮静薬の副作用	重複課題を行うとき
日常のアルコール摂取	
尿失禁	
前傾姿勢*	
転倒歴あり	
転倒への恐怖感	
重複課題能力の低下	

＊PD患者で特徴的な前傾姿勢が転倒リスクを増加させるかどうかに関しては，一定の見解は得られていない．前傾姿勢がバランスをとるための随意的なステップを阻害するとする見解がある一方で，前傾姿勢は後方への転倒を防ぐための代償的な姿勢であるとする見解もある．

（Keus S, et al.：European Physiotherapy Guideline for Parkinson's Disease. 2014；KNGF/ParkinsonNet[2]を参考に作成）

併症につながるため，初期から継続的に評価する．身体活動は1日の総運動時間，歩行時間，家事時間，スポーツ時間，余暇活動時間に分けて聞き取る．また，身体活動量の推移や，最近やめた活動の有無も聞き取る．

移動能力

　PD患者の移動能力はベッド周辺の動作と起立着座動作，移乗動作が問題となることが多い[2]．移動能力の総合的な評価が可能なバッテリーとしては，M-PASが有用である[2]．起立着座能力の評価には，5回起立着座試験（5STST），移乗動作能力の評価にはTUGテストも有用である．また，これらの能力はベッドや椅子の状態によって大きく影響を受けるため，評価の前にこれらを確認する．

●ベッド周辺動作能力

　生活環境でのベッドの高さや手すりの有無，マットの硬さ，シーツの素材，枕の位置，掛け布団の重さなどを確認する．寝返りでは，体幹と骨盤の回旋の程度や側臥位，腹臥位まで十分に体位変換ができているか，ベッド柵との距離は適切か，布団があっても可能かなどを評価する．ベッドに横になる，ベッドから起き上がる動作の評価では，体幹と骨盤の回旋の程度や下肢の移動は可能か，臥位になった際にベッド上の適切な位置まで移動が可能か，座位になった際に適切な位置まで殿部を移動できるか，布団の操作は可能かなどを評価する[2]．

●起立着座動作能力

　生活環境での椅子の高さ，座面の硬さや傾き，手すりの有無などを確認する．PD患者では立ち上がる際に重心の前方移動が不足し，後方へ倒れてしまうことが問題となりやすい．これには下肢筋力の低下や体幹の前方移動のタイミングが合わないこと，動作速度の低下などが関連するとされている[2]．

●移乗動作能力

　移乗する目標物まで十分な近接が可能か，方向転換が不十分なまま着座をしていないか，手すりなどがすくみ足を増強させていないかなどを観察する．

歩行

　PD患者の歩行障害は常に観察される特徴と時折観察される特徴に分類される．

●常に観察される特徴（図6）

　常に観察される歩行障害は，歩行中の非対称的な上肢スイングの減少または消失，前傾姿勢，歩幅の減少とばらつき，立位での方向転換の困難さなどである[2]．さらに，病期の進行に伴い典型的なパーキンソン歩行へと移行する．典型的なパーキンソン歩行は，すり足・小刻み歩行，左右対称的な上肢スイングの減少，丸太様の回転（体幹回旋を伴わない方向転換）を特徴とする．PD患者の平均歩行速度は0.88 m/秒とされており，HY分類3，4期ではHY分類1，2期と比較して24%ほど歩行速度が低下する．

●時折観察される特徴（図6）

　時折観察される歩行障害としては，すくみ足や加速歩行，突進現象がある[2,17]．

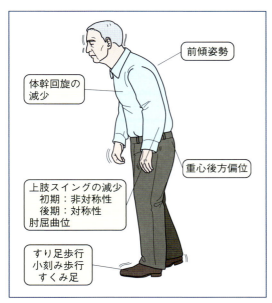

図6 パーキンソン病患者の特徴的な歩容と歩行

すくみ足

動作開始時または動作中に，突然一歩が出せなくなる，または非常に小さな一歩しか踏み出せなくなる現象であり，完全に動作が停止する場合，歩幅が減少する場合，下肢の振戦が生じる場合を含む．一般的に10秒程度継続するが，後期になると数分間持続することもある．すくみ足が生じやすいのは，歩き始め，方向転換時，狭路を歩行するとき，重複課題中，リーチをするとき，暗闇を歩くときなどである．また，遂行機能障害があるとすくみ足が生じやすくなるとされている．すくみ足の系統的な評価には，New Freezing of Gait Questionnaire（NFOG-Q）が有用である．

加速歩行

歩行中突然に歩幅が短かくなり，重心位置が支持基底面から前方に外れてしまうことで生じる．重心位置を支持基底面内に戻すために，PD患者は急速かつ不随意的に歩行率を上昇させる．これに伴い歩行速度が上昇するため，加速歩行とよばれる．

突進現象

バランスを崩しそうになったときに，バランスを立て直すために一歩を踏み出すが，立て直すことができずにそのまま突進してしまう現象である．通常は後方突進が最初に出現する．

巧緻性動作能力

物品の操作・運搬，書字，料理，食事，更衣，清潔などを評価する．PDではこれらの動作の連続性や同調性，リーチの不足，リーチの速度の低下などが障害される[2]．安静時振戦は動作中には消失するため問題とならないことが多い．

QOL

PD患者の健康関連QOLの評価には，パーキンソン病質問票（Parkinson's Disease Questionnaire：PDQ-39）がある[2,17]．

理学療法・リハビリテーションプログラム

理学療法介入の効果を検討した系統的レビュー[18]によると，理学療法介入によって歩行速度，連続歩行距離，NFOG-Q，バランス能力（TUGテスト，ファンクショナルリーチテスト，BBS），UPDRS（総合点数，ADL領域，運動領域）が短期的（3か月未満）に改善する．しかし，どの理学療法介入が最も効果的かは明らかになっておらず[19]，PDの病期に合わせて患者教育，運動療法，練習（practice），動作戦略に対する介入を組み合わせて行うことが推奨されている（図7）[2]．また，PD患者に対する介入においても評価と同様に，理学療法的な視点からのプログラムとリハビリテーション的な視点からのプログラム（例えば，残存能力の活用や代償的動作の獲得，環境整備など）の配分を病期によって変更していくことが重要である．すなわち，初期では理学療法プログラムが主となり，病期の進行に伴ってリハビリテーションプログラムの配分を多くしていくことが求めら

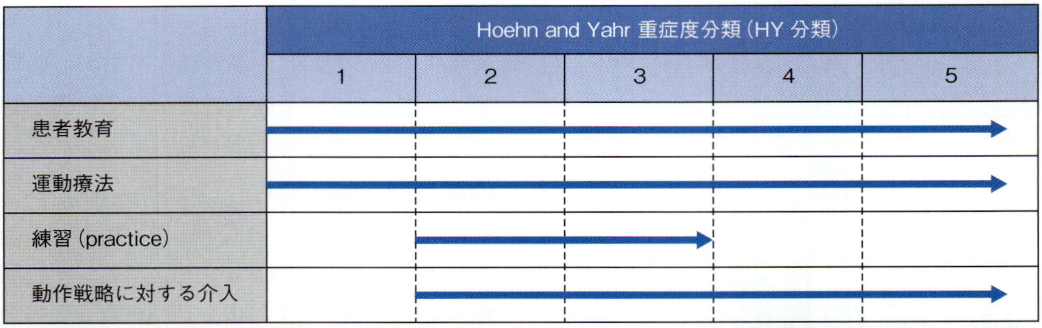

■ 2. パーキンソン病

	Hoehn and Yahr 重症度分類（HY 分類）				
	1	2	3	4	5
患者教育	→→→→→→→→→→→→→→→→→→→→→→→→→→→				
運動療法	→→→→→→→→→→→→→→→→→→→→→→→→→→→				
練習（practice）		→→→→→→→→→→			
動作戦略に対する介入		→→→→→→→→→→→→→→→→→→→→			

介入方法	目標	留意点
患者教育 ●疾患の知識 ●治療に関する知識など	●自己管理の支援 ●身体活動の低下予防，身体活動の増加 ●運動や転倒に対する恐怖感発生の予防 ●転倒予防 ●関心，意欲の増強	●患者の意向になるべく沿う ●患者の介護者なども含めて行う ●疾患特異的な予後をふまえる ●アドヒアランスの重要性を説明する ●患者団体を紹介する ●家族，介護者などへの指導も行う
運動療法 ●監視なしでの運動 ●従来型の運動療法 ●トレッドミルトレーニング ●太極拳 ●ダンス	●身体能力の改善 ●二次性障害，合併症の予防 ●疼痛軽減 ●転倒や運動に対する恐怖感発生の予防	●身体能力に関しては， ・運動耐容能，関節可動域，筋力，筋持久力を向上させる ・徐々に運動強度を上げる ・運動日誌を使用する ●バランス能力，移動能力，巧緻性動作能力，歩行能力に対して介入する ●効果を最大にするために on 時に行う
練習（practice） ●運動学習 ●重複課題	運動療法の目標に加えて ●活動制限の発生を遅らせる ●運動学習を促す ・正常に近い状態を目指す	運動療法の留意点に加えて ●認知機能の参加を促す ・刺激，重複課題，意識の集中 ●生活環境下で行う ●反復練習とフィードバックを行う ●実施時間を on 時から off 時に移行する
動作戦略に対する介入 ●複雑な連続動作 ●外的刺激	●転倒や運動に対する恐怖感の軽減 ●運動学習を促す ・障害に適応した状態を目指す ●代償動作の獲得	●複雑な動作過程を単純化する ●注意を集中する ●外的刺激を使用する ●難易度を徐々に向上させる ●実施時間を on 時から off 時に移行する

図7 理学療法介入の種類とその内容

（Keus S, et al.：European Physiotherapy Guideline for Parkinson's Disease. 2014：KNGF/ParkinsonNet[2] を参考に作成）

れる.

患者教育

患者教育は病期のすべてをとおして行う[2]. HY 分類3期までは自己管理の支援が主な目的であり，介助量が多くなる HY 分類5期では家族や介護者への介助法の指導などが主な目的となる[20]. 自己管理は慢性疾患による症状や治療，身体・心理・社会的問題，ライフスタイルの変化に適応する能力と定義される[2]. PD で

は，特に身体活動量の維持，活動制限への対処能力が重要である. また，服薬管理，栄養管理，コミュニケーション，睡眠障害へ対処する能力の向上も必要である. 自己管理能力の向上には，家族や介護者の参加や患者団体の紹介，PD に関する知識の指導，動作方法の指導，社会的資源の情報提供などが有効である.

運動療法

運動療法は運動能力やバランス能力，移動能

力，歩行能力を向上させること，二次的合併症を予防することを目的に行う．運動療法は，監視なしでの運動，従来型の理学療法，新しい運動療法に分類される．PD患者特有の運動療法の禁忌を**表6**[2]に示す．

●監視なしでの運動

監視なしでの運動療法は，主に病初期に身体活動量の増加，二次性障害の予防を目的に行う[2,21]．具体的には，身体活動の目標値を設定したり，ホームエクササイズを指導したりする．ホームエクササイズを作成する際には，安全に実施可能であること，体幹の可動域制限や下肢筋力の低下，バランス能力の低下，移動動作能力の低下を予防・遅延させることが可能な運動で構成されていることなどに留意する．**図8**にホームエクササイズの例を示す．

●従来型の運動療法

従来型の運動療法は，歩行やバランス能力，移動能力，運動能力に対する介入から構成される[2,17]．運動療法は最低でも8週間継続し，1回45分のセッションを週3回，理学療法士の監視下で行うことが推奨されている[2]．それ以外の日には個別に作成されたホームエクササイズを行い，運動日誌で実施状況をモニタリングすることが望ましい．PD患者の運動療法の一般原則を**表7**[22]に，運動課題の具体例を**表8**[22]に示

表6 パーキンソン病特有の運動療法の禁忌

- めまい，嘔気，冷や汗
- 数分間継続する胸部絞扼感や胸部痛
- 著明な呼吸困難，疲労感
- 脈の不整を感じた場合
- 疼痛
- 運動中の＞10 mmHgの収縮期血圧の低下
- コントロールされていない運動症状
  （予測困難なon-off状態，重度のoff状態など）
- 深部電気刺激治療を実施中の患者（電子機器の使用が禁忌）
- 重度の精神症状

(Keus S, et al.: European Physiotherapy Guideline for Parkinson's Disease. 2014：KNGF/ParkinsonNet[2]を参考に作成)

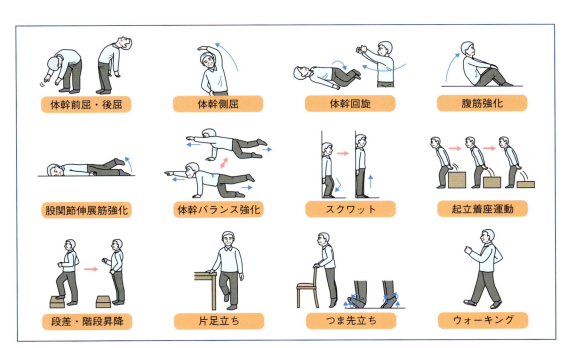

図8 ホームエクササイズの例
ホームエクササイズは，患者のバランス能力に合わせて，安全に可能な運動を取り入れる．また，必要に応じて上肢支持を加えたり，座位で行ったりと条件を適宜変更する．

2. パーキンソン病

表7　パーキンソン病患者の運動療法の一般原則

- 運動能力と活動（歩行能力，バランス能力，移動能力）のための運動を同時に行う
  例：膝伸展，股関節伸展筋のトレーニングを起立着座動作練習のなかで行う
  運動耐容能のトレーニングを歩行練習（方向転換も含む）と同時に行う
- 運動中は運動の大きさと速さを強調して行う
- 大きな筋群のトレーニングから開始し，徐々に小さい筋群のトレーニングを行う
- 転倒のリスクが高い場合には，そのリスク因子に対する介入を優先する
- 中等度から高強度の運動を行う
  疲労感：オリジナルのBorgスケールで13〜14（中等度）または17（高強度）
  心拍数：予測最大心拍数の40〜60％（中等度）または60〜80％（高強度）
  *βブロッカーなど心拍数に影響を与える薬を服用している場合は用いない
  反復回数：1RM（repetition maximum）の60〜80％の負荷で開始
  　　　　セット数は1セットから3セットへ，反復回数は8回から15回へ増加する
- 必要に応じて補助具を利用する

（Keus S, et al.：European Physiotherapy Guideline for Parkinson's Disease. 2014；KNGF/ParkinsonNet[2]，野尻晋一ほか：パーキンソン病に対する理学療法の考え方. 理学療法 2008；25〈11〉：1514-9[22]を参考に作成）

表8　パーキンソン病患者の運動療法における運動課題

- 床からの立ち上がり，床への座り込み
- 軟らかい床面での立位や歩行（体幹への外乱刺激あり，なし）
- 椅子からの起立，椅子への着座動作（重複課題下で）
- ベッドからの起き上がり，ベッドへの寝転び動作
- ベッド上での寝返り
- 腕を大きく振りながらの大股歩行
- 障害物の周りを歩く，障害物を越える
- 歩行（急に止まる，速度を変える，方向を変えるなど）
- 二重課題下での歩行（会話をしながら，物品を運びながら，顔を左右に向けながら，壁にある文字や写真を見てそれが何かを答えながらなど）
- 方向転換（広い場所で，狭い場所で）
  *方向転換が困難な場合には大きく弧を描くように行う
- 段差昇降，階段昇降

（Keus S, et al.：European Physiotherapy Guideline for Parkinson's Disease. 2014；KNGF/ParkinsonNet[2]，野尻晋一ほか：パーキンソン病に対する理学療法の考え方. 理学療法 2008；25〈11〉：1514-9[22]を参考に作成）

す．運動療法は，これらをもとに患者の問題点に関連が強い内容を選択して行う[2,22]．

> **注意❗**
> 歩行補助具（杖，歩行器，車輪付きの歩行器など）の使用は慎重に判断する[2]．これは，補助具の操作が動作を複雑にする（歩行の二重課題化）可能性や，不適切な補助具が不良姿勢を増長する可能性があるためである．

> **覚えておこう**
> 筋力増強運動やバランス運動，全身運動をそれぞれ単独で行った場合の効果も検証されてきているが，どの運動が最も効果的かという問いに対する結論が得られておらず，今後の検証が期待される．

● 新規の運動療法

新規の運動療法としてはトレッドミルトレーニングやダンス，太極拳などがある[2,17]．トレッドミルトレーニングは歩行速度，歩幅，歩行距離，バランス能力を，ダンスはTUGテスト遂行時間の短縮やBBS，Mini-BESTestの点数を向上させる．太極拳はUPDRS運動項目やBBS点数，歩行速度，歩行距離の向上，転倒回数の軽減などの効果がある．

練習（practice）

練習（practice）は，動作の繰り返しによって動作の自動性を向上させることで，活動制限の発生を遅くすることを目的とする[2]．動作の自動性は運動学習の促進と，重複課題能力の向上によって獲得される．

● 運動学習

運動学習は動作の習得，動作の自動化，学習内容の保持の3段階から成り[2]，運動学習が完了した状態では，学習した動作をいつでも容易に行うことができるようになる．運動学習には運動皮質，大脳基底核，小脳が関連しており，動作の自動化には大脳基底核が主な役割を果たす．したがって，練習は大脳基底核の機能が比較的保持されているHY分類1〜3期で行うようにする．練習は単純な課題から始め，徐々に複雑な課題を課すことで，動作の自動化と般化

を目指す.

●重複課題

重複課題練習の効果に関して，ガイドラインレベルの推奨は存在しない[2]．しかし，課題負荷下での練習のほうが，課題を負荷しない場合と比較して介入効果が高いという報告も散見されており[2]，練習の効果を高めることが期待される.

負荷課題としては，語想起課題や識別・意思決定課題（歩行中，患者自身が黄色と言ったら右へ，赤と言ったら左へと方向転換をする），減算課題，物品運搬（水の入ったコップを乗せたトレイなどを運ぶ）などがある.

二次的合併症に対する介入

二次的合併症に対する介入は，主にHY分類5期の患者に適応となる．この時期に生じうる合併症としては褥瘡や呼吸障害，拘縮などがある[20]．褥瘡予防にはポジショニングやベッドのマットレスの変更などを行う．呼吸障害には，PDでは拘束性換気障害が生じやすいため，胸郭可動域運動や呼吸筋トレーニング，呼吸筋ストレッチ体操などを行う．拘縮予防には定期的な関節可動域運動やセルフストレッチなどを行う．また，HY分類5期では全面的に介助が必要となるため，上記内容を家族や看護師などの主たる介護者に指導することも重要である.

動作戦略に対する介入

動作戦略に対する介入では，障害された大脳基底核が担う機能（内的かつ自動的な動作の生成）を代償することを目的とする[2,22]．方法としては外的刺激の利用と注意の集中，認知運動的戦略（後述）があり，これらを組み合わせて行うとよい.

●外的刺激の利用

外的刺激を用いることで歩行速度，歩幅，DGI点数，UPDRS prat3点数，すくみ足などが改善する（逆説運動とよばれる）が，外的刺激の使用をやめるとその効果は消失するとされ

ている．外的刺激の種類としては視覚刺激，聴覚刺激，振動刺激があり，これらを組み合わせて使用することが多い[2,22]．

視覚刺激

床に等間隔にテープを貼る，段差部分にテープを貼るなどがある.

聴覚刺激

メトロノームを使用する，患者の好きな音楽をかけるなどがある.

振動刺激

一定の間隔で振動するリストバンドを装着するなどがある.

> **注意** ⚠
>
> 聴覚刺激，振動刺激の刺激頻度は10m歩行テストや6分間歩行テスト中の歩行率を参考に設定する．屋内歩行では歩行率よりも10%増加させた刺激頻度が，屋外歩行では15%減少させた刺激頻度が効果的であるとされている．しかし，すくみ足が強い患者では効果が乏しいとされており注意を要する.

●注意の集中

注意の集中を用いることで，動作へ注意を集中させ処理すべき情報量を減少させたり，意識的に運動を行うことを促したりすることができる[2,23]．

注意の集中の具体例

歩幅を大きくすることを意識する，進行方向にある何かを目印にする，方向転換時に大きな弧を描くように意識する，膝を高く上げて歩くなどがある.

動作を開始するための注意の集中方法

歩き始める前に左右に重心移動する，寝返りの前に立てた膝を左右に揺らす，立ち上がる前に体幹を前後に揺らすなどがある.

●認知運動的戦略

認知運動的戦略とは，PDにおいて障害された動作の自動性を，動作を意識的に行うことで補う戦略である[2,22]．認知運動的戦略の原則は，複雑な一連の動作を細かく分解または単純

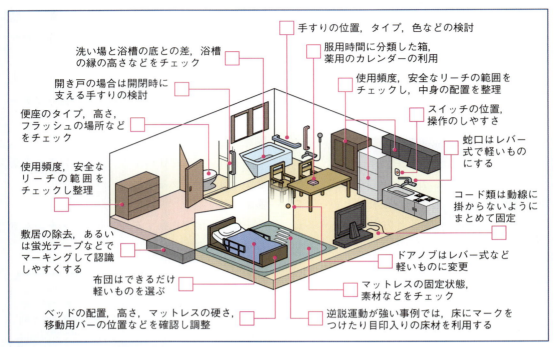

図9 パーキンソン病患者の生活空間のチェックポイント
(濱崎寛臣ほか:パーキンソン病の環境整備. 理学療法 2008;25(11):1544-50[24] より)

化すること,動作を意識的に行うこと,必要に応じて外的刺激を併用することである.これによって,自動的な動作と二重課題を最小限にすることが可能である.

環境面への介入

HY分類1〜2期では,手段的ADL(調理や小銭の出し入れ,書字など)の障害が目立つ.そのため仕事や家事の作業環境の調整や福祉用具の導入などが必要となる.HY分類3〜4期では,移動支援用具の導入や,手すり設置などが必要となる.HY分類5期では,リフトや車椅子,ベッド環境の整備などが必要となる.**図9**[24]にPD患者の生活空間のチェックポイントを示す.

■ 引用文献

1) Obeso JA, Rodríguez-Oroz MC, Benitez-Temino B, et al.: Functional organization of the basal ganglia: therapeutic implications for Parkinson's disease. Mov Disord 2008; 23 (Suppl 3): S548-59.
2) Keus S, Munneke M, Graziano M, et al.: European Physiotherapy Guideline for Parkinson's Disease. 2014; KNGF/ParkinsonNet.
3) 厚生労働省:主要な傷病の総患者数.平成17年(2005)患者調査の概況. http://www.mhlw.go.jp/toukei/saikin/hw/kanja/05/index.html
4) von Campenhausen S, Bornschein B, Wick R, et al.: Prevalence and incidence of Parkinson's disease in Europe. Eur Neuropsychopharmacol 2005; 15 (4): 473-90.
5) 南部 篤:運動機能—大脳皮質と大脳基底核.小澤瀞司,福田康一郎:標準生理学.第7版.医学書院;2009. p.354-79.
6) 厚生労働省:平成27年1月1日施行の指定難病(新規)パーキンソン病. http://www.mhlw.go.jp/stf/seisakunitsuite/bunya/0000062437.html
7) Aerts MB, Esselink RA, Post B, et al.: Improving the diagnostic accuracy in parkinson-

ism：a three-pronged approach. Pract Neurol 2012；12（2）：77-87.

8）Goetz CG, Poewe W, Rascol O, et al.：Movement Disorder Society Task Force Report on the Hoehn and Yahr Staging Scale：Status and Recommendations. The Movement Disorder Society Task Force on Rating Scales for Parkinson's Disease. Mov Disord 2004；19（9）：1020-8.

9）Goetz CG, Tilley BC, Shaftman SR, et al.：Movement Disorder Society UPDRS Revision Task Force. Movement Disorder Society-sponsored revision of the Unified Parkinson's Disease Rating Scale（MDS-UPDRS）：scale presentation and clinimetric testing results. Mov Disord 2008；23（15）：2129-70.

10）Kashihara K, Kondo T, Mizuno Y, et al.：MDS-UPDRS Japanese Validation Study Group. Official Japanese Version of the Movement Disorder Society-Unified Parkinson's Disease Rating Scale：validation against the original English version. Mov Disord Clin Pract 2014；1（3）：200-12.

11）Hubble RP, Naughton GA, Silburn PA, et al.：Wearable sensor use for assessing standing balance and walking stability in people with Parkinson's disease：a systematic review. PLoS One 2015；10（4）：e0123705. doi：10.1371/journal. pone. 0123705.

12）難病情報センター：パーキンソン病. http://www.nanbyou.or.jp/

13）Fereshtehnejad SM, Romenets SR, Anang JB, et al.：New Clinical Subtypes of Parkinson Disease and Their Longitudinal Progression：A Prospective Cohort Comparison With Other Phenotypes. JAMA Neurol 2015；72（8）：863-73.

14）Nijkrake MJ, Keus SH, Quist-Anholts GW, et al.：Evaluation of a Patient-Specific Index as an outcome measure for physiotherapy in Parkinson's disease. Eur J Phys Rehabil Med 2009；45（4）：507-12.

15）Nieuwboer A, Rochester L, Herman T, et al.：Reliability of the new freezing of gait questionnaire：agreement between patients with Parkinson's disease and their carers. Gait Posture 2009；30（4）：459-63.

16）Dalrymple-Alford JC, MacAskill MR, Nakas CT, et al.：The MoCA：well-suited screen for cognitive impairment in Parkinson disease. Neurology 2010；75（19）：1717-25.

17）望月　久，大森圭貢，小笹佳史ほか：パーキンソン病 理学療法診療ガイドライン. ガイドライン特別委員会 理学療法診療ガイドライン部会：理学療法診療ガイドライン 第1版（2011）. 日本理学療法士協会；2011. p.520-69.

18）Tomlinson CL, Patel S, Meek C, et al.：Physiotherapy versus placebo or no intervention in Parkinson's disease. Cochrane Database Syst Rev 2013；（9）：CD002817.

19）Tomlinson CL, Herd CP, Clarke CE, et al.：Physiotherapy for Parkinson's disease：a comparison of techniques. Cochrane Database Syst Rev 2014；（6）：CD002815.

20）大沼　剛，阿部　勉：パーキンソン病Yahr分類Vの理学療法. 理学療法 2008；25（11）：1537-43.

21）菊本東陽，浦山良平，千葉　健：パーキンソン病Yahr分類Ⅰ〜Ⅱの理学療法. 理学療法 2008；25（11）：1520-7.

22）野尻晋一，山永裕明：パーキンソン病に対する理学療法の考え方. 理学療法 2008；25（11）：1514-9.

23）岡田洋平，生野公貴，高取克彦：パーキンソン病Yahr分類Ⅲ〜Ⅳの理学療法. 理学療法 2008；25（11）：1528-36.

24）濱崎寛臣，大久保智明，野尻晋一ほか：パーキンソン病の環境整備. 理学療法 2008；25（11）：1544-50.

第2章　脳血管

3. 筋萎縮性側索硬化症
amyotrophic lateral sclerosis

key point ▶▶▶ 筋萎縮性側索硬化症（ALS）は，上位および下位運動ニューロンが特異的に障害される疾患であり，運動障害が主症状である．筋萎縮や痙性による二次性障害（筋力低下，拘縮など）が引き起こされるため，それに対する機能訓練や福祉用具の導入，生活指導などにより，身体機能や日常生活活動（ADL）能力を維持することが目的となる．理学療法士の役割は，廃用はもちろんのこと，過用症候群にも配慮し，適切な負荷での運動療法，痙縮や筋短縮を生じている部位のストレッチやリラクセーション，呼吸障害に対する呼吸リハビリテーションなどの機能訓練を行う．さらに移動能力を考慮した補装具，杖，歩行器，車椅子などの福祉用具の導入，また重症度に応じた生活動作指導，環境整備，患者教育も重要な介入内容となる．

概要と病態

病態

筋萎縮性側索硬化症（amyotrophic lateral sclerosis：ALS）は，運動ニューロン障害により重篤な筋萎縮や筋力低下を招く進行性の神経変性疾患である．ALSはニューロンの細胞体の変性が主体であり，軸索変性を呈するニューロパチーとは区別される．病因，病態機序は多様であるが，グルタミン酸が興奮性の神経伝達物質としてはたらき，運動ニューロンを過剰に刺激して細胞死を引き起こす説が報告されており，現在認可されている治療薬リルゾールはその仮説に基づいて開発された．

ALSは孤発性と家族性に大別され，ガイドラインにおいて日本における孤発性ALSの発症率は1年間で10万人に1.1〜2.5人，有病率は10万人に7〜11人と推計されている．60〜70代での発症率が最も高く，女性に比して男性の発症率は1.3〜1.4倍程度高い．家族性ALSの発症は，ALS全体の5〜10%とされている[1]．

診断・重症度分類

診断，検査

ALSには特異的なバイオマーカーはなく，病歴や症状の進行性の経過，上位・下位運動ニューロン障害の神経所見，電気生理学的検査，画像検査，臨床化学検査に基づき，他疾患と鑑別する除外診断によって診断される．

上位・下位運動ニューロン障害の神経所見には各髄節領域に分けた症状の確認が重要であり，主な神経徴候は**表1**[1]のとおりである．この所見に基づき，Awaji基準[2]（アワジ）によって多髄節領域において神経徴候が認められるほど，診断のグレードは高くなる（**表2**）[2]．

電気生理学的検査としては，針筋電図と神経伝達検査があり，前者は萎縮の目立たない筋における脱神経所見（高振幅電位）を検出して診断の感度を上げる意義があり，後者は脱髄性ニューロパチーなどの感覚神経を侵す疾患を除外する意義がある．MRIなどの画像検査や血液検査ではALSに特異的な所見はなく，主に他疾患の鑑別のために必要とされる．

表1　上位・下位運動ニューロン障害の徴候

	脳幹	頸髄	胸髄	腰仙髄
下位運動ニューロン徴候				
筋力低下 筋萎縮 線維束性収縮	下顎・顔面，口蓋 舌 喉頭	頸部 上腕・前腕 手 横隔膜	背筋 腹筋	背筋 腹筋 下肢
上位運動ニューロン徴候				
反射の病的拡大 クローヌス	下顎反射亢進 口尖らし反射 偽性球麻痺 強制泣き・笑い 病的腱反射亢進	腱反射亢進 Hoffmann反射 痙縮 萎縮筋腱反射保持	腹皮反射消失 腹筋反射亢進 痙縮	腱反射亢進 Babinski徴候 痙縮 萎縮筋腱反射保持

（「筋萎縮性側索硬化症診療ガイドライン」作成委員会編：筋萎縮性側索硬化症診療ガイドライン2013. 南江堂；2013. p.2-21[1]より）

表2　Awaji基準

診断グレード
Definite
●脳幹と脊髄2領域における上位・下位運動ニューロン障害の臨床徴候あるいは電気生理学的異常 ●または，脊髄3領域における上位・下位運動ニューロン障害の臨床徴候あるいは電気生理学的異常
Probable
●2領域における上位・下位運動ニューロン障害の臨床徴候あるいは電気生理学的異常，かつ下位運動ニューロン徴候より頭側の領域に上位運動ニューロン徴候
Possible
●1領域における上位・下位運動ニューロン障害の臨床徴候あるいは電気生理学的異常 ●または，2領域以上の上位運動ニューロン徴候のみ ●または，1領域の上位運動ニューロン徴候とそれより頭側の下位運動ニューロン徴候

（de Carvalho M, et al.：Electrodiagnostic criteria for diagnosis of ALS. Clin Neurophysiol 2008；119〈3〉：497-503[2]より）

表3　筋萎縮性側索硬化症（ALS）の重症度分類

1. 家事・就労はおおむね可能
2. 家事・就労は困難だが，日常生活（身の回りのこと）はおおむね自立
3. 自力で食事，排泄，移動のいずれか1つ以上ができず，日常生活に介助を要する
4. 呼吸困難・痰の喀出困難あるいは嚥下障害がある
5. 気管切開，非経口的栄養摂取（経管栄養，中心静脈栄養等），人工呼吸器使用

（神経変性疾患領域における基盤的調査研究班）

示す．また，ALSの総合評価指標としてALS機能評価スケール改訂版（ALS functional rating scale-revised：ALSFRS-R）があり，40点未満では9か月後の生存率が下がると報告されている[3]．

■ 症状

上位・下位運動ニューロン障害に基づく神経徴候は**表1**[1]のとおりだが，それに伴う二次的症状は多岐に及ぶ．脳神経領域（延髄に核がある舌咽・迷走・舌下神経）の変性による球麻痺症状や，上位ニューロン障害による有痛性筋けいれんなどの痛み，嚥下障害に伴う流涎，精神的ストレスや呼吸障害，夜間筋けいれんが原因となる不眠，自分の意思に反して笑う，泣いてしまうといった強制笑い（強迫笑い），強制泣き（強迫泣き）などがある．リハビリテーショ

病型，重症度

ALSの中核となる病型は，上位・下位運動ニューロン徴候が四肢，体幹，脳神経領域に進展していく古典型と，病初期から脳神経領域に強く，四肢にはあまり目立たない進行性球麻痺型の2型に分類される．しかし，このような典型的な症状を呈さない症例も少なくなく，さまざまな病型をとる臨床的亜型も存在する．

厚生労働省による神経変性疾患領域における基盤的調査研究班が示す重症度分類を**表3**に

3. 筋萎縮性側索硬化症

表4　筋萎縮性側索硬化症（ALS）治療薬として認可されている薬物

薬物	効果	注意点	副作用
リルゾール（リルテック®）	2〜3か月程度の延命効果	運動機能や筋力が改善する効果は期待できない	アナフィラキシー（ごくまれ），好中球減少（0.1％），間質性肺炎（0.1％），肝機能障害・黄疸（0.3％），食欲不振・嘔気（3〜4％）
エダラボン（ラジカット®）	機能評価尺度に改善効果	比較的軽症な事例のみ有効	腎不全，肝機能障害，黄疸，発疹，嘔気，発熱

ンが適応となる症状に関しては，筋萎縮による筋力低下や痙性による関節拘縮，体動困難，呼吸障害，構音障害，嚥下障害などである．

■予後

　ALSは発症後3〜5年で呼吸不全となり，人工呼吸器なしでは生存困難となる．進行が速く1年以内に亡くなる例もあれば，進行が緩徐で10年以上生存する例もある．人工呼吸器の導入により，生存期間の延長が期待できるが，病状が進行していくことで最小コミュニケーション状態（minimal communication state：MCS）や，眼球運動を含めた随意運動ができなくなり，完全閉じ込め状態（totally locked-in state：TLS）に陥る場合もある．

■治療

　ALSに対する根治療法はいまだ存在せず，リルゾール（リルテック®）は2〜3か月程度の延命効果が期待できる治療薬として推奨されている．近年ではエダラボン（ラジカット®）が，比較的軽症な事例にのみ，機能評価尺度の改善効果が期待できるとされ，2015年にALS治療薬として認可されている（**表4**）．

　対症療法として，痙性や流涎，不眠などに対する薬物療法や，呼吸不全に対する人工呼吸療法，嚥下障害に対する経管栄養や胃瘻，日常生活活動（activities of daily living：ADL）および生活の質（quality of life：QOL）向上を目的としたリハビリテーションが行われる．

■障害像

　ALSは，球麻痺症状である嚥下障害や構音障害，上位運動ニューロン障害である痙性麻痺，病的反射，クローヌス，下位運動ニューロン障害である筋萎縮，筋力低下が主な一次性障害であり，それに伴う二次性障害が出現してくる．嚥下障害により，栄養不良や誤嚥性肺炎，窒息死のリスクが高くなる．構音障害はコミュニケーション障害の原因となる．また，痙縮や筋力低下による不動は，尖足（せんそく）などの関節可動域制限を生じ，呼吸筋力低下に加え，胸郭の可動域が制限されることで拘束性の換気障害を呈する．さらに，痙縮や筋けいれんによる疼痛も問題となる．

　病状の進行により，上述のさまざまな症状や体動困難が情緒面や心理面に影響を与え，心理的な落ち込みや情動制止困難などの症状を呈することがある．さらに，ALSの50％に認知機能の低下や病識の欠如など高次脳機能障害も認められるとされる[4]．具体的な障害像を**図1**に示す．

理学療法・リハビリテーションの評価

　ALSの評価では，重症度（**表3**参照）を参考に全体像を把握し，病状に合わせた評価を実施する．評価の結果から問題点の解決に取り組むことの他に，進行の程度を確認することも重要

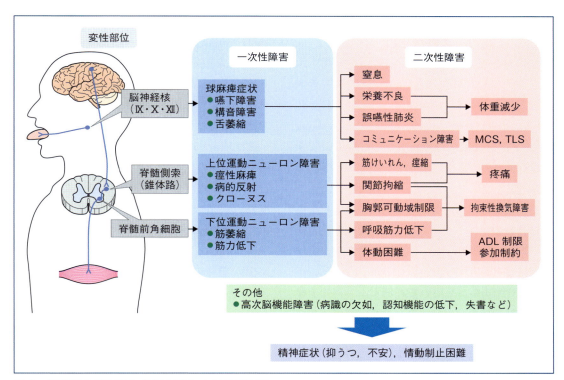

図1　筋萎縮性側索硬化症（ALS）における障害像
二次性障害の症状が相互に関連することも考えられる．患者個々の特徴があり，できる限り正確に障害像を把握することで，より適切な対処が可能となる．

である．また，検査や測定の際は易疲労性に注意し，過用による筋疲労を起こさないよう留意する．患者および家族の理解度も含めた生活様式，家屋環境についての情報収集も重要であり，常に先の病態を考慮し，早期から福祉用具導入や環境整備を準備しておく．

筋力

徒手筋力テスト（manual muscle testing：MMT）やハンドヘルドダイナモメータなどの簡易筋力測定器を用いて測定する．

重症度1〜3の時期では膝伸展筋力を体重で除した体重支持指数（weight bearing index：WBI）なども参考にする．0.4以上であれば屋内歩行が可能である[5]．特に，抗重力筋の把握は活動能力の見極めに重要であり，補装具や自助具を導入する判断材料にもなる．足背屈筋力の低下は，オルトップ®（短下肢装具）などの尖足の予防も兼ねた足装具導入の目安となる．広背筋を中心としたプッシュアップ能力は，車椅子とベッド間の移乗能力の目安となる．

重症度4〜5の時期では，意思伝達装置を用いたコミュニケーションの面で，眼球，顔面，舌，あごを動かす筋力の把握が重要となる．

関節可動域

関節の可動性は，痙縮の程度や疼痛の有無などで制限されやすい．重症度1〜3の時期では，特に痙縮による尖足拘縮が歩行や起立動作の阻害因子になりやすいため，注意深く評価し，早期に対策を講じる．

呼吸機能の面では胸郭可動性も重要であり，胸郭拡張差を評価しておく．上肢の痙縮が強い場合は衣服の着脱操作に影響するため，肩を中心とした可動性の把握が重要である．

重症度4〜5の時期では，手指や顎関節の可

動性がスイッチ操作に重要となってくる．

バランス能力，運動耐容能

主に重症度1〜3の初期の段階において，片脚立位テストやTimed Up and Go（TUG）テストなどによりバランス能力を，6分間歩行テストやシャトルウォーキングテスト（shuttle walking test：SWT）などで運動耐容能を評価し，安全な歩行様式の決定や易疲労性の程度を把握する．

筋緊張

筋緊張の低下は，関節の亜脱臼，痙縮による関節拘縮のリスクが高くなる．関節被動性の検査（関節を他動的に動かした際に検査者が受ける抵抗感を測定する検査）やmodified Ashworth scale（MAS）などを用いて評価する．車椅子移乗時は肩関節脱臼のリスクがあり，特に注意が必要である．筋緊張の亢進により有痛性の筋攣縮が出現する場合があり，緊張が高い部位を把握しておくことで，疼痛に対する早急な対応も可能である．

呼吸筋力

呼吸筋力も呼吸機能や咳嗽力の目安になり，初期の段階から経過を追って評価していく．呼吸筋力の評価では，呼吸筋力測定器を用いて，口腔内最大呼気圧（maximum〈maximal〉expi-ratory pressure：PEmax）および最大吸気圧（maximum〈maximal〉inspiratory pressure：PImax）を測定する（図2）．また，スパイロメトリーにより肺活量（vital capacity：VC）や咳嗽時の最大呼気流量（peak cough flow：PCF）を把握しておく．

重症度4〜5の時期においては，動作時や会話・食事中の息切れ，呼吸数や呼吸様式，呼吸音，声量，夜間の断眠，経皮的動脈血酸素飽和度（SpO_2）などをチェックし，必要であれば人工呼吸器の導入を検討する．非侵襲的陽圧換気（noninvasive positive pressure ventilation：NPPV）導入の客観的な指標は，「努力性肺活量（forced vital capacity：FVC）＜50％，PImax＜60 cmH_2O，睡眠中のSpO_2＜88％が5分以上持続，動脈血二酸化炭素分圧（$PaCO_2$）＞45 mmHg」などである．気管切開下陽圧換気（tracheostomy positive pressure ventilation：TPPV）は，気管切開を伴うため，患者本人および家族の意向や療養サポートが十分であるかの確認が重要である．

ADL，QOL

動作能力のレベルをできる限り維持できるよう残存機能を把握し，本人への動作指導や適切な補装具・自助具の導入，また介護者に介助方法の指導を行う．本人および家族から生活動作の状況や家屋環境，利用しているサービス状況についての情報を得ることで，具体的な生活状況をイメージでき，問題点をより明確に把握することができる．できる限り作業療法士，言語聴覚士，看護師，ケアマネジャーなどと情報交換し，多職種での連携を図る．また，生活のなかの楽しみや余暇時間の過ごし方，家庭内の役割，社会参加などの情報を聞き取り，可能な範囲で支援することがQOLの向上やメンタルサポートにつながる．QOLの評価にはALS評価質問表（ALS Assessment Questionnaire 40：ALSAQ-40）[6]も有用である．

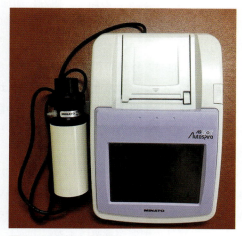

図2　呼吸筋力測定器
オートスパイロAS-507．

構音・嚥下障害（栄養障害）

　球麻痺症状についても簡便な評価を行い，障害の早期発見や程度を把握しておく．構音障害に関してはパタカラ暗唱や呼気時間の測定，嚥下障害には改訂水飲みテストや反復唾液嚥下テストなどが臨床上簡易に実施可能である．可能であれば言語聴覚士による詳細な検査，介入が図れることが望ましい．

　ALSには特異的な基礎代謝亢進による栄養不良がみられることが報告されており[7]，体重減少が生命予後規定因子の一つとされる．血液検査データから栄養の指標を評価し，食事形態や姿勢，むせこみの有無，摂取カロリーや体重の情報を把握し，体重の安定化を図る．

高次脳機能障害

　ALSの50％に高次脳機能障害が認められるという報告もあり[4]，高次脳機能低下が明らかになる前から書字に関する障害，感情の表情認識の障害が認められることがある．認知面の低下や病識，失書などの可能性を念頭におき，注意深く観察し，随時評価する．可能であれば，他部門の情報も参考にする．

理学療法・リハビリテーションプログラム

　ALSにおける理学療法およびリハビリテーションの目的は，筋力の維持・向上，胸郭や四肢における関節可動域制限の予防，適切な補装具・福祉用具の導入，生活動作指導・練習，疼痛や呼吸器症状など苦痛の緩和により，可能な範囲で患者のADL能力を維持することで，希望する社会参加を実現し，QOLの維持・向上を図ることである．

　具体的な介入内容は，患者の臨床像や障害像に応じて随時選択することが求められ，病状の進行を考慮して対応することを念頭におく[8]．

筋力増強運動

　ALSにおける二次性の筋力低下は，過用性のものと廃用性によるものとの区別が必要である．病初期においては，筋力増強効果も認められるが，運動負荷の調整が重要となる．MMT 3以上の筋力に対し，中等度の抵抗運動で一時的な改善が見込まれるとの報告もある[9]．2013年のコクランレビューでは，検討したランダム化（無作為化）比較試験（randomized controlled trial：RCT）の論文が2件と少ないものの，中等度負荷での筋力トレーニングにより，ADL低下が抑制されると報告している[10]．過用かどうかの判断は難しいが，筋力維持を目的とする場合は，翌日に疲労やだるさが残らない程度の負荷を目安とする．

　また，環境の変化による過度な安静は廃用を招く危険性もあり，補装具の導入や環境の整備により，ADL能力をできる限り高いレベルに維持した生活動作を継続することで廃用性の筋力低下を予防する．起き上がりや起立などの動作や，体操などの全身調整運動もADL能力に直結するため効果的である．

関節可動域運動，ストレッチ

　筋力低下により可動範囲が狭まることで徐々に軟部組織の柔軟性が低下し，関節可動域制限が出現してくる．関節可動域運動やストレッチは，全病期を通じて有効とされており[11]，病初期においては自動運動や自動介助運動が中心となるが，病状の進行に伴い他動運動が主体となり，プログラムの比率も関節可動域運動が多くを占めるようになる[12]．

　また，ALSの病型や重症度によって，重点的に行う部位や関節を選択する．顔面や頸部，顎関節における開口動作は，機器の操作を可能にするためにも重要である．上肢であれば，肩関節および胸郭の可動性が呼吸機能にも影響する．手指関節は拘縮を起こしやすいため，注意が必要である．下肢は，座位姿勢をとるために

も股関節と膝関節の可動域が重要であり，痙縮による足関節の尖足拘縮を予防することで，立位姿勢を可能にできる．

筋攣縮や筋スパズムに伴う疼痛に対しては，ストレッチによる緩和が期待でき，防御性収縮を起こさないよう愛護的に実施する．

> **注意!**
> 長期臥床による骨密度の低下や重度な筋短縮，筋緊張低下がある場合は，骨折や脱臼に注意する．

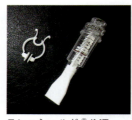
スレッショルド® IMT

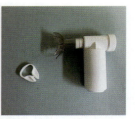
パワーブリーズ® medic classic

図3 吸気筋トレーニング機器

呼吸理学療法

呼吸筋力低下により，肺活量が低下し，徐々に胸郭可動域の低下が進むことで，拘束性換気障害を呈する．また，咳嗽力が低下すると排痰困難となり，呼吸器合併症の問題が出現してくる．呼吸理学療法は，これらの諸問題に対するアプローチが中心となる．

2016年にALS患者に対する呼吸リハビリテーションの効果に関するシステマティックレビューが報告され，吸気筋トレーニング（inspiratory muscle training：IMT）によって呼吸筋力を保つことはFVCに対して強い効果があり（effect size 1.48），生存期間も12か月延長するとされる[13]．呼吸筋麻痺が軽度な時期から，呼吸筋トレーニングにより筋力を維持・向上しておくことが重要である．

咳嗽力を維持するために，腹壁の筋群（腹直筋，腹横筋など）の筋力トレーニングや吸気抵抗負荷器具（スレッショルド®〈Threshold®〉IMT，パワーブリーズ®〈POWERbreathe®〉などを用いたIMTを導入する（図3）．過用性による筋力低下を考慮し，負荷圧は低強度（30～40％ PImax）から開始し，呼吸筋疲労に注意して，圧，量を調節する．横隔膜（腹式）呼吸を意識させて行うことが重要であり，肺換気量の増加につながる．

呼吸筋麻痺が進み，肺活量の低下がみられる時期に備え，早期から腹式呼吸による深呼吸や咳嗽，ハフィングを練習し，胸郭可動域運動で胸郭の柔軟性を維持する．呼吸補助筋の疲労により呼吸困難が出現している状態であれば，呼吸介助法で換気改善とリラクセーションを図る．痰の貯留が認められる場合は，体位排痰法や気道クリアランス法（スクイージングや咳嗽介助）により排痰を促す．臥床状態から座位などの直立姿勢まで離床を図ることで，換気量の増加や気道内線毛運動の賦活による気道内分泌物の移動を促進するなどの効果も期待できる[14]．

> **覚えておこう**
> 特に，人工呼吸管理下では，自発呼吸と陽圧呼吸の異なる呼吸様式によって呼吸障害が発生しやすいため，注意深く観察し，アプローチする．

有酸素運動

ALSに対する有酸素運動は，呼吸・循環機能の維持，運動耐容能の維持，歩行をはじめとした機能維持に有効とされる．トレッドミルを使用した歩行運動により，歩行距離・速度，歩幅，ALSFRS-Rの尺度に改善が認められるとの報告もある[15]．しかし，ある程度運動が可能な病初期に限定され，転倒など安全面や過剰な負荷によって筋力低下を悪化させないよう配慮する．

ADL練習・指導

生活動作に即したADL練習や指導は，能力面や機能面の維持にもきわめて重要である．症

状の進行に応じて，残存機能と代償動作を利用し，可能な範囲で自立度の維持を図ることは，生活範囲の狭小化を予防し，筋力や可動性の維持につながる．上肢のプッシュアップを利用することで，車椅子移乗動作の自立も可能であり，下肢の痙縮を利用し，立位姿勢を保持することも可能である．

> **注意**
> 動作練習時には，過用性の筋力低下に注意し，同じ動作を多く実施しすぎないよう注意する．

患者に対する指導はもちろん，家族に対する指導も重要であり，介助者の負担が最小限となる安全・安楽な介助法を指導する．症状の進行により，頸部および体幹の不安定性がある場合は，寝返りや起き上がりの際に頭部や肩を支持しながら介助する．体幹筋力が低下し，座位保持が安定しない場合は，臥位の状態で移乗する方法も選択する．

補装具・福祉用具の処方

予測される機能障害の予防，ADL能力の維持・向上，生活範囲の拡大などを目的に，患者個々の進行の程度に応じ，時期を逸せず早期に導入を図っていく．早すぎる導入は廃用による機能障害を招き，遅すぎる導入は転倒・転落などの有害事象を招くおそれがある．

下垂足や痙縮による尖足の予防には，適切な下肢装具を選択する．立位・歩行バランスが不良で上肢機能が維持されている場合は，杖や歩行器を導入する．Lofstrand杖やウォーキングポール（図4）は，上肢による支持量もあり，患者の受け入れも比較的良好である．起立動作が困難な場合は，昇降式の椅子や便座，ベッドにより座面を高くすることで起立が容易になる．

下肢筋力の低下が進行し，歩行が困難な時期からは車椅子を導入する．上肢筋力の残存の有無により，自走式か介助型車椅子，あるいは電動車椅子などを選択する．車椅子移乗には，スライディングボードやスライディングボード付き車椅子が有用である（図5）．進行が速く，呼吸障害が重度になることを想定して，リクライニング型あるいはチルト型車椅子の導入も考慮する．頭頸部の筋緊張低下による不安定性が認められる場合は，座位や車椅子移乗の際に頸椎カラーを使用する．必要であれば，気管支切開下でも使用可能なものを選択する．

主な補装具・福祉用具を表5に示す．

生活環境の整備

家屋改造や介護用品の導入は，病状や進行の

A　ロフストランド杖　　B　ウォーキングポール
　　　　　　　　　　　　　歩ミングポール

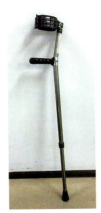
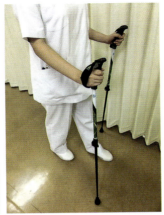

図4　歩行の安定化を主な目的とした歩行補助具（杖）

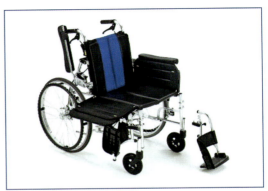

図5　スライディングボード付き車椅子
ラクーネ2．

表5　主な補装具・福祉用具と要点

種類	要点
装具（プロフッター，オルトップ®，プラスチック製短下肢装具〈PAFO〉）	● 下垂足に対してはプロフッター，オルトップ®を選択する ● 痙縮が強い場合はPAFOを選択し，尖足拘縮を予防する
歩行補助具（T字杖，ロフストランド杖，ノルディックポール，歩行器）	● 上肢機能が残存し，バランスの保持により，転倒防止の目的で導入する ● 患者のニーズに合わせて選択する
車椅子（自走式，電動式，リクライニング型，チルト型）	● 歩行が困難な際の移動手段の確保となる ● 人工呼吸器を搭載するためのアタッチメントもレンタルで取り付け可能である
頸椎支持装具（頸椎カラー）	● 頭頸部の安定性向上により，動作時の介助量を軽減する ● 安静時に呼吸困難や不快感がある場合は外しておく

程度，家族の事情，家庭の経済状況などを考慮して，常に先を見越して導入を提案する．主な改修箇所は中心となる居室，トイレ，浴室，玄関を含む廊下などの動線部であり，車椅子移動を想定した段差の解消，スロープの設置，スペースの確保，トイレ・浴室・動線部の手すりの設置などである．

　介護用品の導入は，起立が困難であれば，トイレにおける昇降便座，居室においても介護用電動ベッドを導入し，起き上がりが困難な状態になった際に備える．ベッドやマットなどは自分に合った物を介護保険でレンタルし，余計な出費を抑えることもできる．可搬型段差昇降機も，設置タイプからポータブルタイプまでレンタル可能であり，改修を行わない環境調整も可能である．スペースの問題や経済的な理由でトイレや浴室の改修が難しい，もしくは介助者の介護負担が大きく継続が困難と予想される場合は，ポータブルトイレやデイサービス，訪問入浴によるサービスを導入することも選択肢の一つである．

■ 引用文献

1) 「筋萎縮性側索硬化症診療ガイドライン」作成委員会編：疫学，亜型，経過・予後，病因・病態．筋萎縮性側索硬化症診療ガイドライン2013．南江堂；2013．p.2-21．

2) de Carvalho M, Dengler R, Eisen A, et al.：Electrodiagnostic criteria for diagnosis of ALS. Clin Neurophysiol 2008；119(3)：497-503.

3) Cedarbaum JM, Stambler N, Malta E, et al.：The ALSFRS-R：a revised ALS functional rating scale that incorporates assessments of respiratory function. BDNF ALS Study Group (Phase Ⅲ). J Neurol Sci 1999；169(1-2)：13-21.

4) Ringholz GM, Appel SH, Bradshaw M, et al.：Prevalence and patterns of cognitive impairment in sporadic ALS. Neurology 2005；65(4)：586-90.

5) 山崎裕司，長谷川輝美，横山仁志ほか：等尺性膝伸展筋力と移動動作の関連—運動器疾患のない高齢患者を対象として．総合リハ 2002；30(8)：747-52.

6) Jenkinson C, Narquist JM, Fitzpatrick R：Deriving summary indices of health status from the Amyotrophic Lateral Sclerosis Assessment Questionnaires (ALSAQ-40 and ALSAQ-5). J Neurol Neurosurg Psychiatry 2003；74(2)：242-5.

7) Bouteloup C, Desport JC, Clavelou P, et al.：Hypermetabolism in ALS patients：an early and persistent phenomenon. J Neurol 2009；256(8)：1236-42.

8) Lui AJ, Byl NN：A systematic review of the effect of moderate intensity exercise on function and disease progression in amyotrophic lateral sclerosis. J Neurol Phys Ther 2009；33(2)：68-87.

9) Bello-Haas VD, Florence JM, Kloos AD, et al.：A randomized controlled trial of resistance exercise in individuals with ALS. Neurology 2007；68(23)：2003-7.

10) Dal Bello-Haas V, Florence JM：Therapeutic exercise for people with amyotrophic lateral sclerosis or motor neuron disease. Cochrane Database Syst Rev 2013；31(5)：CD005229. Doi：10.1002/14651858. CD005229. pub3.

11) Krivickas LS, Dal Bello-Haas V, Danforth, et al.：Rehabilitation. Mitsumoto H, Przedbor-ski S, Gordon PH, eds：Amyotrophic Lateral Sclerosis. Taylor & Francis；2006. p.691-720.

12) Lui AJ, Byl NN：A systematic review of the effect of moderate intensity exercise on function and disease progression in amyotrophic lateral sclerosis. J Neurol Phys Ther 2009；33（2）：68-87.

13) Macpherson CE, Bassile CC：Pulmonary physical therapy techniques to enhance sur-vival in amyotrophic lateral sclerosis：a systematic review. J Neurol Phys Ther 2016；40（3）：165-75.

14) 長谷川聡：モビライゼーション．高橋仁美，神津　玲，山下康次編：臨床アプローチ 急性期呼吸理学療法．メジカルビュー社；2010. p.138-43.

15) Sanjak M, Bravver E, Bockenek WL, et al.：Supported treadmill ambulation for amyo-trophic lateral sclerosis：a pilot study. Arch Phys Med Rehabil 2010；91（12）：1920-9.

第2章 脳血管

4. 脊髄小脳変性症
spinocerebellar degeneration

key point ▶▶▶ 脊髄小脳変性症は進行性の疾患であり，かつ病型によって運動失調，パーキンソニズム，自律神経障害，認知面の低下など，さまざまな症状を呈する．脊髄小脳変性症患者の理学療法およびリハビリテーションにおける理学療法士の役割は，できる限り自力での歩行能力やその他日常生活活動（ADL）動作の遂行能力を維持することや，活動量の低下による二次的な機能低下を予防することである．そのため，理学療法士は適切に身体機能面，ADL面，生活環境などに着目した多面的な評価を行い，個々の患者に対応した理学療法を提供していくことが必要である．

概要と病態

脊髄小脳変性症（spinocerebellar degeneration：SCD）とは，運動失調あるいは痙性対麻痺を主症状とし，原因が感染症，中毒，腫瘍，栄養素の欠乏，奇形，血管障害，自己免疫疾患などによらない疾患の総称である[1]．遺伝性と孤発性によるものがあり，孤発性SCDでは小脳性運動失調症状だけでなく，パーキンソニズムや自律神経症状を認めるものもある．

日本における有病率は10万人あたり18.5人と推定され，患者数は遺伝性と孤発性の患者を合わせて37,000人と推定されている[1]．発症年齢や予後は病型により大きく異なる．

■病態

SCDの27％が常染色体優性遺伝性，1.8％が常染色体劣性遺伝性，約67％が孤発性である[1]．

遺伝性の多くは優性遺伝性である．日本で頻度が高い遺伝性SCDは，脊髄小脳失調症（spinocerebellar ataxia：SCA）3型（Machado-Joseph病），SCA6，SCA31，歯状核赤核淡蒼球ルイ体萎縮症（dentatorubral-pallidoluysian atrophy：

DRPLA）である[1]．Machado-Joseph病は日本に最も多い家族性のSCDであり，20〜40代で発症し，小脳性運動失調だけでなく，錐体路徴候や錐体外路徴候，末梢神経障害が出現することもある[2]．SCA6は発症年齢が50歳前後であり，小脳のみに病変を有する[3]．SCA31は50〜60代で発症しやすく，小脳性運動失調や筋緊張の低下がみられる[4]．DRPLAは20歳未満で発症するとてんかん症状がみられ，成人発症では認知機能低下や小脳性運動失調，不随意運動が出現する[5]．

劣性遺伝性SCDは，世界的には欧米に多いFriedreich失調症の頻度が高いが，日本では欧米と同じ型の遺伝子異常をもったFriedreich失調症は存在せず，眼球運動失行と低アルブミン血症という特異な症状を伴う早発性失調症（アプラタキシン欠損症）が約2/3を占めている[6]．

孤発性SCDの約2/3が多系統萎縮症（multiple system atrophy：MSA）で，約1/3が小脳皮質萎縮症（cerebellar cortical atrophy：CCA）である．MSAはオリーブ橋小脳萎縮症（olivopontocerebellar atrophy：OPCA），線条体黒質変性症（striatonigral degeneration：SND），Shy-Drager症候群（SDS）の3疾患を一括した疾患

表1　脊髄小脳変性症（SCD）の診断基準（多系統萎縮症を除く）

主要項目	
①小脳性ないしは後索性の運動失調または痙性対麻痺を主要症候とする	
②徐々に発病し，経過は緩徐進行性である	
③病型によっては遺伝性を示す	
④その他の症候として，錐体路症候，パーキンソニズム（振戦，筋強剛，無動），自律神経症候（排尿困難，発汗障害，起立性低血圧），末梢神経症候（しびれ感，表在感覚低下，深部感覚低下），高次脳機能障害｛幻覚（非薬剤性），失語，失認，失行（肢節運動失行以外）｝などを示すものがある	
⑤頭部MRIやX線CTにて，小脳や脳幹の萎縮を認めることが多いが，病型や時期によっては大脳基底核病変や大脳皮質の萎縮などを認めることもある	
⑥以下の原因による二次性小脳失調症を鑑別する： 脳血管障害，腫瘍，アルコール中毒，ビタミンB_1・B_{12}・葉酸欠乏，薬剤性（フェニトインなど），炎症｛神経梅毒，多発性硬化症，傍腫瘍性小脳炎，免疫介在性小脳炎（橋本脳症，シェーグレン症候群，グルテン失調症，抗GAD抗体小脳炎）｝，甲状腺機能低下症，低セルロプラスミン血症，脳腱黄色腫症，ミトコンドリア病，二次性痙性対麻痺（脊柱疾患に伴うミエロパチー，脊髄の占拠性病変に伴うミエロパチー，多発性硬化症，視神経脊髄炎，脊髄炎，HTLV-Ⅰ関連ミエロパチー，アルコール性ミエロパチー，副腎ミエロパチーなど	
診断のカテゴリー：DefiniteとProbableを対象とする	
Definite	脊髄小脳変性症・痙性対麻痺に合致する症候と経過があり，遺伝子診断か神経病理学的診断がなされている場合
Probable	1）脊髄小脳変性症に合致する症候があり，診断基準の主要項目①②⑤および⑥を満たす場合，もしくは痙性対麻痺に合致する症候があり，主要項目①②および⑥を満たす場合 2）当該患者本人に脊髄小脳変性症・痙性対麻痺に合致する症状があり，かつその家系内の他の発症者と同一とみなされる場合（遺伝子診断がなされていない場合も含む）
Possible	脊髄小脳変性症・痙性対麻痺に合致する症候があり，診断基準の主要項目の①②⑤を満たす，または痙性対麻痺に合致する症候があり，主要項目①②を満たすが，⑥が除外できない場合

（日本医師会：診断基準及び重症度分類等[8]を参考に作成）
HTLV：human T-cell leukemia virus（ヒトT細胞白血病ウイルス）．

概念である[7]．OPCAが日本では最も多く，40〜60代で発症し，初発症状は小脳性運動失調である．SNDはパーキンソニズムが最初に出現し，徐々に増強するため小脳性運動失調は目立たない．SDSは起立性低血圧を中心とする自律神経障害と運動障害を合併した疾患である．CCAは変性が小脳に限局され，ほぼ純粋な小脳失調症状を呈する．

■ 診断・重症度分類

診断には，日本医師会が提示している診断基準が用いられる（**表1，2**）[8]．

重症度の評価には，厚生労働省運動失調調査研究班が作成したSCDの重症度分類（**表3**）や，脳卒中の重症度評価にも用いられる日本語版modified Rankin Scale（mRS；**表4**）[9,10]を用いる．また，SCDの移動形態に着目した重症度分類も開発されている（**表5**）[11]．SCDは進行性の疾患であり，重症度分類に対応した理学療法およびリハビリテーションが必要である．

■ 症状

運動失調

SCDの主症状は小脳性運動失調である．運動失調は，協調運動障害と平衡障害を合わせた疾患概念である．小脳性運動失調により協調運動障害，企図振戦，測定障害，変換運動障害，運動開始の遅延，筋緊張の低下，眼振などの症状が出現する．これらの症状により，起立および立位の不安定性増加，歩行時のふらつき，上肢による動作時の振戦，ろれつが回らないなどの構音障害を生じる．歩行は，運動失調患者特有の歩隔が大きい失調性歩行となる．

■ 4. 脊髄小脳変性症

表2 多系統萎縮症（MSA）の診断基準

主要症候	
①小脳症候	歩行失調（歩行障害）と声帯麻痺，構音障害，四肢の運動失調または小脳性眼球運動障害
②パーキンソニズム	動作緩慢，姿勢反射障害（姿勢保持障害）が主で（安静時）振戦などの不随意運動はまれである．特に，パーキンソニズムは本態性パーキンソン病と比較してレボドパへの反応に乏しく，進行が速いのが特徴である
③自律神経障害	排尿障害，頻尿，尿失禁，頑固な便秘，勃起障害，起立性低血圧，発汗低下，睡眠時障害｛睡眠時喘鳴，睡眠時無呼吸，REM睡眠行動異常（RBD）｝など
④錐体路徴候	腱反射亢進，バビンスキー徴候・チャドック反射陽性，他人の手徴候，把握反射，反射性ミオクローヌス
⑤認知機能・精神症状	幻覚（非薬剤性），失語，失認，失行（肢節運動失行以外），認知症・認知機能低下
診断のカテゴリー：Possible MSA，Probable MSA，Definite MSA を対象とする	
Possible MSA	パーキンソニズム（運動緩慢，振戦もしくは姿勢反射障害）または小脳症候（歩行失調，小脳性構音障害，小脳性眼球運動障害，四肢運動失調）に自律神経症候（②の基準に満たない程度の起立性低血圧や排尿障害，睡眠時喘鳴，睡眠時無呼吸もしくは勃起不全）を伴い，かつ錐体路徴候が陽性であるか，もしくは画像検査所見（MRIもしくはPET・SPECT）で異常を認めるもの
Probable MSA	レボドパに反応性の乏しいパーキンソニズムもしくは小脳症候のいずれかに明瞭な自律神経障害を呈するもの（抑制困難な尿失禁，残尿などの排尿力低下，勃起障害，起立後3分以内において収縮期血圧が30mmHgもしくは拡張期血圧が15mmHg以上の下降，のうちの1つを認める）
Definite MSA	病理学的に確定診断されたもの

（日本医師会：診断基準及び重症度分類等[8]を参考に作成）
RBD：REM sleep behavior disorder.

表3 脊髄小脳変性症（SCD）の重症度分類

	下肢機能障害	上肢機能障害	会話障害
Ⅰ度（微度）	「独立歩行」●独り歩き可能 ●補助具や他人の介助を必要としない	●発病前（健常時）に比べれば異常だが，ごく軽い障害	●発病前（健常時）に比べれば異常だが，ごく軽い障害
Ⅱ度（軽度）	「随時補助・介助歩行」●独り歩きはできるが，立ち上がり，方向転換，階段昇降などの要所要所で壁や手すりなどの支持補助具や他人の介助を要する	●細かい動作は下手であるが，食事にスプーンなどの補助具は必要ない ●書字も可能だが明らかに下手である	●軽く障害されるが，十分に聞き取れる
Ⅲ度（中等度）	「常時補助・介助歩行―伝い歩行」●歩行できるが，ほとんど常に補助具や他人の介助を要し，それらがないときは伝い歩きが主体	●手先の動作は全般に拙劣で，スプーンなどの補助具を必要とする ●書字はできるが読みにくい	●障害は軽いが少し聞き取りにくい
Ⅳ度（重度）	「起立不能―車椅子移動」●起立していられるが，他人に介助されてもほとんど歩行できない ●移動は車椅子によるか四つ這いまたは下肢の引きずりで行う	●手先の動作は拙劣で，他人の介助を必要とする ●書字は不能である	●かなり障害され聞き取りにくい
Ⅴ度（極度）	「臥床状態」●支えられても起立不能で，臥床したままの状態であり，ADLはすべて他人に依存する	●手先のみならず上肢全体の動作が拙劣で，他人の介助を要する	●高度に障害され，ほとんど聞き取れない

（厚生労働省運動失調調査研究班．1992）

表4 日本語版modified Rankin Scale（mRS）

	modified Rankin Scale	参考にすべき点
0	まったく症候がない	自覚症状および他覚徴候がともにない状態である
1	症候はあっても明らかな障害はない： 日常生活の勤めや活動は行える	自覚症状および他覚徴候はあるが，発症以前から行っていた仕事や活動に制限はない状態である
2	軽度の障害： 発症以前の活動がすべて行えるわけではないが，自分の身の回りのことは介助なしに行える	発症以前から行っていた仕事や活動に制限はあるが，日常生活は自立している状態である
3	中等度の障害： 何らかの介助を必要とするが，歩行は介助なしに行える	買い物や公共交通機関を利用した外出などには介助*1を必要とするが，通常歩行*2，食事，身だしなみの維持，トイレなどには介助*1を必要としない
4	中等度から重度の障害： 歩行や身体的要求には介助が必要である	通常歩行，食事，身だしなみの維持，トイレなどには介助を必要とするが，持続的な介護は必要としない状態である
5	重度の障害： 寝たきり，失禁状態，常に介護と見守りを必要とする	常に誰かの介助を必要とする状態である
6	死亡	

＊1　介助とは，手助け，言葉による指示および見守りを意味する．
＊2　歩行は主に平地での歩行について判定する．なお，歩行のための補助具（杖，歩行器）の使用は介助に含めない．
（van Swieten JC, et al.：Interobserver agreement for the assessment of handicap in stroke patients. Stroke 1988；19〈5〉：604-7[9]，篠原幸人ほか：modified Rankin Scaleの信頼性に関する研究—日本語版判定基準書および問診票の紹介．脳卒中 2007；29〈1〉：6-13[10] より）

表5 脊髄小脳変性症（SCD）の重症度分類（移動形態に着目して）

重症度	細分類	説明
Stage I 歩行自立期（歩行安定期）	I a：屋外歩行自立	手放しの階段昇降，駆け足可．屋外歩行も安定して可
	I b：屋内歩行自立	階段昇降など不安定．平地歩行はほぼ安定して可
Stage II 伝い歩き期（歩行不安定期）	II a：随時伝い歩き	独歩は可能だが，要所要所でつかまるものが必要
	II b：常時伝い歩き	独歩はほとんどできず，歩行は伝い歩きが主
Stage III 四つ這い・いざり期（車椅子期）	III a：四つ這い移動	独歩はまったくできない．四つ這いまたは車椅子自立
	III b：いざり移動	いざりなどで，なんとか移動できるが，実用性は低い
Stage IV 移動不能期（寝たきり期）	IV a：座位保持可能	移動はできないが，両手をついて座位保持はできる
	IV b：座位保持不可	1人では座位も保てない．寝たきりの状態

（望月　久：脊髄小脳変性症の運動療法—最近の考え方．理学療法ジャーナル 2000；34〈9〉：644-6[11] より）

覚えておこう

SCDの主症状は小脳性運動失調であるが，病型や変性部位によっては脊髄性運動失調も生じる．

その他の症状

SCDの症状は小脳性運動失調が中心であるが，病変部位により多彩な症状を呈する．

MSAでは，小脳だけでなく大脳基底核も変性するため，パーキンソニズムが生じる．また，遺伝性，孤発性にかかわらず，小脳以外の部分の変性によって腱反射の亢進や病的反射の出現などの錐体路徴候が出現し，末梢神経に病変が及ぶと，末梢神経障害による筋力低下や感覚障害が出現する．MSAでは自律神経が障害され，自律神経障害として起立性低血圧や排尿障害，呼吸障害が発生する．起立性低血圧はめまいや失神，転倒の原因となり，日常生活活動（activities of daily living：ADL）に支障をきたす．排尿障害では頻尿，排尿困難，尿閉などの症状を呈するが，残尿が増加すると尿路感染症

■ 4. 脊髄小脳変性症

を起こしやすくなる．声帯外転麻痺や上気道閉塞などの呼吸障害の発生は生命予後にかかわる症状を呈することがある．また，睡眠時無呼吸症候群になることも多く，突然死の原因にもなりうるので，いびきの悪化に注意が必要である．

遺伝性，孤発性にかかわらず，精神症状が悪化しうつ症状が出現しやすい．また，小脳は運動のコントロールだけでなく，認知機能や精神的機能の脳活動の一部を担っていることが明らかになり，SCDに罹患すると病巣によっては認知症やうつ病のような症状を呈することがある[12]．

■ 予後

SCDの予後は病型により大きく異なる．例えば，SCA1やDRPLAは10代に発症することがあり，発症年齢が早くなるにつれ重症化する[5,13]．SCA3の生命予後は，発症から30年程度といわれている[14]．SCA6は発症年齢が幅広いものの，進行は遅い[15]．SCA31も進行が遅く，発症から10年経過しても杖を使用せず歩行できる患者も多い[4]．日本でのMSA患者230人を対象とした研究結果では，それぞれ中央値として発症後平均約5年で車椅子使用，約8年で臥床状態となり，罹病期間は9年程度と報告されている[16]．

■ 治療

現在のところ根本的な治療法は発見されていないため，症状を軽減させるための治療として薬物療法とリハビリテーションが実施されている．

薬物療法

小脳性失調症状に対して，2種類の甲状腺刺激ホルモン放出ホルモン（thyroid-stimulating hormone-releasing hormone：TRH）製剤が治療薬として認可されている．プロチレリン（ヒルトニン®）は，SCD患者の失調性歩行，体幹動揺，構音障害などを軽減させる．プロチレリ

表6　脊髄小脳変性症（SCD）の症状に応じた治療薬

症状	薬剤
運動失調	甲状腺刺激ホルモン放出ホルモン（TRH）製剤 ● プロチレリン ● タルチレリン
下肢痙性	● エペリゾン塩酸塩 ● チザニジン塩酸塩 ● バクロフェン ● バクロフェン髄注療法
パーキンソニズム	● レボドパ ● ドパミン作動薬
起立性低血圧	● ミドドリン塩酸塩 ● ドロキシドパ ● アメジニウムメチル硫酸塩 ● フルドロコルチゾン
神経因性膀胱	● コハク酸ソリフェナシン ● タムスロシン塩酸塩 ● ジスチグミン臭化物

ンの欠点は注射薬であるため，薬物の半減期が4.5分と非常に短いという点であった．2009年に新しいTRH製剤であるタルチレリン（セレジスト®）内服薬が認可され，プロチレリンに比べて約100倍の作用活性を有し，半減期も2時間あることにより，現在ではプロチレリンに替わって主要な治療薬となっている．

SCDの症状は多様であり，下肢痙性やパーキンソニズム，起立性低血圧など，それぞれの症状に合わせた薬剤が処方される（**表6**）．

リハビリテーション

SCDの症状に対してリハビリテーションを行うことは，ADLの維持・向上のために有用といわれている．リハビリテーションは，医師，看護師，理学療法士，作業療法士，言語聴覚士，ソーシャルワーカー，介護士などの多職種が連携して行っていく必要がある．例えば，歩行やADL動作における補装具の提供や安全な介助方法の指導，栄養指導・管理，眼科の診察，自宅療養のサポート，心理面のサポートなど，さまざまな面で協働していく．

理学療法士の役割は，病期の進行に合わせてできる限りADL能力，特に自力での移動能力

を維持していくようにアプローチすることである．失調症状のある患者は協調性が低下し，バランス能力が低下している．また，動作に合わせた円滑な重心移動が困難であり，動作を静止することも難しくなっていく．運動療法を行うことで協調的な運動スキルやダイナミックなバランス練習を行い，歩行を安定させる必要がある．さらに，日常生活の歩行や動作を安定させるために，適切な装具や補助具，家屋改修を提案することや，介助者に対する介助指導も行う．また，二次性の機能障害である筋力低下や可動域制限など廃用性の機能障害を予防・改善することが重要である．

■ 障害像

SCDの症状や障害の進行は病型によって異なる．いずれの病型においてもSCDは進行性であるため，徐々に移動能力が低下し，ADL自立度が低下していく．移動能力が低下すると転倒リスクが増加し，活動範囲が狭まる．症状の進行に伴い，廃用症候群による二次性の機能障害も発生しやすい．病型によっては小脳性運動失調を中心として，パーキンソニズムや錐体路徴候，自律神経障害が出現する．呼吸障害や起立性低血圧，膀胱直腸障害，摂食嚥下障害は，肺炎や窒息，突然死のリスクを高くし，生命予後にかかわる障害である．障害が多系統にわたるほど，生命予後や機能予後は不良となる．

理学療法・リハビリテーションの評価

運動失調を中心とするさまざまな機能障害，疾患の進行に伴うADL能力の低下，生活環境などの環境面などについて，幅広く評価する．起居動作や移動動作に直接関連する協調性やバランス能力，筋力，筋緊張の評価だけでなく，構音障害，摂食嚥下障害，自律神経症状である

起立性低血圧や排便・排尿障害，パーキンソニズムの検査も重要である．

運動失調

上肢の協調性については指鼻試験（鼻指鼻試験），膝打ち試験，線引き試験，アームストッピングテスト，手の回内・回外検査，下肢は膝踵検査，足趾手指試験，フットパットテスト，体幹は起き上がり検査，体幹・下肢運動機能ステージで評価する．

運動失調症状の評価としてScale for the assessment and rating of ataxia（SARA）が2006年に開発された．日本では，厚生労働省難治性疾患克服研究事業「運動失調に関する調査研究班」において日本語版SARAが作成された．SARAは全8項目（歩行，立位，座位，言語障害，指追い試験，鼻−指試験，手の回内・回外運動，踵−すね試験）から構成された評価スケールである（表7）[17]．

運動失調だけでなく，構音障害や起立性低血圧，排尿機能についても点数化できるunified MSA rating scale（UMSARAS）日本語版などの評価スケールも存在する．

座位，立位，歩行における運動失調の影響も動作を観察して評価する．座位や立位においては，静的な座位・立位だけでなく，前方リーチ動作や外乱を加えたときの反応を確認する．歩行は，失調症状があると，重心を安定させるためにワイドベースな歩行（横幅を広くとって歩く歩行）となる．支持基底面が狭く難易度が高い継ぎ足歩行や方向転換を行い，運動失調の程度を評価する．

その他の機能障害

●筋力

徒手筋力テストやハンドヘルドダイナモメータを用いて測定する．

●バランス能力

立位バランスの評価には，Berg Balance Scale（BBS）やファンクショナルリーチテスト，重心

第2章　脳血管

■ 4. 脊髄小脳変性症

表7 Scale for the assessment and rating of ataxia（SARA）日本語版

1）歩行 以下の2種類で判断する．①壁から安全な距離をとって壁と平行に歩き，方向転換し，②帰りは介助なしでつぎ足歩行（つま先に踵を継いで歩く）を行う	2）立位 被検者に靴を脱いでいただき，開眼で，順に①自然な姿勢，②足を揃えて（親趾同士をつける），③つぎ足（両足を一直線に，踵とつま先の間を空けないようにする）で立っていただく．各肢位で3回まで再施行可能，最高点を記載する
0：正常．歩行，方向転換，つぎ足歩行が困難なく10歩より多くできる（1回までの足の踏み外しは可） 1：やや困難．つぎ足歩行は10歩より多くできるが，正常歩行ではない 2：明らかに異常．つぎ足歩行はできるが10歩を超えることができない 3：普通の歩行で無視できないふらつきがある．方向転換がしにくいが，支えは要らない 4：著しいふらつきがある．時々壁を伝う 5：激しいふらつきがある．常に，1本杖か，片方の腕に軽い介助が必要 6：しっかりとした介助があれば10mより長く歩ける．2本杖か歩行器か介助が必要 7：しっかりとした介助があっても10mには届かない．2本杖か歩行器か介助が必要 8：介助があっても歩けない	0：正常．つぎ足で10秒より長く立てる 1：足を揃えて，動揺せずに立てるが，つぎ足で10秒より長く立てない 2：足を揃えて，10秒より長く立てるが動揺する 3：足を揃えて立つことはできないが，介助なしに，自然な肢位で10秒より長く立てる 4：軽い介助（間欠的）があれば，自然な肢位で10秒より長く立てる 5：常に片方の腕を支えれば，自然な肢位で10秒より長く立てる 6：常に片方の腕を支えても，10秒より長く立つことができない
3）座位 開眼し，両上肢を前方に伸ばした姿勢で，足を浮かせてベッドに座る	4）言語障害 通常の会話で評価する
0：正常．困難なく10秒より長く座っていることができる 1：軽度困難．間欠的に動揺する 2：常に動揺しているが，介助なしに10秒より長く座っていられる 3：時々介助するだけで，10秒より長く座っていられる 4：ずっと支えなければ10秒より長く座っていることができない	0：正常 1：わずかな言語障害が疑われる 2：言語障害があるが，容易に理解できる 3：時々，理解困難な言葉がある 4：多くの言葉が理解困難である 5：かろうじて単語が理解できる 6：単語を理解できない．言葉が出ない
5）指追い試験 被検者は楽な姿勢で座ってもらい，必要があれば足や体幹を支えてよい．検者は被検者の前に座る．検者は，被検者の指が届く距離の中間の位置に，自分の人差し指を示す．被検者に，自分の人差し指で，検者の人差し指の動きに，できるだけ速く正確についていくように命ずる．検者は被検者の予測できない方向に，2秒おきに，約30cm，人差し指を動かす．これを5回繰り返す．被検者の人差し指が，正確に検者の人差し指を示すかを判定する．5回のうち最後の3回の平均を評価する	6）鼻-指試験 被検者は楽な姿勢で座ってもらい，必要があれば足や体幹を支えてよい．検者はその前に座る．検者は，被検者の指が届く距離の90%の位置に，自分の人差し指を示す．被検者に，人差し指で被検者の鼻と検者の指を普通のスピードで繰り返し往復するように命じる．運動時の指先の振戦の振幅の平均を評価する
0：測定障害なし 1：測定障害がある．5cm未満 2：測定障害がある．15cm未満 3：測定障害がある．15cmより大きい 4：5回行えない （注）原疾患以外の理由により検査自体ができない場合は5とし，平均値，総得点に反映させない	0：振戦なし 1：振戦がある．振幅は2cm未満 2：振戦がある．振幅は5cm未満 3：振戦がある．振幅は5cmより大きい 4：5回行えない （注）原疾患以外の理由により検査自体ができない場合は5とし，平均値，総得点に反映させない
7）手の回内・回外運動 被検者は楽な姿勢で座ってもらい，必要があれば足や体幹を支えてよい．被検者に，被検者の大腿部の上で，手の回内・回外運動を，できるだけ速く正確に10回繰り返すよう命ずる．検者は同じ事を7秒で行い手本とする．運動に要した正確な時間を測定する	8）踵-すね試験 被検者をベッド上で横にして下肢が見えないようにする．被検者に，片方の足を上げ，踵を反対の膝に移動させ，1秒以内ですねに沿って踵まで滑らせるように命じる．その後，足を元の位置に戻す．片方ずつ3回連続で行う
0：正常．規則正しく行える．10秒未満でできる 1：わずかに不規則．10秒未満でできる 2：明らかに不規則．1回の回内・回外運動が区別できない，もしくは中断する．しかし10秒未満でできる 3：きわめて不規則．10秒より長くかかるが10回行える 4：10回行えない （注）原疾患以外の理由により検査自体ができない場合は5とし，平均値，総得点に反映させない	0：正常 1：わずかに異常．踵はすねから離れない 2：明らかに異常．すねから離れる（3回まで） 3：きわめて異常．すねから離れる（4回以上） 4：行えない（3回ともすねに沿って踵を滑らすことができない） （注）原疾患以外の理由により検査自体ができない場合は5とし，平均値，総得点に反映させない

※5），6），7），8）については左右両側で測定し，その平均点を算出する．

（難病情報センター：Scale for the assessment and rating of ataxia[17] より）

動揺検査，Romberg検査が用いられる．歩行バランスの評価では，Timed Up and Go（TUG）テストや10 m歩行テストを測定する．歩行については，歩行速度や歩幅，歩行率変動について床反力計や加速度計を使用して測定し，歩行の安定性の評価とすることもある[18, 19]．

● **運動耐容能**

6分間歩行テスト，運動負荷試験，生理的コスト指数（physiological cost index：PCI）などを用いて評価する．

● **起立性低血圧**

傾斜台試験（血圧測定）や起居動作，起立動作時の血圧測定などで評価する．

ADL

日常生活の自立度の評価は，機能的自立度評価法（functional independence measure：FIM）を使用する．簡便に経過を追う場合はBarthel index が使用しやすい．

寝返り，起き上がり，座位保持，起立，立位保持，歩行などの基本的な姿勢や動作，トイレ動作，入浴動作などの動作を観察し分析する．特に，体幹および下肢の機能が必要となる移乗動作や歩行，入浴，排泄，更衣動作に障害が生じやすい．各動作の安定性を評価して自立度を判断し，不安定な部分については原因を考え，対策を立てる．

> **注意** ⚠️
> 協調運動障害により，全身運動だけでなく上肢を使った箸の操作や書字も困難になり，ADLに影響を及ぼす．

QOL

進行性疾患であるため，社会的活動への参加制約は徐々に拡大し，生活空間自体も狭くなる．さまざまな症状が出現し，症状に応じて可能な活動の内容が制限されるようになる．また，転倒リスクが増加するため，自宅や職場環境を整える必要がある．症状が重症化すると栄養管理や呼吸管理が必要となり，介助量が増加していく．そのため，活動・参加レベルの問題については，参加制約の原因を評価し，軽減を図ることが必要であるが，患者本人の障害だけでなく，環境に関しても情報収集する．

理学療法・リハビリテーションプログラム

小脳は，運動を最適化するという運動学習に重要な機能を担っている．そのため，小脳障害患者では運動学習能力が低下している可能性がある．しかし，SCD患者に対する短期集中リハビリテーションがある程度の期間，失調症状を軽減させるという報告があり，SCD患者に対してリハビリテーションを行うことで徐々に運動学習が促され，失調症状が軽減され，ADL能力が維持されるといわれている[20]．

SCD患者は，病期によって身体機能やADL能力が異なるため，移動形態の変化に基づいた重症度分類を目安に疾患の進行状況に合わせた理学療法およびリハビリテーションを行う．特に，運動失調によるバランス能力低下を引き起こすため，バランス能力をできる限り維持・向上させ，姿勢保持能力や起居動作，移動動作の能力低下を軽減し，ADLの自立度を保つことが重要である．

> **覚えておこう**
> パーキンソニズムが出現しているときは，体幹・四肢の可動域の維持，抗重力伸展筋力の維持・増強，歩行練習など，パーキンソン病に対する運動療法も実施する．

運動失調に対するプログラム

SCDでは，運動失調自体を消失させることは困難な場合が多い．運動失調を改善させることにこだわりすぎず，退院後の生活環境に対応

207

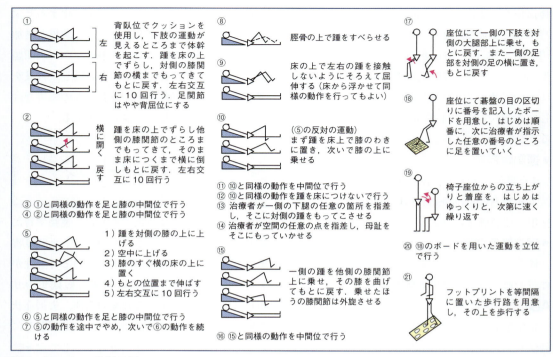

図1　Frenkel体操の例
(森岡　周：標準理学療法学 専門分野 神経理学療法学. 医学書院；2013. p.110-23[21] より)

したADL動作を獲得していくなかで，運動失調に対するプログラムも組み込むようにする．

●Frenkel体操（フレンケル）

Frenkel体操は，脊髄癆による感覚性運動失調に対する視覚代償と，反復運動による学習を使用した運動療法として開発されたが，軽度の小脳性の運動失調にも適用される．上肢，体幹，下肢に対して，臥位，座位，立位，歩行での運動を行う．難易度の調整は，安定した姿勢から不安定な姿勢，単一な運動から複合的な運動，単純な運動課題から複雑な運動課題という条件を組み合わせて行う．運動中は視覚代償を利用しながら，できるだけ正確に行う（**図1**）[21]．

●重錘負荷

起居動作や歩行，その他ADL動作において，前腕遠位部，下腿遠位部，腰部などに重錘バンドや重りを負荷すると運動失調症状が軽減することがある．上肢は200～300 g，下肢は300 g～

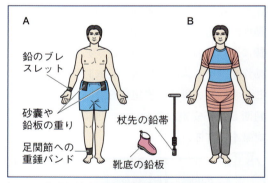

図2　重錘負荷（A）と弾性緊縛帯（B）の例
(森岡　周：標準理学療法学 専門分野 神経理学療法学. 医学書院；2013. p.110-23[21] より)

1 kg程度の重さを用いる．歩行の場合，歩行器や杖，靴に重りを付けて安定性が高まることもある（**図2-A**）[21]．重りを負荷することで動揺性が増加したり，疲労感が増加したりする場合は，装着部位や重りの重さを調整し，効果があるときのみ施行する．

●弾性緊縛帯

弾性包帯を巻くことで，圧迫による感覚入力が増大することや，物理的に関節運動が制動・補助されることから，バランスの不安定性や協調運動障害が軽減することがある．弾性包帯は体幹にも装着できるが，膝関節，大腿部，肘関節，肩関節など四肢近位部に装着することが多い（**図2-B**）[21]．

●固有受容性神経筋促通法（PNF）

固有受容性神経筋促通法（proprioceptive neuromuscular facilitation：PNF）は，らせん的で対角線的な運動を引き出し，抵抗や伸張刺激などを加え，固有感覚受容器を刺激して筋の機能的な収縮を促す方法である．運動失調に対しては，リズミックスタビライゼーションなどの手技が用いられる．一過性ではあるが，PNF施行後の反応時間の短縮，拮抗筋間の同時収縮機能の改善，体幹筋の収縮の促通などが作用機序として考えられる．

●その他の運動療法

自転車エルゴメータでの運動などを用いた下肢のサイクリング運動が，運動失調を軽減させるとの報告がある[22]．また，ゲームなどを使用した全身を大きく動かす運動も運動失調を軽減させ，立位バランス能力の低下を抑える効果があるという報告がある[23]．

バランス練習

姿勢保持や動作の安定性にかかわるバランス能力は，支持基底面と重心位置との関係を適切に調節する能力である．支持基底面が広く，重心が支持基底面の中央に位置し，高さが低いほど安定するといわれる．SCD患者では，運動失調により重心の移動距離が大きくなり，重心の動揺が増加している場合が多い．バランス練習を行う際には，支持基底面と重心線の関係から姿勢の保持，重心の移動，身体の移動の3段階で難易度を上げていく．トレッドミルでの歩行練習も歩行のバランストレーニングになり，

歩行が不安定な患者には免荷して実施することができる[24]．バランス練習は座位，立位，歩行で行う（**図3**）[25]．

筋力トレーニング

脊髄や小脳の変性が直接筋力を低下させるわけではないが，筋力低下は運動失調を増悪させる．活動量の低下が引き起こす廃用症候群による筋力低下や，運動失調の影響による特定の筋群における筋力低下が生じる．特に歩行が不安定になり，歩行する機会が減少すると下肢筋力が著明に低下する．低下しやすい筋群は腹筋群，股関節外転・伸展筋群，膝関節屈筋群，足関節底屈筋群などである．

また，筋力低下はバランス能力低下の一因であるため，筋力を維持・向上させることはバランス能力の向上にもつながり，ADL能力維持のためにも重要である．運動としては，主動作筋と拮抗筋間の筋力不均衡に対して，同時収縮が得られるような運動を行う．臥位や座位での個別の筋力トレーニングだけでなく，立位や歩行などの動作のなかで，バランス練習や基本動作練習と合わせて筋力トレーニングを行う．

全身持久力トレーニング

徐々に歩行が困難になるため，日常生活での活動量が低下し，運動耐容能が低下する．全身持久力トレーニングは，安定性に注意したうえで低強度のものを提供する．トレッドミルや自転車エルゴメータを使用した運動だけでなく，歩行練習の距離の延長も全身持久力トレーニングになる．

装具の使用

歩行を安定させるために，自力でコントロールする関節を減らす目的で膝装具や短下肢装具を使用することがある．また，支持基底面を拡大するために，杖や歩行器を使用する．杖や歩行器を安定させるために重錘を付けることや，歩行器のキャスターの付いていない脚に布を巻いて摩擦を軽減させるなどの工夫をする．

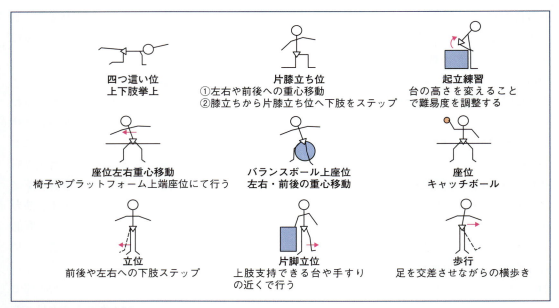

図3 バランス練習の例
(National Ataxia Foundation：Coordinative physiotherapy for paients with ataxia[25] を参考に作成)

> **注意**
> リスク管理として注意すべきなのは，協調運動障害による打撲や擦過傷などの外傷，転倒による骨折，起立性低血圧による意識消失，進行した段階では嚥下障害による誤嚥性肺炎や窒息などである．

病期に沿ったリハビリテーション

●歩行自立期

運動失調症状が出現し始めているものの，独立歩行が自立している時期である．筋力，体力が低下しないように，筋力トレーニングや全身持久力トレーニングを行う．歩行が可能であるため，転倒の危険性を軽減し，できるだけ就業が継続できるよう調整する．

●伝い歩き期（随時補助）

バランス練習や歩行練習など，移動手段としての歩行機能の維持や，廃用症候群による筋力低下の予防を目的とした運動療法（筋力トレーニング）を行う．

SCDは徐々に進行していくため，病態に関する患者本人や家族の理解を深めておくことが重要である．他のスタッフとの情報交換を密にして，患者や家族を支援していく．

●伝い歩き期（常時補助）

この時期の実用的な歩行は，手すりなどを使用した伝い歩きか歩行器を使用した歩行である．必要に応じて下肢装具も使用する．廃用性の筋力低下や体力低下も進んでいるため，バランス練習や歩行練習に加えて，基本動作練習，筋力トレーニング，全身持久力トレーニングなども行う．上肢に関しては食事や書字の練習も行う．

起居動作や歩行が不安定であるため，公的サービスの導入を検討するとともに転倒予防のために環境を整備する．

●四つ這い・いざり期（車椅子期）

歩行不能なため，移動手段としては四つ這いや車椅子での移動となる．可能な限り筋力トレーニングや関節可動域運動を行う．また，上肢を支持しての立位保持練習や移動能力の維

持，座位保持練習，廃用症候群の予防を目的とした運動療法，二次的合併症の予防などを目的とした運動療法を行う．

誤嚥性肺炎の危険性が高まるため，できるだけ臥位ではなく座位や立位の時間を確保することや，咳嗽の練習，家族への吸引方法の指導が必要になる．QOLを少しでも高めるように，車椅子座位になることや外出することを勧める．

コミュニケーション障害も生じてくるため，意思伝達装置などの方法を模索していく．

●移動不能期（寝たきり期）

病態が最も進行し，自力での移動は困難でADLは全介助となる時期である．褥瘡，関節拘縮，無気肺，肺炎を予防する必要があり，体位変換や良肢位保持のポジショニングを家族に指導する．

ADL練習

体幹・下肢機能障害はADLへの影響が大きく，移動，排泄，入浴の動作が特に障害されやすい．ADLの安全性・安定性の維持・向上を目的として，動作練習を実施する．

ADL練習の内容は，現時点の病状に実用的な動作の練習，機能向上のために難易度の高い動作の練習，その後の病態の進行から予測されるやや難易度の低い動作の練習というように，さまざまな段階の動作を練習する．

運動失調があると，動作の開始姿勢，終了姿勢，途中経過の姿勢などの姿勢だけを練習しても，一連の動作の安定化を図ることが困難なことが多い．そのため，開始姿勢，終了姿勢，途中経過の姿勢の安定性を向上させるだけでな

く，各姿勢をつなぐ動作も含めた一連の動作練習をする必要がある．

運動失調に対応しながら動作練習を行うために，重錘負荷や弾性緊縛帯を用いることがある．

生活環境の整備

自宅内には寝室，居間，トイレ，浴室などをつなぐおおよそ決まった動線があり，症状が進行してくるとその動線の安全性を確保することが重要となる．患者本人のADL能力に合わせて，自宅内の動線に手すりや固定性の高い家具を配置する．どこでもつかまるところがあるように手すりの設置や家具の配置を行い，両手でつかまることができるようにする．移動が四つ這いになったときには，起立のための手すりは縦手すりと横手すりで構成されたはしご状の手すりが使用しやすい[21]．

認知面・心理面のサポート

認知症やうつ病のような精神症状が出現した場合は，失敗体験を増やさないように配慮し，運動療法では単純な運動を反復させるなどの工夫をしながらリハビリテーションを進める．必要に応じて臨床心理士の治療も取り入れる[12]．

SCDの症状としてだけでなく，徐々にADL能力が低下していき，コミュニケーションをとることも困難になるため，患者や家族はうつ症状をきたしやすい[26,27]．理学療法士は患者と1対1で接する時間が長いので，患者や家族の話をよく聞き，他のスタッフと連絡を取り合って心理的サポートを行う．患者本人とともに，在宅介護で心身ともに疲労している家族へのサポートも検討する．

■ 引用文献

1) 難病情報センター：脊髄小脳変性症．
http://www.nanbyou.or.jp/entry/4880
2) 伊藤彰一：マシャド・ジョセフ病の診断と具体的事例．難病と在宅ケア 2011；17（7）：53-5．
3) 小牟禮修：病気の理解と治療の現状．難病と在宅ケア 2005；11（9）：59-64．
4) 石川欽也，佐藤 望，水澤英洋：脊髄小脳失調症31型の発見—新病名SCA31．難病と在

宅ケア 2011；17（4）：35-7.

5）常深泰司：DRPLAの最新研究進歩．難病と在宅ケア 2017；22（11）：40-3.

6）西澤正豊：脊髄小脳変性症の全体像と分類．難病と在宅ケア 2008；14（3）：46-8.

7）平山俊和：多系統萎縮症の最新の治療情報．難病と在宅ケア 2012；18（4）：33-5.

8）日本医師会：診断基準及び重症度分類等．
http://dl.med.or.jp/dl-med/doctor/report/nanbyou/01_20141211.pdf

9）van Swieten JC, Koudstaal PJ, Visser MC, et al.：Interobserver agreement for the assessment of handicap in stroke patients. Stroke 1988；19（5）：604-7.

10）篠原幸人，峰松一夫，天野隆弘ほか：modified Rankin Scaleの信頼性に関する研究―日本語版判定基準書および問診票の紹介．脳卒中 2007；29（1）：6-13.

11）望月　久：脊髄小脳変性症の運動療法―最近の考え方．理学療法ジャーナル 2000；34（9）：644-6.

12）National Ataxia Foundation：Cognition and Emotion in Cerebellar Disorders.
http://ataxia.org/wp-content/uploads/2017/07/Cognition__Emotion_in_Cerebellar_Disorders_2014.pdf

13）National Ataxia Foundation：Spinocerebellar Ataxia Type 1（SCA1）.
https://ataxia.org/wp-content/uploads/2017/07/NAF-Web-Content-Publication-SCA1.pdf

14）National Ataxia Foundation：Spinocerebellar Ataxia Type 3（SCA3）/Machado-Joseph Disease（MJD）.
https://ataxia.org/wp-content/uploads/2017/07/NAF-Web-Content-Publication-SCA3.pdf

15）National Ataxia Foundation：Spinocerebellar Ataxia Type 6（SCA6）.
http://ataxia.org/wp-content/uploads/2017/07/NAF-Web-Content-Publication-SCA6.pdf

16）難病情報センター：多系統萎縮症．
http://www.nanbyou.or.jp/upload_files/File/017-201704-kijyun.pdf

17）難病情報センター：Scale for the assessment and rating of ataxia（SARA）.
http://www.nanbyou.or.jp/upload_files/sca_sara.pdf

18）Milne SC, Hocking DR, Georgiou-Karistianis N, et al.：Sensitivity of spatiotemporal gait parameters in measuring disease severity in Friedreich ataxia. Cerebellum 2014；13（6）：677-88.

19）Shirai S, Yabe I, Matsushima M, et al.：Quantitative evaluation of gait ataxia by accelerometers. J Neurol Sci　2015；358（1-2）：253-8.

20）Ilg W, Bastian AJ, Boesch S, et al.：Consensus paper：management of degenerative cerebellar disorders. Cerebellum 2014；13（2）：248-68.

21）森岡　周：運動失調．吉尾雅春，森岡　周編：標準理学療法学 専門分野 神経理学療法学．医学書院；2013. p.110-23.

22）Chang YJ, Chou CC, Huang WT, et al.：Cycling regimen induces spinal circuitry plasticity and improves leg muscle coordination in individuals with spinocerebellar ataxia. Arch Phys Med Rehabil 2015；96（6）：1006-13.

23）Synofzik M, IIg W：Motor training in degenerative spinocerebellar disease：ataxia-specific improvements by intensive physiotherapy and exergames. Biomed Res Int 2014；2014：583507.

24）Freund JE, Stetts DM：Use of trunk stabilization and locomotor training in an adult with cerebellar ataxia：a single system design. Physiother Theory Pract 2010；26（7）：447-58.

25）Natuonal Ataxia Foundation：Coordonative physiotherapy for paients with ataxia.
http://ataxia.app-staging.com/wp-content/uploads/2017/07/Coordinative_Physiotherapy.pdf

26）中川悠子：多系統萎縮症の介護負担とQOLの問題．難病と在宅ケア 2012；18（6）：45-8.

27）谷　将之，上島国利：身体疾患とうつ病．精神疾患とうつ病．綜合臨牀 2010；59（5）：1258-62.

5. 重症筋無力症
myasthenia gravis

> **key point** ▶▶▶ 重症筋無力症は，寛解例が少なく，退院後の日常生活に支障をきたす例が多く存在する．また，主症状である全身の筋力低下は個人差が大きく，必要なアプローチも患者によって異なる．理学療法士は，発症後早期から呼吸理学療法，低負荷の運動療法，動作指導などを行い，日常生活の自立を援助する．急性期病院からの退院時においては，患者ごとに必要な筋力トレーニングを指導し，環境を整備する．

概要と病態

■ 病態

重症筋無力症（myasthenia gravis：MG）は，神経筋接合部（neuromuscular junction）のシナプス後膜上にあるアセチルコリン受容体（acetylcholine receptor：AChR），筋特異的受容体型チロシンキナーゼ（muscle-specific receptor tyrosine kinase：MuSK）などの機能蛋白に対する自己抗体のために，神経筋接合部の刺激伝導が障害されて生じる自己免疫疾患と考えられている[1]．日本のMG全体の約80〜85％が抗AChR抗体陽性で，数％が抗MuSK抗体陽性である[2]（**図1**）．

2006年度の全国調査[3]では，患者数は15,100人（男性5,600人，女性9,500人）であった．男女比1：1.7，人口10万人あたりの有病率11.8人，5歳以下にピークがあり，高齢発症が増加している（65歳以上発症が16.8％）．

■ 診断・重症度分類

診断

臨床的特徴と，以下の検査を参考に診断する[1]．

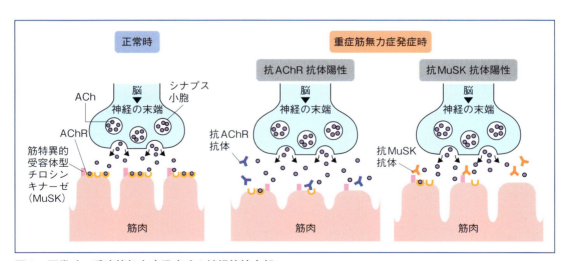

図1 正常時，重症筋無力症発症時の神経筋接合部
ACh：acetylcholine（アセチルコリン）．

●テンシロン検査

① エドロホニウム塩化物10 mg，生理食塩水20 mL，アトロピン硫酸塩0.5 mgを準備し，指標(眼瞼下垂の程度，外眼筋麻痺の程度，1回換気量，徒手筋力テスト，握力，スクワットなど)を決める．

② プラセボとして，生理食塩水を静注し，変化があるかどうかをみる．

③ エドロホニウム塩化物2～4 mgを10～20秒で静注し，30秒以内に強いムスカリン効果(腹痛，流涎，嘔吐など)が出現しないことを確認した後，残りの6～8 mgを静注する．反応陽性者は静注後30秒～5分間改善状態が続く．はっきりとした臨床的改善がみられた場合のみ陽性と判定する．検者が判断に迷う程度の変化は陰性と判定し，筋電図検査で確認する．

●電気生理学的検査

① 症状のある筋(多くは末梢神経：正中神経，顔面神経，腋窩神経，副神経など)をみつける．

② 2～3 Hzの最大上刺激を加え，表面電極で複合筋活動電位の疲労現象を測定する．最初の4～5発目の刺激で10%以上振幅が低下し，10 Hz以上の高頻度刺激で振幅が増加するが，なお刺激を続けていると再び減弱する．感度は50～75%であるが，眼輪筋は感度が低い．

●血清抗AChR抗体

代謝回転は約5日であり，結合型抗体が測定される．眼筋型の患者群で陽性率が有意に低い(50%)．これはAChRを形成する蛋白のサブユニットの一部が外眼筋では異なること，もしくは測定法の検出感度以下であることによると考えられている．偽陽性は，胸腺腫，自己免疫性肝炎，Lambert-Eaton症候群，肺がん，高齢者，神経性筋強直，Down症候群，抗甲状腺抗体高値，MGを合併しない胸腺腫，家族性MG，D-ペニシラミン使用で認められる．

表1 Myasthenia Gravis Foundation of America(MGFA)臨床分類

クラス0		無症状
クラスI		眼筋筋力低下，開眼の筋力低下があってもよい 他のすべての筋力は正常
クラスII		眼筋以外の軽度の筋力低下 眼筋筋力低下があってもよく，その程度は問わない
	IIa	主に四肢筋，体幹筋，もしくはその両者をおかす それよりも軽い口咽頭筋の障害はあってもよい
	IIb	主に口咽頭筋，呼吸筋，もしくはその両者をおかす それよりも軽いか同程度の四肢筋，体幹筋の筋力低下はあってもよい
クラスIII		眼筋以外の中程度の筋力低下 眼筋筋力低下があってもよく，その程度は問わない
	IIIa	主に四肢筋，体幹筋，もしくはその両者をおかす それよりも軽い口咽頭筋の障害はあってもよい
	IIIb	主に口咽頭筋，呼吸筋，もしくはその両者をおかす それよりも軽いか同程度の四肢筋，体幹筋の筋力低下はあってもよい
クラスIV		眼以外の高度の筋力低下 眼症状の程度は問わない
	IVa	主に四肢筋，体幹筋，もしくはその両者をおかす それよりも軽い口咽頭筋の障害はあってもよい
	IVb	主に口咽頭筋，呼吸筋，もしくはその両者をおかす それよりも軽いか同程度の四肢筋，体幹筋の筋力低下はあってもよい
クラスV		気管挿管された状態．人工呼吸器の有無は問わない 通常の術後管理における挿管は除く 挿管がなく経管栄養のみの場合は，IVbとする

(Jaretzki A 3rd, et al.：Myasthenia gravis：recommendations for clinical research standards. Task Force of the Medical Scientific Advisory Board of the Myasthenia Gravis Foundation of America. Neurology 2000；55〈1〉：16-23[4]より)

重症度分類

Myasthenia Gravis Foundation of America(MGFA)臨床分類(**表1**)[4]を用いるが，これは

表2 Myasthenia gravis activities of daily living (MG-ADL) スケール

	0点	1点	2点	3点
会話	正常	間欠的に不明瞭 もしくは鼻声	常に不明瞭 もしくは鼻声，しかし聞いて理解可能	聞いて理解するのが困難
咀嚼	正常	固形物で疲労	軟らかい食べ物で疲労	経管栄養
嚥下	正常	まれにむせる	頻回にむせるため，食事の変更が必要	経管栄養
呼吸	正常	体動時の息切れ	安静時の息切れ	人工呼吸を要する
歯磨き，くし使用の障害	なし	努力を要するが，休息を要さない	休息を要する	できない
椅子からの立ち上がり障害	なし	軽度，時々腕を使う	中等度，常に腕を使う	高度，介助を要する
複視	なし	あるが毎日ではない	毎日だが持続的ではない	常にある
眼瞼下垂	なし	あるが毎日ではない	毎日だが持続的ではない	常にある

(Wolfe GI, et al.：Myasthenia gravis activities of daily living profile. Neurology 1999；52〈7〉：1487-9[5] より)

表3 Quantitative Myasthenia Gravis (QMG) スコア

方法		正常	軽度	中等度	重度
グレード		0	1	2	3
右方視，左方視時の複視出現までの時間（秒）		61	11～60	1～10	常時
上方視時の眼瞼下垂出現までの時間（秒）		61	11～60	1～10	常時
顔面筋力		正常に開眼できる	完全に閉じることができるが，少し弱い	完全に閉じることができるが，抵抗を加えると容易に眼球結膜が露出する	完全に閉じることができない
100 cc の水の飲み込み		正常	軽度の誤嚥，咳払い	強い誤嚥，むせ，鼻への逆流	飲めない
1～50まで数え，構音障害が出現するまで		50まで言える	30～49	10～29	1～9
座位で上肢90°挙上が可能な時間（秒）	右	240	90～239	10～89	0～9
	左	240	90～239	10～89	0～9
% FVC（努力性肺活量/予測肺活量×100）		≧80	65～79	50～64	<50
握力（kg） 利き手	男性	≧45	15～44	5～14	0～4
	女性	≧30	10～29	5～9	0～4
握力（kg） 反対側の手	男性	≧35	15～34	5～14	0～4
	女性	≧25	10～24	5～9	0～4
臥位で頭部45°挙上が可能な時間（秒）		120	30～119	1～29	0
臥位で下股45°挙上が可能な時間（秒）	右	100	31～99	1～30	0
	左	100	31～99	1～30	0
合計（0～39点）					

(Jaretzki A 3rd, et al.：Myasthenia gravis：recommendations for clinical research standards. Task Force of the Medical Scientific Advisory Board of the Myasthenia Gravis Foundation of America. Neurology 2000；55〈1〉：16-23[4] より)

現在に至るまでの最重症時の状態によりMG患者を分類する方法であり，治療の評価として用いるべきではない点に注意する．患者を定量的に評価できるのはMyasthenia gravis activities of daily living (MG-ADL) スケール (**表2**)[5]，Quantitative Myasthenia Gravis (QMG) スコア (**表3**)[4]，MG composite scale (**表4**)[6] である．MG-ADLスケールは患者の自己申告をもとに記載する．QMGスコアは20分程度の時間を要し，易疲労筋の検出感度が高い．MG compos-

表4 MG（myasthenia gravis）composite scale

上方視時の眼瞼下垂出現までの時間（医師の観察）	>45秒	0	11～45秒	1	1～10秒	2	常時	3
側方視時の複視出現までの時間（医師の観察）	>45秒	0	11～45秒	1	1～10秒	3	常時	4
閉眼の筋力（医師の観察）	正常	0	軽度低下（閉眼維持可能）	0	中等度低下（閉眼維持困難）	1	重度低下（閉眼不能）	2
会話，発音（患者の申告）	正常	0	時に不明瞭または鼻声	2	常に不明瞭または鼻声だが理解可能	4	不明瞭で理解が困難	6
咬む動作（患者の申告）	正常	0	硬い食物で疲労	2	軟らかい食物でも疲労	4	栄養チューブ使用	6
飲み込み動作（患者の申告）	正常	0	まれにむせる	2	頻回のむせのため食事に工夫を要す	5	栄養チューブ使用	6
MGによる呼吸状態	正常	0	活動時息切れ	2	安静時息切れ	4	呼吸補助装置使用	9
頸の前屈/背屈筋力（弱いほうを選択，医師の観察）	正常	0	軽度低下	1	中等度低下（おおよそ半減）	3	重度低下	4
上肢の挙上筋力（医師の観察）	正常	0	軽度低下	2	中等度低下（おおよそ半減）	4	重度低下	5
下肢の挙上筋力（医師の観察）	正常	0	軽度低下	2	中等度低下（おおよそ半減）	4	重度低下	5
合計（0～50点）								

（Burns TM, et al.：The MG Composite：A valid and reliable outcome measure for myasthenia gravis. Neurology 2010；74〈18〉：1434-40[6]より）

表5 Myasthenia Gravis Foundation of America（MGFA）Postintervention Status

完全寛解 Complete Stable Remission（CSR）	1年以上MGの症状がなく，この間MGに対するいずれの治療も受けていない．神経筋疾患に熟練した医師が注意深く診察してもすべての筋で筋力低下が認められない．ただし眼輪筋のみの筋力低下は問わない
薬理学的寛解 Pharmacologic Remission（PR）	抗コリンエステローゼ薬以外の治療によって，上記CSRと同じ状態になっているもの．抗コリンエステローゼ薬を内服している場合はこのカテゴリーには含めずMMに分類する
軽微症状 Minimal Manifestations（MM）	軽微な筋力低下は存在するが，日常生活には支障がない状態
改善 Improved（I）	臨床症状の改善，またはMGに対する治療薬の減量がみられる．QMGスコアが3点以上改善したもの
不変 Unchanged（U）	臨床症状の改善，またはMGに対する治療薬の減量がみられない．QMGスコアの変化が3点以下のもの
増悪 Worse（W）	臨床症状の増悪，またはMGに対する治療薬の増量がみられる．QMGスコアが3点以上増悪したもの
再燃 Exacerbation（E）	CSR，PR，MMの基準を満たした者がこれらの基準を超えて増悪したもの
MG関連死 Died of MG（D of MG）	MGやMGの合併症による死亡，胸腺摘除後30日以内の死亡

（Jaretzki A 3rd, et al.：Myasthenia gravis：recommendations for clinical research standards. Task Force of the Medical Scientific Advisory Board of the Myasthenia Gravis Foundation of America. Neurology 2000；55〈1〉：16-23[4]より）

ite scaleは，医師の主観的判断がある程度許容される．MGの治療効果を判定する際は，MGFA Postintervention Status（**表5**）[4]を用いる．

■ 症状

5割が複視，7割が眼瞼下垂で発症する．日内変動があり，午後ないし夕方に症状が悪化す

る．患者は緊張を失った顔貌となり（myasthenic facies），鼻声，球症状，首下がり（体幹に対して頭部が前屈した状態）を呈し，かむ力が低下する．歯磨きやスクワットができなくなる．

覚えておこう

球症状の「球」とは延髄を指し，昔は延髄を脊髄の球状延長とみていたために残っているよび方である．したがって，球症状とは，延髄の障害により起こる麻痺のことであり，主に下位脳神経麻痺である嚥下障害や構音障害を指す．また，仮性球麻痺とは，症状的には延髄の機能障害と同様であるが，延髄自体に障害はなく，両側内包部の障害により嚥下障害や構音障害，顔面筋麻痺などをきたした状態をいう．

症状は反復動作で増悪し，安静により回復する（易疲労性）．腱反射はやや亢進気味であるが，病的反射は陰性である．筋萎縮は通常，末期まで目立たないが，中央および左右に3本の溝を形成する特徴ある舌の萎縮（triple furrowed tongue；図2）となる．

MG患者の症状が急激に悪化することをクリーゼといい，急激な筋力低下の増強，呼吸困難，嚥下困難，構音障害などを呈した状態となる．発症後1年未満で7.7％，全経過で13.3％の患者で認められ，手術後24時間で抜管できない場合も含む[1]．

合併症

自己免疫疾患の合併はMG全体の8～15％程度に認められ，合併疾患としてはBasedow病や橋本病などの甲状腺疾患，関節リウマチや全身性エリテマトーデスなどの膠原病が高頻度である[7]．

胸腺腫関連MGでは，胸腺腫由来のT細胞の機能の異常が原因となる自己免疫疾患を合併する場合があり，赤芽球癆や円形脱毛がよく知られている[8,9]．赤芽球癆は胸腺腫関連MGの5％程度に認められ[10]，貧血による息切れや易疲労感がMGの症状に似ているため，診断が遅れる可能性がある．また，円形脱毛は胸腺腫関連MGの10～15％程度に認められ，頭髪喪失という外見面，精神面のダメージが大きい．いずれもMGの活動度と一致しない場合や，胸腺腫摘出後に発症する場合がある．

胸腺腫に伴う低γグロブリン血症は，胸腺腫関連MGの1～2％程度に認められる[11]．重篤な日和見感染症を繰り返すため，長期的に免疫療法が必要なMGの治療では，特に注意すべき合併症である．

胸腺腫関連MGの1～2％程度に重篤な心筋炎が合併することが指摘されている[12]．胸腺腫関連MG患者では致死的な不整脈が認められる場合があり，突然死のリスクを減らすためにも心臓病変に対する注意が必要である．

また，機序は不明であるが，胸腺腫関連MGの10％程度に味覚障害を認める場合がある[13]．特に甘味が選択的に障害され，MGの活動度と一致し，免疫療法とともに改善する．味覚障害は生活の質（quality of life：QOL）に影響する症状であり，これまでほとんど認識されてこなかった非運動症状である．

■ 予後

眼筋型は約40％が抗AChR抗体陰性で，全身型への移行は1年で8.3％，全経過で50～70％で，その80％が2年以内に進展する．発症後5年以内に85％の患者が障害のピークを迎える[1]．

MGの長期予後は，免疫療法の普及により改善した．寛解率は依然として20％未満であるが，生活や仕事に支障がない状態まで改善する

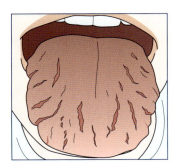

図2　舌萎縮

頻度は50％以上である[14].

■ 治療

GMの治療ガイドラインを図3[1]に示す.

抗コリンエステラーゼ (ChE) 薬

抗コリンエステラーゼ（colinesterase：ChE）薬は，すべての型のMGに使用され，ほとんどの患者に有効であるが過剰投与によりコリン作動性クリーゼを起こすことがある．本薬剤は根治療法ではなく，あくまでも対症療法である．

経口薬では，ピリドスチグミン臭化物（メスチノン®），ジスチグミン臭化物（ウブレチド®），アンベノニウム塩化物（マイテラーゼ®），ネオスチグミン（ワゴスチグミン®）がある．注射薬では，ネオスチグミンと，診断用に使用される静注用のエドロホニウム塩化物（アンチレクス®）がある．作用時間が短いピリドスチグミン臭化物が最も使いやすいが，長期罹患例や重症例では効き目が弱いことがある．

通常，ピリドスチグミン臭化物1錠（60 mg）/日から始め，症状をみながら，あるいはテンシロン検査で確認しながら増量する．通常投与量は3錠/日程度までである．作用時間の長いアンベノニウム塩化物やジスチグミン臭化物を使用することもあるが，コリン作動性クリーゼに十分注意する必要がある．この場合，アトロピン硫酸塩静注，あるいは気道確保が必要となることもある．

> **重要**
> 抗ChE薬はMG自体を治療するものではなく，日々の症状に対する対症療法である．使用する際は，長期投与による副作用を考慮し，薬効が現れるまで漸増し，必要最小量を使用するよう努める．

胸腺摘除

● 適応

MGでは80〜90％に胸腺異常があり，65〜

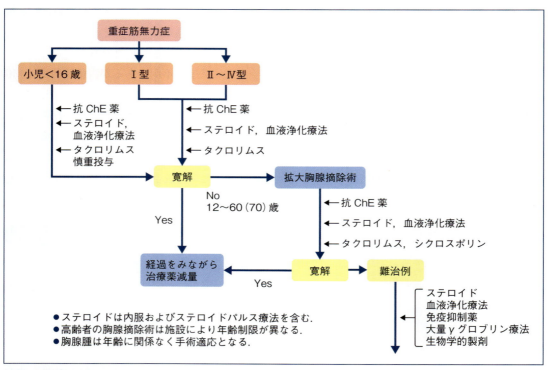

図3　重症筋無力症の治療
（横山和正：神経内科ハンドブック—鑑別診断と治療．第4版．医学書院；2010．p.1066-79[1]より）

75％が過形成である．胸腺摘除の原則は，以下のとおりである．

① 70歳以上，12歳以下の場合は胸腺腫がない限り手術は行わない．

② 胸腺腫が証明された場合は胸腺摘除を行う．

③ 胸腺腫が証明できない場合は（画像所見が正常であっても），MGFA臨床分類のクラスⅡ，Ⅲ，Ⅳであれば胸腺摘除を行う．

● クリーゼなどで全身状態が悪い場合は，血漿交換後，ステロイドをしばらく用いて安定してから行う．

● MGFA臨床分類クラスⅠの場合は，血漿交換後，ステロイドをしばらく用いて安定してから行う．クラスⅠは11～28％が自然軽快することもあり，6か月～1年間，抗ChE薬または少量のステロイド（30 mg前後），あるいは併用による治療を行う．抗体の有無にかかわらず，70～90％で有効である．ただし，抗体価が高値，画像上胸腺腫ではないが過形成が明らかな場合，内服に対する反応が悪い場合には胸腺摘除を行う．80％は2年以内に全身型へ進展するとされ，その場合は手術を行う．抗MuSK抗体陽性例では行わない．

● 胸腺摘除の効果

MG患者375例を10年間追跡した調査によると，胸腺腫合併の80％以上，非合併でも90％以上が改善・寛解しており，罹病期間が短いほど，年齢が若いほど，改善率が高かった．合併症としては，術後クリーゼ，感染症，血気胸，反回神経麻痺，Horner症候群（ホルネル），横隔神経麻痺，腕神経叢麻痺がある[1]．

■ 障害像

寛解例は約20％であり，治癒は難しい疾患である．患者は全身の骨格筋の脱力，易疲労性を訴え，日内変動もある．生活様式の変化を必要とする患者も多い．

理学療法・リハビリテーションの評価

バイタルサイン

理学療法を行ううえで重要であり，人工呼吸器装着中であれば，呼気終末陽圧（positive end-expiratory pressure：PEEP）値，pressure support（PS）などを評価して呼吸状態を把握する．

関節可動域

臥床期間が長期にわたる場合もあるため，関節拘縮を起こさないように定期的な評価が必要である．

筋力

徒手筋力テストは簡便であるが，大腿四頭筋などの主要筋に対しては，体重支持指数（weight bearing index：WBI）やハンドヘルドダイナモメータのように数値化できる評価のほうが望ましい．QMGスコア（**表3**参照），MG composite scale（**表4**参照）にも筋力測定の項目が含まれている．いずれも，易疲労性の強いときは行わない．

易疲労性[15]

易疲労性の簡便な評価には以下のものがある．

● 座位もしくは立位で肩関節90°外転位を維持させる．疲労により外転角度が低下する．

● 背臥位で頸部屈曲位を維持させる．疲労により保持ができなくなる．

● 背臥位で一側下肢を挙上する．疲労により挙上角度が低下する．

眼瞼下垂

症状増悪を評価するために，眼瞼下垂が判定の一つとなる（**図4**）．

嚥下機能[15]

咀嚼筋，表情筋の筋力と易疲労性を評価する．MG患者では，嚥下障害に対する不安により，嚥下時に過度な緊張や無駄な筋収縮が生じるため疲労しやすく，さらに嚥下障害が悪化するという悪循環が認められる．

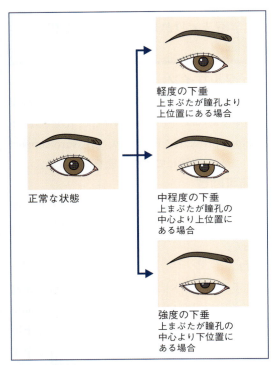

図4 眼瞼下垂の評価

ADL

MG-ADLスケール（**表2**参照）や，Barthel index，機能的自立度評価法（functional independence measure：FIM）を用いて評価する。

理学療法・リハビリテーションプログラム

筋力トレーニング

易疲労性に十分注意し，疲労が強い場合にはトレーニングを控える．方法としては，徒手や重錘によるトレーニングではなく，ADL動作を利用した歩行，立ち上がりの反復などが推奨されている．

トレーニング後は，動作時の疲労感の訴え，翌日の疲労感，トレーニング前後および翌日の筋力を比較する．疲労感の増加や筋力低下が観察されれば，負荷量を減少もしくは中止する．

日内変動があるため，トレーニングは疲労が少ない時間帯に行う．一般的には午後より午前中のほうが疲労は少ない．

全身持久力トレーニング

歩行や低負荷での自転車エルゴメータ駆動を行う．疲労が強い場合は行わない．内科および外科的な治療が終了して症状がある程度安定したMG患者に対して，嫌気性代謝閾値レベルの負荷強度で持久力トレーニングを行い，全身持久力が改善したと報告されている．

> **注意！**
> 症状増悪期（クリーゼ）には，無理な筋力トレーニングや離床は行わず，肺炎予防の体位ドレナージ，関節拘縮予防の関節可動域運動などを行う

> **Column**
> **筋疾患患者に対する運動療法の効果**
> 筋疾患患者全般に対する運動療法でのoverwork weakness（過用性筋力低下）に対する概念は見直されてきており，病態に応じた適切な運動負荷であれば，有害事象を起こさず機能改善が得られたという報告もみられる．10人のポリオ後遺症患者が12週間の筋力トレーニングを行い，筋力の改善がみられた報告[16]や，筋疾患患者に対する筋力トレーニングと有酸素運動を組み合わせた効果はエビデンスレベルIIであるという報告[17]，10人のMG患者に12週間（1週間に2回），有酸素運動と抵抗運動を行い，筋力や動作能力などが改善したという報告[18]がある．
> MGは病態により治療法が異なり，理学療法を実施する際に運動負荷を加える時期か否かを判断する必要がある．MGクリーゼに対して理学療法を施行し，ステロイドの漸減を行っている時期は筋力改善が緩やかであるという報告[19]もある．

生活指導

症状が重度の場合は安静が望ましいが，治療により症状がコントロールされている場合には日常生活に制限を加える必要はなく，運動や就労も可能である．過労は増悪因子であるため，十分な休息，休養をとることが重要である．また，体温の上昇は症状を増悪させることが知られており，炎天下での外出や入浴には注意する．感染も増悪因子となるため，手洗い，うが

いを励行し，インフルエンザの流行期や人の多い場所への外出時にはマスクの着用を勧める．

疲労を感じたら休息をとることを家族にも指導しておくことが必要である．歩行に対する耐久性が低下している場合は，適切な車椅子を処方する．上肢の疲労が強い場合は，電動車椅子も考慮する．

飲酒，喫煙

アルコールはさまざまな薬物の代謝に影響を与え，コントロールが難しくなることが予想されるため，飲酒は控えるよう指導する．

喫煙についても，経皮的ニコチン吸収製剤によるMGの悪化[20]や，喫煙による呼吸器感染や消化管潰瘍のリスクが上昇するため，禁煙を勧める．

■ 引用文献

1) 横山和正：神経筋接合部疾患．水野美邦編：神経内科ハンドブック—鑑別診断と治療．第4版．医学書院；2010．p.1066-79.

2) 本村政勝：自己免疫性神経筋接合部疾患の病態と治療．臨床神経 2011；51（11）：872-6.

3) 村井弘之，山下夏美：重症筋無力症の疫学—厚生労働省免疫性神経疾患に関する調査研究班臨床疫学調査結果から．脳21 2008；11（2）：227-31.

4) Jaretzki A 3rd, Barohn RJ, Ernstoff RM, et al.：Myasthenia gravis：recommendations for clinical research standards. Task Force of the Medical Scientific Advisory Board of the Myasthenia Gravis Foundation of America. Neurology 2000；55（1）：16-23.

5) Wolfe GI, Herbelin L, Nations SP, et al.：Myasthenia gravis activities of daily living profile. Neurology 1999；52（7）：1487-9.

6) Burns TM, Conaway M, Sanders DB, et al.：The MG Composite：A valid and reliable outcome measure for myasthenia gravis. Neurology 2010；74（18）：1434-40.

7) Drachman DB：Myasthenia gravis. N Engl J Med 1994；330（25）：1797-810.

8) Evoli A, Minicuci GM, Vitaliani R, et al.：Paraneoplastic diseases associated with thymoma. J Neurol 2007；254（6）：756-62.

9) Marx A, Wilcox N, Leite MI, et al.：Thymoma and paraneoplastic myasthenia gravis. Autoimmunity 2010；43（5-6）：413-27.

10) Kubota A, Komiyama A, Hasegawa O：Myasthenia gravis and alopecia areata. Neurology 1997；48（3）：774-5.

11) Kelesidis T, Yang O：Good's syndrome remains a mystery after 55 years：A systematic review of the scientific evidence. Clin Immunol 2010；135（3）：347-63.

12) Aarli JA：Herzmyasthenie：myasthenia of the heart. Arch Neurol 2009；66（11）：1322-3.

13) Kabasawa C, Shimizu Y, Suzuki S, et al.：Taste disorders in myasthenia gravis：a multicenter coorperative study. Eur J Neurol 2013；20（1）：205-7.

14) 日本神経学会監，「重症筋無力症診療ガイドライン」作成委員会編：重症筋無力症診療ガイドライン2014．南江堂；2014.

15) 間瀬教史：重症筋無力症．潮見泰藏編：ビジュアル実践リハ 脳・神経系リハビリテーション．羊土社；2012．p.233-9.

16) Chan KM, Amirjani N, Sumrain M, et al.：Randomized controlled trial of strength training in post-polio patients. Muscle Nerve 2003；27（3）：332-8.

17) Cup EH, Pieterse AJ, Ten Broek-Pastoor JM, et al.：Exercise therapy and other types of physical therapy for patients with neuromuscular diseases：a systematic review. Arch Phys Med Rehabili 2007；88（11）：1452-64.

18) Westerberg E, Molin CJ, Lindblad I, et al.：Physical exercise in myasthenia gravis is safe and improves neuromuscular parameters and physical performance-based measures：A pilot study. Muscle Nerve 2017；56（2）：207-14.

19) 若杉樹史，髻谷　満，森下慎一郎ほか：重症筋無力症クリーゼ症例の筋力改善の経過に着目した1症例．臨理療研 2012；29：61-3.

20) Lotia S, Randall C, Dawson LJ, et al.：Dental management of the myathenic patient. Dent Update 2004；31（4）：237-42.

第2章　脳血管

6. 多発性神経炎

multiple neuritis, polyneuritis

key point ▶▶▶ 末梢神経障害は，障害分布から単神経炎，多発性単神経炎，多発性神経炎に分類され，多発性神経炎が最も多くみられる．炎症性，代謝性など種々の病因で発症し，臨床的には四肢の左右対称性の運動感覚障害，深部腱反射の低下あるいは消失を呈し，自律神経障害を伴う場合もある．ここでは多発性神経炎のなかでも理学療法およびリハビリテーションの対象となることが多いギラン-バレー症候群（GBS），慢性炎症性脱髄性多発ニューロパチー（CIDP），糖尿病性神経障害を取り上げた．多発性神経炎に対する理学療法士の役割は，リスク管理を徹底したうえでさまざまな検査を行い，治療効果の判定や予後を予測しながら必要な理学療法およびリハビリテーションアプローチを行い，可能な限り最大の日常生活活動（ADL）を獲得し，患者の健康を維持または改善することである．

ギラン-バレー症候群（Guillain-Barré syndrome：GBS）

概要と病態

Guillain-Barré症候群（GBS）は，典型例では，急性に発症し，単相性の経過をたどる四肢筋力低下と腱反射消失を特徴とする末梢神経障害である．感覚障害はないか，あっても軽度である．6～7割の症例になんらかの先行感染が認められ，そのうち約6割が上気道感染，約2割が消化器感染である．神経症状は先行感染から2週間以内に出現し，4週間以内にピークに達するが，その後は自然に寛解することが多く，予後はおおむね良好とされる．しかし，人工呼吸管理が必要なほど呼吸筋麻痺を呈すると，生命予後，機能予後に影響を及ぼす．

日本における発症率は，人口10万人に対して1.15人と報告されており，男女比は3：2，小児から高齢者まで幅広い年齢で発症し，平均年齢は39.1±20.0歳である[1]．

■病態

従来，GBSは髄鞘が標的となる脱髄が主病態と考えられ，acute inflammatory demyelinating polyradiculoneuropathy（AIDP；急性炎症性脱髄性多発根神経障害）と考えられてきた．しかし，電気生理学的検査や病理学的検討から，神経の軸索が障害される軸索型GBSの存在が明らかになった．軸索型GBSはさらに，運動神経の軸索のみが障害されたacute motor axonal neuropathy（AMAN；急性運動性軸索性神経障害），運動神経に加え感覚神経の軸索も障害されたacute motor and sensory axonal neuropathy（AMSAN；急性運動感覚性軸索性神経障害）に分類される．また，外眼筋麻痺，運動失調，腱反射低下あるいは消失を特徴とするFisher症候群などの亜型が知られている．

先行感染の病原体として，カンピロバクター・ジェジュニ（*Campylobacter jejuni*），サイトメガロウイルス，エプスタイン-バー（Epstein-Barr：

表1 ギラン-バレー症候群（GBS）の診断基準

診断に必要な特徴
A. 2肢以上の進行性筋力低下
B. 深部反射の消失（すべての反射消失が原則．ただし，他の所見に矛盾がなければ，上腕二頭筋反射と大腿四頭筋反射の明確な低下と遠位部の反射消失でもよい）

診断を強く支持する特徴
A. 臨床的特徴（重要順）
  1. 進行：筋力低下の症状は急速に進行するが，4週までには進行は停止する
     （約50％の症例で2週までに，80％は3週までに，90％以上の症例で4週以内で症状はピークに達する）
  2. 比較的対称性：完全な左右対称性はまれだが，たいていの場合は，一肢が障害された場合，他肢も同様に障害される
  3. 感覚障害は軽度
  4. 脳神経障害：約50％に両側性の顔面神経麻痺を認める．他に球麻痺や外眼筋麻痺を生じる．また5％未満の症例で，外眼筋麻痺や他の脳神経症状で発症する場合がある
  5. 回復：2～4週までには回復が始まる．回復が数か月に遅れる場合もある
     ほとんどの症例は機能的に回復する
  6. 自律神経障害：頻脈，その他の不整脈，起立性低血圧，高血圧，血管運動症状の出現は，診断を支持する
  7. 神経症状が出現するときには発熱しない
B. 髄液所見
  1. 髄液蛋白：発症から1週間以降，髄液蛋白が増加しているか，経時的な腰椎穿刺で髄液蛋白が増加する
  2. 髄液細胞：単核球のみで，10/mm^{3}以下
C. 電気生理学的所見
  経過中，症例の80％に神経伝導速度の遅延，伝導ブロックを認め，正常の60％以下となる．遠位潜時は正常の3倍にまで延長していることがある．F波は神経幹や神経根での伝導速度の低下をよく反映する．しかし，症状は散在性であり，すべての神経が障害されるのではない．20％の症例では，伝導速度検査で正常を示す．また，発症数週後まで異常を示さないことがある

（Asbury AK, et al.：Assessment of current diagnostic criteria for Guillain-Barré syndrome. Ann Neurol 1990；27〈suppl〉：S21-4[2]より）

表2 ギラン-バレー症候群（GBS）機能グレード尺度（GBS disability score）

0	GBSによる神経症状，所見はない
1	ごく軽微な症状，所見はあるが走ることはできる
2	介助なしに5m以上歩行可能であるが，走ることはできない
3	なんらかの介助があれば5m以上歩行可能
4	介助があっても歩行できず，車椅子あるいは臥床状態
5	人工呼吸器装着
6	死亡

（Hughes RA, et al.：Controlled trial prednisolone in acute polyneuropathy. Lancet 1978；2〈8093〉：750-3[3]より）

免疫疾患であると考えられている．髄液所見では，蛋白細胞解離が認められる．

■ 診断・重症度分類

典型例では，病歴と臨床症候のみからGBSの診断は可能である．神経伝導検査を代表とする電気生理学的検査は，多くの例で初期から異常がみられ，診断の感度，特異度ともに高いので推奨される．抗ガングリオシド抗体は診断の特異度が非常に高く，特に診断に迷う例では施行が推奨される．脳脊髄液検査は，他疾患の除外が必要な場合に推奨される．診断基準は，Asbury（アズベリー）らによる基準（**表1**）[2]が頻用されている．

慢性炎症性脱髄性多発ニューロパチー（CIDP）の急性発症との鑑別が重要である．著明な感覚障害を呈する例，呼吸不全に至らない軽症例，自律神経障害や顔面神経麻痺がなく，先行感染が明らかでないなどの特徴を有する例では，特に急性発症CIDPの可能性を考慮する．

GBSの重症度分類としては，Hughes（ヒューズ）らの機能グレード尺度（**表2**）[3]が用いられることが多い．

■ 症状

典型的なGBSの症状は，左右対称性の四肢筋力低下であり，下肢遠位部から徐々に上行する．腱反射は消失あるいは低下，感覚障害は運動障害に比べて軽度であるが，痛みを伴うこと

EB）ウイルスなどが知られている．GBSに特徴的な所見として，約50～60％の症例で血清中に神経構成体成分であるガングリオシド（糖脂質）に対する自己抗体である抗ガングリオシド抗体が多く検出される．GBSは，抗ガングリオシド抗体によって末梢神経が障害される自己

表3 modified Erasmus GBS outcome score（mEGOS）

予後因子（入院時）	点数	予後因子（入院後7日）	点数
発症年齢（歳）		発症年齢（歳）	
≦40	0	≦40	0
41～60	1	41～60	1
>60	2	>60	2
下痢の先行		下痢の先行	
（−）	0	（−）	0
（＋）	1	（＋）	1
MRC sum score		MRC sum score	
51～60	0	51～60	0
41～50	2	41～50	3
31～40	4	31～40	6
0～30	6	0～30	9
mEGOS	0～9	mEGOS	0～12

（Walgaard C, et al.：Early recognition of poor prognosis in Guillain-Barré syndrome. Neurology 2011；76〈11〉：968-75[4]より）

表4 Erasmus GBS Respiratory Insufficiency Score（EGRIS）

項目	カテゴリー	
筋力低下発症から入院までの日数	>7日	0
	4～7日	1
	<3日	2
顔面±球麻痺が入院時に認められる	なし	0
	あり	1
入院時MRCスコア	60～51	0
	50～41	1
	40～31	2
	30～21	3
	<20	4
EGRISスコア		0～7

（Walgaard C, et al.：Prediction of respiratory insufficiency in Guillain-Barré syndrome. Ann Neurol 2010；67〈6〉：781-7[5]より）

が多い．その他，約半数の症例でさまざまな脳神経麻痺を呈するが，最も多いのは顔面神経麻痺である．しばしば，排尿障害，腸閉塞，頻脈，不整脈，高血圧，起立性低血圧，発汗障害などの自律神経症状を伴う．重度の不整脈は，致死的になることもあり厳重な注意を必要とする．頸部の筋力低下や呼吸筋麻痺により，人工呼吸管理が必要となる場合もある．球麻痺は，誤嚥性肺炎を併発するリスクが高い．

■ 予後

長期機能予後を予測する指標として，modified Erasmus GBS outcome score（mEGOS）がある（**表3**）[4]．mEGOSの特徴は，入院時と入院後7日の時点でそれぞれ評価し，歩行能力の予測をより正確に行っている点である[4]．また，評価項目の一つに四肢筋力を採用しており，MRC（Medical Research Council）sum scoreは，上肢では肩関節外転，肘関節屈曲，手関節背屈，下肢では股関節屈曲，膝関節伸展，足関節背屈の筋力を，徒手筋力テスト（manual muscle testing：MMT）で両側を測定し0～60点で点数化するが，入院時より入院後

7日の点数に重みづけをしている．また，Erasmus GBS Respiratory Insufficiency Score（EGRIS）は，入院後1週目に人工呼吸器装着を要する可能性を推測できる（**表4**）[5]．5点以上が高リスク群で65%となる[5]．

■ 治療

GBSに対してエビデンスが確立されている治療法として，血液浄化療法と免疫グロブリン静注療法（intravenous immunoglobulin：IVIg）がある．両者の有用性は同等とされており，治療法の簡便性と合併症が少ないことからIVIgが第一選択となる傾向にある．また，IVIgと高用量のステロイドパルス療法の併用は，IVIg単独より有効な可能性があるとされる．

血液浄化療法

単純血漿交換（plasma exchange：PE）は，抗ガングリオシド抗体などの除去や細胞性免疫の調節などにより治療効果を発揮すると考えられている．1回につき40 mL/kgの血漿処理量を目標とし，置換液として5%のアルブミン液の使用が推奨されている．発症7日以内に開始し，施行回数は月7回までが保険適用となる．

施行中の循環動態の変動，留置カテーテルの血栓形成や感染などに注意する．

免疫グロブリン静注療法（IVIg）

抗ガングリオシド抗体の中和，マクロファージの貪食機能抑制，B細胞の増殖および抗体産生抑制などの作用機序がある．発症後早期，特に2週間以内に投与されることが推奨されている．1回400 mg/kgを1日量として，5日間連続で点滴静注を行うのが標準である．

副作用として，頭痛，筋肉痛，血栓塞栓症，無菌性髄膜炎，皮疹などがあり，ショックやアナフィラキシー様の症状をきたす可能性もある．

注意❗
初回投与時は，ゆっくり点滴静注する．

■ 障害像

GBSの中核症状は，四肢の筋力低下である．典型例では，経過とともに左右対称性の四肢麻痺へ進展する．人工呼吸器を必要とする重度の呼吸筋麻痺を呈する重症例が存在する一方，歩行障害がみられずIVIgなどの治療対象にならない軽症例も存在する．

理学療法・リハビリテーションの評価

重症例では，急性期の全身管理がきわめて重要になるためICUに入室することが多い．病態や病期を考慮して，特に急性期ではリスク管理を徹底し慎重に進める．人工呼吸管理中や自力での体動が困難な時期は，血液ガス，胸部X線所見を確認し，聴診を行うなどして下側肺障害を予防する．過度の負荷を加えると神経の回復に支障をきたすので注意を要する．

呼吸機能

重症例では，呼吸筋麻痺により低換気状態となり努力性呼吸を呈し，気管切開や人工呼吸管理が必要となる場合もある．人工呼吸管理の場合，使用している人工呼吸器の機種，換気モード，換気条件を確認する．血圧や脈拍，パルスオキシメータで酸素飽和度（SpO_2）をモニタリングしながら，呼吸数や呼吸パターン，換気量など呼吸の状態，呼吸筋の緊張や胸郭可動性などを評価する．可能であれば，エコーにより横隔膜の動きを評価し，人工呼吸器からの離脱が可能かどうかの目安とする．人工呼吸器から離脱できた後は，呼吸困難などを評価する．

関節可動域

将来的に上肢の麻痺が残存し，さらに関節拘縮があると日常生活活動（activities of daily living：ADL）に支障をきたす．全身の関節可動域をスクリーニングするが，特に急性期では過用とならないように注意する．

筋緊張

関節可動域検査を行いながら，筋緊張の状態を確認する．

筋力

患者の疲労を考慮して，上肢では肩関節外転，肘関節屈曲，手関節背屈，下肢では股関節屈曲，膝関節伸展，足関節背屈など，指標とする筋を特定して定期的に記録することで症状の悪化や改善の目安とする．握力計やハンドヘルドダイナモメータを使用するとより客観的な評価が行える．

深部腱反射

深部腱反射は消失する．

感覚

表在感覚，深部感覚，痛みやしびれなど，異常感覚を評価する．

疼痛

GBSによる痛みは末梢神経の急性炎症に由来するものであり，他の症状に先行して出現し，激痛を訴えることもある．

起居動作

寝返りや起き上がり，立ち上がり動作が可能かどうか，また，動作パターンを確認する．

第2章　脳血管

225

バランス能力

座位や立位バランス，各種バランス検査を行う．歩行が可能であれば，Time Up and Go (TUG) テストやファンクショナルリーチテストを行う．

自律神経症状

さまざまな自律神経症状を合併するが，血圧変動や不整脈には特に注意する．麻痺の回復に伴って離床を進めるが，その際は起立性低血圧を評価する．徐々にヘッドアップしていき，血圧や脈拍，SpO_2を測定する．めまいやふらつき，眼前暗黒感，嘔気などの自覚症状を確認しつつ，顔色や表情，冷や汗など，患者の状態観察を怠らない．

脳神経障害

約50％の症例でさまざまな脳神経障害を呈するが，顔面神経麻痺の頻度が最も多く，球麻痺，眼球運動障害がそれに続いている．顔面神経麻痺の程度は，40点法（柳原法）で評価する．

社会的背景

家族構成，家屋状況，職業，既往歴，現病歴，自覚症状，ニーズ，デマンドなどを聴取する．

ADL，手指巧緻動作

各種ADL検査用紙にて経時的に記録する．

摂食嚥下機能

GBSで摂食嚥下機能が問題となるのは，脳神経麻痺や呼吸筋麻痺を合併した重症例である．スクリーニングテストとしては，反復唾液嚥下テストや改訂水飲みテストが簡単に行える．可能であれば，嚥下内視鏡検査や嚥下造影検査を行う．

構音障害

呼吸筋の弛緩性麻痺による無力性嗄声が多く，内喉頭筋の筋力低下による気息性嗄声も起こりやすい．標準ディサースリア検査（Assessment of Motor Speech for Dysarthria：AMSD）を行い，呼吸機能，発声機能，鼻咽腔閉鎖機能，口腔構音機能を評価する．

理学療法・リハビリテーション プログラム

急性期では，呼吸筋麻痺による無気肺や肺炎，臥床による関節拘縮，廃用性の筋力低下，褥瘡，深部静脈血栓症などに注意が必要である．呼吸管理については，医師や看護師，臨床工学技士との連携が特に重要となる．麻痺の回復に合わせて，その時期に獲得可能な最大のADL能力を引き出せるようにリハビリテーションチームで関わっていく．

■ 急性期

麻痺が出現し徐々に進行している時期は，廃用症候群や呼吸器合併症の予防が目標となる．全身状態が不安定であるため，呼吸・循環動態についてモニターで監視する．過用は神経の再生機能に悪影響を与える可能性があるため，積極的な筋力トレーニングは原則として行わない．下肢の静脈血栓の予防のため，弾性ストッキングの装着を考慮する．

関節可動域運動

関節拘縮は将来的にADL能力拡大の阻害因子となるため，予防を目的に急性期から行う．特に上肢の拘縮，足関節の背屈制限には注意する．ただし，末梢神経の再生を障害しないよう過用に注意し，愛護的な他動運動とポジショニング（良肢位保持）を行う．

呼吸理学療法

下側肺障害の予防と改善のため体位変換およびスクイージングを行う．また，腹式呼吸や深呼吸などの呼吸法の練習，呼吸介助手技，胸郭のモビライゼーションなどを行う．

■ 回復期

麻痺の進行がピークに達した後，随意運動が出現し始め麻痺の回復が認められる時期は，筋力の回復に合わせて筋力トレーニングを行い，

呼吸状態の回復が得られれば人工呼吸器からの離脱を進める．ここでも，過用に注意して，可能な限り最大のADL拡大を図る．

筋力トレーニング

筋力の回復経過に注意しながら，自動介助運動，自動運動，抵抗運動へと進める．翌日以降に疲労が残るような負荷はかけないように注意する．そのためには，低負荷，高頻度のプログラムを設定し，自主トレーニングの説明も必要となる．ベッド上でもCKC（closed kinetic chain；閉鎖性運動連鎖）での運動は可能であり，個々の筋にとらわれず全身運動として行う．

起居動作練習

患者の能力を引き出せるように工夫して進める．平坦なベッドから起き上がるのが難しければ，ややヘッドアップした状態で行う．

座位練習

起立性低血圧に対しては，ヘッドアップ座位から開始し，端座位獲得を目指す．端座位が安定すれば，軽度の外乱を加えたり，リーチ動作を行うなど，バランス能力の向上を図る．

立位練習

自力での立位保持が困難なときは，ティルトテーブルでの立位練習から開始する．起立性低血圧に注意し，体幹および下肢筋の筋力回復，疲労度を確認してティルトテーブルの傾斜を徐々に増大し時間も延長する．ティルトテーブルでの立位で，膝折れや姿勢の崩れがみられなくなり，さらに，膝の屈伸が行えるまで改善がみられたら平行棒内での立位練習への移行を考慮する．手でしっかりと平行棒を把持できるか，上肢を伸展できるかなど，上肢機能の評価も重要となる．

この時期には，下肢装具の必要性も検討する．装具の作製においては，麻痺の程度や回復の経過を考慮して，患者の将来的な移動能力を見極めなければならない．膝関節が不安定な場合は長下肢装具を選択するが，より軽量化を図る

ことが望ましく，また，麻痺の回復に合わせて短下肢装具へ移行できるようにするなど工夫する．

歩行練習

平行棒内での立位が安定した後，歩行練習を開始する．膝折れや下垂足がみられる場合は，装具装着下で行う．平行棒内での歩行が安定した後は，歩行器（車），Lofstrand杖，T杖などの歩行補助具を検討する．上肢の筋力が十分に回復していない場合は，握り手に弾性包帯を巻いて太くするなど，筋力低下を補うように工夫する．

ADL練習

リハビリテーション場面でできる動作が，実際の生活場面でしている動作となるように進める．病室や病棟の環境整備が必要となり，他部門との連携がより一層重要となる．退院にあたっては，退院先での動線を確認し，生活環境を把握して入院中に十分にシミュレーションし，場合によっては退院前に訪問指導や試験外泊を行う．

■ 安定期

麻痺がほぼ回復し，体力の向上や応用動作の獲得を目指し，復職や余暇活動など社会復帰に向けた関わりが必要になる．ホームエクササイズにより機能維持を図る．数年単位で改善を認める例もあるため，長期的なフォローが必要になることもある．

応用歩行練習

横歩きや後ろ歩き，タンデム歩行などを練習する．その他，階段昇降や屋外での歩行練習を行う．

環境整備，家族への介助指導

環境整備，復職や余暇活動など社会参加を目指した関わりが必要となる．ADLに介助が必要な場合，介助者へ介助方法を説明する．

スポーツジムの利用

トレーニングマシンを使用した運動などを継続する．

■ 6. 多発性神経炎

■ リハビリテーション

作業療法

上肢の筋力強化，手指の巧緻動作練習，ADL練習，コミュニケーション手段の確立などを行う．

摂食嚥下リハビリテーション

患者の状態や嚥下機能に基づいて行う．呼吸筋麻痺のために気管切開が行われていた患者に

は，呼吸状態が改善した後に，声門閉鎖訓練やMendelsohn手技などの随意的嚥下訓練を行うとよい．

言語療法

言語聴覚士が，患者の病期や音声機能に基づいて行う．顔面神経麻痺に対しては，CI療法（constraint-induced movement thrapy）が効果的で，その他，プッシング法やフレージング法が行われる．

慢性炎症性脱髄性多発ニューロパチー
(chronic inflammatory demyelinating polyneuropathy：CIDP)

概要と病態

CIDPは，2か月以上にわたって緩徐に進行する四肢筋力低下と感覚障害を主徴とする病因不明の後天性脱髄性末梢神経障害である．GBSと同様に，免疫性神経疾患として位置づけられている．

日本における有病率は人口10万人あたり1.6人，年間発症率は0.48人，男女比は1.63：1である．有病率，発症率ともに年齢依存的に増加する．

20歳以下の若年発症群は，病初期に亜急性の進行を示し，その後，再発と寛解の臨床経過を示す例が多い．65歳以上の高齢発症群の大多数は，慢性・潜在性の進行を示す．運動神経優位型は若年発症群で多く，感覚運動神経型は高齢発症群に多い傾向が報告されている[6].

■ 病態

CIDPは，最も頻度の高い免疫介在性の慢性炎症性末梢神経疾患であるが，特異的な自己抗体や疾患誘発抗原はみつかっていない．未知の抗原への自己抗体が関与する体液性免疫機序と，末梢神経にマクロファージやT細胞などの浸潤がみられることなどから細胞性免疫機序

の両者が発症に関与していると考えられている．GBSと比較して，CIDPでは先行感染の頻度は低い．

■ 診断・重症度分類

診断基準は，European Federation of Neurological Societies（EFNS）とPeripheral Nerve Society（PNS）が合同で作成した基準が最もよく用いられている（表5）[7]．CIDPには特異的なマーカーが存在しないため，類似の臨床症状を呈する疾患群との鑑別が必要である．

■ 症状

典型的な臨床症状では，近位筋および遠位筋にみられる対称性の筋力低下，異常感覚，感覚障害，深部腱反射の低下あるいは消失などであり，まれに外眼筋麻痺や顔面神経麻痺，球麻痺などの脳神経障害や小脳失調なども伴う場合がある．

■ 予後

CIDPの約3割は再発を示し，同じく約3割は緩徐進行性の経過を特徴とする．また，再発の回数は長期的には数回以内の再発が一般的とされるが，時に短期間で頻回の再発を示す例がある．

228

表5　慢性炎症性脱髄性多発ニューロパチー（CIDP）の診断基準（FENS/PNS診療ガイドラインから抜粋）

1.　臨床典型（必須項目） 　典型的CIDPあるいは非典型的CIDPとして定義された臨床病型であること
2.　電気診断基準 　脱髄の基準（definite, probable, possible）を満たすこと
3.　支持基準 　1.　脳脊髄液における蛋白細胞解離所見（白血球数＜10/mm³） 　2.　MRIによる馬尾，神経根，神経叢の肥厚と/もしくはガドリニウム造影効果 　3.　すくなくとも1感覚神経における下記のいずれかの電気生理学的異常所見 　　a.　正中神経（手根管領域は除く）もしくは橈骨神経における感覚神経活動電位（sensory nerve action potential：SNAP）異常と正常の腓腹神経所見を有すること 　　b.　正常下限値の80％未満の伝導速度を示すこと（SNAPが正常下限値の70％未満である場合には70％未満の伝導速度とする） 　　c.　中枢神経系の疾患のない場合に，体性誘発電位の遅延を示すこと 　4.　各種免疫療法に対する客観的な治療反応性を有すること 　5.　神経生検による電顕もしくはときほぐし標本の解析で明らかな脱髄と/もしくは再髄鞘化所見を有すること
4.　カテゴリー* 　下記の基準によりdefinite, probable, possible CIDPに分類される definite CIDP 　電気診断基準がdefinite 　電気診断基準がprobable＋支持基準の1項目 　電気診断基準がpossible＋支持基準の2項目 probable CIDP 　電気診断基準がprobable 　電気診断基準がpossible＋支持基準の1項目 possible CIDP 　電気診断基準がpossible

＊臨床病型が典型的あるいは非典型的CIDPであることは必須項目.

（Joint Task Force of the EFNS and the PNS：European Federation of Neurological Societies/Peripheral Nerve Society Guideline on management of chronic inflammatory demyelinating polyradiculoneuropathy. Report of a joint task force of the European Federation of Neurological Societies and the Peripheral Nerve Society. J Peripher Nerv Syst 2005；10〈3〉：220-8[7]より）

■治療

PE, IVIg, ステロイドの3つの治療法があるが，各治療法において有効性の面で有意差はない．GBSと違い，ステロイドの有効性が確認されている．

■障害像

GBSが急性発症で単層性の経過であるのに対して，CIDPは慢性的に経過する．再発を繰り返すことが多く，長期ステロイド使用例も多いため，理学療法およびリハビリテーションにおいては，後遺症や合併症にも注意する．

理学療法・リハビリテーションの評価

関節可動域，筋緊張，筋力，深部腱反射，感覚などの各種検査および動作分析，歩行分析を行う（詳細は前述の「ギラン–バレー症候群（GBS）」参照）．

理学療法・リハビリテーションプログラム

慢性的な末梢神経障害をきたすCIDPにおいて，ADLと生活の質（quality of life：QOL）を改善するには理学療法およびリハビリテーションが重要となる．理学療法およびリハビリテーショ

ンは，筋力の改善だけでなく，疲労感の改善，心理的側面を含む総合的な身体機能の改善をもたらす可能性があり，有効と考えられている[6]．

実際は，疲労を避け，障害筋の過用に注意し，低負荷で短時間の運動を行う（詳細は「ギラン–バレー症候群（GBS）」参照）．

糖尿病性神経障害（diabetic neuropathy）

概要と病態

糖尿病性神経障害は，網膜症，腎症とともに糖尿病の三大合併症の一つであり，これらの合併症のなかで最も早期に出現する．病型は，全身性の糖尿病性多発神経障害（diabetic polyneuropathy：DPN）と，局所の糖尿病性単神経障害（diabetic mononeuropathy）に大別される．遠位優位左右対称性，感覚および運動神経障害に自律神経障害を併存するDPNの頻度が高い．

DPNでは，しびれや疼痛，異常感覚が左右対称性に足趾あるいは足底から出現し，中枢に広がる．下肢の症状が進行した段階で上肢にも症状がみられるようになり，手袋靴下様のパターンとなる．また，自律神経障害は，循環器系，消化器系，泌尿器系など多彩な症状をもたらしQOLを低下させる．

局所性の糖尿病性単神経障害では，外眼筋麻痺など脳神経障害，体幹や四肢の神経障害，糖尿病性筋萎縮症などがみられる．

■ 病態

神経障害の発症や進展にはいまだ不明な点が多いが，高血糖の持続に基づく神経系組織におけるポリオール代謝活性の亢進，プロテインキナーゼC活性の異常，酸化ストレスの亢進，非酵素的糖化反応の亢進などの代謝異常に惹起される．代謝異常は，神経系細胞の機能および形態異常をもたらし，また，神経組織への栄養血管系に動脈硬化を引き起こし，血流の低下を招く．これらが相互に，あるいは相乗的に作用し治療を困難にする（図1）．

■ 診断・重症度分類

糖尿病性神経障害を考える会が提唱する糖尿

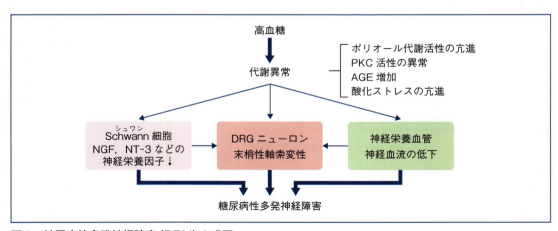

図1　糖尿病性多発神経障害（DPN）の成因
高血糖に伴う代謝異常は，血流異常および神経系細胞異常を同時に引き起こし，神経障害が進行する．
NGF：nerve growth factor（神経成長因子），NT-3：neurotrophin-3，DRG：dorsal root ganglion（後根神経節），
PKC：protein kinase C（プロテインキナーゼC），AGE：advanced glycation endproduct（終末糖化産物）

表6 糖尿病性多発神経障害の簡易診断基準案

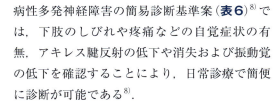
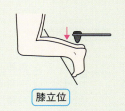

必須条件：以下の2項目を満たす
1. 糖尿病が存在する
2. 糖尿病性多発神経障害以外の末梢神経障害を否定しうる

条件項目：以下の3項目のうち2項目以上を満たす場合を"神経障害あり"とする
1. 糖尿病性多発神経障害に基づくと思われる自覚症状
2. 両側アキレス腱反射の低下あるいは消失
3. 両側内踝の振動覚低下

注意事項
1. 糖尿病性多発神経障害に基づくものと思われる自覚症状とは
  1）両側性
  2）足趾先および足裏の「痺れ」「疼痛」「異常感覚」のうちいずれかの症状を訴える
  上記の2項目を満たす
  上肢の症状のみの場合および「冷感」のみの場合は含まれない
2. アキレス腱反射の検査は膝立位で確認する
3. 振動感覚低下とはC128音叉にて10秒以下を目安とする
4. 高齢者については老化による影響を十分考慮する

参考事項：以下の参考事項のいずれかを満たす場合は，条件項目を満たさなくても"神経障害あり"とする
1. 神経伝導検査で2つ以上の神経でそれぞれ1項目以上の検査項目（伝導速度，振幅，潜時）で明らかな異常を認める
2. 臨床症候上，明らかな糖尿病性自律神経障害がある．しかし，自律神経機能検査で異常を確認することが望ましい

糖尿病性神経障害を考える会
1998年9月11日作成
2000年3月24日改訂
2002年1月18日改訂

膝立位

（糖尿病性神経障害を考える会：糖尿病性多発神経障害の簡易診断基準の改訂について．末梢神経 2001；12：225-7[8] より）

病性多発神経障害の簡易診断基準案（**表6**）[8]では，下肢のしびれや疼痛などの自覚症状の有無，アキレス腱反射の低下や消失および振動覚の低下を確認することにより，日常診療で簡便に診断が可能である[8]．

神経伝導検査では，脛骨神経のF波が最も診断の感度が高いため，脛骨神経の運動神経伝導検査とF波検査を必ず行う．遠位の感覚神経から障害されることが多いため，腓腹神経の感覚神経伝導検査も行う．DPNの診断には，上下肢の神経伝導検査を行う必要があり，正中神経の運動神経伝導検査，F波検査，感覚神経伝導検査を行う[9]．DPNCheck®は，ベッドサイドで簡単に神経伝導検査が行える機器である．腓腹神経の走行に沿って刺激電極とセンサーを当てることにより，感覚神経電位と感覚神経伝導速度を測定することができる．

診断にあたっては，糖尿病以外の疾患による末梢神経障害を除外する必要がある．神経症状に左右差がある場合や手だけの場合，明らかな運動障害を伴う場合，急速に進行する場合では，糖尿病以外の原因を考慮する．

糖尿病性多発神経障害の病期分類（**表7**）[10]は，DPNが進行性の神経線維脱落を臨床病理学的な基盤とし，症候学的に感覚神経障害，自律神経障害，さらに運動神経障害へと進展する自然史の概念をもとに作成されている[10]．

■ **症状**

感覚優位の末梢神経障害であり，初期には下肢の遠位から左右対称性にしびれ，疼痛，異常感覚が出現し，徐々に中枢へと症状が進行していく．症状が進行すると感覚鈍麻が顕在化する．長さ依存的に神経障害が起こるので，長い神経である下肢の神経のほうが上肢に比べて障害されやすい．

足の感覚障害は，胼胝（べんち）や鶏眼（けいがん）を放置する原因となり，白癬を有する率も高い．これらの足病変は細菌の易感染部位であり，適切な治療を行わなければ潰瘍や壊疽となり，切断が必要になることもある．また，運動神経が障害されると，虫様筋や骨間筋など内在筋が萎縮する．それにより鷲爪趾（わしつめあしゆび）（claw toe）や槌趾（つちあしゆび）（hammer toe）などの足趾の変形が起こりやすい．

表7　糖尿病性多発神経障害の病期分類（改訂案）

病期注1	簡易診断基準 条件項目		感覚障害注2	自律神経障害注2	運動障害注2	備考1	備考2
	自覚症状注3	アキレス腱反射低下・消失と振動覚低下	表在感覚低下注4	起立性低血圧・発汗異常・頑固な便秘・下痢のいずれか	下肢の筋力低下・筋萎縮のいずれか	QOLの障害注5	簡易診断基準
I　前症候期（神経障害なし）	なし～1つあり		なし	なし	なし	なし	満たさない
II　症候期　無症状期	なし	あり	なし	なし	なし	なし	満たす
III　症候期　症状期　前期	あり	あり注6	あり	なし	なし	なし～軽度	満たす
IV　症候期　症状期　中期	あり	あり	あり	あり	なし	軽～中等度	満たす
V　症候期　症状期　後期	あり注7	あり	あり	あり	あり	高度	満たす

（本病期分類は，糖尿病性多発神経障害が進行性の神経線維脱落を臨床病理学的な基盤とし，症候学的に感覚，自律，さらに運動神経障害へと進展するその自然史の概念をもとに作成されている）

注1：一過性感覚異常，有痛性神経障害など，急激な代謝異常から発症または急性増悪する急性症候は，どの病期でも出現し得る．判定が2つの病期に対応するとみなされた場合には，より早期の病期に対応すると判定する．

注2：「あり」の場合，病期の進行とともに症候が通常高度になる．

注3：自覚症状とは両側性の足の「痺れ」「疼痛」「異常感覚」などを指す．

注4：モノフィラメント，針など（皮膚を傷つけないもの）で表在感覚の低下の有無を判定する．

注5：軽度とは日常生活，仕事，睡眠が障害されるが気にならない程度のものを指す．中等度とは日常生活がある程度妨げられるもの，高度とは日常生活が大きく妨げられるものを指す．

注6：いずれか1つの場合もある．

注7：なしの場合もある．

（糖尿病性神経障害を考える会　2004年5月7日作成，2008年8月27日改訂）

（糖尿病性神経障害を考える会：簡易診断基準をもとにした糖尿病性多発神経障害の病期分類の公表に当たって．末梢神経 2008；19：118-9[10]）より）

　自律神経障害は，心血管系では起立性低血圧，消化器系では便秘や下痢，泌尿器・生殖器系では弛緩性膀胱や勃起障害（erectile dysfunction：ED）など，患者のQOLを著しく低下させるのみならず，重症不整脈や無痛性心筋梗塞など生命を脅かす事態をも引き起こす（**表8**）．また，自律神経障害を有すると，低血糖に伴う動悸，振戦，発汗などの交感神経症状が減弱するため低血糖に気づきにくくなり，注意力の低下や意識障害などの中枢神経症状をきたしやすい（無自覚性低血糖）．

■予後

　DPNは，進行すると足の潰瘍や壊疽，切断につながり，QOLを著しく低下させる．重篤な心血管系の自律神経障害は，無痛性心筋梗塞や致死性不整脈の原因となるため，早期診断と適切な治療が必要である．

■治療

　糖尿病性神経障害の発症および進展には，糖尿病の罹病期間，高血圧，脂質異常，喫煙，飲酒などが関与するが，最も重要な因子は血糖コントロールの不良である．したがって，できるだけ早期から厳格な血糖コントロールを維持することが治療の主体となり，ヘモグロビンA1c（HbA1c）を7％未満に保つことの重要性がさまざまな臨床研究から裏づけられている[11-13]．また，食後高血糖や低血糖も神経障害に関連する可能性が示唆されており，他の糖尿病性合併症と同様に質の良い血糖コントロールが求められている．

　長期に高血糖が続いていた患者の場合，血糖低下により神経症状が出現あるいは悪化することがあるので注意する．治療後の神経障害は，

表8 糖尿病性自律神経障害の徴候，症状

自律神経障害	徴候，症状
心血管系	● 安静時頻脈 ● 運動不耐性 ● 起立性低血圧 ● 無痛性心筋梗塞 ● QT間隔延長 ● 不整脈
消化管系	● 食道運動異常 ● 胃不全麻痺 ● 下痢/便秘（交代性） ● 胆嚢無力症（下痢，腹痛） ● 肛門括約筋不全（便失禁）
泌尿器・生殖器系	● 神経因性膀胱（膀胱無力症） ● 勃起障害 ● 逆行性射精 ● 女性における性交不全（腟分泌液低下）
発汗系	● 無汗症（四肢末端） ● 下肢皮膚乾燥（特に両踵部） ● 発汗過多（顔面，体幹など） ● 食後（味覚性）発汗過多
代謝系	● 無自覚性低血糖 ● 低血糖関連自律神経不全
瞳孔	● 対光反射の低下
末梢血管運動機能	● 動静脈吻合開大
腎交感神経	● 貧血（代謝性エリスロポエチン反応低下）

自律神経障害は心血管系，消化管系，泌尿器系など多彩な症状をもたらしQOLを低下させる．

良好な血糖コントロールによりやがて改善する．

日本においてDPNの治療薬として臨床応用されているのは，ポリオール代謝の律速酵素であるアルドース還元酵素阻害薬（aldose reductase inhibitor：ARI）のエパルレスタットである．エパルレスタットによる神経障害進展阻止効果が明らかになっており，血糖コントロールが良好なほど，また神経障害が軽度なほど，ARIの効果は大きいとされる[14]．より早期からARIを開始するとともに，血糖コントロールを良好に維持することが重要である．

ドイツで使用されている抗酸化薬であるα-リポ酸は，神経血流を改善するなどの効果があり，また，インクレチン関連薬がDPNに対しても直接的な治療薬になる可能性も示唆されている．

有痛性糖尿病性神経障害に対する対症療法薬としては，日本ペインクリニック学会が示したアルゴリズムがある（**図2**）[15]．

> **重要 ❶**
>
> 糖尿病患者では，DPNを合併していなくても筋力の低下が認められる．神経障害があっても，その症状が軽度の感覚障害だけの場合は，運動を制限する必要はないが，できる限り厳格な血糖コントロールを行うことを目標とする．
>
> 安全にかつ適切に運動療法を行い，それに加えて身体活動量を維持していくうえで，患者が糖尿病に対する正しい知識をもち，自己管理を徹底し，前向きに治療に取り組めるよう患者教育を行うことも重要である．

理学療法・リハビリテーションの評価

病態によっては運動が制限される場合があるため，運動前に検査が必要となる．運動を開始する際には，末梢神経障害や自律神経障害の程度，網膜症や腎症など，その他の糖尿病性合併症，整形外科的疾患なども評価する．また，病期を診断するためにも定期的に評価する．

運動耐容能

6分間歩行テストや，可能であれば心肺運動負荷試験を行う．

身体活動量

行動記録，歩数計，加速度計などで評価する．

筋力

MMT，握力計，ハンドヘルドダイナモメータなどを使用して行う．

感覚

触覚，痛覚，振動覚，モノフィラメントを用いたタッチテストなどを行う．

疼痛

疼痛は，足趾あるいは足底から左右対称性に出現する．腰痛や膝関節痛など運動器に問題がないか併せて確認する．

■ 6. 多発性神経炎

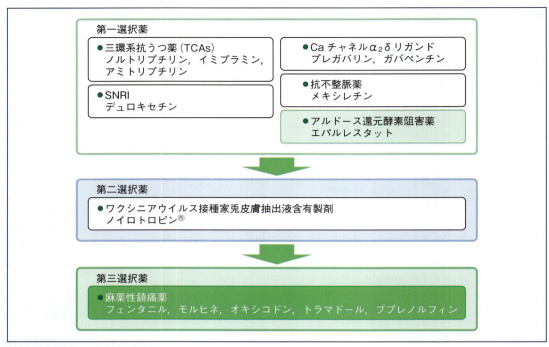

図2 有痛性糖尿病性神経障害の治療ガイドライン
(日本ペインクリニック学会 神経障害性疼痛薬物療法ガイドライン作成ワーキンググループ編:神経障害性疼痛薬物療法ガイドライン. 真興交易医書出版部;2011. p.31-5[15] より)
SNRI:serotonin/norepinephrine reuptake inhibitor(セロトニン・ノルエピネフリン再取り込み阻害薬).

腱反射
アキレス腱反射は,低下あるいは消失する.

関節可動域
症状の進行に伴い,足関節の背屈制限および第一中足趾節関節の伸展制限が生じ,足底圧異常の原因となる.

バランス能力
ファンクショナルリーチテストやTimed Up and Go(TUG)テストなど,測定に時間がかからず結果が数値化されているものが使用しやすい.

歩行速度
10 m歩行テストを行う.感覚障害や廃用症候群による筋力低下,関節可動域制限,足病変などにより歩行速度が低下していることがあるので,注意して観察する.

足病変
足の変形,乾燥,潰瘍,壊疽などを観察する.

自律神経障害
起立時の血圧変動は,交感神経機能を反映する.一般的に,立ち上がった後3分以内に収縮期血圧の低下が30 mmHg以上,拡張期血圧の低下が10 mmHg以上のときに自律神経障害ありと判定する.めまい,脱力,視力低下,眼前暗黒感などの症状にも注意する.
心電図R-R間隔変動(coefficient of variation of R-R intervals:CV_{R-R})は,最も汎用されている検査法であり,副交感神経機能を反映する.正常値は加齢により低下するが,通常,安静時CV_{R-R}が2%未満のときに自律神経障害ありと判定する.

社会的背景
生活習慣(運動習慣),飲酒,喫煙,生活環

境，家族構成，職業，既往歴，現病歴，自覚症状，ニーズ，デマンドなどを聴取する．

血糖コントロール

HbA1c，空腹時血糖，食後2時間血糖，随時血糖，ケトン体，低血糖症状の有無，無自覚性低血糖などが指標となる．

血液生化学検査

グリコアルブミン，インスリン抵抗性(HOMA-R〈homeostasis model assessment for insulin resistance〉；空腹時血中インスリン値×空腹時血糖値/405)，LDLコレステロール，HDLコレステロール，中性脂肪，総コレステロールなどが指標となる．

身体組成

身長，体重，body mass index(BMI)，腹囲，体脂肪率などが指標となる．

神経伝導検査

末梢神経障害の早期発見，病期の推定，他の神経障害との鑑別の目的で行う．

神経障害以外の合併症

●糖尿病性網膜症

改変Davis分類を基本として，正常，単純網膜症，増殖前網膜症，増殖網膜症の4期に分類されることが多い．単純網膜症までであれば運動療法は可能であるが，増殖前網膜症では，血圧の変動に注意して軽い運動に制限する．増殖網膜症では，積極的な運動療法は控え，日常生活を維持できる程度にとどめる．

●糖尿病性腎症

アルブミン尿および尿蛋白値，血中尿素窒素(blood urea nitrogen：BUN)，血清クレアチニン，推算糸球体濾過量(estimated glomerular filtration rate：eGFR)が客観的な指標となる．

腎症の第1期および第2期までは，通常の運動療法が可能である．第3期では，尿蛋白値を確認しながら慎重に進める．また近年，腎症が進行した透析中の患者であっても適切な運動をすることで運動耐容能やQOLが改善すること

が明らかになっている．

●動脈硬化

足背動脈や後脛骨動脈を触知し，足の温度を確認する．生理検査としては，脈波伝播速度や足関節上腕血圧比(ankle-brachial index：ABI)を測定する．罹病期間が長い糖尿病患者では，足関節より中枢の動脈が石灰化するため，ABIが異常値を示さないことがある．その場合，足趾上腕血圧比を測定する．

理学療法・リハビリテーションプログラム

糖尿病性神経障害の治療では，血糖コントロールと生活習慣の改善が重要である．糖尿病治療の基本である運動療法によっても，神経障害の発症が抑制されることが報告されている[16]．

有酸素運動

運動処方の際には，以下のFITTを明確にする．

●Frequency (頻度)

糖尿病患者での糖代謝の改善は，運動後12〜72時間持続することから，少なくとも週3〜5日間の運動が必要であり，できれば毎日行う．

●Intensity (強度)

中等度の強度で行うのが一般的である．具体的には最大酸素摂取量の40〜60％，予測最大心拍数(220−年齢)の50〜70％，または，Karvonen法[目標心拍数＝(年齢別最大心拍数−安静時心拍数)×係数k＋安静時心拍数]でkを0.4〜0.6に設定する．ただし，心肺運動負荷試験を行わず最大心拍数の予測値を採用する場合は，実測値との誤差が生じていることを念頭におく必要がある．特に，自律神経障害を合併している場合は，脈拍数を指標に運動強度を設定することに注意が必要である．

> **注意❶**
> 無自覚性低血糖を起こさないように，運動中および運動後の血糖管理を徹底する．

自覚的にはBorgスケールで11～13とされている。軽く汗ばむ程度，息切れにより会話が途切れない程度のいわゆる「ニコニコペース」で行う。

●Time (持続時間)

運動習慣がない場合は10分程度から開始し，体力の回復に合わせて段階的に運動量を増やしていき30分以上を目標とする。

●Type (種類)

ウォーキング，水泳，自転車エルゴメータ以外にも，ゴルフやテニスなどのレクリエーションスポーツも推奨される。

レジスタンス運動

レジスタンス運動は，筋肉量や筋力を増加させるとともにインスリン抵抗性および血糖コントロールを改善する。一般的には週に2～3日，主要な筋肉群を含んだ8～10種類のレジスタンス運動を10～15回繰り返す（1セット）ことから開始し，徐々に強度やセット数を増加させていくことが推奨されている。

準備運動，整理運動

準備運動はダイナミックストレッチ（動的ストレッチ）を中心に行い，筋肉を温め柔軟性を高めることでけがを予防する。また，疲労の蓄積を緩和するために整理運動も重要である。

2型糖尿病患者に対する運動療法

2型糖尿病患者に対する運動療法は，心肺機能の改善，血糖コントロールの改善，脂質代謝の改善，血圧低下，インスリン感受性の増加が認められており，食事療法と組み合わせること

によりさらに高い効果が期待できる。1型糖尿病患者でも，進行した合併症がなく，血糖コントロールが良好であれば運動療法は可能である。進行した合併症のある患者においても，日常生活における身体活動量を可能な限り低下させないようにする。

重篤な末梢神経障害を有する患者では，下肢への荷重運動を控える必要があるため，水泳やサイクリング，上半身の運動などを勧める。

足病変がハイリスクの場合には，フットケアが重要である。フットケアのポイントは，自分の足に合った靴を選び，運動前と運動後には足の状態をよく観察し，足を清潔に保つようにする。

自律神経障害を有する患者では，運動中に血圧低下や上昇を起こしやすく，また運動中に突然死や無症候性心筋梗塞などの合併症を起こすおそれもあるため，慎重に運動療法を進めていく[17]。

> **覚えておこう**
>
> **運動療法の一般的な注意点**
> - 血糖コントロールの悪いときは運動を行わない。
> - インスリンや経口血糖降下薬（特にスルホニル尿素薬）で治療を行っている患者は，運動中のみならず運動当日から翌日にも低血糖を起こすおそれがある。
> - 運動は食後1～2時間後に行うと食後の高血糖が改善する。空腹時は避ける。
> - 罹病期間が長く，神経障害が進行している場合，無自覚性低血糖を起こすリスクがある。頻回の血糖自己測定を行い，低血糖を避ける。
> - 補食を用意するなど，低血糖対策を行う。

■ 引用文献

1) 日本神経学会監，「ギラン・バレー症候群，フィッシャー症候群診療ガイドライン」作成委員会編：ギラン・バレー症候群，フィッシャー症候群診療ガイドライン2013．南江堂；2013.

2) Asbury AK, Cornblath DR：Assessment of current diagnostic criteria for Guillain-Barré syndrome. Ann Neurol 1990；27(suppl)：S21-4.

3) Hughes RA, Newsom-Davis JM, Perkin GD, et al.：Controlled trial prednisolone in acute polyneuropathy. Lancet 1978；2(8093)：750-3.

4) Walgaard C, Lingsma HF, Ruts L, et al.：Early recognition of poor prognosis in Guillain-Barré syndrome. Neurology 2011；76(11)：968-75.

5) Walgaard C, Lingsma HF, Ruts L, et al.：Prediction of respiratory insufficiency in Guillain-Barré syndrome. Ann Neurol 2010；67(6)：781-7.

6) 日本神経学会監，「慢性炎症性脱髄性多発根ニューロパチー，多巣性運動ニューロパチー診療ガイドライン」作成委員会編：慢性炎症性脱髄性多発根ニューロパチー，多巣性運動ニューロパチー診療ガイドライン2013．南江堂；2013.

7) Joint Task Force of the EFNS and the PNS：European Federation of Neurological Societies/Peripheral Nerve Society Guideline on management of chronic inflammatory demyelinating polyradiculoneuropathy. Report of a joint task force of the European Federation of Neurological Societies and the Peripheral Nerve Society. J Peripher Nerv Syst 2005；10(3)：220-8.

8) 糖尿病性神経障害を考える会：糖尿病性多発神経障害の簡易診断基準の改訂について．末梢神経 2001；12：225-7.

9) 藤原俊之：糖尿病性神経障害．Med Technol 2015；43(2)：154-7.

10) 糖尿病性神経障害を考える会：簡易診断基準をもとにした糖尿病性多発神経障害の病期分類の公表に当たって．末梢神経 2008；19：118-9.

11) Diabetes Control and Complications Trial Research Group, et al.：The effect of intensive treatment of diabetes on the development and progression of long-term complications in insulin-dependent diabetes mellitus. N Engl J Med 1993；329(14)：977-86.

12) Martin CL, Albers J, Herman WH, et al.：Neuropathy among the diabetes control and complications trial cohort 8 years after trial completion. Diabetes Care 2006；29(2)：340-4.

13) Ohkubo Y, Kishikawa H, Araki E, et al.：Intensive insulin therapy prevents the progression of diabetic microvascular complications in Japanese patients with non-insulin-dependent diabetes mellitus：a randomized prospective 6-year study. Diabetes Res Clin Pract 1995；28(2)：103-17.

14) Hotta N, Akanuma Y, Kawamori R, et al.：Long-term clinical effects of epalrestat, an aldose reductase inhibitor, on diabetic peripheral neuropathy：the 3-year, multicenter, comparative Aldose Reductase Inhibitor-Diabetes Complications Trial. Diabetes Care 2006；29(7)：1538-44.

15) 日本ペインクリニック学会 神経障害性疼痛薬物療法ガイドライン作成ワーキンググループ編：神経障害性疼痛薬物療法ガイドライン．真興交易医書出版部；2011．p.31-5.

16) Balducci S, Iacobellis G, Parisi L, et al.：Exercise training can modify the natural history of diabetic peripheral neuropathy. J Diabetes Complications 2006；20(4)：216-23.

17) 日本糖尿病学会編：科学的根拠に基づく糖尿病診療ガイドライン2013．南江堂；2013．p.41-51.

7. 顔面神経麻痺
facial nerve palsy, facial nerve paralysis

> **key point** ▶▶▶ 末梢性顔面神経麻痺の理学療法およびリハビリテーションの目的は，病的共同運動や顔面拘縮などの後遺症を予防・軽減することである．中等度以上の脱神経が疑われる場合に適応となり，効果を高めるためには早期介入が重要で，遅くとも発症後2か月以内に開始する．理学療法士は，神経の過誤再生を助長する表情筋の過剰な顔面運動が生じないように，表情筋のストレッチを頻回に行うよう指導する．日常生活においては，表情筋運動をできるだけ抑制すること，食事や会話時に開眼を保つこと，低周波治療は行わないことを説明する．

概要と病態

顔面神経麻痺は，末梢性麻痺と中枢性麻痺に分類されるが，末梢性麻痺が圧倒的に多く，全体の90％以上を占めている．末梢性麻痺は，Bell麻痺，Ramsay Hunt症候群（ハント症候群），外傷性麻痺，耳炎性麻痺の順に頻度が高い[1]．

顔面神経麻痺は，発症後，迅速で適切に診断・治療し，治療過程において後遺症の出現の有無を含む予後診断に応じた理学療法およびリハビリテーションが必要である[2]．

■ 病態

顔面神経の構成

顔面神経は脳神経の一つ（第Ⅶ脳神経）で，運動神経と感覚神経から成り，運動神経は顔面表情筋（以下，表情筋）の随意運動をつかさどっている．感覚神経は中間神経とよばれ，味覚を伝える知覚神経線維と副交感性の神経線維によって構成される．顔面神経が障害されることで発現する症候は，これら3種類の異なる神経線維の障害によって生じる．

●中枢の走行

運動神経は大脳皮質中心前回下方から始まり，左右交差して，橋の対側の顔面神経核に至る．一部は同側の顔面神経核に至るため，前頭筋は両側の顔面神経支配となり，中枢性麻痺では麻痺側の前額は動く場合が多い（**図1**）[3]．

●末梢の走行

顔面神経は，橋下部から内耳道に入る．さらに顔面神経は側頭骨の内耳道底部で骨性の細い管である顔面神経管（fallopian canal）に入る．この内耳道底部の入り口はmeatal foramenと

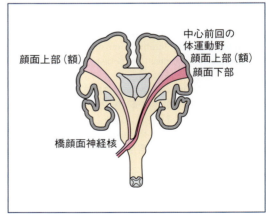

図1 顔面表情運動を支配する運動神経の一次ニューロンの走行と橋の顔面神経運動核

核上性顔面神経麻痺（中枢性麻痺）では，前額などは両側支配のため麻痺を免れる．
（池田　稔：顔面神経麻痺診療の手引―Bell麻痺とHunt症候群．2011年版．金原出版；2011. p.2-5[3]より）

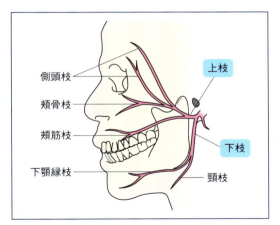

図2　側頭骨外の顔面神経の分岐
顔面神経は上枝と下枝に分かれる．上枝はさらに側頭枝，頬骨枝，頬筋枝に分かれ，下枝は下顎縁枝，頸枝に分かれ，表情筋に至る．

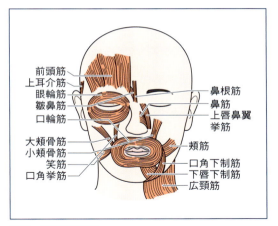

図3　顔面表情筋
(池田　稔：顔面神経麻痺診療の手引―Bell麻痺とHunt症候群．2011年版．金原出版；2011. p.2-5[3]より)
顔面表情筋(表情筋)は顔面から頸部に分布し，顔面神経によりその運動が支配される筋で，顔面の表情運動に関与している．

よばれ，顔面神経管のなかで最も狭い．この部分で顔面神経は生理的に絞扼された状態にある[3]．

顔面神経管とその内部を走行する顔面神経は，迷路部，膝神経節部，鼓室部(水平部)，乳突部(垂直部)に分けられ，それぞれの移行部で屈曲を繰り返す．顔面神経はさらにアブミ骨神経，鼓索神経を分岐させ，前者はアブミ骨筋に達し，後者は鼓室内で錐体鼓室裂から頭蓋外に出て舌神経に合流し，舌の前2/3の味覚と，顎下腺，舌下腺の分泌をつかさどる．

顔面神経管は，乳様突起先端に近い茎乳突孔に終わり，顔面神経は側頭骨顔面主枝(上枝)と側顔面主枝(下枝)に分かれ，さらに上枝は側頭枝，頬骨枝，頬筋枝に分かれる．下枝は下顎縁枝，頸枝に分かれ，表情筋に至る(**図2**)．

表情筋の解剖

表情筋は，顔面から頸部に分布して顔面神経によりその運動が支配され，顔面の表情運動に関与する筋である[4]．表情筋は骨から起こって顔の皮膚に停止部をもつことから，皮筋ともよばれる．表情筋は，その部位により頭蓋表筋，耳介周囲の筋(前頭部の挙上：前頭筋，上耳介筋)，眼瞼裂周囲の筋(眼周囲の表情運動：眼輪筋，皺鼻筋)，鼻部の筋(鼻部の表情運動：鼻根筋，鼻筋，上唇鼻翼挙筋)，口裂周囲の筋(口裂周囲の運動：口輪筋，頬筋，大頬骨筋，小頬骨筋，笑筋，口角挙筋，口角下制筋，下唇下制筋，広頸筋)に区分される(**図3**)[3]．

顔面神経麻痺の原因

顔面神経麻痺の原因には，**表1**[5]に示すようにさまざまなものがある．これらの原因のなかで，特に多くみられるものはベル麻痺とハント症候群である．

●ベル麻痺

顔面神経麻痺の明らかな病因が同定できない急性の末梢性神経麻痺で，特発性顔面神経麻痺ともいわれる．単純ヘルペスウイルス(herpes simplex virus：HSV)タイプ1の膝神経節での再活性化が原因とされる．

> **覚えておこう**
> 再活性化とは，幼少時などに感染したウイルスが病原性を発揮せずに常在し，免疫力低下や局所刺激などによって膝神経節で炎症を起こすことである．

表1　顔面神経麻痺の原因

	分類		原因
末梢性	特発性		Bell麻痺，反復・交代性麻痺
末梢性	耳炎性		急性中耳炎，慢性中耳炎（特に真珠腫性中耳炎），中耳結核，壊死性外耳炎
末梢性	感染性	ウイルス性	Hunt症候群，（Bell麻痺），ポリオ，伝染性単核球症，水痘，流行性耳下腺炎，脳幹脳炎，多発性神経炎，HIV感染
末梢性	感染性	細菌性	髄膜炎，ハンセン病，破傷風，ジフテリア，梅毒，Lyme病
末梢性	外傷性		側頭骨骨折，顔面外傷，周産期外傷
末梢性	手術損傷性		小脳橋角部・内耳道内の手術，中耳手術，耳下腺手術，顎下腺手術
末梢性	腫瘍性		小脳橋角部腫瘍，顔面神経鞘腫，中耳癌，耳下腺腫瘍，白血病
末梢性	全身疾患性		糖尿病，サルコイドーシス（Heerfordt症候群），重症筋無力症，Wegener肉芽腫，甲状腺機能低下症，膠原病
末梢性	神経疾患性		多発性硬化症，筋萎縮性側索硬化症，Guillain-Barré症候群，Fisher症候群，球麻痺
末梢性	先天性		サリドマイド症，Treacher-Collins症候群（顔面下顎形成不全），口角下制筋形成不全
末梢性	その他		Melkersson-Rosenthal症候群
中枢性	脳血管障害性		脳出血，クモ膜下出血，脳梗塞，Wallenberg症候群，Millard-Gubler症候群
中枢性	先天性		Möbius症候群（橋延髄形成不全）

（池田　稔：顔面神経麻痺診療の手引―Bell麻痺とHunt症候群．2011年版．金原出版；2011．p.6-7[5]より）

●ハント症候群

水痘・帯状疱疹ウイルス（varicella-zoster virus：VZV）の膝神経節における再活性化を原因とした顔面神経麻痺である．ハント症候群の徴候としては，①外耳道および耳介周囲，あるいは舌の鼓索神経領域や口蓋の大錐体神経領域の帯状疱疹，②顔面神経麻痺，③耳鳴，難聴などの蝸牛症状，④めまいなどの前庭症状がみられる．個々の症例では，これらの徴候のいくつかが組み合わさって出現する[5]．

注意！

ハント症候群のなかには，耳介の帯状疱疹や難聴，めまいを欠く不全型ハント症候群（zoster sine herpete：ZSH；無疱疹帯状疱疹）も存在するため，診断は慎重に行う．

■診断・重症度分類

顔面神経麻痺の診断は，①原因疾患，病態，②障害の程度（重症度と予後診断），③障害部位の診断に分けられる[6,7]．

原因疾患，病態の診断

最も重要な点は，ベル麻痺とハント症候群の鑑別であるが，腫瘍性疾患，脳血管障害など，他の原因疾患との鑑別も重要である．ベル麻痺には前述したようなVZVが病因のZSHが含まれる場合もあるため，確定診断にはVZV抗体価検査が必要である．顔面神経麻痺診療のポイントを**表2**[7]に示す．

障害の程度（重症度と予後診断）

神経損傷程度の分類法にはSeddon（セドン）の分類とSunderland（サンダーランド）の分類がある．Seddonの分類では，①神経無動作（neurapraxia），②軸索断裂（axonotmesis），③神経断裂（neurotmesis）に分けるが，Sunderlandの分類（**図4**）[7]では1～5度に分けている[7,8]．

1度は生理的伝導ブロックの状態で，Seddonの分類の神経無動作に相当する．原則として数日から数週間，通常12週間以内に完全回復する．

2度はSeddonの分類の軸索断裂に相当し，神経内膜管（endoneural tube）の損傷は起こら

表2 顔面神経麻痺診療のポイント

1. 顔面神経麻痺の診察	(1) 障害部位 (2) 発症状況 (3) 障害側 (4) 重症度	中枢性(核上性)か,末梢性(核下性)か 急性か,緩徐か,および反復性 一側性か,両側性か 完全麻痺か,不全麻痺か
2. 耳鼻咽喉科的所見	(1) 耳介・外耳道所見 (2) 鼓膜所見 (3) 口腔・咽頭・喉頭所見 (4) 耳下腺・頸部所見 (5) 第Ⅷ脳神経障害	帯状疱疹,発赤 真珠腫性中耳炎,急性中耳炎 疱疹,皺状舌 耳下腺腫瘍,耳下腺炎,頸部リンパ節腫脹 耳鳴,難聴,めまい,眼振所見
3. 見落としてはならない事項	(1) 中枢神経症状・脳神経症状 (2) 腫瘍性疾患 (3) 全身疾患	知覚障害,麻痺,眼球運動障害 聴神経腫瘍,顔面神経鞘腫,耳下腺腫瘍 糖尿病

(青柳 優:顔面神経麻痺診療の手引―Bell麻痺とHunt症候群.2011年版.金原出版;2011. p.15-7[7]より)

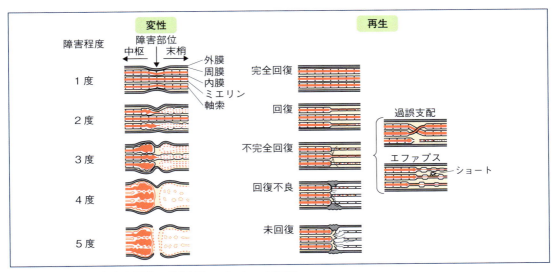

図4 神経障害の程度と再生の分類(Sunderland分類)
1度は生理的伝導ブロックの状態で神経無動作に,2度は軸索断裂に相当し,3度は神経内膜管(endoneural tube)に損傷が起こった状態でワーラー変性(神経変性)が生じる.4度,5度ともに神経断裂時にみられる障害で,高度の麻痺では自然治癒は望めない.
(青柳 優:顔面神経麻痺診療の手引―Bell麻痺とHunt症候群.2011年版.金原出版;2011. p.15-7[7]より)

ないため神経の再生は完全で,病的共同運動の原因となる過誤支配は生じない.回復には3週間〜3か月かかる.

3度は神経内膜管に損傷が起きた状態で,ワーラー変性(神経変性)が生じる.発症2〜4か月の間は回復を認めず,神経再生の段階で,損傷の程度に応じて過誤支配やエファプス形成を生じるので,病的共同運動などの後遺症を生じる.

4度は神経上膜が断裂せず神経は連続性を有しているが,神経周膜が断裂し神経断端間には瘢痕組織が介在しているため自然回復は期待できない.神経縫合を行っても機能回復は不完全な場合が多い.

5度はSeddonの分類の神経断裂と同じで,神経上膜が断裂し神経の連続性が断たれた状態であり,4度損傷と同様に自然回復は期待でき

■ 7. 顔面神経麻痺

ない．

　4度，5度ともに神経断裂時にみられる障害で，高度の麻痺では自然治癒は望めず，神経吻合や移植など，外科的処置が必要となる[7]．

> **覚えておこう**
>
> 　ベル麻痺とハント症候群は，神経断裂までは起こらないので，1〜3度の障害となる[7]．神経障害の程度は，誘発筋電図などの生理学的検査の結果が予後判定の決め手となる．

電気生理学的検査

　検査の簡便性や検査時間，予後早期診断法としての正確性から臨床的によく用いられる検査法として，神経興奮性検査（NET），最大刺激検査（MST），神経電気検査（ENoG）がある．

● 神経興奮性検査 (NET)

　末梢神経を刺激し，表情筋の収縮を肉眼的に観察して，筋収縮を起こす電流の最小閾値を患側と健側で比較する方法である[6]．閾値検査であるため，刺激の際の痛みや筋収縮の際に違和感がほとんどないのが利点であるが，刺激部位が顔面の末梢枝であるため，神経変性が刺激部位において完成する発症7〜10日までは正確な診断ができない[6]．

　NETの判定基準としては，健側との閾値差が3.5 mA以内のものは予後良好，3.5 mA以上あるいはスケールアウトのものは予後不良とす

> **注意 !**
>
> 　末梢神経が損傷を受けると，その程度が軽い場合には伝導障害のみ（神経無動作）で済むが，程度が強い場合には障害部位より末梢にワーラー変性が起こる．神経無動作の場合，障害部位より末梢の神経は電気的興奮性が保たれ，麻痺も速やかに回復するが，ワーラー変性が起こるとその程度に応じて不完全麻痺となり，拘縮，病的共同運動，ワニの涙（食事に際し涙が出る現象）などの後遺症が発現する．したがって，正確な予後診断には電気刺激などを用いてワーラー変性の程度を診断することが必要となる[6]．

るのが一般的である[6,9]．しかし，この判定基準で異常と判定された患者の約10％は予後良好であり，正常と判定された患者の10％は予後不良となっていることから，診断の正確さにおいてENoGと比較して劣るといわれる[6]．

● 最大刺激検査 (MST)

　NETとほぼ同様の方法であるが，MSTでは最大収縮をきたす刺激（5 mA以上）を用いて，左右の筋収縮を比較する[10,11]．左右差なし，軽度減少，著明減少，反応なしの4段階で判定する．NETより正確性は高いといわれる[6,11]．

　ベル麻痺でも完全麻痺でも，MSTが10日間左右差なしであれば88％は回復，減少であれば73％は回復するが，反応なしでは不完全治癒になる[9-11]．

● 神経電気検査 (ENoG)

　表面電極による記録を用いた誘発筋電図[12]で，神経変性を定量的にとらえる検査としてすぐれた方法であり，顔面神経麻痺の予後診断において最も正確な診断法といえる[11]．ENoGは，顔面神経の閾値上最大レベルの刺激で得られた複合筋活動電位（compound muscle action potential：CMAP）の振幅が残存神経線維数と相関することから，左右比を数値化する検査である．茎乳突孔付近の顔面神経本幹を閾値上最大レベルで刺激し，鼻唇溝や口輪筋などに置いた電極でCMAPを記録する[13]（**図5**）[6]．患側CMAP振幅/健側CMAP振幅を％で表記した数値がENoG値であり，麻痺側の振幅の減少分が神経変性に陥った線維の率を表す．

　刺激部位で神経変性が完成するには7〜10日を要するので，この間は正確な判定ができない．発症7日目以降に検査すればワーラー変性の程度がわかり，予後を判定できる．

障害部位の診断

　顔面神経の支配する表情筋の運動麻痺の程度を診断する方法として，40点法（柳原法ともいう；**図6**）[14]とHouse-Brackmann法（**表3**）[15]がある．

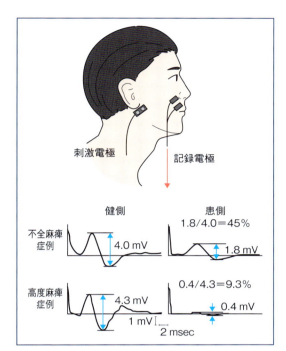

図5 ENoGの電極位置とENoG値の計算方法
(青柳 優：顔面神経麻痺の電気的診断法. 耳鼻臨床 2002；95〈10〉：985-95[6])より）
患側CMAP振幅/健側CMAP振幅を％で表記した数値がENoG値であり，麻痺側の振幅の減少分が神経変性に陥った線維の率を表す．

40点法は麻痺全体を評価する部位別評価法（regional system）であり，House-Brackmann法は顔全体の動きを包括的にとらえて評価する方法（gross system）である．40点法はベル麻痺とハント症候群の麻痺を評価するために作成され，House-Brackmann法は聴神経腫瘍術後の麻痺を評価するために作成された．House-Brackmann法は主に欧米で用いられるが，40点法とHouse-Brackmann法は相互変換が可能である（**表4**）[16,17]．

さらに，後遺症の評価に重点をおいて作成された評価表として，Sunnybrook法（**表5**）[18]がある．

● **40点法（柳原法）**

安静時の左右対称性1項目と表情筋運動9項目を4点（ほぼ正常），2点（部分麻痺），0点（高度麻痺）の3段階で評価し，その合計点を求める．微妙な場合は中間の3点，1点を採用する場合もあるが，合計点数を計算するには偶数のほうが簡便で検者間の誤差が少なくなるため，便宜上2進法で評価する．

従来，40点満点中，合計8点以下を完全麻痺，10点以上を不全麻痺としてきた．8点以下を重症，10～18点を中等症，20点以上を軽症と分類する場合もある[19]．回復過程で36点以上に回復し，かつ中等度の後遺症がなければ治癒と判定する[19,20]．今後，完全麻痺は10点以下，不全麻痺は12点以上，そして治癒は38点以上に変更される見通しである[21]．

● **House-Brackmann法**

顔面全体の表情運動を正常（グレードⅠ）～完全麻痺（グレードⅥ）までの6段階で評価する方法であり，病的共同運動や顔面けいれんなどの後遺症も評価できるが，部位別評価や経時的な回復評価には適さない．グレードⅠまたはⅡに回復した場合を治癒とする[21]．

● **Sunnybrook法**

安静時対称性，随意運動時の対称性，病的共同運動の3つの要素から構成され，随意運動の合計点数（100点満点）から安静時の非対称（最大20点）と病的共同運動（最大15点）を差し引いた点数で評価する．各表情筋のどの領域の回復に問題があるかがわかるため，理学療法およびリハビリテーションを実施するうえで有用とされる．

■ 症状

顔面神経麻痺の症状には，表情筋の麻痺以外にも，味覚障害，聴覚障害，涙の分泌異常などがあり，障害部位による違いがある．

表情筋麻痺は，表情の非対称，額のしわ寄せ困難（中枢性麻痺の場合はしわ寄せは可能），麻痺側の鼻唇溝が浅くなる，口角下垂，口笛が吹けないなどである．

■ 7. 顔面神経麻痺

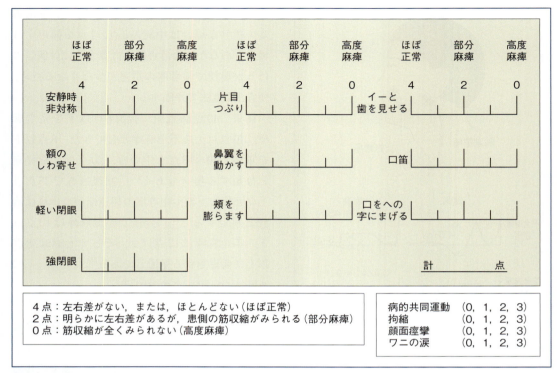

図6 40点法（柳原法）
（柳原尚明ほか：顔面神経麻痺程度の判定基準に関する研究．日耳鼻会報 1977；80〈8〉：799-805[14] より）
40点法は，安静時の左右対称性1項目と表情筋運動9項目を，4点（ほぼ正常），2点（部分麻痺），0点（高度麻痺）の3段階で評価し，その合計点を求める．

表3 House-Brackmann法

グレード		安静時	額のしわ寄せ	閉眼	口角の運動	共同運動	拘縮	痙攣	全体的印象
Ⅰ	normal 正常	正常	正常	正常	正常	—	—	—	正常
Ⅱ	mild dysfunction 軽度麻痺	対称性 緊張 正常	軽度 〜 正常	軽く閉眼可能，軽度非対称	力を入れれば動くが軽度非対称	— (±)	— (±)	— (±)	注意してみないとわからない程度
Ⅲ	moderate dysfunction 中等度麻痺	対称性 緊張 ほぼ正常	軽度 〜 高度	力を入れれば閉眼可能，非対称明瞭	力を入れれば動くが非対称明瞭	＋ 中等度	＋ 中等度	＋ 中等度	明らかな麻痺だが，左右差は著明でない
Ⅳ	moderately severe dysfunction やや高度麻痺	非対称性 緊張 ほぼ正常	不能	力を入れても閉眼不可	力を入れても非対称明瞭	＋＋ 高度	＋＋ 高度	＋＋ 高度	明らかな麻痺，左右差も明瞭
Ⅴ	severe dysfunction 高度麻痺	非対称性 口角下垂 鼻唇溝消失	不能	閉眼不可	力を入れてもほとんど動かず	—	—	—	わずかな動きを認める程度
Ⅵ	total paralysis 完全麻痺	非対称性 緊張なし	動かず	動かず	動かず	—	—	—	緊張の完全喪失

(House JW, et al.：Facial nerve grading system. Otolaryngol Head Neck Surg 1985；93〈2〉：146-7[15] より）
顔面全体の表情運動を正常（グレードⅠ）〜完全麻痺（グレードⅥ）までの6段階で評価する方法で，病的共同運動や顔面けいれんなどの後遺症も評価できる．聴神経腫瘍術後の麻痺を評価するために作成された評価法である．

その他の症状として，聴覚過敏（アブミ骨筋の麻痺により音が大きく感じる），味覚障害（麻痺側の舌の前2/3の味覚低下），涙の分泌低下（閉眼困難による兎眼症状など）などがみられる．

ハント症候群では，VZVが原因となり，①外耳道および耳介周囲や舌の鼓索神経領域，口蓋の大錐体神経領域の帯状疱疹，②表情筋麻痺，③耳鳴，難聴などの蝸牛症状，④めまいなどの前庭症状などの症状があげられ，これらの症状がいくつか組み合わさって出現する．

また，Guillain-Barré症候群では，両側性の顔面神経麻痺が生じることがあり，多発性末梢神経炎により，下肢末端の左右対称性脱力を伴う場合もある．

脳血管障害による中枢性麻痺では，顔面神経麻痺の程度は軽く，上下肢のしびれや麻痺などの神経症状を伴うことが多い．

■予後

予後診断は，発症10～14日後のENoG値か，40点法で3か月までの経時的変化をフォローすることによって可能である．

発症から3か月以内に完治し，4か月以降に病的共同運動が生じない症例と，3か月で完治せず，それ以降に病的共同運動が出現する症例に分けることができる．前者はENoG 40％以上で，後者はENoG 40％未満の症例である．

表4 House-Brackmann法と40点法（柳原法）の互換表

House-Brackmann法	40点法（柳原法）
グレードⅠ	40
グレードⅡ	32～38
グレードⅢ	24～30
グレードⅣ	16～22
グレードⅤ	8～14
グレードⅥ	0～6

（柳原尚明：顔面神経麻痺評価法の国際基準，特に顔面神経研究会の40点法とHouse-Brackmannの評価法について．Facial N Res Jpn 1992；12：99-102[16]，佐藤靖夫ほか：40点法とHouse-Brackmannの互換表．Facial N Res Jpn 1994；14：163-6[17]より）

表5 Sunnybrook法

安静時対称性		随意運動時の対称性	動きなし	わずかな動き	中等度の動き	ほぼ正常の動き	正常の動き	病的共同運動	なし	軽度	中等度	高度
目：正常	0											
狭小	1											
幅広	1											
眼瞼手術	1											
頰（鼻唇溝）：正常	0	額のしわ寄せ	1	2	3	4	5		0	1	2	3
欠損	2	弱閉眼	1	2	3	4	5		0	1	2	3
少し目立つ	1	開口微笑	1	2	3	4	5		0	1	2	3
かなり目立つ	1											
口：正常	0	上唇を上げる	1	2	3	4	5		0	1	2	3
口角下垂	1	口すぼめ	1	2	3	4	5		0	1	2	3
口角ひきつれ	1											

計		計		病的共同運動スコア	
安静時対称性スコア　計×5		随意運動スコア　計×4		計	

運動 □ －安静 □ －共同 □ ＝総合スコア □

（Ross BG, et al.：Development of a sensitive clinical facial grading system. Otolaryngol Head Neck Surg 1996；114〈3〉：380-6[18]より）安静時対称性，随意運動時の対称性，病的共同運動の3つの要素から構成されており，随意運動の合計点数（100点満点）から安静時の非対称（最大20点）と病的共同運動（最大15点）を差し引いた点数で評価する．リハビリテーションを実施するうえで有用とされる．

電気生理学的検査を行わなくても，発症4か月の急性期には臨床的に40点法と相関があることから，これを使うこともできる．つまり，発症2週間で20点以上であれば，3～4週間で完治する脱髄型である．発症4週間で20点以上であれば，3か月で完治する軸索断裂型である．これに対して，8週間経過しても20点以上に達しない症例は，神経断裂線維を含んでおり，4か月以降に病的共同運動が出現すると考えてよい[22]（図7）[23]．

> **覚えておこう**
>
> 顔面神経麻痺の予後診断においては，病的共同運動が出現するまでの4か月以内の症例であれば40点法が有用であるが，これ以降は，安静時非対称性の顔面拘縮や，運動時非対称性の病的共同運動の評価項目の入っているSunnybrook法が有用である[18, 24]．

■治療

　顔面神経麻痺の原因により治療は異なり，ステロイドや抗ウイルス薬の投与，顔面神経減荷術，形成外科的手術，耳下腺手術，ボツリヌス毒素注射などがある．頻度的に高いベル麻痺と

ハント症候群の急性期治療の目的は，原因の異なるウイルス感染や再活性化による炎症性神経浮腫，絞扼，虚血の悪循環による神経の変性を防止することである．治療には，ステロイド，抗ウイルス薬，微小循環改善薬，ビタミン剤や代謝賦活薬が使用される[25]．

　ボツリヌス毒素投与の適応は，顔面神経麻痺発症から1年以上経過し，二次性顔面けいれんが発現した症例である．ボツリヌス毒素は，けいれんだけでなく表情筋の病的共同運動や拘縮にも有効である[26]．

■障害像

　顔面神経麻痺は，顔面の表情をつかさどる表情筋の神経麻痺であり，顔面の醜形が表出する．そればかりでなく，摂食，嚥下，構音，味覚の他，聞こえの質（聴覚過敏）にも影響を及ぼす．心理面に大きな影響を与えるため，失職，家庭不和，生きがいや人付き合いなどに少なからず影響を与え，学業や就業に集中できなくなる[27]．

　さらに，顔面神経麻痺が完治しない高度神経障害例には後遺症が必発する．後遺症には，①

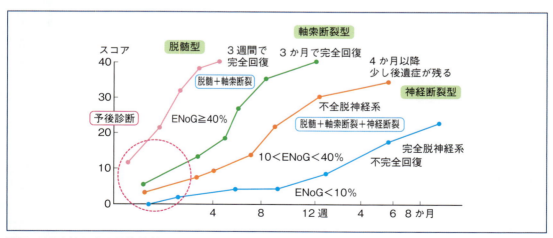

図7　40点法による予後診断
機能予後には発症2週間後のENoG測定か，40点法で2，4，8週間のスコアをフォローアップする．
（栢森良二：顔面神経麻痺が起きたらすぐに読む本．AMS；2011．p.33[23]より）

病的共同運動，②拘縮，③けいれん，④ワニの涙，⑤アブミ骨筋性耳鳴などがあり，麻痺発症4か月頃から発現することが多い．

病的共同運動は最も頻度が高い後遺症で，食事や会話の際に眼裂が収縮・狭窄したり，瞬目と同時に口角がピクピクし，けいれんのように動いたりする．

拘縮はいわゆる顔面のこわばりで，特に鼻唇溝（ほうれい線）が深くなり上口唇の動きも悪く，安静時には健側の顔が麻痺しているかのように見えることがある[28]．

ワニの涙やアブミ骨筋性耳鳴は，病的共同運動や拘縮より早く出現することが多い．前者は食事をするときに涙が出る現象で，後者は顔面の表情筋の動きに伴い不快な耳鳴が生じる現象である．

理学療法・リハビリテーションの評価

顔面神経麻痺の重症度の評価として，顔面表情運動の評価は必須である．さらに，疾患別の麻痺を評価することによって治療を選択する．誘発筋電図（ENoG）にて40％以下，40点法で12点以下が理学療法およびリハビリテーションの適応とされている．

まず，表情筋の運動麻痺の程度，病的共同運動，表情筋の緊張亢進やけいれん，めまい，中枢性麻痺による片麻痺など，障害部位や発症からの経時的な変化による評価が必要となる．

表情筋の運動麻痺の程度

前述したように，表情筋の運動麻痺の程度を評価する方法として，40点法（**図6**参照）[14]，House-Brackmann法（**表3**参照）[15]，Sunnybrook法（**表5**参照）[18]がある．

40点法は日本では最も一般的に用いられている評価法である．採点時の注意点は，①健側の動きで患側の皮膚が引っ張られて動くのを評価しない，②閉眼運動では，上眼瞼挙筋の弛緩により上眼瞼が下がるため，下眼瞼の動きに注意して採点する，③額のしわ寄せや片目つぶり，鼻翼の動きなどはうまく動かせない患者が多いため繰り返し評価するなどである[19]．また，若年者や肥満者は筋トーヌスや厚い皮下組織のため，高齢者に比べて安静時非対称が良いことに注意し，同一施設内で複数評価者によるすり合わせを行う[21]．

Sunnybrook法は，表情筋のどの領域の回復に問題があるかが評価できるため，理学療法を実施するうえで有用とされる．

病的共同運動

顔面の随意運動や反射的運動時に，他の部位の不随意運動を伴っていないか確認する．例えば，瞬目時に患側の頬部から口角がけいれんするように動く，強閉眼時に口角挙上，頬部の隆起，鼻唇溝が顕著になる，会話時や食事時に患側の瞼裂狭小化や閉眼状態となる場合がある．

表情筋の緊張亢進，けいれん

筋緊張亢進による顔面拘縮の有無，表情筋のけいれんの有無を評価する．

めまい

前庭症状の有無を評価する．

中枢性麻痺による片麻痺，平衡機能

核上性麻痺のため，顔面麻痺と同側に重度片麻痺，特に上肢麻痺を合併することが多い．表情筋麻痺は軽度のことが多い．

味覚，嚥下機能

舌の前2/3の味蕾からは顔面神経の感覚線維が発しており，摂食や食思と関連すると考えられている．電気味覚検査（electrogustometry：EGM）が行われる場合もあるが，EGMのみでは予後判定が難しいため，補助診断となる．また，顔面運動麻痺により咀嚼に障害がないか評価する．

QOL，心理面

表情が奪われることで非言語的コミュニケー

ションが困難となっていないか，また，発話などの日常生活に支障が出ていないかを確認する．審美面への影響などを理解しておく必要もある．

顔面神経麻痺患者の生活の質（quality of life：QOL）を評価するためのフェイススケールである Facial Clinimetric Evaluation Scale[29] は，信頼性および妥当性をもったアンケート形式の評価法である．

理学療法・リハビリテーションプログラム

ENoG値が40％以上を示し，早期に回復が見込める場合は適応外となる．中等度以上の脱神経が疑われる場合は，神経の迷入再生が予測される病的共同運動や顔面拘縮などの後遺症が生じやすいため，理学療法・リハビリテーションの適応となる．

顔面神経麻痺の理学療法は早期介入が重要で，効果を高めるためには，遅くとも発症後2か月以内に開始する[30]．ただし，理学療法は後遺症を軽減することは可能であるが，理学療法のみで後遺症を完全に制御することは困難である[26]．

■ 発症4か月以内

再生神経が表情筋に到達し始めるのは3～4か月であり，すでにこの間に迷入再生は進行しているため，神経の過誤再生を助長する表情筋の過剰な顔面運動を抑え，表情筋のストレッチを中心に実施する．

日常生活において表情筋運動をできるだけ抑制すること，食事や会話時に開眼を保つこと，低周波治療を行わないことを説明する．また，閉眼困難例には食品用ラップなどを使用した閉眼方法，眉毛が下垂して日常生活に支障をきたしている例にはテーピングによる眉毛挙上を指導する[26]．

次に，表情筋の伸張マッサージを指導する（図8）[31]．マッサージの時間は20秒ほどでよいが，回数をできるだけ多くする[22]．患者の就労環境などにより実施が困難な場合は，可能な範囲で行う．病的共同運動では，患側の眼裂狭小が顕著になるため，発症時から眼輪筋の伸張を行うと，眼裂狭小化の後遺症がある程度予防できる[31]．

患側顔面にエアコンからの冷風が直接当たったり，寒冷な場所で患部を露出しないよう指導する．ホットパックや入浴などによる温熱療法など，可能であれば実施する．

■ 発症4か月以降

ENoG値が20％未満の症例は，発症4か月以降は過誤支配を伴った神経再生により，病的共同運動や拘縮が明らかになってくる．特に，上唇挙筋（前歯を見せる），笑筋・頬骨筋（イーと口角を外転させる），眼輪筋（閉瞼），前頭筋（額のしわ寄せ）などの筋力改善が難しいことが多い[31]．この時期以降の理学療法でも，表情筋運動の抑制や伸張マッサージなど，4か月以内のプログラムをそのまま行う．それらに加えて，病的共同運動を誘発しないような緩徐な患側の個別的な筋力の再教育が必要となる．

まず，眼輪筋の拮抗筋である眼瞼挙筋や前頭筋に随意収縮をさせる開瞼運動を行う．さらに鏡を用いた中枢のネットワークの再構築を目的としたミラーバイオフィードバック療法を実施する．ミラーバイオフィードバック療法は，口運動時の不随意な閉瞼を抑制することが目的である．鏡を見ながら閉瞼が起こらないようにウーと口を尖らせる，イーと歯を見せる，プーと頬を膨らませる口運動を行う．閉瞼が起こらないように口をゆっくりと動かすこと，必ず鏡を見ながら行うこと，鏡を目線の高さに維持するように意識することを説明する．朝，夕それ

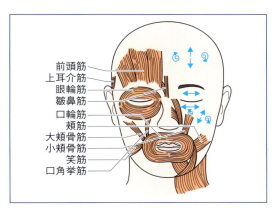

図8 用手的伸張マッサージの仕方
顔面神経麻痺筋の伸張マッサージは，筋線維の走行に沿った伸張が原則であるが，縦横，あるいは円を描くように伸張してもかまわない．眼輪筋と口輪筋は円形であるが，上部と下部で水平に伸張する．基本的な原則は，筋線維を伸張することである．
（栢森良二：顔面神経麻痺診療の手引―Bell麻痺とHunt症候群．2011年版．金原出版；2011. p.85-6[31]より）

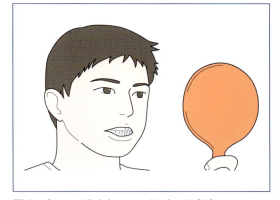

図9 ミラーバイオフィードバック療法
鏡を見ながら，閉瞼しないように3つの口運動（ウー，イー，プー）をゆっくりと行う．口運動時の不随意な閉瞼を予防することが目的である[32]．

それ15分，または1回5分を6回など，合計で1日30分，毎日行うように指導する（**図9**）[32]．

ミラーバイオフィードバック療法は，後遺症の発現する前の予防的施行や訓練時間の長期化が，より良い治療効果をもたらすと報告されている[26]．ENoG値が40％未満の症例では，口運動時の不随意閉瞼を予防するために，顔面神経麻痺発症後3か月頃に下眼瞼部のわずかなけいれんがみられたときからミラーバイオフィードバック療法を開始する．しかし，ENoG値20％未満の症例では，病的共同運動が発症する顔面神経麻痺発症後3～4か月頃には麻痺が残存していることがあり，病的共同運動の徴候である下眼瞼部のわずかなけいれんで開始する．

摂食嚥下リハビリテーション

咀嚼や味覚障害により摂食に支障がある場合は，食事形態の提案や嚥下指導を実施する．

QOL，心理面

後遺症が生じることによる心理面へのフォローアップが必要となる．急性期から適切な治療や理学療法・リハビリテーションを受けられなかった例も含めて，根気強い経過観察が必要となるため，適切に指導する．

■ 引用文献

1) 村上信五：顔面神経麻痺．耳鼻・頭頸外科 2012；84(7)：447-53.
2) 村上 健：顔面神経麻痺のリハビリテーション．ENTONI 2016；198：61-7.
3) 池田 稔：顔面神経，顔面表情筋の解剖．日本顔面神経研究会編：顔面神経麻痺診療の手引―Bell麻痺とHunt症候群．2011年版．金原出版；2011. p.2-5.
4) 細見英男：顔面運動障害の診察法．小池吉郎：顔面神経障害―基礎と臨床．現代医療社；1984. p.36-41.
5) 池田 稔：顔面神経麻痺の原因にはどんなものがあるか？ 日本顔面神経研究会編：顔面神経麻痺診療の手引―Bell麻痺とHunt症候群．2011年版．金原出版；2011. p.6-7.
6) 青柳 優：顔面神経麻痺の電気的診断法．耳鼻臨床 2002；95(10)：985-95.
7) 青柳 優：顔面神経麻痺の診断―Overview．日本顔面神経研究会編：顔面神経麻痺診療の手引―Bell麻痺とHunt症候群．2011年版．金原出版；2011. p.15-7.

8) 竹田泰三：顔面神経麻痺の病態，変性と再生．青柳　優編：顔面神経障害 CLIENT 21. 中山書店；2001. p.34-42.

9) Jongkees LB：Tests for facial nerve function. Arch Otolaryngol 1969；89（1）：127-30.

10) May M：Maximal excitability test. Fisch U：Facial Nerve Surgery. Kugler Medical Pub；1977. p.87-92.

11) 青柳　優：ENoGやNETで何がわかるか？ 日本顔面神経研究会編：顔面神経麻痺診療の手引―Bell麻痺とHunt症候群．2011年版．金原出版；2011. p.37-9.

12) Esslen E：Electromyography and electroneurograhy. Fisch U：Facial Nerve Surgery. Kugler Medical Pub；1977. p.93-100.

13) 羽藤直人：顔面神経麻痺の診断と治療．日耳鼻会報 2017；120（1）：58-61.

14) 柳原尚明，西村宏子，陌間啓芳ほか：顔面神経麻痺程度の判定基準に関する研究．日耳鼻会報 1977；80（8）：799-805.

15) House JW, Brackmann DE：Facial nerve grading system. Otolaryngol Head Neck Surg 1985；93（2）：146-7.

16) 柳原尚明：顔面神経麻痺評価法の国際基準，特に顔面神経研究会の40点法とHouse-Brackmannの評価法について．Facial N Res Jpn 1992；12：99-102.

17) 佐藤靖夫，大内利昭，吉原重光ほか：40点法とHouse-Brackmannの互換表．Facial N Res Jpn 1994；14：163-6.

18) Ross BG, Fradet G, Nedzelski JM：Development of a sensitive clinical facial grading system. Otolaryngol Head Neck Surg 1996；114（3）：380-6.

19) 羽藤直人：40点法（柳原法）の採点のコツは？日本顔面神経研究会編：顔面神経麻痺診療の手引―Bell麻痺とHunt症候群．2011年版．金原出版；2011. p.32-3.

20) 小松崎篤，冨田　寛，柳原尚明ほか：末梢性顔面神経麻痺の治療効果判定についての申し合わせ事項試案（平成7年3月25日）．Facial N Res Jpn 1995；15：227-30.

21) 萩森伸一：治療から考える顔面神経麻痺の評価と診断．MB ENTONI 2016；198：1-10.

22) 栢森良二：「第114回日本耳鼻咽喉科学会総会臨床セミナー」顔面神経麻痺リハビリテーションの新しい展開．日耳鼻会報 2014；117（2）：86-95.

23) 栢森良二：柳原40点法による予後診断．顔面神経麻痺が起きたらすぐに読む本．AMS；2011. p.33.

24) 栢森良二：急性期顔面神経麻痺のリハビリテーション原則．ENTONI 2017；203：1-6.

25) 村上信五：急性期の顔面神経麻痺に対する標準的治療はあるか？ 日本顔面神経研究会編：顔面神経麻痺診療の手引―Bell麻痺とHunt症候群．2011年版．金原出版；2011. p.55-9.

26) 羽藤直人：リハビリテーションによる機能回復―顔面神経麻痺．日耳鼻会報 2015；118（3）：266-9.

27) 石川和夫，モハメド M.アブシャニフ：顔面神経麻痺．医学と薬学 2015；72（12）：2005-13.

28) 村上信五：非回復性麻痺と後遺症―Overview．日本顔面神経研究会編：顔面神経麻痺診療の手引―Bell麻痺とHunt症候群．2011年版．金原出版；2011. p.98.

29) 飴矢美里，羽藤直人，山田啓之ほか：FaCE Scale日本語版による顔面神経麻痺後遺症のQOL評価．Facial N Res Jpn 2013；33：108-9.

30) 飴矢美里，羽藤直人，澤井尚樹ほか：顔面神経麻痺後遺症におけるリハビリテーションの開始時期に関する検討．Facial N Res Jpn 2010；30：140-2.

31) 栢森良二：用手マッサージ法は後遺症の予防に有効か？日本顔面神経研究会編：顔面神経麻痺診療の手引―Bell麻痺とHunt症候群．2011年版．金原出版；2011. p.85-6.

32) 東貴　弘：ミラーバイオフィードバック．Facial N Res Jpn 2016；36：38-40.

呼吸器

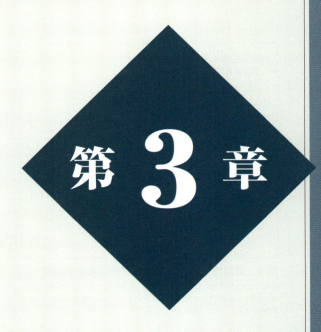

第 3 章

第3章　呼吸器

1. 慢性閉塞性肺疾患（COPD）

chronic obstructive pulmonary disease

Key Point ▶▶▶ 慢性閉塞性肺疾患（COPD）では，呼吸困難が不活動を惹起し，身体機能の低下を誘発する．呼吸困難による不活動は，廃用を助長し，健康関連QOLと日常生活活動（ADL）を低下させる．理学療法士の役割は，運動療法を中心とした呼吸リハビリテーション[1]によりこの悪循環を断ち切ることである．特に，呼吸困難の治療における運動療法は，十分な薬物療法によって症状が安定している患者において，上乗せの効果が期待できる（**図1**）[2]．

概要と病態

慢性閉塞性肺疾患（chronic obstructive pulmonary disease：COPD）は，「タバコ煙を主とする有害物質を長期に吸入曝露することで生じた肺の炎症性疾患である．呼吸機能検査で正常に復すことのない気流閉塞を示す．気流閉塞は末梢気道病変と気腫性病変がさまざまな割合で複合的に作用することにより起こり，通常は進行性である．臨床的には徐々に生じる労作時の呼吸困難や慢性の咳，痰を特徴とするが，これらの症状に乏しいこともある」と定義されている[3]．気管支拡張薬吸入後のスパイロメトリーの値が，1秒率70%未満で，他の気流閉塞をきたしうる疾患を除外することがCOPDの診断基準となる．

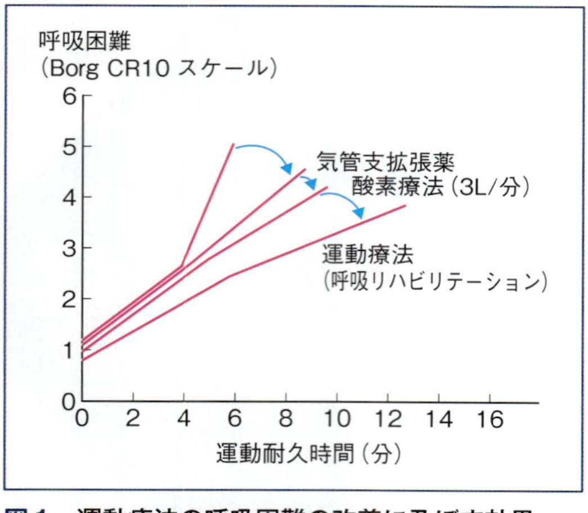

■ 病態

肺胞組織の破壊による気腫性病変と末梢気道病変によってもたらされる労作時呼吸困難が多くの症例で認められる．病変の進行に伴い，慢性的な空気のとらえ込み（エアートラッピング）が生じて肺過膨張を呈す．さらに，労作に応じた呼出が不十分であるため，呼出不足の蓄積に伴う動的肺過膨張を生じる（**図2**）[4]．また，換気血流比不均等分布による低酸素血症を呈する．肺胞低換気による高二酸化炭素血症もみられる．

■ 診断・重症度分類

診断

●呼吸機能検査（スパイロメトリー）

40歳以上で，呼吸困難，慢性の咳，慢性の喀痰，タバコ煙などの曝露歴，COPDの家族歴

図1　運動療法の呼吸困難の改善に及ぼす効果
（American Thoracic Society：Dyspnea. Mechanisms, assessment, and management：a consensus statement. Am J Respir Crit Care Med 1999：159〈1〉：321-40[2]より）

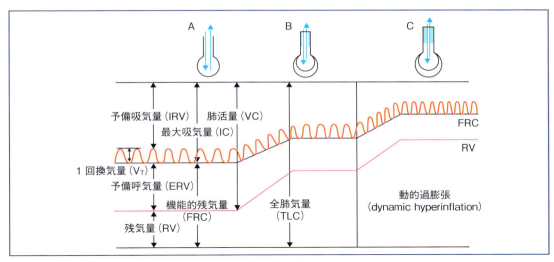

図2 肺気量と動的肺過膨張
A, B, CはCOPDの進行におけるcheck valve機序*における過膨張現象を示す.
(塩谷隆信ほか：COPDにおける包括的呼吸リハビリテーション. Prog Med 2005；25：131[4]を参考に作成)
*check valve機序：一方通行弁機序. COPD患者は, 吸気は普通にできるが, 呼気は気道閉塞のため, 空気のとらえ込みが起こる.
IRV：inspiratory reserve volume, VC：vital capacity, IC：inspiratory capacity, FRC：functional residual capacity, V_T：tidal volume, ERV：expiratory reserve volume, RV：residual volume, TLC：total lung capacity.

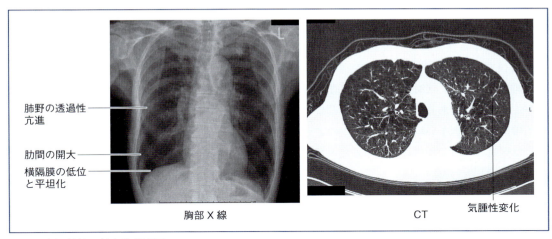

図3 胸部単純Ｘ線と胸部CT
(高橋仁美ほか編：動画でわかる呼吸リハビリテーション. 第4版. 中山書店；2016. p.133[5]より)

がある場合は, COPDを念頭にスパイロメトリーを行うことが勧められる. スパイロメトリーは, 肺容量や換気機能を測定する検査で, 肺気量分画で示される.

肺気量分画からは, ％肺活量（％VC）, 1秒量（FEV_1）, 1秒率が算出され, ％肺活量と1秒率から, 換気障害が分類される.

努力呼気曲線を示すフローボリューム曲線では, 末梢気道の閉塞により呼出が困難になるため, 努力呼出後に急激に流速が低下し, 下方に凸の曲線になる.

● **画像診断（図3）**[5]

胸部単純Ｘ線の正面像では, 肺野の透過性の亢進, 横隔膜の低位と平坦化, 肋間の開大,

表1　肺気腫の視覚的評価法

0：肺気腫なし	
1：肺気腫が肺野面積の25％以下	
2：肺気腫が肺野面積の25〜50％	
3：肺気腫が肺野面積の50〜75％	
4：肺気腫が肺野面積の75％以上	
6部位の合計　最大24ポイント	

(Goddard PR, et al.：Computed tomography in pulmonary emphysema. Clin Radiol 1982；33〈4〉：379-87[6]より)

滴状心による心胸郭比の減少などが認められる．胸部CTは，気腫病変の描出に有用である．気腫病変の評価法では，Goddard（ゴダード）の方法が代表的である（**表1**）[6]．これは，低吸収領域（low attenuation area：LAA）の占める面積を視覚的に分けてスコア化する方法で，具体的には，左右の上，中，下の3レベル，合計6部位を，視覚的に5段階で肺気腫の程度を評価し，6部位の合計を肺気腫スコアとして表したものである．

鑑別診断

鑑別を要する疾患には，喘息，気管支拡張症，結核などがある（**表2**）[7]．鑑別診断には，精密呼吸機能検査，X線やCT画像検査，喀痰検査などが有用である．COPDのなかには喘息と明確に区別できない場合があり，このような場合は喘息とCOPDが併存しているとみなす．

重症度，病期分類

●COPDの病期分類（**表3**）[3]

病期分類は気流閉塞の程度による分類で，疾患の重症度による分類ではない[3]．気管支拡張薬投与後の1秒率70％未満が必須の条件となる．なお，1秒量は年齢，体格，性別の影響を受けるため，「予測1秒量（FEV_1 predicted）に対する比率：対標準1秒量（$\%FEV_1$）」が判定に用いられる[3]．

●息切れの重症度評価（**表4**）[7]

健康状態に関する他の指標と相性が高く，将来的な死亡リスクの予測に用いられている修正MRC（modified British Medical Research

表2　COPDの鑑別診断

診断	特異的所見
COPD	●中年期に発症 ●緩徐に進行する症状 ●タバコ喫煙歴またはその他のタイプの煙への曝露歴
喘息	●若年者に発症（しばしば小児期） ●症状の日内変動が大きい ●夜間/早朝に症状の悪化がみられる ●アレルギー，鼻炎，湿疹が併存 ●喘息の家族歴
うっ血性心不全	●胸部X線にて心拡大と肺水腫 ●呼吸機能検査にて拘束性障害，気流閉塞はない
気管支拡張症	●多量の膿性痰 ●一般に細菌感染を伴う ●胸部X線やCTにて気管支拡張，気管支壁肥厚
結核	●全年齢に発症 ●胸部X線にて肺浸潤 ●微生物学的検査にて確定 ●有病率には高い地域性がみられる
閉塞性細気管支炎	●若年期に発症，非喫煙者 ●関節リウマチの既往歴または急性粉塵曝露歴 ●肺または骨髄の移植術後 ●呼気時のCTにて低吸収領域
びまん性汎細気管支炎	●主にアジア系の患者にみられる ●患者の大部分が男性で非喫煙者 ●ほぼ全例が慢性副鼻腔炎を有する ●胸部X線や高分解能CTにてびまん性小葉中心性結節陰影と過膨張

これらの所見は各疾患に特徴的なものであるが，必ずしもすべての症例に認められるものではない．例えば，喫煙歴のない人がCOPDを発症することもある（特に喫煙よりも重要な他の危険因子がある開発途上国の場合）．喘息は成人や高齢者においても発症することがある

(The Global Initiative for Chronic Obstructive Lung Disease 〈GOLD〉 revised 2011[7]より)

表3　COPDの病期分類

病期		定義
I期	軽度の気流閉塞	$\%FEV_1 \geqq 80\%$
II期	中等度の気流閉塞	$50\% \leqq \%FEV_1 < 80\%$
III期	高度の気流閉塞	$30\% \leqq \%FEV_1 < 50\%$
IV期	極めて高度の気流閉塞	$\%FEV_1 < 30\%$

$\%FEV_1$：対標準1秒量．
(日本呼吸器学会COPDガイドライン第4版作成委員会編：COPD〈慢性閉塞性肺疾患〉診断と治療のためのガイドライン．第4版．メディカルレビュー社；2013[3]より)

表4 修正MRC（mMRC）質問票

グレード0	激しい運動をしたときだけ息切れがある
グレード1	平坦な道を早足で歩いたり，緩やかな上り坂を歩いたりするときに息切れがある
グレード2	息切れがあるので，同年代の人よりも平坦な道を歩くのが遅い．あるいは平坦な道を自分のペースで歩いているとき，息切れのために立ち止まる
グレード3	平坦な道を約100 mあるいは数分歩くと息切れのために立ち止まる
グレード4	息切れがひどく家から出られない．あるいは衣服の着替えをするときにも息切れがある

MRC：Medical Research Council.
(The Global Initiative for Chronic Obstructive Lung Disease〈GOLD〉revised 2011[7]より）

Council：mMRC）質問票がある．

● **COPD Assessment Test**（CAT™：**図4**）[8]

8項目から成るテストで，COPD患者の健康状態の悪化を一元的に0～40のスコアで判定する．点数が高いほど悪化を意味する．CAT™の実施方法と結果の解釈はインターネット上にて公開されている[8]．

● **COPDの総合的評価方法**[7,9]（**図5**）[9]

GOLD 2017[9]では，気流閉塞の評価（グレード1～4）を切り離すことを提案している．以下，新しい提案をもとに述べる．横軸に修正MRC質問票またはCAT™を，縦軸に増悪歴を組み

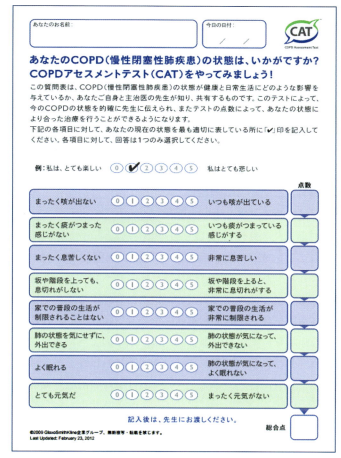

図4 COPD Assessment Test（CAT™）
（GOLD日本委員会 COPD情報サイト：COPDアセスメントテスト〈CAT〉[8]より）

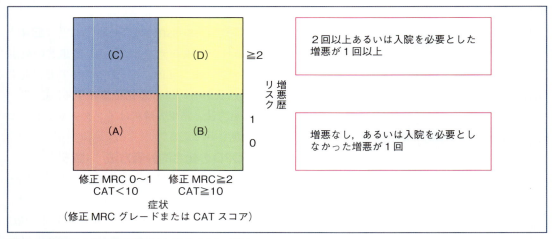

図5　COPDの総合的評価方法（2017年改訂）
グループA：増悪リスクおよび症状レベルがともに低い．　グループC：増悪リスクが高く，症状レベルが低い．
グループB：増悪リスクが低く，症状レベルは高い．　　　グループD：増悪リスクおよび症状レベルがともに高い．
(The Global Initiative for Chronic Obstructive Lung Disease〈GOLD〉revised 2017[9]より)

入れる．増悪歴は，過去1年間の増悪が「2回以上あるいは入院を必要とした増悪が1回以上」か，「増悪なし，あるいは入院を必要としなかった増悪が1回」かで判定する．縦軸と横軸の項目はともにより高いリスク評価結果を採用しなければならない．グループA〜Dに判定される[9]．

■ 症状

COPDに多い症状は，慢性の咳，痰と労作時の呼吸困難（息切れ）である[3]．慢性の咳は，COPDの早期の症状であることが多い[3]．呼吸困難は，労作時に自覚される．ただ，早期では自覚症状や身体所見は出現しないことが多い．また，COPDの症状と病期は一致しないことが多く，病期が進行しても症状を自覚しない患者や，病初期でも呼吸困難が強い患者もいる．

■ 予後

栄養状態は，症状，障害，予後の重要な決定因子であり，肥満，やせのいずれも問題となる[10]．客観的に評価した運動負荷試験などの運動能力障害は予後の予測因子[11]で，身体活動性のモニタリングは，運動能の評価よりも予後との関連性が高い[12]．肺高血圧症は，予後の不良と関係がある[7]．COPDには他疾患が併発することが多く，こうした併存症は予後に大きな影響を及ぼす可能性がある[7]．糖尿病[13]，高血圧症[14]は，最も頻度の高い併存症と考えられている．また，骨粗鬆症，抑うつ，不安も，健康状態および予後の悪化と関連する[7]．

■ 治療

呼吸リハビリテーション（図6）[3]

呼吸リハビリテーションは，COPD患者を安定的に管理するうえで，薬物療法と同様，根幹をなす治療手段である．2017年のGOLD[9]では，以下のように述べられている．

- 呼吸リハビリテーションは，安定した患者における呼吸困難，健康状態および運動耐容能を改善させる（エビデンスA）．
- 急性増悪から4週間以内の介入で在院日数を減少させる（エビデンスB）．
- 教育と自己管理について，教育のみでは有効性は示されていない（エビデンスC）．

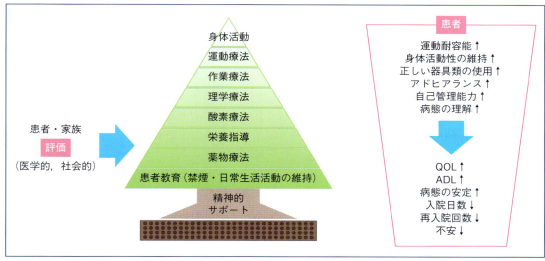

図6 呼吸リハビリテーションの基本的構築と3つの大きな流れ
(日本呼吸器学会COPDガイドライン第4版作成委員会編:COPD〈慢性閉塞性肺疾患〉診断と治療のためのガイドライン. 第4版. メディカルレビュー社;2013. p.72[3]より)

- 医療従事者による自己管理教育は,健康状態を改善し,入院と救急受診を減少させる(エビデンスB).
- 統合ケアプログラムについて,総合的ケアと遠隔医療は,現時点では実証されていない(エビデンスB).
- 緩和ケア,終末期およびホスピスケアについて,低栄養の患者に対する栄養補給は呼吸筋力と健康状態を改善させる(エビデンスB).
- 自己管理教育,呼吸リハビリテーション,栄養療法そして心身への介入は,疲労を改善する(エビデンスB).

禁煙(患者教育)

COPDは,タバコ煙を主とする有害物質を長期に吸入曝露することで生じた肺の炎症性疾患であり[3],受動喫煙もCOPDの発症にかかわっていることから,禁煙指導は強く勧められる.

薬物療法

COPD患者を安定的に管理するうえで,薬物療法は根幹をなす治療手段である.COPD[3]では,気道の線維化と狭窄,気道周囲の肺胞壁破壊による弾性収縮圧の減弱,気道内の炎症細胞や粘液および滲出物の貯留,末梢および中枢気管支における平滑筋の収縮,運動時の動的肺過膨張が生じるため,閉塞した末梢気道を拡張することで肺過膨張の改善を図り,労作時の呼吸困難を軽減する対処療法としての気管支拡張療法が中心となる[15].

栄養療法

COPDは,経過中に低栄養リスクを伴う傾向にあることが知られており,栄養補給による介入が重要であると考えられている[16,17].COPDの栄養状態は,症状,障害,予後の重要な決定因子で,body mass index(BMI)の低下はCOPD患者の死亡率に対する独立した危険因子[7]であることなどから,経過中の体重減少に対する栄養療法計画についてはさまざまな提起がなされ,注目を集めている.しかし,2005年のコクランデータベースのメタ解析を代表に,安定期COPDに対する栄養補給療法単独での効果は,体重増加を促進するには不十分であるという報告[18,19]もあり,栄養補給療法と運動療法の併用が必須である.また,COPDは,喫煙などによる酸化ストレスと,これに起因する炎症性

サイトカインを介した全身性炎症を呈するため，全身性炎症と栄養障害との密接な関係も指摘されている[7].

酸素療法（在宅酸素療法）[3]

薬物療法などの十分な治療を行っても，低酸素血症が1か月以上持続している患者が適応となる．在宅酸素療法の保険適用基準は，高度慢性呼吸不全例では，動脈血酸素分圧55 mmHg以下の者および動脈血酸素分圧60 mmHg以下で睡眠時または運動負荷時に著しい低酸素血症をきたす者であって，医師が在宅酸素療法を必要であると認めた者とされている．

呼吸理学療法

リラクセーション，呼吸補助筋のストレッチ，呼吸介助法，呼吸練習，胸郭可動域運動，排痰法などで構成される．

作業療法

作業療法の目的は，基本能力（運動機能，精神機能），応用能力（食事や更衣，家事などの日常生活活動〈activities of daily living：ADL〉，手段的ADL〈instrumental ADL：IADL〉），社会生活適応能力（地域活動への参加，就労・就学への支援）の維持・改善を図る[5]ことである．特に，上肢を使用する動作は呼吸困難を誘発しやすいため，効率的な動作の指導が求められる．

運動療法

自転車エルゴメータやトレッドミルに代表される有酸素運動，いわゆる全身持久力トレーニング，筋力増強や筋持久力の向上および筋肉内代謝機能の改善などを目的とした上下肢および呼吸筋の筋力トレーニング，主に頸，肩，胸郭の呼吸に関連する筋の伸張を目的とした呼吸筋ストレッチ体操がある．

身体活動

COPDの有無にかかわらず，身体活動量が低度に推移することは死亡リスクの増加を招くといわれている[18].　高い身体活動量はより良い予後に関係していることから，身体活動量を高いレベルで維持することが重要になる．身体活動と生存率についての前向きコホート研究では，ADLが低活動の群では高活動の群に比較して5年生存率が有意に低い[20]と報告され，身体活動量はCOPDの死亡原因に関して最大の予測因子[12]であることが明らかにされた．

手術療法

COPDの治療の中心は内科治療であるが，肺気腫例のなかには，外科治療によって肺の残存機能を最大限に引き出すことが可能であることが示された[21].　外科治療としては，肺移植，肺容量減量手術（lung volume reduction surgery：LVRS），巨大気腫性肺囊胞症に対する囊胞切除術の有効性が実証されている．

理学療法・リハビリテーションの評価

呼吸困難

●直接的評価法

患者自身が直接，呼吸困難の程度を評価する方法である[5].

Borg CR10スケール（修正ボルグスケール）[22]

0～10段階で呼吸困難を表現するが，10より大きな数字や小数点以下の数字で表現してもよい．

Visual Analogue Scale (VAS)

10 cmの直線上に印をつけ，自身の呼吸困難の程度を示す方法[23]である．

●間接的評価法

修正MRC (mMRC) 質問票[3]

COPDに特徴的な呼吸困難は労作時にみられるため，呼吸困難の程度を知る方法としてよく用いられている[7].

ベースライン呼吸困難指数 (baseline dyspnea index：BDI) [24]

呼吸困難の影響を受けるADL障害の程度，

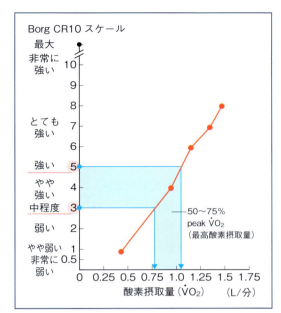

図7 酸素摂取量とBorg CR10スケールとの関係
Borg CR10スケール3は最高酸素摂取量の約50%，Borg CR10スケール5は最高酸素摂取量の約75%を示した．
(Horowitz MB, et al.：Dyspnea ratings for prescribing exercise intensity in patients with COPD. Chest 1996；109〈5〉：1169-75[27]より)

表5　視診でわかる身体の異常

色	●蒼白：高度貧血，末梢循環不全 ●赤褐色：発熱，末梢血管拡張
血管	●頸静脈の怒張：右心不全 ●前胸部静脈の怒張：上大静脈の狭窄・閉塞による側副血管拡張など
皮膚の緊張性	●皮膚の浮腫 ●脱水　など

(高橋仁美ほか編：動画でわかる呼吸リハビリテーション．第4版．中山書店；2016．p.108[5]より)

労作の程度，作業の程度の3項目[25]について，5段階(0：高度～4：障害なし)にスコア化し，総和を算出する．スコアが低いほど呼吸困難が強いと判定する．

呼吸困難変化指数(transition dyspnea index：TDI)[24]

BDIの3項目について，ベースラインからの変化を7段階(－3：大きな悪化～＋3：大きな改善)にスコア化し，総和を算出する．呼吸困難の改善の程度を評価できる．

慢性呼吸器疾患質問票(Chronic Respiratory Disease Questionnaire：CRQ)[26]

健康関連QOL(health-related quality of life)の評価尺度である．呼吸困難5項目，疲労4項目，情緒7項目，病気による支配感4項目の4領域20項目で構成される．点数が高いほど生活の質(QOL)が高いと判断する．各質問を1～7点のスケールで表す．前値からのスコア平均0.5の変化は，臨床的に有意な小さな変化を反映する．1.0の変化は中程度，1.5の変化は大きな変化を表す．

目標呼吸困難スコア(target dyspnea rating：TDR；図7)[27]

運動目標を，Borg CR10スケールを用いて示したスコアをいう．Borg CR10スケール3では最高酸素摂取量(peak $\dot{V}O_2$)の約50%，Borg CR10スケール5ではpeak $\dot{V}O_2$の約75%であることが示されている．

フィジカルアセスメント

●視診

呼吸器疾患は，視診で判定できるポイントが多くある．

皮膚，皮下組織(表5)[5]

酸素や栄養状態を確認する．

胸郭の形，大きさ(図8)

胸郭の形，大きさ，左右の対称性を観察する．COPDでは，胸郭の前後径が拡大し樽状胸になる．

呼吸運動

呼吸数，深さ，リズム，また左右差も確認する．成人の呼吸数はおよそ10～20回/分で，20回/分以上で頻呼吸，10回/分以下で徐呼吸となる．また，大きく深い呼吸を深呼吸，浅い呼吸は浅呼吸という．COPDでは，1回換気量が制限されるため浅呼吸になりやすい．

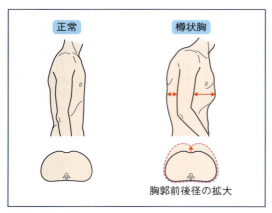

図8　胸郭の形

リズムの異常
　吸気と呼気の比は通常，1：2程度であるが，COPDでは末梢気道の狭窄により呼気延長が認められる．

呼吸補助筋の使用
　呼吸努力によって，胸鎖乳突筋，斜角筋，僧帽筋などの呼吸補助筋が動員される．努力呼吸では，肩が上下する肩呼吸，あごを突き出す下顎呼吸が観察される．

● 触診
　左右を比較しながら行うのがポイントである．
　COPDでは，呼気が不十分なことによる胸郭運動の低下が触知できる．喀痰が中枢の気管支にある場合は，手掌にブツブツとした感覚が確認できる．気道が閉塞している場合の胸郭運動は低下している．声が気管，気管支，肺胞，胸壁に伝わる音声振盪は，COPDでは減弱する．

● 打診
　肺の下限である肝濁音界は，平静呼吸時の健常者で鎖骨中線上第6〜7肋骨であるが，肺過膨張のあるCOPDでは低下している場合が多い．また，すでに肺が過膨張しているため，上下の動きが小さいのも特徴的である．COPDでは，肺内の大きな空洞病変にみられる鼓音が聴かれる．

● 聴診
副雑音の特徴
　COPDでは，気腫化や高度な気道狭窄などにより局所の換気が減少することや，気腫化による肺実質の密度低下のための伝達障害により，呼吸音の減少や消失が出現する．

運動耐容能
　COPDでは，呼吸困難が不活動を惹起することにより身体機能の低下を誘発し，ひいては廃用を助長し，健康関連QOLとADLを低下させるため，運動耐容能の評価は必須である．
　トレッドミルや自転車エルゴメータを用いた運動負荷試験が一般的で，診断，重症度判定，病態の把握を目的に行われる．

> 注意　急性増悪時や安静時に高度の呼吸困難がある場合は，絶対的禁忌である．

● 6分間歩行テスト（6-minute walk test：6 MWT）
　6分間にできるだけ長い距離を平地歩行する運動負荷試験である．患者はできうる最大の速度を6分間維持しなくてはならないが，患者自身の努力に影響される．いわゆるself-paced testである．

● シャトルウォーキングテスト（shuttle walking test：SWT）
　6 MWTの欠点を補うように考案された平地歩行試験で，漸増負荷法のincremental shuttle walking test（ISWT）と一定負荷法のendurance shuttle walking test（ESWT）がある．10 mの平坦なコースを使用し，信号音に合わせて10 m間を往復するexternally-paced testである．

呼吸筋力
　呼吸筋の評価とは，肋骨を運動させる筋力と横隔膜の筋力を評価することである[5]．呼吸には多くの筋肉が関与しているため，吸気時と呼

表6 PImaxとPEmaxの予測式

- ●PImaxの予測式
  男性：45.0−0.74×年齢（歳）＋0.27×身長（cm）
  　　　＋0.60×体重（kg）
  女性：−1.5−0.41×年齢（歳）＋0.48×身長（cm）
  　　　＋0.12×体重（kg）
- ●PEmaxの予測式
  男性：25.1−0.37×年齢（歳）＋0.20×身長（cm）
  　　　＋1.20×体重（kg）
  女性：−19.1−0.18×年齢（歳）＋0.43×身長（cm）
  　　　＋0.56×体重（kg）

（鈴木正史ほか：最大呼気・吸気筋力の加齢変化. 日胸疾患会誌 1997：35〈12〉：1305-11[29]より）

表7 COPDの栄養評価項目

- ●食習慣，食事（栄養）摂取量，食事摂取時の臨床症状の有無
- ●体重
  - ・％標準体重（％IBW）
  - ・BMI＝体重（kg）／〔身長（m）〕²
- ●身体組成
  - ・％上腕筋囲（％AMC）
  - ・％上腕三頭筋部皮下脂肪厚（％TSF）
  - ・体成分分析
    - ・除脂肪体重（LBM）
    - ・脂肪量（FM）
- ●生化学的検査
  - ・内臓蛋白
  - ・血清アルブミン
  - ・RTP（rapid turnover protein）
    血清トランスフェリン
    血清プレアルブミン
    血清レチノール結合蛋白
  - ・血漿アミノ酸分析
    分岐鎖アミノ酸（BCAA）
    芳香族アミノ酸（AAA）
    BCAA/AAA比
- ●呼吸筋力
  - ・最大吸気筋力
  - ・最大呼気筋力
- ●骨格筋力
  - ・握力
- ●エネルギー代謝
  - ・安静時エネルギー消費量（REE）
  - ・栄養素利用率
- ●免疫能
  - ・総リンパ球数
  - ・遅延型皮膚反応
  - ・リンパ球幼若化反応

（日本呼吸器学会COPDガイドライン第4版作成委員会編：COPD〈慢性閉塞性肺疾患〉診断と治療のためのガイドライン. 第4版. メディカルレビュー社；2013. p.79[3]より）
IBW：ideal body weight, BMI：body mass index, AMC：arm muscle circumference, TSF：triceps skinfold, LBM：lean body mass, FM：fat mass, BCAA：branched chain amino acid, AAA：aromatic amino acid, REE：resting energy expenditure.

気時の口腔内圧を圧トランデューサで測定[28]し，呼吸筋力に置き換えるのが一般的である. 最大吸気圧（maximum inspiratory pressure：PImax）と最大呼気圧（maximum expiratory pressure：PEmax）の予測式を**表6**[29]に示す.

四肢筋力

COPDでは，運動耐容能の低下は呼吸困難だけでなく，骨格筋の疲労によっても引き起こされる. 下肢筋力は運動耐容能に大きく関与しており，上肢筋力は家事動作などの上肢を使用したADL動作に関与している. 一般に，握力などの粗大筋力検査や徒手筋力テストが行われる. 客観的でより正確な評価では，ハンドヘルドダイナモメータやサイベックスマシーンなどが用いられる.

栄養状態

COPDは全身性疾患であるため臨床病型が多彩であり，その重症度は呼吸機能のみが規定しているのではなく，身体組成，呼吸困難，運動耐容能，増悪，併存症なども因子として考慮しなければならない. COPDの体重減少は，独立した予後因子であることがエビデンスA[7]に位置づけられ，栄養障害への介入法が注目されており，呼吸リハビリテーションの一環としての栄養補給法に新たな展開が求められている[15]. COPDの栄養状態の評価項目を**表7**[3]に示す.

ADL，QOL

COPDに対する呼吸リハビリテーションの目的の一つは，QOLの改善である. 一般的に，Barthelが開発したBarthel index[30]や，機能的自立度評価法（functional independence measure：

FIM)[31] が使用されている．しかし，これらの評価法の評価項目は基本動作が主になるため，重症の呼吸器疾患でも高スコアになりやすく，最適とはいえない．そのため，疾患特異的な評価法が望ましい．

● 疾患特異的ADL

入院患者のADL評価法である長崎大学呼吸器日常生活活動評価表（The Nagasaki University Respiratory ADL Questionnaire：NRADL)[32]，在宅肺気腫患者のADL評価用に作成したPulmonary emphysema-ADL (P-ADL) 評価表[33]，COPDの上肢ADLに着目した上肢の日常生活活動評価表[34]，呼吸器疾患に特異的なADL・呼吸困難・倦怠感を評価するpulmonary functional status and dyspnea questionnaire-modified (PFSDQ-M)[35]，重症COPD患者のADL評価法であるLondon Chest Activity of Daily Living scale (LCADL)[36] がある．

● QOL

包括的健康関連QOL評価法として，SF-36®（MOS〈Medical Outcome Study〉36-Item Short-Form Health Survey)[37] がある．疾患を選ばない反面，COPDに用いた場合は感度が劣る．

疾患特異的健康関連QOL評価法では，Chronic Respiratory Disease Questionnaire (CRQ)[27]，St. George's Respiratort Questionnaire(SGRQ)[38]，COPD Assessment Test (CAT™)[39] がよく用いられている．

心理状態

COPDでは，呼吸困難への不安や恐怖が病期の進行に伴い増していく．不安や恐怖は不活動やうつ状態を招くこともある．多くのCOPD患者が抑うつや不安を抱えている（**表8**)[40]．

● 抑うつ，不安

抑うつと不安を同時に評価可能なHospital Anxiety and Depression scale (HADS)[41]，うつ病の評価法であるBeck Depression Inventory (BDI)[42]，不安の評価法であるState-Trait

表8　COPD患者の抑うつ，不安の合併頻度

著者	報告年	抑うつ(%)	不安(%)
Yohannes, et al.	2000	42	
Aghanwa & Erhabor	2001	17	10
Dowson, et al.	2001	28	50
Engström, et al.	2001	7	13
Lacasse, et al.	2001	57	
de Godoy DV & de Godoy RF	2003	47	53
Stage, et al.	2003	47	
加賀谷ほか	2005	23	14

（加賀谷斉ほか：慢性閉塞性肺疾患患者の抑うつ，不安に影響を及ぼす因子の検討．総合リハ 2005；33〈9〉：871-4[40]より改変）

Anxiety Inventory (STAI)[43] が代表的である．

身体活動

身体活動は生存率に大きく関与するだけでなく，COPDの死亡原因に関して最大の予測因子[44]であることが前向きコホート研究で明らかにされ，ADLが低活動の群では高活動の群に比較して5年生存率が有意に低い[44]と報告されている．これらのことから，身体活動を維持・向上することが重要であることがわかる．身体活動の評価は，患者自身の想起による主観的な評価が主体となる質問紙法と，客観的で量的な評価が可能な活動量計を用いた方法に分けられる．

● 質問紙法

質問紙法の利点は，簡便さとコストが低いことであるが，想起による主観的な評価は，信頼性や妥当性に限界がある．

● 活動量計を用いた方法

活動量計は，身体動作に伴う加速度や体温を解析し，より詳細で客観的かつ妥当性の高い評価が可能であるが，コスト高やメカニカルのトラブルなどがある．また，活動量計に対する患者のコンプライアンスは各機種により異なるため，患者の特性に適した機器の選択が重要である．主な活動量計を**表9**[5]に示す．

表9 各種活動量計の特色と評価指標

活動量計		種類	装着部位	評価指標
A-MES		3軸加速度計	体幹部と大腿部（2か所）	姿勢・動作時間，姿勢変換の回数
アクティウォッチ2		1軸2次元加速度計	手首	Activity Counts（上肢に伴う活動量）
アクティカル		1軸2次元加速度計	腰部	Activity Counts，エネルギー消費量，歩数，活動時間（安静，軽度，中等度，活発）
SenseWear® Armband		3軸加速度計，代謝モニター	上腕部	エネルギー消費量，歩数，METsをもとに3段階に分けた活動度の時間
ライフコーダ®GS		1軸加速度計	腰部	エネルギー消費量，歩数，運動強度別の時間

（高橋仁美ほか編：動画でわかる呼吸リハビリテーション．第4版．中山書店；2016．p.171[5]より）

理学療法・リハビリテーションプログラム

呼吸理学療法（コンディショニングプログラム）

●リラクセーション

COPD患者では，斜角筋や胸鎖乳突筋などの吸気補助筋が過度な緊張を呈していることがある．過緊張を抑制することは，不必要な酸素消費を軽減し，呼吸困難を緩和する効果がある．

楽な体位（ポジショニング）

背臥位で上半身を軽く起こし，膝下に枕などを入れて膝を屈曲したセミファーラー位が一般的である（図9）．起座呼吸のように前傾姿勢で上肢を支持する姿勢は，COPD患者によくみられる体位である（図10）．

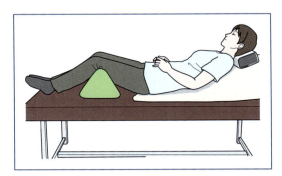

図9 セミファーラー位

呼吸補助筋ストレッチ（図11）

目的とする呼吸補助筋に対して，自動，自動介助，他動のいずれかの方法で，呼気に合わせてゆっくりと伸張していく．最大に伸張した位置で5～6秒保持する．

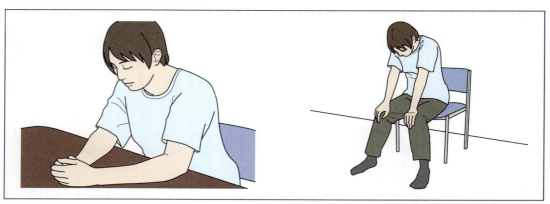

図10　起座呼吸

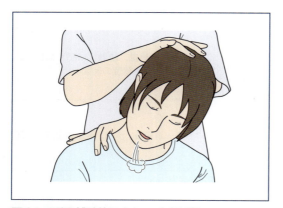

図11　呼吸補助筋ストレッチ（他動）
反対側も同様に行う．

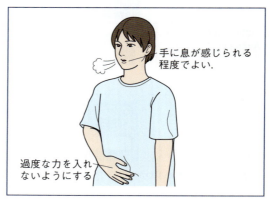

図13　口すぼめ呼吸

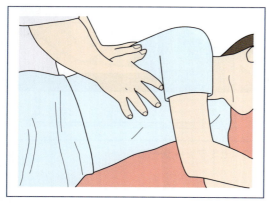

図12　呼吸介助法

呼吸介助法（図12）

患者の胸壁に手指と手掌全体でやわらかく接触し，呼気相に合わせて胸郭運動に一致した方向に軽く圧迫し，吸気の直前で圧を解放することを繰り返す手技である[45]．

●呼吸練習

COPDでは，努力呼気によって気道が虚脱し呼出障害が生じるため，呼気を緩徐に行う横隔膜呼吸と，呼気時に口腔内に抵抗をつくる口すぼめ呼吸が有効である[5]．パルスオキシメータを装着して行うことで，酸素飽和度の変化が確認でき効果を実感できる．

口すぼめ呼吸（図13）

口をすぼめて気道内圧を高めることで末梢気道が広がり，気道の虚脱を防ぐ．

吸気は鼻から行い，口をすぼめて[f]か[s]の音をつくるようにゆっくりと長く呼気を行う．COPDでは呼気時のほうが吸気時よりも時

間がかかるため，吸気と呼気の比は，1：3〜5で，呼吸数10回/分程度を目標にする．

横隔膜呼吸（図14）

吸気時に腹部を膨らませ，呼気時に腹部を縮ませる．ファーラー位もしくはセミファーラー位で軽く膝を曲げ，胸部と腹部に患者の手を置いて，吸気時に胸部ではなく腹部が膨隆するようにする．呼気は口すぼめ呼吸でゆっくりと行い，吸気は鼻から行う．中等症から重症COPDなどで肺過膨張を伴い横隔膜が平坦化している場合は，横隔膜呼吸によって呼吸困難が増強する場合があるので注意する．

ADL場面での呼吸練習

動作時に息切れや呼吸困難を起こしやすいCOPDでは，呼気より吸気を意識しがちになる．また，重量物の持ち上げなど，力を入れるときに息をこらえて動作を行うことが多い．動作時には呼気を意識することが大切で，ADL場面でも呼気を同調させることが基本となる．

●胸郭可動域運動

胸郭の可動性の改善は，呼吸仕事量を軽減させる[1]．主なものに，徒手胸郭伸張法，肋間筋ストレッチ，呼吸筋ストレッチ体操（respiratory muscle stretch gymnastics：RMSG），棒体操などがある．呼吸筋ストレッチ体操は，脳から吸気筋に指令が出ているときに吸気肋間筋の筋紡錘をストレッチし，呼気筋に指令が出ているときに呼気肋間筋の筋紡錘をストレッチすることによって，脳と呼吸筋からの情報がマッチした状態となることで，呼吸困難を軽減させるものである[46]．

●排痰法

COPDでは，慢性的に気道内分泌物の増加が認められる．また，呼吸機能の低下に加え，るいそうによる全身筋力の低下が咳嗽力をさらに低下させ，排痰に難渋する場合が多い．COPD患者には，感染による急性増悪に対処するためにも日頃から排痰法を指導する必要がある．

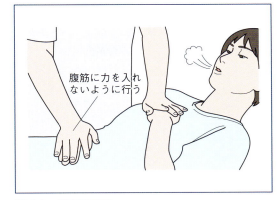

図14 横隔膜呼吸

排痰法には，体位変換，体位ドレナージ，スクイージング，器具を用いて胸壁や気道内に振動や陰圧・陽圧を加える方法，アクティブサイクル呼吸法（active cycle breathing technique：ACBT），自律性排痰法などがある．

ACBTは，上部胸郭をリラックスさせ，静かに呼吸する呼吸コントロール，ゆっくりとした深吸気の後，数秒間ポーズを入れ自然呼出する胸郭拡張練習，気道内分泌物の移動や排出を促す目的で行うハフィングを組み合わせた排痰法[47]である．自律性排痰法は，低肺気量位，中肺気量位，高肺気量位の3相において肺容量を増加させながらハフィングを繰り返し，気道内分泌物を末梢気道から中枢気道へ輸送させる方法[47]である．

運動療法

COPDでは，呼吸困難のために不活動を伴い，ディコンディショニングを形成する悪循環が問題となる[5]．この悪循環を断ち切り，廃用の進行を阻止するものとして，運動療法は非常に重要である[5]．運動療法の処方，指導に際しては，FITT（Frequency〈頻度〉，Intensity〈強度〉，Time〈時間〉，Type〈種類〉）を明らかにする[1]．

●有酸素運動（全身持久力トレーニング）

全身の大きな筋群を使用して一定のリズムを

保った動的運動を一定以上行うトレーニング[48]で，下肢の運動による全身持久力トレーニングの有用性に関するエビデンスが最も高い[1]．下肢運動には，平地歩行，階段昇降，踏み台昇降，自転車エルゴメータ，トレッドミルなどがある．上肢運動には，上肢エルゴメータ，上肢挙上運動などがある．

歩行

性別，年齢を問わず最も親しみやすい運動様式である．在宅での継続性にすぐれている[1]．

自転車エルゴメータ

体重の影響を受けることなく，関節への負担が少ない定量的な運動ができる．膝関節の可動制限がある場合は，座面の高さを調整する．

トレッドミル

スピードと傾斜角で負荷量を容易に調整できる．歩行ができれば実施可能である．

●上下肢の筋力トレーニング

COPD患者における筋力トレーニングの効果として，筋力および筋持久力の増大，筋横断面積の拡大，筋肉内の代謝機能の改善（酸化酵素活性の増加）などが報告されている[1]．筋力トレーニングは，①筋力および筋持久力が低下し，日常生活機能が低下している人，②上肢を用いた動作で呼吸困難が強い人，③職業上，比較的強い筋力や筋持久力を必要とする人が適応となる[1]．

最大反復回数（repetition maximum：RM）を用いた処方が簡便である．重量物を40回反復して運動が可能な場合，最大筋力比は40％，以降，30回で50％，20回で60％，15回で70％，10回で75％，4回で90％，1回で100％となる．ダンベル10 kgの反復運動が30回で限界であれば，最大筋力比は50％となり，1 RMは「10 kg/50％＝20 kg」になる．

●座ってできるCOPD体操[49]

道具を必要とせず手軽に行え，在宅での継続実施率の向上が期待できる体操である．この体操は，①頸・肩・胸郭のストレッチ，②等尺性収縮での上下肢筋力強化，③椅子に腰かけた状態で行う有酸素運動の3種類で構成されている[5]．楽にできる程度から開始するのがコツである．

●呼吸筋トレーニング

呼吸をする際に呼吸筋に負荷を与え，意識的に努力呼吸をさせて呼吸筋力の強化を図る方法[5]である．呼吸筋トレーニングの効果[50]は，①呼吸筋力および呼吸筋耐久力の改善，②運動耐容能の改善，③呼吸困難の改善，④健康関連QOLの改善などである．

吸気抵抗負荷法

吸気時に抵抗をかけて，呼吸筋を強化する．患者の状態に合わせた無理のない吸気抵抗を設定し，継続して行うことが重要である．パワーブリーズ®，スレッショルド®，ピーフレックス®などがある（図15）．

過換気法

深吸気を持続して行い，肺容量を拡張させる方法である．主に上腹部や開胸術後の無気肺の予防や治療の目的で使用される[5]．COPDには呼吸筋トレーニングとして使用される．吸気容量を増大させる容量型（コーチ2®，ボルダイン®5000など）と吸気流速を増大させる流量型（トリフローII®，インスピレックス®など）のインセンティブ・スパイロメトリーを使用する方法と，死腔を機械的につくって呼吸を行う再呼吸法（スーフル®）がある（図16）．

薬物療法[3]

軽症COPDでは，症状の軽減を目的として，運動などの必要時に短時間作用性気管支拡張薬が使用される．中等症COPDでは，長時間作用性気管支拡張薬の定期的な使用や呼吸リハビリテーションの併用が推奨され，症状の軽減に加え，QOLの改善や運動耐容能の改善が重要な治療目標になる．重症COPDでは，複数の長時間作用性気管支拡張薬の併用が行われる．

パワーブリーズ®　　　スレッショルド®　　　　　ピーフレックス®

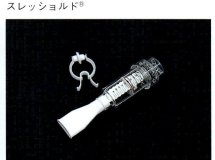
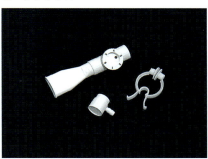

図15 吸気抵抗器具

コーチ2®　　ボルダイン®5000　　トリフローⅡ®　　インスピレックス®　　スーフル®

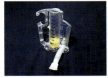
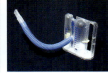
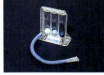
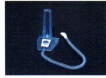
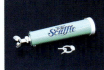

図16 過換気法で使用される器具

増悪期の薬物療法では，ABCアプローチ（抗菌薬〈antibiotics〉，気管支拡張薬〈bronchodilators〉，ステロイド〈corticosteroids〉）が基本となる．増悪の予防には，禁煙，ワクチン，吸入ステロイドや長時間作用性気管支拡張薬などが有効である．

栄養療法（図17）

栄養療法の開始にあたっては，患者の栄養状態を評価し，個々に合った栄養療法計画を立てることが重要である．COPDで栄養障害のある患者では，高エネルギー，高蛋白質食が基本で，特に低強度運動療法との組み合わせにより体重の増加が期待できる[16,17]．食事を妨げる要因がある場合は，症状の緩和に向けた指導を行う（**表10，11**）[5]．手に入りやすい栄養機能食品を用いた栄養補給療法は，現状の医療環境下では，有効な治療選択の一つである[51]．

患者教育[52]

COPDにおける患者教育は，単独では運動能力や呼吸機能の改善をもたらさないが，疾患管

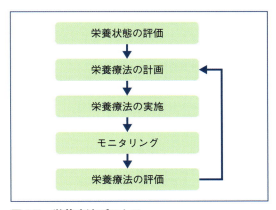

図17 栄養療法プロセス

理や対応能力を高め，健康状態をある程度改善する可能性が示唆されている．患者教育の第一の目的は，患者が疾患に対する理解を深め，安定期，増悪期における自己管理能力を獲得し，患者と医療者が協働で疾患に取り組む姿勢を向上させることである．患者教育の実践では，何よりも患者が責任をもって取り組んでいく姿勢をもつことが重要である．治療目標に沿った患

表10 食事のポイント

1. 1日3食規則正しく食べる
2. 主食，主菜，副菜をそろえ，バランスの良い食事をする
3. 3回の食事で十分なエネルギーが摂取できない場合は，食事の回数を増やすか補食（間食）で補う
4. 少量で高エネルギーの食品の利用や調理方法の工夫で，エネルギーアップを図る
   例：煮る，ゆでる→炒める，揚げる
   　　おひたし→マヨネーズ和え，ごま和え
5. ガスが発生して腹部膨満感となりやすいもの（炭酸飲料，ビール，さつまいもなど）は控える
6. 禁煙指導をする（喫煙は呼吸機能低下だけでなく食欲低下につながる）
7. 食事が十分に摂取できない場合は，栄養補助食品を利用する

（高橋仁美ほか編：動画でわかる呼吸リハビリテーション．第4版．中山書店；2016．p.240[5]より）

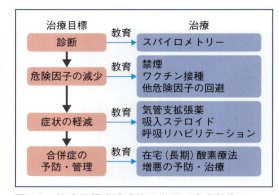

図18　治療目標を達成するための患者教育
（Make BJ：Chronic obstructive pulmonary disease：developing comprehensive management. Respir Care 2003；48〈12〉：1225-34[53]より）

表11 食事を妨げる症状の緩和に向けた指導

食欲不振	●エネルギーの高い食品や料理を取り入れる ●好きな食べ物やさっぱりした物を取り入れる ●1回量を少量とし，食事の回数を増やす ●栄養補助食品を利用する
すぐに満腹，腹部膨満感	●エネルギーの高い食品や料理を取り入れる ●食事中の水分摂取を控える ●1回量を少量とし，食事の回数を増やす ●ガスを産生する食品を控える ●栄養補助食品を利用する
息切れ，疲労感	●食事前に十分な休息をとり，ゆっくり食べる
便秘	●適度な運動を行う ●食物繊維やヨーグルトなど腸内環境を整える食品を摂取する

（高橋仁美ほか編：動画でわかる呼吸リハビリテーション．第4版．中山書店；2016．p.240[5]より）

者教育を図18[53]に示す．

酸素療法

酸素吸入では，SpO_2が90％未満の低酸素血症にならないように酸素流量を決定し，積極的に運動療法を施行する．COPD患者において運動中に酸素吸入を行うことは，運動に伴う低酸素血症を予防するだけでなく，運動に伴う呼吸困難を軽減し，運動耐容能を増加させるが，運動耐容能の改善効果については一定の見解が得られていない[1]．COPD患者に対する酸素吸入は，筋肉組織への酸素運搬が増加し筋組織での酸素の取り込みが改善する[5]ことにより，運動による乳酸上昇とそれに伴うpH低下の抑制効果が認められる[54]．また，低酸素により誘発された気道攣縮が酸素吸入により解除された結果，中枢気道が拡張し，気道抵抗が低下するためピークフローを増加させる[55]．中等症から重症のCOPDでは，運動中の肺動脈圧上昇に対する抑制効果が認められ，運動中の心血管イベントの予防効果も期待できる[56]．

作業療法

COPD患者では，日常生活での呼吸困難が原因でADLが低下する．よって，ADLおよびIADLの拡大に向けた効率的な動作獲得への活動指導や住環境整備などの，より生活に密着した「活動と参加」への支援を行う[5]ためにも作業療法は必要となる．

■引用文献

1) 日本呼吸ケア・リハビリテーション学会呼吸リハビリテーション委員会ワーキンググループほか編：呼吸リハビリテーションマニュアル—運動療法．第2版．照林社；2012.

2) American Thoracic Society：Dyspnea. Mechanisms, assessment, and management：a consensus statement. Am J Respir Crit Care Med 1999；159(1)：321-40.

3) 日本呼吸器学会COPDガイドライン第4版作成委員会編：COPD（慢性閉塞性肺疾患）診断と治療のためのガイドライン．第4版．メディカルレビュー社；2013. p.72, 79.

4) 塩谷隆信, 佐竹將宏, 高橋仁美ほか：COPDにおける包括的呼吸リハビリテーション．Prog Med 2005；25：131.

5) 高橋仁美, 宮川哲夫, 塩谷隆信編：動画でわかる呼吸リハビリテーション．第4版．中山書店；2016. p.108, 113, 133, 171, 240.

6) Goddard PR, Nicholson EM, Laszlo G, et al.：Computed tomography in pulmonary emphysema. Clin Radiol 1982；33(4)：379-87.

7) The Global Initiative for Chronic Obstructive Lung Disease (GOLD) revised 2011. 2011 Global Initiative for Chronic Obstructive Lung Desease, Inc.

8) GOLD日本委員会 COPD情報サイト：COPDアセスメントテスト（CAT）．http://www.gold-jac.jp/support_contents/cat.html

9) The Global Initiative for Chronic Obstructive Lung Disease (GOLD) revised 2017. http://goldcopd.org

10) Nici L, Donner C, Wouters E, et al.：American Toracic Society /European Respiratory Society statement on pulmonary rehabilitation. Am J Respir Crit Care Med 2006；173 (12)：1390-413.

11) Jones PW：Health status measurement in chronic obstructive pulmonary disease. Thorax 2001；56(11)：880-7.

12) Waschki B, Kirsten A, Holz O, et al.：Physical activity is the strongest predictor of all-cause mortality in patients with COPD：a prospective cohort study. Chest 2011；140 (2)：331-42.

13) Mannino DM, Thorn D, Swensen A, et al.：Prevalence and outcomes of diabetes, hypertension and cardiovascular disease in COPD. Eur Respir J 2008；32(4)：962-9.

14) Johnston AK, Mannino DM, Hagan GW, et al.：Relationship between lung function impairment and incidence or recurrence of cardiovascular events in a middle-aged cohort. Thorax 2008；63(7)：599-605.

15) 塩谷孝信, 佐竹將宏, 高橋仁美：外来呼吸リハビリテーション—外来での適応と効果．medicina 2015；52(9)：1532-7.

16) Sugawara K, Takahashi H, Kasai C, et al.：Effects of nutritional supplementation combined with low-intensity exercise in malnourished patients with COPD. Respir Med 2010；104(12)：1883-9.

17) 菅原慶勇, 高橋仁美, 柏倉 剛ほか：慢性閉塞性肺疾患でみられる経過中の体重減少に関する因子の検討とその対策についての研究．日呼ケアリハ学誌 2012；22(3)：264-70.

18) Ferreira IM, Brooks D, Lacasse Y, et al.：Nutritional supplementation for stable chronic obstructive pulmonary disease. Cochrane Database Syst Rev 2002；(1)：CD000998.

19) Ries AL, Bauldoff GS, Carlin BW, et al.：Pulmonary Rehabilitation：Joint ACCP/ AACVPR Evidence-Based Clinical Practice Guidelines. Chest 2007；131(5 Suppl)：4S-42S.

20) Vaes AW, Garcia-Aymerich J, Marott JL, et al.：Changes in physical activity and all-cause mortality in COPD. Eur Respir J 2014；44(5)：1199-209.

21) Cooper JD, Trulock EP, Triantafillou AN, et al.：Bilateral pneumectomy (volume reduction) for chronic obstructive pulmonary disease. J Thorac Cardiovasc Surg 1995；109 (1)：106-16.

22) Borg G：Borg's Perceived Exertion and Pain Scales. Human Kinetics：1998.

23) Stevens SS, Galanter EH：Ratio scales and category scales for a dozen perceptual continua. J Exp Psychol 1957；54(6)：377-411.

24) Mahler DA, Weinberg DH, Wells CK, et al.：The measurement of dyspnea. Contents,

interobserver agreement, and physiologic correlates of two new clinical indexes. Chest 1984；85（6）：751-8.

25）American Association of Cardiovascular & Pulmonary Rehabilitation：Guidelines for Pulmonary Rehabilitation Programs. 2nd ed. Human Kinetics；1998. 日本呼吸管理学会監訳：呼吸リハビリテーション・プログラムのガイドライン．第2版．ライフサイエンス出版；1999. p.118-21.

26）Guyatt GH, Berman LB, Townsend M, et al.：A measure of quality of life for clinical trials in chronic lung disease. Thorax 1987；42（10）：773-8.

27）Horowitz MB, Littenberg B, Mahler DA：Dyspnea ratings for prescribing exercise intensity in patients with COPD. Chest 1996；109（5）：1169-75.

28）鈴木淳一：呼吸筋力検査．呼吸 2000；19（2）：151-6.

29）鈴木正史，寺本信嗣，須藤英一ほか：最大呼気・吸気筋力の加齢変化．日胸疾患会誌 1997；35（12）：1305-11.

30）Mahoney FI, Barthel DW：Functional evaluation：the Barthel index. Md State Med J 1965；14：61-5.

31）Guide for the Uniform Data Set for Medical Rehabilitation（Adult FIM™ Instrument）. Version5.1. State University of New York at Buffalo；1997.

32）松本友子，田中貴子，松木八重ほか：The Nagasaki University Respiratory ADL questionnaire-NRADLの反応性の検討．日呼ケアリハ学誌 2008；18（3）：227-30.

33）後藤葉子，上月正博，渡辺美穂子ほか：在宅肺気腫患者のADL障害を詳細に捉えるための新しい在宅ADL評価表の開発．総合リハ 2000；28（9）：863-8.

34）與座嘉康，北川知佳，田中貴子ほか：慢性呼吸器疾患患者における上肢の日常生活活動評価表の作成．日呼管誌 2003；13：365-72.

35）Lareau SC, Meek PM, Roos PJ：Development and testing of the modified version of the pulmonary functional status and dyspnea questionnaire（PFSDQ-M）. Heart Lung 1998；27（3）：159-68.

36）Garrod R, Bestall JC, Paul EA, et al.：Development and validation of a standardized measure of activity of daily living in patients with severe COPD：the London Chest Activity of Daily Living scale（LCADL）. Respir Med 2000；94（6）：589-96.

37）Ware JE Jr, Sherbourne CD：The MOS 36-item short-form health survey（SF-36）. I. Conceptual framework and item selection. Med Care 1992；30（6）：473-83.

38）Jones PW, Quirk FH, Baveystock CM, et al.：A self-complete measure of health status for chronic airflow limitation. The St. George's Respiratory Questionnaire. Am Rev Respir Dis 1992；145（6）：1321-7.

39）Jones PW, Harding G, Berry P, et al.：Development and first validation of the COPD Assessment Test. Eur Respir J 2009；34（3）：648-54.

40）加賀谷斉，高橋仁美，菅原慶勇ほか：慢性閉塞性肺疾患患者の抑うつ，不安に影響を及ぼす因子の検討．総合リハ 2005；33（9）：871-4.

41）Zigmond AS, Snaith RP：The hospital anxiety and depression scale. Acta Psychiatr Scand 1983；67（6）：361-70.

42）Beck AT, Ward CH, Mendelson M, et al.：An inventory for measuring depression. Arch Gen Psychiatry 1961；4：561-71.

43）Spielberger CD, Gorsuch RL, Lushene RE：STAI manual for the State-trait anxiety inventory. Consulting Psychologist press；1970.

44）Waschki B, Kirsten A, Holz O, et al.：Physical activity is the strongest predictor of all-cause mortality in patients with COPD：a prospective cohort study. Chest 2011；140（2）：331-42.

45）高橋仁美，諸橋　勇編：理学療法士のためのコンディショニング入門—運動療法の効果を引き出すためのアプローチ．中山書店；2010. p.145.

46）本間生夫監，田中一正編：呼吸筋ストレッチ体操 解説編．公害健康被害補償予防協会；2002.

47）高橋哲也：アクティブサイクル呼吸法（ACBT）．千住秀明，眞渕　敏，宮川哲夫監：呼吸理学療法標準手技．医学書院；2008. p.56-9.

48）アメリカスポーツ医学会編，日本体力医学会体力科学編集委員会監訳：運動処方の指針—

運動負荷試験と運動プログラム．原書第8版．南江堂；2001.

49) 高橋仁美：呼吸リハビリテーションの実際．田中一正監：メディカルスタッフのための
トータル呼吸ケア COPD．メジカルビュー社；2005．p.57-85.

50) Gosselink R, De Vos J, van den Heuvel SP, et al.：Impact of inspiratory muscle training
in patients with COPD：what is the evidence? Eur Respir J 2011；37(2)：416-25.

51) 菅原慶勇，高橋仁美，笠井千景ほか：低強度運動中の慢性閉塞性肺疾患に対する栄養補給
介入の効果—多施設共同前向き研究．日呼ケアリハ学誌 2016；26(1)：57-63.

52) 日本呼吸ケア・リハビリテーション学会呼吸リハビリテーション委員会ほか編：呼吸リハ
ビリテーションマニュアル—患者教育の考え方と実践．照材社；2007.

53) Make BJ：Chronic obstructive pulmonary disease：developing comprehensive manage-
ment. Respir Care 2003；48(12)：1225-34.

54) O'Donnell DE, Bain DJ, Webb KA：Factors contributing to relief of exertional breath-
lessness during hyperoxia in chronic airflow limitation. Am J Respir Crit Care Med
1997；155(2)：530-5.

55) Libby DM, Briscoe WA, King TK：Relief of hypoxia-related bronchoconstriction by
breathing 30 per cent oxygen. Am Rev Respir Dis 1981；123(2)：171-5.

56) Fujimoto K, Matsuzawa Y, Yamaguchi S, et al.：Benefits of oxygen on exercise perfor-
mance and pulmonary hemodynamics in patients with COPD with mild hypoxemia.
Chest 2002；122(2)：457-63.

第3章 呼吸器

2. 気管支喘息

bronchial asthma

key point ▶▶▶気管支喘息は発作性の呼吸器疾患であるが，非発作時にも病態が持続する慢性疾患に位置づけられる．治療の目標は，長期にわたって病状のコントロールを良好に保ち，増悪や喘息死を防ぐことである．理学療法士には，非発作時（安定期）における呼吸法や運動療法，パニックコントロール法の指導，発作時（急性期）における排痰補助や人工呼吸管理中の呼吸理学療法などが求められる．患者自身が自己管理可能な方法やプランを工夫して提供することが，病状の良好なコントロールに寄与する．

概要と病態

気管支喘息は，『喘息予防・管理ガイドライン2015』（以下，ガイドライン）[1]において「気道の慢性炎症を本態とし，臨床症状として変動性をもった気道狭窄（喘鳴，呼吸困難）や咳で特徴づけられる疾患」と定義される．気管支喘息は，特定のアレルゲンに対するIgE（immuno-globulin E）抗体を有するアレルギー型（外因性）と，明らかなアレルゲンの存在しない非アレルギー型（内因性）に大別され，さらに臨床症状や疾患背景から，さまざまな表現型が存在する．症状の変動性が気管支喘息の特徴としてあげられ，さまざまな要因がトリガーとなって発作を引き起こす．

■病態

気管支喘息は，慢性気道炎症を主とし，それを起因とする気道過敏性亢進や気道狭窄が病態として存在する（**図1**）[1]．慢性気道炎症の発生機序としては，好酸球やT細胞などの炎症細胞や，気道上皮細胞などの気道構成細胞から分泌される炎症メディエータやサイトカインが関与している．これらに起因される気道炎症が気道平滑筋の攣縮や粘膜周囲の浮腫，気道粘液の亢進を引き起こし，気道狭窄が生じる．さらに，気道炎症を起因とする気道上皮の破壊や気道リモデリングが気道過敏性を亢進させる．これらが反復することで粘膜下腺の過形成や上皮下線維の増生，平滑筋の肥大，血管新生などが生じ，慢性的な炎症状態となる．慢性炎症によって引き起こされる気道構造のリモデリングは不完全で不可逆的なため，気道過敏性も経過とともに徐々に亢進する．これらの病態は，発作時に増悪を示すが，非発作時（症状がない時期）にも持続している．

気管支喘息の病態の形成にはさまざまな危険因子が関与し，これらは大きく個人因子と環境因子に大別される（**表1，2**）[1]．しかし，それぞれの因子によって生じる病態生理や臨床症状に大きな違いはない．

気管支喘息にはいくつかの表現型が存在し，非ステロイド性抗炎症薬（nonsteroidal anti-in-flammatory drugs：NSAIDs）への過敏性によって引き起こされるNSAIDs過敏喘息（またはアスピリン喘息）[2]や，運動誘発性気道収縮（exercise-induced bronchoconstriction：EIB）が合併した喘息（EIB with asthmaまたはexercise-induced asthma：EIA；運動誘発性喘息）[3]，

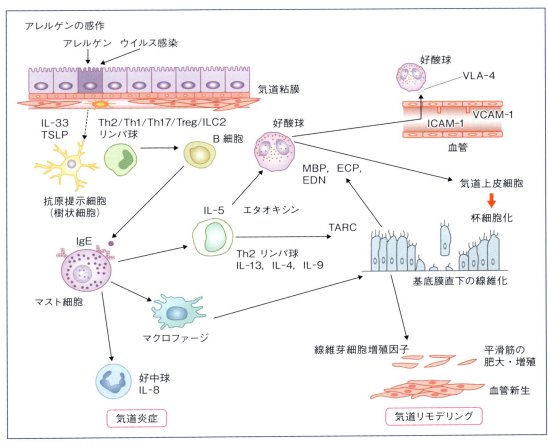

図1 喘息の病態
(日本アレルギー学会喘息ガイドライン専門部会監：喘息予防・管理ガイドライン2015. 協和企画；2015. p.58[1]より)
IL：interleukin（インターロイキン），Th：T helper cell（ヘルパーT細胞），Treg：regulatory T cell（制御性T細胞），ILC：innate lymphoid cell，TSLP：thymic stromal lymphopoietin，VLA：very late antigen，ICAM：intercellular adhesion molecule，VCAM：vascular cell adhesion molecule，MBP：major basic protein，ECP：eosinophil cationic protein，EDN：eosinophil-derived neurotoxin，TARC：tymus and activation-regulated chemokine.

表1 喘息の危険因子：発症の危険因子

1) 発症の危険因子	2) 環境因子
(1) 遺伝子素因	(1) アレルゲン
(2) アトピー素因	(2) 呼吸器感染症
(3) 気道過敏性	(3) 大気汚染
(4) 性差	(4) 喫煙
(5) 出生時体重や肥満	(5) 食物
	(6) 鼻炎

(日本アレルギー学会喘息ガイドライン専門部会監：喘息予防・管理ガイドライン2015. 協和企画；2015. p.42[1]より)

表2 喘息の危険因子：喘息発作の誘発因子（トリガー）

(1) 呼吸器感染症	(8) 刺激物質（煙，臭気，水蒸気など）
(2) アレルゲン	(9) 二酸化硫黄・黄砂
(3) 運動ならびに過換気	(10) 感情変化とストレス，過労
(4) 気象	(11) 月経
(5) 薬物	
(6) 食品・食品添加物	
(7) アルコール	

(日本アレルギー学会喘息ガイドライン専門部会監：喘息予防・管理ガイドライン2015. 協和企画；2015. p.45[1]より)

喘鳴や気道狭窄を伴わず咳嗽が主症状となる咳喘息（cough variant asthma：CVA）[4]などがある．また，気管支喘息は，慢性閉塞性肺疾患（chronic obstructive pulmonary disease：COPD）と合併することも少なくない．この合併例は，ACO（asthma and COPD overlap）と

定義され，気管支喘息やCOPDの単独例と比較して増悪頻度や呼吸機能，死亡率が高い[5]．ACOのリハビリテーションは，基本的にCOPDに準じて行われる（「慢性閉塞性肺疾患（COPD）」の項参照）．

■ 診断・重症度分類

診断

気管支喘息はさまざまな病態を含んでいるため，一連の明確な診断基準を設定することが困難な疾患である．ガイドライン[1]には診断の目安（表3）[1]が記されており，症状や各種検査，最終的に他疾患の除外によって診断される．

診断や管理のための主な検査としては，呼吸機能検査，最大呼気流量（peak expiratory flow：PEF），気道可逆性検査，気道過敏性検査，喀痰好酸球比率や末梢血好酸球数，呼気中一酸化窒素濃度（fractional exhaled nitric oxide：FeNO），アレルギー検査，症状の質問票などがあげられる（表4）．呼吸機能検査では，閉塞性換気障害（対標準1秒量70％未満）を呈する（図2）．

一方で，小児期は，RS（respiratory syncytial）ウイルスなどのウイルス性の上下気道感染でもかなりの割合で喘鳴が生じ，また気管支喘息であっても喘鳴を呈さない患児もいることから，鑑別がより困難である．繰り返す喘息症状やアレルギーの有無，除外診断を中心に診断される[6]．

重症度分類

気管支喘息の重症度には，非発作時（安定期）における重症度と発作時（急性期）の重症度が存在する．それぞれの重症度によって治療方針が決定される．

●非発作時（安定期）の重症度（未治療）

非発作時には，喘息症状（発作）の頻度・強度および夜間症状の頻度，さらにFEV$_1$（1秒量）やPEFの値とその変動によって4つの重症度に分類される（表5）[1]．いずれかの基準に当てはまった最も高い重症度にて治療が開始され，コントロール状態にしたがって減量（ステップダウン）や強化（ステップアップ）が行わ

表3 喘息診断の目安

1. 発作性の呼吸困難，喘鳴，胸苦しさ，咳（夜間，早朝に出現しやすい）の反復
2. 可逆性の気流制限
3. 気道過敏性の亢進
4. アトピー素因の存在
5. 気道炎症の存在
6. 他疾患の除外

- 上記1，2，3，6が重要である
- 4，5の存在は症状とともに喘息の診断を支持する
- 5は通常，好酸球性である

（日本アレルギー学会喘息ガイドライン専門部会監：喘息予防・管理ガイドライン2015．協和企画：2015．p.3[1]より）

表4 気管支喘息の診断や管理に用いられる検査

呼吸機能検査	●肺活量（VC），1秒量（FEV$_1$），対標準1秒量（% FEV$_1$），1秒率（FEV$_1$/FVC），フローボリューム曲線など
最大呼気流量（PEF）	●ピークフローメータを用いることで患者自身による自己評価も行える
気道可逆性検査	●気管支拡張薬吸入後にFEV$_1$が12％以上かつ200 mL以上改善すると可逆性ありと判定される
気道過敏性検査	●気道収縮物質を吸入することによる気道狭窄反応により判定される
末梢血および喀痰好酸球比率	●特に，喀痰好酸球比率が気道好酸球炎症を反映する
呼気中一酸化窒素濃度（FeNO）	●未治療の気管支喘息では上昇することが多い
アレルギー検査	●アレルギー型では特異的IgE抗体を有し，各種アレルギー検査が陽性となる
質問票	●喘息コントロールテスト（ACT）など

VC：vital capacity，FEV$_1$：forced expiratory volume in one second，FVC：forced vital capacity，ACT：Asthma Control Test.

れる．小児気管支喘息でも同様に，症状とその頻度によって重症度が分類されている（**表6**）[6]．

●発作時（急性期）の重症度（発作強度）

発作時には，呼吸困難の程度や日常生活動作の困難さ，%PEFや動脈血液ガス分析などの各種検査値によって強度が分類される（**表7**）[1]．このなかで最も重視されるのは呼吸困難の程度であり，その他の項目は参考事項とされている．小児気管支喘息においては，判定基準がより他覚的に判定できるように細分化されている（**表8**）[6]．

■症状

気管支喘息の典型的な症状としては，発作性の呼吸困難（または息切れ），喘鳴（または高音性連続性ラ音や笛様音〈wheeze〉），胸苦しさ（または胸部圧迫感），咳などがあげられる．大発作以上の発作時には，低酸素血症や高二酸化炭素血症がみられる場合もある．

また，気管支喘息の症状には変動性がある．夜間や早朝に症状が出現する日内変動，花粉などのアレルゲンの影響による月または季節性変動，その他にも過労，感情，月経などが要因となって症状が変動する（**表1**参照）．

運動（活動）でも喘息症状（EIB）が生じ，身体不活動の要因となっている[7]．健常者と比較して，運動耐容能の低下もみられる[8]．

病態が進行し，固定された閉塞性換気障害をもつような重症例では，COPDと同様の症状を

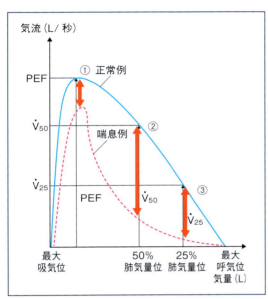

図2　気管支喘息患者のフローボリューム曲線の特徴

気管支喘息では，中枢および末梢気道狭窄による閉塞性換気障害によって，正常例と比較して①PEF（最大呼気流量），②$\dot{V}_{50}$，③$\dot{V}_{25}$の低下がみられる．また，$\dot{V}_{50}/\dot{V}_{25}$（正常では2程度）が増加し，曲線は下に凸となる．非発作時には正常な曲線に近い状態となるが，発作時にはこれらの特徴がより顕著となる．

表5　未治療の臨床所見による喘息重症度の分類（成人）

重症度[*1]		軽症間欠型	軽症持続型	中等症持続型	重症持続型
喘息症状の特徴	頻度	週1回未満	週1回以上だが毎日ではない	毎日	毎日
	強度	症状は軽度で短い	月1回以上日常生活や睡眠が妨げられる	週1回以上日常生活や睡眠が妨げられる	日常生活に制限
				しばしば増悪	しばしば増悪
	夜間症状	月に2回未満	月2回以上	週1回以上	しばしば
PEF FEV$_1$[*2]	%FEV$_1$，%PEF	80%以上	80%以上	60%以上80%未満	60%未満
	変動	20%未満	20〜30%	30%を超える	30%を超える

[*1]：いずれか1つが認められればその重症度と判断する．
[*2]：症状からの判断は重症例や長期罹患例で重症度を過小評価する場合がある．呼吸機能は気道閉塞の程度を客観的に示し，その変動は気道過敏性と関連する．%FEV$_1$＝（FEV$_1$測定値/FEV$_1$予測値）×100，%PEF＝（PEF測定値/PEF予測値または自己最良値）×100

（日本アレルギー学会喘息ガイドライン専門部会監：喘息予防・管理ガイドライン2015．協和企画；2015．p.6[1]）より）

■ 2. 気管支喘息

表6　未治療の小児気管支喘息の重症度

重症度	症状程度ならびに頻度
間欠型	●年に数回，季節性に咳嗽，軽度喘鳴が出現する ●時に呼吸困難を伴うこともあるが，β_2刺激薬の頓用で短期間で症状は改善し，持続しない
軽症持続型	●咳嗽，軽度喘鳴が1回/月以上，1回/週未満 ●時に呼吸困難を伴うが，持続は短く，日常生活が障害されることは少ない
中等症持続型	●咳嗽，軽度喘鳴が1回/週以上．毎日は持続しない ●時に中・大発作となり日常生活が障害されることがある
重症持続型	●咳嗽，軽度喘鳴が毎日持続する ●週に1〜2回，中・大発作となり日常生活や睡眠が障害される
最重症持続型	●重症持続型に相当する治療を行っていても症状が持続する ●しばしば夜間の中・大発作で時間外受診し，入退院を繰り返して，日常生活が制限される

（濱崎雄平ほか監：小児気管支喘息治療・管理ガイドライン2012．協和企画；2011．p.21[6]より）

表7　喘息症状・発作強度の分類（成人）

発作強度[*1]	呼吸困難	動作	検査値[*3]			
			% PEF	SpO$_2$	PaO$_2$	PaCO$_2$
喘鳴/ 胸苦しい	急ぐと苦しい 動くと苦しい	ほぼ普通	80%以上	96%以上	正常	45 mmHg未満
軽度 （小発作）	苦しいが横になれる	やや困難				
中等度 （中発作）	苦しくて横になれない	かなり困難 かろうじて歩ける	60〜80%	91〜95%	60 mmHg超	45 mmHg未満
高度 （大発作）	苦しくて動けない	歩行不能 会話困難	60%未満	90%以下	60 mmHg以下	45 mmHg以上
重篤[*2]	呼吸減弱 チアノーゼ 呼吸停止	会話不能 体動不能 錯乱，意識障害，失禁	測定不能	90%以下	60 mmHg以下	45 mmHg以上

＊1：発作強度は主に呼吸困難の程度で判定し，他の項目は参考事項とする．異なった発作強度の症状が混在するときは発作強度の重いほうをとる．
＊2：高度よりさらに症状が強いもの，すなわち，呼吸減弱あるいは停止，あるいは会話不能，意識障害，失禁などを伴うものは重篤と位置付けられ，エマージェンシーとしての対処を要する．
＊3：気管支拡張薬投与後の測定値を参考とする．
（日本アレルギー学会喘息ガイドライン専門部会監：喘息予防・管理ガイドライン2015．協和企画；2015．p.7[1]より）

呈するようになる[9]．

覚えておこう

運動誘発性気道収縮（EIB）とは
　喘息の病態が基盤となり，運動時の換気量上昇に伴う気道粘膜の冷却や再加温，水分の喪失などが原因で気道浮腫や気道平滑筋の収縮が生じる病態である．気管支喘息患者の多くがEIBによる症状を呈するが，気管支喘息と診断されないアスリートなどでも生じることがわかっている．

■予後

　ガイドライン[1]が普及し，治療が体系化されたことで，日本の喘息死亡者数は減少している．1990年代前半までの喘息死亡者数は5,000〜6,000人程度（人口10万人に対して5万人程度）であったが，平成5（1993）年に初版のガイドラインが発行され，2016年の人口動態統計では1,454人（人口10万人に対して1.2万人）まで減少した[10]．したがって，気管支喘息患者の

表8　小児気管支喘息の発作強度の分類

		小発作	中発作	大発作	呼吸不全
呼吸の状態	喘鳴	軽度	明らか	著明	減少または消失
	陥没呼吸	なし～軽度	明らか	著明	著明
	呼気延長	なし	あり	明らか*	著明
	起座呼吸	横になれる	座位を好む	前かがみになる	
	チアノーゼ	なし	なし	可能性あり	あり
	呼吸数	軽度増加	増加	増加	不定
覚醒時における小児の正常呼吸数の目安		＜2か月　＜60/分　2～12か月　＜50/分　1～5歳　＜40/分　6～8歳　＜30/分			
呼吸困難感	安静時	なし	あり	著明	著明
	歩行時	急ぐと苦しい	歩行時著明	歩行困難	歩行不能
生活の状態	話し方	一文区切り	句で区切る	一語区切り	不能
	食事の仕方	ほぼ普通	やや困難	困難	不能
	睡眠	眠れる	時々目を覚ます	障害される	
意識障害	興奮状況	正	やや興奮	興奮	錯乱
	意識低下	なし	なし	ややあり	あり
PEF	（吸入前）	＞60%	30～60%	＜30%	測定不能
	（吸入後）	＞80%	50～80%	＜50%	測定不能
PaO$_2$（大気中）		≧96%	92～95%	≦91%	＜91%
PaCO$_2$		＜41 mmHg	＜41 mmHg	41～60 mmHg	＞60 mmHg

判定のためにいくつかのパラメーターがあるが，全部を満足する必要はない.
＊：多呼吸のときには判定しにくいが，大発作時には呼気相は吸気相の2倍以上延長している.
注）発作強度が強くなると乳児では肩呼吸ではなくシーソー呼吸を呈するようになる. 呼気，吸気時に胸部と腹部の膨らみと陥没がシーソーのように逆の動きになるが，意識的に腹式呼吸を行っている場合はこれに該当しない.
（濱崎雄平ほか監：小児気管支喘息治療・管理ガイドライン2012. 協和企画：2011. p.20[6]より）

予後は飛躍的に改善しているといえる. しかし，2016年の統計では，喘息死亡者数における高齢者（65歳以上）の割合が89.4％と依然として約9割を占め，高齢者の喘息への対応が課題とされている[10].

気管支喘息の重症化や難治化に関与する因子としては，女性，肥満，非アトピー型喘息，長期罹病，気道リモデリング，喫煙，アスピリン感受性などが指摘されている[1,11]. また，高齢者の死亡が多いことから加齢も難治化の要因であり[12]，生理的加齢変化，合併症とそれに伴う薬剤選択の難しさ，治療アドヒアランスの低下などが問題としてあげられる.

■治療

気管支喘息の治療目標として，健常者と変わらない日常生活を送ることができるなどの5項目があげられている（**表9**）[1]. 小児気管支喘息においては，最終的な目標が寛解や治癒となっている（**表10**）[6]. その目標のためにさまざまな治療が行われるが，基本は薬物治療である.

気管支喘息の治療薬は，大きく長期管理薬（コントローラー）と発作治療薬（リリーバー）に大別される. 非薬物療法としては，酸素療法，発作時の挿管や非侵襲的陽圧換気（noninvasive positive pressure ventilation：NPPV）による人工呼吸管理，呼吸理学療法があげられ

■ 2. 気管支喘息

表9　喘息治療の目標

1. 健常人と変わらない日常生活を送ることができる
2. 非可逆的な気道リモデリングへの進展を防ぎ, 正常に近い呼吸機能を保つ
   PEFが予測値の80%以上かつ, PEFの変動が予測値の20%未満
3. 夜間・早朝を含めた喘息発作の予防
4. 喘息死の回避
5. 治療薬による副作用発現の回避

（日本アレルギー学会喘息ガイドライン専門部会監：喘息予防・管理ガイドライン2015. 協和企画；2015. p.2[1]より）

表10　小児気管支喘息の治療目標

最終的には寛解・治癒を目指すが, 日常の治療の目標は,

　症状のコントロール
- β_2刺激薬の頓用が減少, または必要ない
- 昼夜を通じて症状がない

　呼吸機能の正常化
- ピークフロー (PEF) やスパイログラムがほぼ正常で安定している
- 気道過敏性が改善し, 運動や冷気などによる症状誘発がない

　QOLの改善
- スポーツも含め日常生活を普通に行うことができる
- 治療に伴う副作用が見られない

（濱崎雄平ほか監：小児気管支喘息治療・管理ガイドライン2012. 協和企画；2011. p.112[6]より）

る. 呼吸理学療法に限らず, 運動療法も身体機能の改善や生活の質 (quality of life：QOL) の向上に有用である[13].

非発作時 (安定期)

　気管支喘息の気道炎症や気道過敏性は非発作時にも持続しており, これらを管理して発作を防ぐことが各治療の目標となる. 内容としては, アレルゲンなどの危険因子の同定と回避, 吸入ステロイド薬 (inhaled corticosteroid：ICS) や長時間作用性β_2刺激薬 (long-acting β_2 agonist：LABA) を中心とした薬物治療が, 重症度 (表5, 6参照) に沿って行われる (表11, 12)[1]. 小児気管支喘息では, 薬物治療ステップが2歳未満, 2〜5歳, 6〜15歳の年齢区分に分けて提示されている[6].

　また, 成人と小児 (親を含む) の両時期において, 患者教育が重要である. 教育内容としては, 病態に関する基礎知識や吸入器の使用方法, 日誌やピークフローメータ (最大呼気流量計；図3) を用いたモニタリング, アクションプランなどを用いた自己管理法があげられる. 理学療法場面における指導としては, 呼吸法やパニックコントロール, external chest compression (ECC), EIBの予防を含めた運動処方などがあげられる.

発作時 (増悪期)

　発作時は, 表7, 8で記した発作強度の分類によって治療が決定される. 表13[1]は, ガイドライン[1]における成人の発作時の治療ステッ

プである. 基本的に, 発作強度が小発作までは発作治療ステップ1, 中発作ではステップ2, 大発作ではステップ3, 重篤な発作ではステップ4が選択される.

　薬物治療としては, 短時間作用性β_2刺激薬 (short-acting β_2 agonist：SABA) やテオフィリン, ステロイド (全身投与), 抗コリン薬, アドレナリンなどが用いられる.

　小児における発作治療ステップは, 2歳未満と2〜15歳の年齢区分で分け, 同様に発作強度別に提示されている[6].

　その他, 低酸素血症に対しては酸素療法, 治療にもかかわらず呼吸機能が悪化する場合や意識障害を伴う高二酸化炭素血症には, 挿管やNPPVによる人工呼吸管理および気管支拡張作用のある吸入麻酔薬も考慮される. 呼吸器感染症などが原因の発作では, 喀痰の増加がみられ, 理学療法士による排痰法の指導や介助が有用である.

■ 障害像

　気管支喘息は, 発作 (増悪期) と非発作 (安定期) を繰り返す慢性疾患に位置づけられる. 呼吸機能などが正常な非発作時にも病態は持続しているため, コントローラーや患者教育による

表11　未治療患者の症状と目安となる治療ステップ

	治療ステップ1	治療ステップ2	治療ステップ3	治療ステップ4
対象症状	（軽症間欠型相当） ●症状が週1回未満 ●症状は軽度で短い ●夜間症状は月に2回未満	（軽症持続型相当） ●症状が週1回以上，しかし毎日ではない ●月1回以上日常生活や睡眠が妨げられる ●夜間症状は月2回以上	（中等症持続型相当） ●症状が毎日ある ●短時間作用性吸入β_2刺激薬がほぼ毎日必要 ●週1回以上日常生活や睡眠が妨げられる ●夜間症状が週1回以上	（重症持続型相当） ●治療下でもしばしば増悪 ●症状が毎日ある ●日常生活が制限される ●夜間症状がしばしば

（日本アレルギー学会喘息ガイドライン専門部会監：喘息予防・管理ガイドライン2015. 協和企画；2015. p.141[1]より）

表12　喘息治療ステップ

		治療ステップ1	治療ステップ2	治療ステップ3	治療ステップ4
長期管理薬	基本治療	吸入ステロイド薬（低用量） 上記が使用できない場合は以下のいずれかを用いる LTRA テオフィリン徐放製剤 ※症状が稀なら必要なし	吸入ステロイド薬（低～中用量） 上記で不十分な場合に以下のいずれか1剤を併用 LABA（配合剤使用可[*5]） LTRA テオフィリン徐放製剤	吸入ステロイド薬（中～高用量） 上記に下記のいずれか1剤，あるいは複数を併用 LABA（配合剤使用可[*5]） LTRA テオフィリン徐放製剤 LAMA[*6]	吸入ステロイド薬（高用量） 上記に下記の複数を併用 LABA（配合剤使用可） LTRA テオフィリン徐放製剤 LAMA[*6] 抗IgE抗体[*2,7] 経口ステロイド薬[*3,7]
	追加治療	LTRA以外の抗アレルギー薬[*1]	LTRA以外の抗アレルギー薬[*1]	LTRA以外の抗アレルギー薬[*1]	LTRA以外の抗アレルギー薬[*1]
発作治療[*4]		吸入SABA	吸入SABA[*5]	吸入SABA[*5]	吸入SABA

ICS：吸入ステロイド薬，LABA：長時間作用性β_2刺激薬，LAMA：長時間作用性抗コリン薬，LTRA：ロイコトリエン受容体拮抗薬，SABA：短時間作用性β_2刺激薬
*1：抗アレルギー薬は，メディエーター遊離抑制薬，ヒスタミンH_1拮抗薬，トロンボキサンA_2阻害薬，Th2サイトカイン阻害薬を指す．
*2：通年性吸入アレルゲンに対して陽性かつ血清総IgE値が30～1,500 IU/mLの場合に適用となる．
*3：経口ステロイド薬は短期間の間欠的投与を原則とする．短期間の間欠投与でもコントロールが得られない場合は，必要最小量を維持量とする．
*4：軽度の発作までの対応を示し，それ以上の発作についてはガイドラインの「急性増悪（発作）への対応（成人）」の項を参照．
*5：ブデソニド/ホルモテロール配合剤で長期管理を行っている場合には，同剤を発作治療にも用いることができる．長期管理と発作治療を合せて1日8吸入までとするが，一時的に1日合計12吸入まで増量可能である．ただし，1日8吸入を超える場合は速やかに医療機関を受診するよう患者に説明する．
*6：チオトロピウム臭化物水和物のソフトミスト製剤．
*7：LABA，LTRAなどをICSに加えてもコントロール不良の場合に用いる．
（日本アレルギー学会喘息ガイドライン専門部会監：喘息予防・管理ガイドライン2015. 協和企画；2015. p.140[1]より）

疾病管理が，治療目標（**表9，10**参照）の達成や喘息死を回避するのに重要となる．

重要
気管支喘息は，適切な治療および管理を行わなければ，挿管などによる人工呼吸管理や死亡にも至る可能性がある疾患である．

理学療法・リハビリテーションの評価

　基本的には，『呼吸リハビリテーションマニュアル』[14]に記載されている項目を用いて評価する．その他に，非発作時（安定期）と発作時（増悪期）ともに，症状のコントロール状態

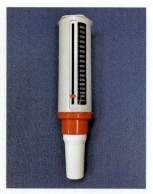

図3　ピークフローメータ（最大呼気流量計）
ミニライト・ピークフローメーター．

> **覚えておこう**
> 聴診や打診によって喀痰の位置を確認し，排痰法につなげる．

や発作強度を把握する．小児気管支喘息においては，保護者と一緒に各種の評価を実施することで子どもの健康状態を理解する一助とし，家庭での自己管理をよりいっそう促すことにつなげる．

コントロール状態

症状のコントロール状態や投薬状況，治療ステップなどを把握する（**表7～13**参照）．また，運動療法にかかわるものとして，EIBの有無も確認する．EIBの存在が指摘されている場合は，運動前にSABA吸入の必要性も主治医に確認する．

呼吸アセスメント

呼吸パターン（深さ，速さ，リズムなど）や呼吸補助筋の活動，胸郭可動性などを視診や触診で評価する．特に，発作時には，浅速呼吸や呼気相の延長，呼吸補助筋の活動がみられる場合がある．聴診においては，呼気時（重症例では吸気時にも）の気管支呼吸音や肺胞呼吸音で連続性ラ音（笛様音やいびき様音〈rhonchi〉ロンカイ）がしばしば聴かれる．気管支喘息は上下気道感染によって増悪する場合も多く，その場合は喀痰が増加する．

呼吸機能検査

発作時には，閉塞性換気障害がみられる．フローボリューム曲線は下に凸の形となり，FEV_1の低下とともにPEFや$\dot{V}_{50}$，$\dot{V}_{25}$の低下もみられる（**図2**参照）．基本的に肺活量は正常範囲である．

気管支喘息の呼吸機能には可逆性があり，発作治療後やSABA吸入によって閉塞性換気障害は改善する．しかし，重症例や高齢者では，気道リモデリングの進行や加齢変化によってFEV_1が正常化しない場合もある．この場合は，COPDと同様に肺過膨張の存在が考えられる．

PEFは，呼吸機能検査時に限らずピークフローメータ（**図3**）によって測定可能であり，自己管理法の一つとして用いる．

画像検査

画像検査は，気管支喘息の診断において必須の検査項目ではなく，非発作時には胸部単純X線像において異常を認めないことが多い．しかし，発作時には，肋間の拡大や横隔膜の平坦化などの肺過膨張像や肺野透過性亢進がみられる．また，肺炎や無気肺の合併例では，単純X線像において透過性低下（陰影）やシルエットサイン（主に無気肺）がみられるため，部位の特定にも有用である．

胸部CT像では，特に経過が長期にわたる患者において，気管支壁の肥厚や気管支拡張などがみられる場合が多い．

呼吸困難

気管支喘息患者の訴える呼吸困難は，息苦しさなどの呼吸努力よりも "chest tightness（胸苦しさ）" として訴えられることが多い[15]．比較的強い発作時（中発作以降）には，安静時にも呼吸困難を訴えることがあり，起座呼吸がみ

表13 喘息の発作治療ステップ

治療目標：呼吸困難の消失，体動，睡眠正常，日常生活正常，PEF値が予測値または自己最良値の80％以上，酸素飽和度＞95％（気管支拡張薬投与後の値を参考とする），平常服薬，吸入で喘息症状の悪化なし

ステップアップの目安：治療目標が1時間以内に達成されなければステップアップを考慮する

	治療	自宅治療可，救急外来入院，ICU管理[*1]
発作治療ステップ1	短時間作用性β₂刺激薬吸入[*2] ブデソニド/ホルモテロール吸入薬追加吸入	自宅治療可
発作治療ステップ2	短時間作用性β₂刺激薬ネブライザー吸入反復[*3] アミノフィリン点滴静注[*4] 酸素吸入（SpO₂ 95％前後を目標） ステロイド薬全身投与[*5] 抗コリン薬吸入 ボスミン®（0.1％アドレナリン）皮下注[*6]	救急外来 ●1時間で症状が改善すれば帰宅 ●2〜4時間で反応不十分 ─┐ ●1〜2時間で反応なし ────┘─→入院治療 入院治療：高度喘息症状として発作治療ステップ3を施行
発作治療ステップ3	短時間作用性β₂刺激薬ネブライザー吸入反復[*3] ステロイド薬全身投与の反復[*5] 酸素吸入（SpO₂ 95％前後を目標） アミノフィリン点滴静注（持続）[*7] 抗コリン薬吸入 ボスミン®（0.1％アドレナリン）皮下注[*6]	救急外来 1時間以内に反応なければ入院治療 悪化すれば重篤症状の治療へ
発作治療ステップ4	上記治療継続 症状，呼吸機能悪化で挿管[*1] 酸素吸入にもかかわらずPaO₂ 50 mmHg以下および/または意識障害を伴う急激なPaCO₂の上昇 人工呼吸[*1]，気管支洗浄 全身麻酔（イソフルラン，セボフルランなどによる）を考慮	直ちに入院，ICU管理[*1]

*1：ICUまたは，気管挿管，補助呼吸，気管支洗浄などの処置ができ，血圧，心電図，パルスオキシメーターによる継続的モニターが可能な病室．重症呼吸不全時の挿管，人工呼吸装置の装着は，時に危険なので，緊急処置としてやむを得ない場合以外は複数の経験のある専門医により行われることが望ましい．

*2：短時間作用性β₂刺激薬pMDIの場合：1〜2パフ，20分おき2回反復可．

*3：短時間作用性β₂刺激薬ネブライザー吸入：20〜30分おきに反復する．脈拍を130/分以下に保つようにモニターする．

*4：アミノフィリン6 mg/kgを等張補液薬200〜250 mLに入れ，1時間程度で点滴投与する．副作用（頭痛，吐き気，動悸，期外収縮など）の出現で中止．発作前にテオフィリン薬が十分に投与されている場合は，アミノフィリンを半量もしくはそれ以下に減量する．可能な限り血中濃度を測定しながら投与する．

*5：ステロイド薬点滴静注：ヒドロコルチゾン200〜500 mg，メチルプレドニゾロン40〜125 mg，デキサメタゾン，あるいはベタメタゾン4〜8 mgを点滴静注．以後ヒドロコルチゾン100〜200 mgまたはメチルプレドニゾロン40〜80 mgを必要に応じて4〜6時間ごとに，あるいはデキサメタゾンあるいはベタメタゾン4〜8 mgを必要に応じて6時間ごとに点滴静注，またはプレドニゾロン0.5 mg/kg/日，経口．ただし，アスピリン喘息の場合，あるいはアスピリン喘息が疑われる場合は，コハク酸エステル型であるメチルプレドニゾロン，水溶性プレドニゾロンの使用を回避する．

*6：ボスミン®（0.1％アドレナリン）：0.1〜0.3 mL皮下注射20〜30分間隔で反復可．原則として脈拍は130/分以下に保つようにモニターすることが望ましい．虚血性心疾患，緑内障［開放隅角（単性）緑内障は可］，甲状腺機能亢進症では禁忌，高血圧の存在下では血圧，心電図モニターが必要．

*7：アミノフィリン持続点滴：最初の点滴（上記6）参照）後の持続点滴はアミノフィリン250 mgを5〜7時間で（およそ0.6〜0.8 mg/kg/時）で点滴し，血中テオフィリン濃度が10〜20 μg/mL（ただし最大限の薬効を得るには15〜20 μg/mL）になるように血中濃度をモニターして中毒症状の発現で中止．

（日本アレルギー学会喘息ガイドライン専門部会監：喘息予防・管理ガイドライン2015．協和企画：2015. p.155[1]より）

られる（表7，8参照）．しかし，理学療法開始時には薬物療法が開始されていることが多いため，労作時呼吸困難が主体となる．また，運動中または運動後に喘鳴などとともにEIBに伴う呼吸困難が出現する場合がある[1,16,17]．特に，運動終了後3〜15分でピークに達する場合が多いため[1]，運動後にも症状を観察する．

安静時と労作時における呼吸困難を客観的に

比較するには，修正BorgスケールやVisual Analogue Scale（VAS）が有用である．日常生活活動（activities of daily living：ADL）における呼吸困難は修正MRC（modified British Medical Research Council：mMRC）スケールなどで評価するが，非発作時に呼吸機能が正常化する患者ではスケールに当てはまらないこともある．

筋力

上肢の粗大筋力評価としては握力が，下肢では徒手筋力測定器などで測定される最大等尺性膝伸展筋力が用いられる．気管支喘息患者は，運動耐容能や身体活動量の低下が報告されており[7,8]，不活動に伴う筋力低下が危惧される．また，発作に伴う人工呼吸管理後や入院中は，廃用性筋力低下が生じやすいため，継続的に筋力を評価する．

運動耐容能

運動耐容能は，6分間歩行テスト（6-minute walk test：6 MWT）や漸増シャトルウォーキングテスト（incremental shuttle walking test：ISWT），心肺運動負荷試験（cardiopulmonary exercise test：CPX）で評価する．「呼吸困難」でも述べたように，EIB（またはEIA）の評価も重要である．EIBの評価は，運動負荷試験で行うことが推奨されており，試験前後のFEV_1の変化率が判定基準（10％以上低下が陽性）となる[17]．

身体活動量（PA）

近年，身体活動量（physical activity：PA）は，呼吸リハビリテーションの主要な評価項目として注目を集めている．気管支喘息患者は，動作時のEIB出現に伴う呼吸困難などが原因で身体不活動状態に陥りやすく[7]，高齢者では，加齢による身体機能の低下も伴ってPAがより低下することが予想される．また，PA低下（physical inactivity）は，喘息症状の重症度や増悪（発作）リスクなどとも関連している[18,19]．

PAの評価方法としては，質問紙による主観的な評価と歩数計や活動量計を用いた客観的な評価があるが，後者のほうがより推奨されている（詳細は「慢性閉塞性肺疾患（COPD）」の項参照）．

ADL動作

非発作時の気管支喘息患者においては，ADL能力が低下することは少ない．また，発作時においても多くは症状とともに改善する．しかし，高齢患者では，発作による入院中や入院後の非発作時においてもADL能力が低下していることがある．

評価には，一般化されたBarthel index（BI）や，機能的自立度評価法（functional independence measure：FIM），呼吸器疾患に特化した長崎大学呼吸器日常生活活動評価表（The Nagasaki University Respiratory ADL questionnaire：NRADL）などを用いる．

QOL

一般的なQOL尺度としては，SF-36®（MOS〈Medical Outcome Study〉36-Item Short-Form Health Survey）が広く用いられている．気管支喘息に特化した健康関連QOL（health-related QOL：HRQOL）尺度としては，日本アレルギー学会によって作成されたAsthma Health Questionnaire-33，Japan（AHQ-33，Japan）が日本におけるQOL調査票として推奨されている[1,20]．小児気管支喘息では，小児気管支喘息患児と親又は保護者のQOL調査票簡易改訂版2008（Gifu）が臨床場面において推奨されている[1,21]．

理学療法・リハビリテーションプログラム

気管支喘息の理学療法プログラムは，非発作時における自己管理方法の指導や，身体機能の低下予防と急性増悪期（発作時）における呼吸

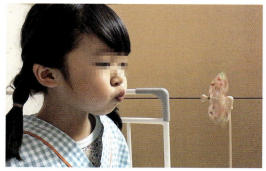

図4　風ぐるまを用いた口すぼめ呼吸の練習
強く速い呼気ではなく，ゆっくり長い呼気を促す．ティッシュや風ぐるまの位置をある程度近づけて課題を簡単にするなど工夫する．

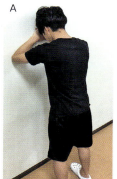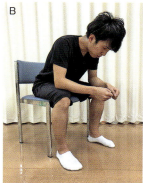

図5　上肢で支持する前傾姿勢
A：立位では，前腕で支持して壁にもたれかかるようにして前傾姿勢をとる．
B：座位では，膝に手または前腕を置いて前傾姿勢をとる．テーブルや机がある場合は，上肢をその上に載せる．

理学療法，非発作時に向けた患者教育に大別される．そのなかでも，発作時のパニックコントロール法や呼吸法，排痰法などの自己管理方法の指導が，在宅での呼吸困難の軽減や身体活動量の向上に寄与すると考えられるが，現状で明確なエビデンスはない．

気道リモデリングなどにより固定された閉塞性換気障害をもつ患者やACOなどには，COPDと同様のプログラム（「慢性閉塞性肺疾患（COPD）」の項参照）を適応しつつ，気管支喘息特有の症状にも留意する．

■ 非発作時（安定期）

呼吸法

口すぼめ呼吸や横隔膜呼吸を指導する．非発作時には必要のないことが多いが，発作時にはCOPDと同様に内因性PEEP（positive endexpiratory pressure；呼気終末陽圧）が生じるため，気道内圧を上昇させる口すぼめ呼吸が有用となる．また，固定された閉塞性換気障害が存在すると肺過膨張が生じ，労作時の呼吸補助筋の使用が多くなるため，口すぼめ呼吸に加えて横隔膜呼吸も指導する．

小児気管支喘息患者では，ティッシュや風ぐるまなどを用いると，口すぼめ呼吸を理解しやすい（**図4**）．

排痰法

気管支喘息では，通常，喀痰は少ないが，気道感染やその重症化は発作のトリガーとなるため，排痰法を指導しておく．入院を必要としない軽症の上気道感染などでは，中枢気道より近位に痰が貯留していることが多いため，咳嗽やその自己介助法，ハフィング，ガーグリングなどを指導する．また，呼吸コントロール（安静呼吸），胸郭拡張練習（深呼吸），強制呼出手技（ハフィング）で構成されるアクティブサイクル呼吸法（active cycle breathing technique：ACBT）も，自己排痰法として有用である[22]．

パニックコントロール法

発作や運動などに伴う呼吸困難によってパニック状態となることを防ぐために，自己コントロール法を指導する．中心となる呼吸法に加え，上肢で支える前傾姿勢なども指導する（**図5**）．

発作時には，患者本人だけでは十分に呼気を行えない場合も少なくない．特に，小児患者の場合は，その頻度が多いことが考えられるため，本人に呼吸法を指導するとともに，家族や親などにECCを指導しておく（**図6**）．

■ 2. 気管支喘息

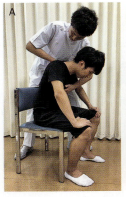
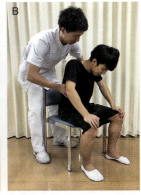

図6 external chest compression（ECC）の実際（椅子座位）

A：上部胸郭では，介助者は側方に位置し，患者（患児）の胸骨と胸背部に手を当てる．呼気時に胸骨部を下方へ，胸背部をやや上方に向けて介助し，呼出を促す．
B：下部胸郭では，介助者は後方に位置し，患者（患児）の下部胸郭に手を当てる．呼気時に胸郭を内下方へ介助し，呼出を促す．

表14 運動誘発性気道収縮（EIB）の特徴と対処法

- 運動終了後3～15分でピークに達することが多い
- EIB後1～3時間（最大4時間程度）は，再発に対する不応期がある
- 呼吸困難，喘鳴，胸部圧迫感，咳などの喘息症状が生じる
- 運動開始15分前のSABA吸入が推奨される
- SABAだけで効果が不十分な場合は，LTRAやMCSA投与も考慮する
- 気管支喘息患者では，ICS（LABA併用を含む）による気道炎症コントロールが前提となる
- ウォーミングアップによる軽度のEIBが運動時の強いEIBを軽減する（不応期による）
- 寒冷環境で運動する場合は，マスクなどによる加温加湿がEIBを抑制する場合もある

SABA：short-acting β_2 agonist（短時間作用性β_2刺激薬），LABA：long-acting β_2 agonist（長時間作用性β_2刺激薬），LTRA：leukotriene receptor antagonist（ロイコトリエン受容体拮抗薬），MCSA：mast cell stabilizing agent（肥満細胞安定化薬），ICS：inhaled corticosteroid（吸入ステロイド薬）．
（文献1，16，17の内容をもとに作成）

> **重要**
> ECCは，無理に呼吸リズムを整えるのではなく，患者の呼吸リズムに合わせて実施することで呼出量を増加させ，患者が自身で呼吸パターンを整えられる状態をつくることが重要である．

運動療法

気管支喘息において運動療法は，身体機能，運動耐容能，QOLだけでなく，喘息症状の改善も報告されている[13,23]．『呼吸リハビリテーションマニュアル』[14]でも，運動療法，特に全身持久力トレーニングが有用であるとされる[14]．

運動の強度や種類は，患者の重症度や身体機能に合わせて選択し，できる限り継続可能な内容とする．日常生活に組み込むことができ，かつPAの向上も見込める内容とすることが望ましい．また，気管支喘息患者の多くは，EIBによって活動時に症状が悪化し，それによって身体不活動やディコンディショニング状態となる[7]．したがって，運動療法やその指導において重要となるのはEIBの予防である（**表14**）[1,16,17]．

EIBは運動終了後3～15分でピークに達することが多いため[1]，クールダウンを行いながら症状の変化を確認する．

肥満は，気管支喘息患者において症状の重症度や増悪の頻度と関連する危険因子であり，減量によって呼吸機能や症状は改善する[24,25]．したがって，肥満や肥満傾向にある患者には，定期的な運動療法（またはPAの向上）や栄養療法の実施および指導を考慮する．

周術期呼吸理学療法

気管支喘息患者は，術中や術後に発作を起こすことがある．また，術後呼吸器合併症も発作のトリガーとなるため，術前呼吸練習や早期離床などの周術期呼吸理学療法が非常に重要となる（本シリーズ「外科編」参照）．

■ 発作時（増悪期）

呼吸法

非発作時と同様に，口すぼめ呼吸と横隔膜呼吸を併用する．労作時呼吸困難が強い患者には，動作リズムに同調させた口すぼめ呼吸な

ど，COPDに準じた呼吸コントロール法を用いる．

排痰法

発作時，特に気道感染を合併した患者では喀痰の量が多くなるため，非発作時と同様に排痰法を指導し痰の喀出を促す．

胸部理学療法

自己排痰法だけでは十分に痰を喀出できない患者や無気肺を合併している患者，人工呼吸管理をしている患者には，胸部理学療法を用いて排痰を促し，気道クリアランスを確保する．

初めに，喀痰の貯留部位をアセスメントし，体位ドレナージを行う．次に，スクイージングやスプリンギングなどの排痰手技によって，エアエントリーの改善を促す（「気管支拡張症，びまん性汎細気管支炎」の項 **図13**参照）．中枢気道まで痰が移動したら咳嗽やハフィング，ガーグリングを用いて喀出させる．

特に，小児患者は胸郭の発達が未熟な場合も多いため，過度に圧迫しないよう注意する．小児患者の無気肺では，呼気終末まで至らない程度に軽く圧迫（押すのではなく押さえる程度）し，スプリンギングを中心に行うことで十分に critical opening pressureが得られる．それでも改善が得られない場合は，主治医と相談のうえ，バギングを用いたクリアランス確保も考慮

する（詳細は「無気肺」の項参照）．

早期離床 (early mobilization)

気管支喘息における挿管日数は1〜3日ほどと長期管理を有する場合は少ない．しかし，他疾患と同様に，人工呼吸管理中の早期離床は，人工呼吸器関連肺炎（ventilator-associated pneumonia：VAP）やせん妄の予防に寄与する[26]．換気障害の改善に重きをおきつつ，状態の安定に応じてできるだけ早期に四肢運動などから実施する．抜管後は，主治医と相談のうえ，呼吸法の指導も併用しながら離床を行う．

ADL練習

ADL能力の低下がみられる患者や，動作時に呼吸困難が生じる患者（高齢患者やACOなど）には動作指導を行う．具体的には，COPDに対するADL指導と同様で，動作時の呼吸法を中心に指導することで呼吸困難の軽減を図る（「慢性閉塞性肺疾患（COPD）」の項参照）．

患者教育

退院に向け，非発作時における自己管理方法などを指導する．急性増悪による入院期は，逆手にとれば患者教育に集中できる良い機会である．したがって，呼吸法や運動療法について，実際に行いながら十分に指導する．最終的には，増悪時アクションプランなどを組み入れ，在宅でいつでも実施可能な状態にする．

■ 引用文献

1) 日本アレルギー学会喘息ガイドライン専門部会監：喘息予防・管理ガイドライン2015. 協和企画；2015. p.2, 3, 6, 7, 42, 45, 58, 140-1, 155.

2) Laidlaw TM, Boyce JA：Pathogenesis of aspirin-exacerbated respiratory disease and reactions. Immunol Allergy Clin North Am 2013；33（2）：195-210.

3) Weiler JM, Anderson SD, Randolph C, et al.：Pathogenesis, prevalence, diagnosis, and management of exercise-induced bronchoconstriction：a practice parameter. Ann Allergy Asthma Immunol 2010；105（6 Suppl）：S1-47.

4) Niimi A, Matsumoto H, Mishima M：Eosinophilic airway disorders associated with chronic cough. Pulm Pharmacol Ther 2009；22（2）：114-20.

5) 日本呼吸器学会喘息とCOPDのオーバーラップ（Asthma and COPD Overlap：ACO）診断と治療の手引き2018作成委員会編：喘息とCOPDのオーバーラップ（Asthma and COPD Overlap：ACO）診断と治療の手引き2018. メディカルレビュー社；2017.

6) 濱崎雄平，河野陽一，海老澤元宏ほか監：小児気管支喘息治療・管理ガイドライン2012. 協和企画；2011. p.20, 21, 112.

7) Clark CJ：Asthma and exercise：a suitable case for rehabilitation? Thorax 1992；47 (10)：765-7.

8) Clark CJ, Cochrane LM：Assessment of work performance in asthma for determination of cardiorespiratory fitness and training capacity. Thorax 1988；43(10)：745-9.

9) Oga T, Tsukino M, Hajiro T, et al.：Multidimensional analyses of long-term clinical courses of asthma and chronic obstructive pulmonary disease. Allergol Int 2010；59 (3)：257-65.

10) 厚生労働省：平成28年人口動態統計. https://www.e-stat.go.jp/stat-search/files?page=1&layout=dataset&toukei=00450011& tstat=000001028897&year=20160&stat_infid=000031625031

11) 谷本　安, 谷本光音：気管支喘息発症および重症化に関わる遺伝因子と環境因子. 日本臨牀 2016；74(10)：1622-7.

12) Wechsler ME：Getting control of uncontrolled asthma. Am J Med 2014；127(11)：1049-59.

13) Chandratilleke MG, Carson KV, Picot J, et al.：Physical training for asthma. Cochrane Database Syst Rev 2012；5：CD001116.

14) 日本呼吸ケア・リハビリテーション学会ほか編：呼吸リハビリテーションマニュアル―運動療法. 第2版. 照林社；2012.

15) Parshall MB, Schwartzstein RM, Adams L, et al.：An official American Thoracic Society statement：update on the mechanisms, assessment, and management of dyspnea. Am J Respir Crit Care Med 2012；185(4)：435-52.

16) Holland AE, Wadell K, Spruit MA：How to adapt the pulmonary rehabilitation programme to patients with chronic respiratory disease other than COPD. Eur Respir Rev 2013；22(130)：577-86.

17) Parsons JP, Hallstrand TS, Mastronarde JG, et al.：An official American Thoracic Society clinical practice guideline：exercise-induced bronchoconstriction. Am J Respir Crit Care Med 2013；187(9)：1016-27.

18) Garcia-Aymerich J, Varraso R, Antó JM, et al.：Prospective study of physical activity and risk of asthma exacerbations in older women. Am J Respir Crit Care Med 2009；179(11)：999-1003.

19) Rochester CL, Fairburn C, Crouch RH：Pulmonary rehabilitation for respiratory disorders other than chronic obstructive pulmonary disease. Clin Chest Med 2014；35(2)：369-89.

20) Arioka H, Kobayashi K, Kudo K, et al.：Validation Study of a Disease-specific Module, the Asthma Health Questionnaire (AHQ) Using Japanese Adult Asthmatic Patients. Allergol Int 2005；54(3)：473-82.

21) 近藤直実, 平山耕一郎, 松井永子ほか：小児気管支喘息患児と親又は保護者のQOL調査票簡易改訂版2008 (Gifu). アレルギー 2008；57(8)：1022-33.

22) 大倉和貴：アクティブサイクル呼吸法 (ACBT), 自律性排痰法 (AD). 呼吸器ケア 2017；15(12)：36-40.

23) Turner S, Eastwood P, Cook A, et al.：Improvements in symptoms and quality of life following exercise training in older adults with moderate/severe persistent asthma. Respiration 2011；81(4)：302-10.

24) Fitzpatrick S, Joks R, Silverberg JI：Obesity is associated with increased asthma severity and exacerbations, and increased serum immunoglobulin E in inner-city adults. Clin Exp Allergy 2012；42(5)：747-59.

25) Freitas PD, Ferreira PG, Silva AG, et al.：The Role of Exercise in a Weight-Loss Program on Clinical Control in Obese Adults with Asthma. A Randomized Controlled Trial. Am J Respir Crit Care Med 2017；195(1)：32-42.

26) 日本集中治療医学会早期リハビリテーション検討委員会：集中治療における早期リハビリテーション―根拠に基づくエキスパートコンセンサス. 日集中医誌 2017；24(2)：255-303.

3. 気管支拡張症，びまん性汎細気管支炎
bronchiectasis, diffuse panbronchiolitis

> **key point** ▶▶▶ 気管支拡張症とびまん性汎細気管支炎（DPB）の主症状は，慢性的な咳嗽と大量の喀痰，労作時呼吸困難であり，排痰を中心とした呼吸理学療法により，症状の寛解を図ることが求められる．両疾患ともに閉塞性肺疾患に分類され，特にびまん性汎細気管支炎に対しては慢性閉塞性肺疾患（COPD）に準じたリハビリテーションが適応となる．理学療法士には，呼吸困難による不活動に対応し，廃用症候群を予防することが求められる．

概要と病態

■ 病態

気管支拡張症

気管支拡張症は，さまざまな原因により非可逆性の異常な気管支の拡張が生じる病態であり，定義自体は解剖学的なもので，疾患名というよりは症候群ととらえるべきである．

病態は，気道の感染や炎症が繰り返し起こり，気管支が拡張し，さらに感染が起きやすくなるという悪循環を形成する．気道が病原体に感染し，サイトカインや好中球の作用で気管支壁が障害され，脆弱化した気管支は拡張し，分泌物も増加する．この状態が慢性化すると，気管支周囲の間質が線維化し，さらなる拡張と線毛の脱落によって気道内分泌物が貯留しやすくなり，気道感染が生じやすくなる（**図1**）．近年，特に先進国では，抗菌薬の発展により発症頻度は低下している．

びまん性汎細気管支炎（DPB）

びまん性汎細気管支炎（diffuse panbronchiolitis：DPB）は，1960年代に日本において確立された疾患概念であり，東アジアに多く，欧米ではまれである．慢性副鼻腔炎を高頻度に合併することから，副鼻腔気管支症候群（sinobronchial syndrome：SBS）の一型と考えられている．呼吸器症状の前に慢性副鼻腔炎の症状が先行することが多く，初期は痰や咳が中心であるが，進行すると気流制限による労作時呼吸困難が生じる．

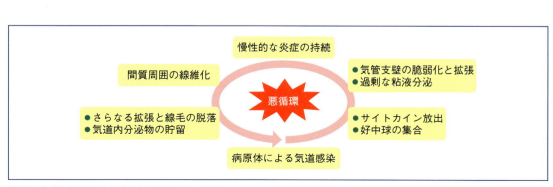

図1 気管支拡張症における悪循環の病態

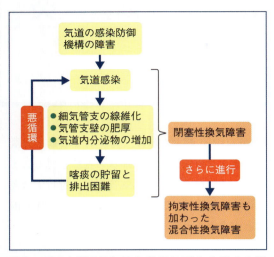

図2　びまん性汎細気管支炎（DPB）における病態

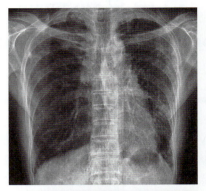

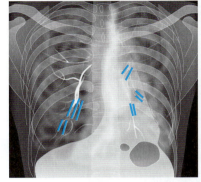

図3　気管支拡張症のX線像における線状影（tram line）

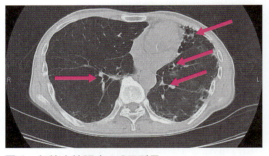

図4　気管支拡張症のCT所見
拡張した気管支の内腔と気管支壁の肥厚が確認できる．

　DPBでは遺伝性要因が示唆されており，気道の感染防御機構が障害されることで慢性的な感染と炎症を引き起こす．それに伴い，細気管支の線維化，気管支壁の肥厚，気道内分泌物の増加をきたし，喀痰の排出障害によりさらに感染が起きやすくなるという悪循環を生じる．その結果，細気管支の狭窄による閉塞性換気障害を呈し，さらに進行すると残気量の増加に伴い肺活量が減少し，拘束性換気障害も加わる混合性換気障害に陥る（図2）．

■診断・重症度分類

気管支拡張症

●診断，検査

　気管支拡張症は，咳嗽や喀痰などの症状に加え，聴診では水泡音（coarse crackle）などの異常所見が確認され，胸部X線像では気管支壁の肥厚により，並行して走る線状影（tram line；図3）がみられる．上記の所見をふまえ，胸部CT検査にて気管支の広がりや形状などを把握し（図4），喀痰中の細菌を検索することで診断する．

　その他に，血液生化学検査にて炎症の程度や，呼吸機能検査や血液ガス分析にて呼吸機能および呼吸不全の状態を評価する．

　原因菌としては，喀痰培養により肺炎球菌，インフルエンザ菌，緑膿菌が分離されることが多い．

●病型，重症度

　気管支拡張症は，病変部による分類，症状に

よる分類，形態上からの分類に分けられる．病変の広がりによるものは，限局性のタイプとびまん性のタイプに分類される．症状によるものは，慢性の咳嗽，大量の喀痰，血痰や喀血を呈すwet typeと，ほぼ無症状で乾性咳嗽のみを示すdry typeに分類される．形態上からは，円筒状，瘤状，囊状に分類される（**表1**）[1]．気管支拡張症の成因としては，先天性と後天性に分けられるが（**表2**），原因の多くは呼吸器感染症による．

重症度は，ヨーロッパにおける気管支拡張症ネットワークから，入院率や死亡率の予測ツールとしてBronchiectasis Severity Index（BSI；**表3**）[2]が考案され，その妥当性も報告されている．オンラインサイト[3]にて，必要事項を記入することで簡便に判定できる．

表1　気管支拡張症の分類

A. 病変の広がりによる分類
1. 限局性気管支拡張症 　1）中葉舌区タイプ 　2）他の部位の限局性タイプ 2. びまん性気管支拡張症
B. 症状による分類
1. 慢性副鼻腔炎を合併し，喀痰の多いタイプ 　（wet type） 2. 慢性副鼻腔炎がなく，喀痰のほとんどないタイプ 　（dry type）
C. 形態上からの分類
1. 円筒状（cylindrical） 2. 瘤状（varicose） 3. 囊状（saccular）

（杉山幸比古：気管支拡張症．総合臨牀；46：909-13[1]より）

びまん性汎細気管支炎（DPB）

● 診断，検査

DPBは，①慢性的な咳と痰，労作時呼吸困難の臨床症状，②慢性副鼻腔炎の既往または合併，③画像所見におけるびまん性の粒状影（りゅうじょうえい）が確認されれば診断できる．参考項目として，胸部の聴診にて水泡音や，呼吸機能検査にて閉塞性換気障害（1秒率が70％以下），血液所見にて寒冷凝集素価高値，日本人DPB患者で保有率が高いHLA-B54の陽性を認めれば診断は確実となる[4]．

胸部X線像では，両肺野にびまん性の散布性粒状影と肺過膨張所見がみられる（**図5**）．胸部CT像では，小葉中心性の粒状影と，進行例では気管支壁の肥厚や拡張所見がみられる（**図6**）．

聴診所見では，時に笛様音（てきようおん）（wheeze）やいびき様音（ロンカイ）（rhonchi）などの連続性ラ音や，吸気時にsquawk（スクォーク）という笛様音よりも高調な短い連続性ラ音が確認される．

その他に，呼吸機能検査では，進行すると肺活量の減少や残気量の上昇が認められる．慢性閉塞性肺疾患（chronic obstructive pulmonary disease：COPD）とは異なり肺胞領域は正常なため，肺拡散能や静肺コンプライアンスは正常である．血液生化学検査では，末梢血白血球数増加，CRP（C-reactive protein；C反応性蛋白質）高値，赤血球沈降速度亢進も認められる．細菌学的検査により，感染の原因菌（インフルエンザ菌や緑膿菌など）の検索が重要である．

● 病型，重症度

DPBの重症度については，厚生省（現 厚生

表2　気管支拡張症の成因

先天性		後天性	
気管支壁異常	免疫防御機構の欠損	感染症	気道の閉塞
●Williams-Campbell症候群（ウィリアムス キャンベル） ●Mounier-Kuhn症候群（ムニエ クーン）	●Kartagener症候群（カルタゲナー） ●bare lymphocyte症候群	●副鼻腔炎 ●乳児期の肺炎，麻疹，百日咳 ●結核，非結核性抗酸菌症 ●真菌症 ●マイコプラズマ，ウイルス，細菌	●異物 ●腫脹 ●リンパ節 ●ムコイド

表3 気管支拡張症の重症度評価
　　　（Bronchiectasis Severity Index：BSI）

項目	点数
年齢	
＜50	0
50〜69	2
70〜79	4
≧80	6
body mass index（BMI）kg/m²	
＜18.5	2
≧18.5	0
予測FEV₁%	
＞80	0
50〜80	1
30〜49	2
＜30	3
過去2年間に入院しましたか？	
はい	5
いいえ	0
過去12か月の間に何回急性増悪になりましたか？	
0〜2	0
≧3	2
MRC息切れスケール	
1〜3	0
4	2
5	3
細菌	
緑膿菌	3
その他の病原性微生物	1
なし	0
X線上の重症度	
3つ以上の葉か嚢状性の拡張所見	1
3つ未満の葉	0
0〜4：低リスク，5〜8：中等度リスク，≧9：高リスク．FEV₁：1秒量，MRC：Medical Research Council.	

（Chalmers JD, et al.：The bronchiectasis severity index. An international derivation and validation study. Am J Respir Crit Care Med 2014；189〈5〉：576-85[2]）を参考に作成）

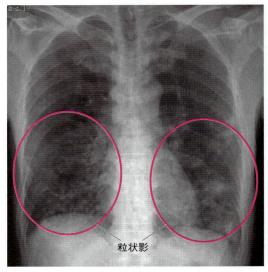

図5　びまん性汎細気管支炎のX線像
　　　（びまん性の粒状影）
両下肺野を中心としたびまん性の散布性粒状影と肺過膨張所見が認められる．

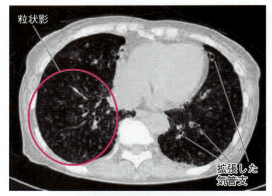

図6　びまん性汎細気管支炎のCT所見
両肺野に小葉中心性のびまん性粒状影と気管支拡張所見が認められる．

労働省）による分類がある（**表4**）[4]．急性増悪時はこの分類を参考に薬剤を選択する．安定期の3〜5級の症例は肺炎球菌，インフルエンザ菌が原因菌となる頻度が高く，1〜2級の症例では緑膿菌が原因菌となることがある．

■ 症状

気管支拡張症

　主な症状は慢性の咳嗽，大量の喀痰，血痰，喀血であり，wet typeで多くみられる．血痰や喀血の原因は，気管支の炎症反応により気管支動脈が増生し，脆弱な増生血管が破綻することで生じる．また，かぜなどを誘因として急性

表4　びまん性汎細気管支炎（DPB）の重症度分類

級別	PaO$_2$	症状	日常生活における障害の程度
1級	PaO$_2$≦59 Torr 急性増悪を1年に2回以上繰り返す，もしくは右心不全症状を伴う	咳，痰が頻発し痰量50 mL以上 H-J：Ⅳ〜Ⅴの呼吸困難 急性増悪を繰り返す，もしくは右心不全症状を伴う	呼吸器症状により身辺の日常生活活動に著しい支障がある
2級	PaO$_2$≦59 Torr	咳，痰が頻発し痰量50 mL以上 H-J：Ⅳ〜Ⅴの呼吸困難	呼吸器症状により身辺の日常生活活動に支障がある
3級	PaO$_2$ 60〜69 Torr	咳，痰が中等度で痰量は10 mL以上50 mL未満 H-J：Ⅳ〜Ⅴの呼吸困難	呼吸器症状により家庭内での日常生活に支障がある
4級	PaO$_2$ 70〜79 Torr	咳，痰は軽度で痰量は10 mL以下 H-J：Ⅱ〜Ⅲの呼吸困難	呼吸器症状により社会での日常生活に支障がある
5級	PaO$_2$≧80 Torr	呼吸器症状なし	日常生活活動に支障なし

（中田紘一郎：DPBの診断指針改訂と重症度分類策定．厚生省特定疾患びまん性肺疾患調査研究班　平成10年度研究報告書．1999．p.109-11[4]）より）
PaO$_2$：動脈血酸素分圧，H-J：Hugh-Jones分類．

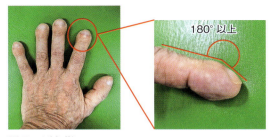

図7　ばち指
指の末端と爪との連結部を横からみた場合，ばち指は爪と皮膚とのなす角度が180度以上となる．

増悪をきたし，気道感染による発熱と呼吸困難が生じ，肺炎，呼吸不全を呈する．急性増悪を繰り返すことで，慢性呼吸不全へと進展する．症状の増悪と寛解を繰り返すため，入院頻度の増加に伴う不活動な状態となり，廃用症候群などの二次性障害を招く．

びまん性汎細気管支炎（DPB）

呼吸器症状の前に慢性副鼻腔炎の症状（鼻閉，膿性鼻汁，嗅覚低下，後鼻漏など）が先行することが多く，初期は慢性的な膿性痰や咳嗽が中心であるが，進行すると気流制限による労作時呼吸困難が生じる．閉塞性あるいは混合性の換気障害を呈し，呼吸不全の状態が進行すると，チアノーゼやばち指（図7）などの症状も認められる．

■予後

気管支拡張症患者91例を13年間追跡調査した結果，29.7％（27例）が亡くなっており，死亡率に影響する因子としては，年齢の他に呼吸機能，日常生活の活動度，緑膿菌感染の有無が有意な因子としてあげられている[5]．さらに，多施設における1,716例を対象とした大規模調査によると，4年間追跡調査した結果，死亡率は特発性の気管支拡張症例では9.3％であったのに対し，リウマチやCOPDを合併した例ではそれぞれ18％，28.5％と有意に高い値を示しており[6]，気管支拡張症に併存する疾患によっても予後が影響されると考えられる．

DPBの予後に関する国内の報告は少なく，基本的には頻回な急性増悪と持続的な炎症状態が末梢気道病変を進行させ，呼吸不全で死に至る例が多い．小規模な調査ではあるが，慢性呼吸不全を呈する症例に関しては，初診から在宅酸素療法の導入を経て，約6年後に死亡するなどの報告が確認されている[7]．

DPBは慢性的な炎症性疾患であり，気道感染が頻発することで進行すると呼吸不全，肺性心を合併する．以前では，最終的に緑膿菌感染が持続すると5年生存率がわずか8％という予

後不良の疾患であった．しかし，エリスロマイシン少量長期療法の導入により，1985年以降は5年生存率が90％以上となり，予後は著明に改善され[8]，早期診断・治療により，完治しうる疾患となっている．

治療

気管支拡張症

治療の基本は，原因疾患の検索とその治療である．気管支拡張症に対する実際の治療は，①慢性安定期における感染のコントロール，②血痰や喀血に対する治療，③急性増悪時の管理と対応に分けられる．慢性安定期の治療は，気道内分泌物の排出を目的として，去痰薬の投与や排痰法などの呼吸理学療法を行う．また，マクロライド系の抗菌薬を長期にわたって少量投与するマクロライド少量長期療法により，抗炎症作用と粘液分泌抑制作用，免疫抑制作用を期待し，図1に示した悪循環に歯止めをかける．

血痰や喀血に対しては，少量の出血の場合は止血薬の投与や気管支鏡を用いた止血処置を行う．それでも止血が困難な場合は気管支動脈塞栓術が行われ，限局した病変であれば肺葉，もしくは肺区域切除術などの外科的対応も選択される．急性増悪時には積極的な原因菌の探索を行い，適切な抗菌薬を投与する．

びまん性汎細気管支炎（DPB）

治療の基本は抗炎症作用が期待できるマクロライド系抗菌薬の少量長期療法であり，軽症はもちろん，重症例でも急性増悪の頻度を減少させる効果がある[9]．効果発現までは少なくとも1〜3か月を要し，通算2年間の投与で終了するが，呼吸障害に応じて投与を継続する場合がある．

喀痰に対しては去痰薬やネブライザー吸入療法，気流制限に対しては気管支拡張薬，呼吸不全には酸素療法が処方される．急性増悪時には，原因菌に対する抗菌薬の投与が有用である．

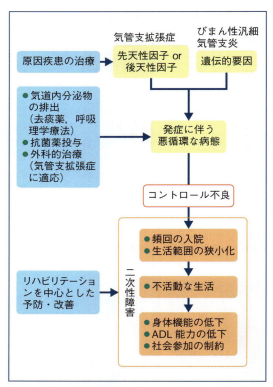

図8　障害像とアプローチ
両疾患ともに発症に伴い悪循環な病態に陥りやすく，呼吸理学療法による病態の改善が求められる．頻回な急性増悪を呈する場合は，廃用の進行に伴う二次性障害が考えられるため，予防・改善に向けてリハビリテーションは重要な位置を占める．

障害像

両疾患ともに，病状のコントロールが不良な場合は増悪と寛解を繰り返し，入院や生活範囲の狭小化に伴う不活動から身体機能低下，日常生活活動（activities of daily living：ADL）能力の低下，社会参加の制約を招くおそれがある．原疾患に対する治療と，症状に対する適切な対症療法により，悪循環を予防し，断ち切ることが重要である．さらに，機能低下や動作制限などの二次性障害を予防あるいは改善し，生活の質（quality of life：QOL）の向上を図る（図8）．

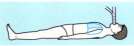

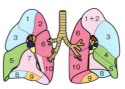
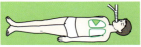
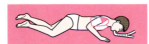

背臥位：
S^1, S^3, S^8（肺尖区，前上葉区，前肺底区）

正面　　　背面

側臥位：
S^9（外側肺底区，患側上の肺野）

後方へ45°傾けた側臥位：
S^4, S^5（中葉・舌区）

前方へ45°傾けた側臥位：
S^2, S^6, S^{10}（後上葉区，上-下葉区，後肺低区）

図9　肺区域と修正体位ドレナージ

理学療法・リハビリテーションの評価

　気管支拡張症は既往歴を含む原因疾患や病型，DPBは重症度を確認し，それぞれの炎症の程度，動脈血液ガス分析指標，呼吸機能などの検査結果から全体像を把握する．

　気道クリアランスを目的とした呼吸理学療法を行ううえでは，胸部を中心としたフィジカルアセスメントや画像所見が重要となる．また，呼吸困難や呼吸筋力，四肢粗大筋力，運動耐容能，ADL能力，健康関連QOL（health-related QOL：HRQOL）などの評価により全身状態を把握し，治療効果の判定や二次性障害の予防・改善を図る．近年では，慢性呼吸器疾患患者における身体活動性の評価も注目されている．

フィジカルアセスメント

　触診や視診では，呼吸数やリズム，呼吸の深さ，胸郭運動の程度，呼吸補助筋の緊張などを確認する．急性呼吸不全の状態であれば，呼吸性アシドーシスにより，呼吸数の増加や浅呼吸がみられる場合がある．

　DPBではCOPDほど強くはないが，気流制限による呼気時間の延長や，肺過膨張により胸郭運動が低下していることもある．また，重症DPBの場合，右心不全症状により頸動脈怒張やチアノーゼ，ばち指（図7参照）が確認されることもある．

　呼吸補助筋が過度に活動していないか確認することも，呼吸筋疲労の有無を判断する一つの指標となる．

　喀痰の貯留により胸壁に振動が伝わるrattling（ラトリング）も触診によって確認できる．画像所見や聴診によって，喀痰の貯留の程度や大まかな位置を把握することで，排痰体位を決定する指標とする．肺葉もしくは肺区域（pulmonary segment）に分けて喀痰の位置を同定する（図9）．

> **覚えておこう**
> 喀痰が多く粘性が高い場合はいびき様音が聴取され，粘性が低い場合は水泡音が聴取される．

呼吸困難

　呼吸困難は主観的な症状であるが，できる限り客観性のある指標で評価する．Borg CR10ス

ケール（修正Borgスケール）や呼吸困難のVisual Analogue Scale（dyspnea VAS）は，動作時の呼吸困難の程度を随時測ることに有用であり，運動時のリスク管理になる．また，修正MRC（modified British Medical Research Council：mMRC）質問票によってADLにおける呼吸困難の程度を把握する．

呼吸筋力

呼吸筋疲労の程度を把握するために，呼吸筋力測定器を用いて，口腔内最大呼気圧（PEmax）および吸気圧（PImax）を測定する．吸気筋力の正常値に幅はあるが，「PImax≧−60 mmHg」で吸気筋力の弱化と判断する[10]．

四肢筋力

不活動によって廃用性の筋力低下が引き起こされるため，呼吸困難に影響する上肢や運動耐容能に影響する下肢の筋力を評価する．徒手筋力テスト（manual muscle testing：MMT）やハンドヘルドダイナモメータなどの簡易筋力測定器を用いて，大腿四頭筋の筋力や利き手の握力を測定し，全身筋力を把握する．

運動耐容能

運動耐容能は，日常生活における動作レベルや運動療法の強度設定を行う意味でも重要である．特別な機器を使用しない6分間歩行テストや，トレッドミルもしくはエルゴメータを用いる運動負荷試験によって評価する[11]．

ADL，QOL

ADL評価は，Barthel index（バーセル）や機能的自立度評価法（functional independence measure：FIM）を参考にするが，長崎大学呼吸器日常生活活動評価表（The Nagasaki University Respiratory ADL Questionnaire：NRADL）[12]やPulmonary emphysema-ADL（P-ADL）評価表[13]などの呼吸器疾患に特異的なADL評価スケールも有用である．

HRQOLの評価は，呼吸器疾患を対象としたChronic Respiratory Disease Questionnaire（CRQ）[14]やSt. George's Respiratory Questionnaire（SGRQ）[15]が適応となるが，最近ではQuality of Life Questionnaire-Bronchiectasis（QOL-B）という気管支拡張症特有のQOL評価法も開発されており，その妥当性や信頼性が報告されている[16]．

咳嗽による健康状態への影響の程度を測定するLeicester Cough Questionnaire（LCQ）は，身体的要素，心理的要素，社会的要素の3領域に分けられた合計19項目の質問で構成されており，気管支拡張症患者においても妥当性が確認されている[17,18]．

> **注意**⚠️
> CRQ，SGRQに関しては日本語版が普及しているが，QOL-B，LCQは日本語版がなく，測定にあたっては信頼性や妥当性に注意が必要である．

身体活動量

身体活動量の評価は，慢性呼吸器疾患患者において近年注目されており，COPD患者においては生存率との関連性が強く[19]，Global Initiative for Chronic Obstructive Lung Disease（GOLD）ガイドラインでも，リハビリテーションの目標の一つとして活動性の向上を掲げている[20]．気管支拡張症患者についても，低活動な生活になりやすく，運動耐容能が活動量と最も強く関連すると報告されている[21]．以上より，身体活動量も治療効果の判定や状態把握の指標となり，経過を追って観察していくことが重要である．

最近では，活動量を客観的に測定できる活動量計による評価が注目されている．種類も多岐にわたるため，費用対効果にすぐれ，かつ適切な指標を用いた機器の選択が重要である．ライフコーダ®GSは，腰部に装着する1軸の加速度計で，装着も簡便であり，エネルギー消費量，歩数，運動強度別に活動した時間などの指標を算出できる（**図10**）．

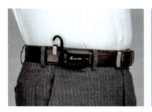
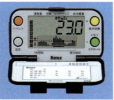

図10　ライフコーダ®GS

理学療法・リハビリテーションプログラム

　気管支拡張症およびDPBの呼吸リハビリテーションでは，両疾患に共通した主要症状の一つである多量の喀痰に対し，排痰法を主体とした呼吸理学療法を実施し，呼吸状態の改善を図ることが求められる．急性もしくは慢性の呼吸不全の状態に陥っている場合は，呼吸理学療法によるコンディショニングに加え，運動療法により廃用による悪循環の予防と脱却を図り，日常生活および社会活動への復帰を目指す（運動療法などの呼吸リハビリテーションについては，「慢性閉塞性肺疾患（COPD）」の項参照）．以下，コンディショニングを主とした呼吸理学療法を中心に述べ，近年報告されている運動療法のエビデンスについて紹介する．

呼吸理学療法

　呼吸理学療法を構成するリラクセーションや呼吸法，排痰法などはコンディショニングに位置づけられ，運動療法を効率的に行えるよう良好な呼吸状態にすることを目標とする．

●リラクセーション

　浅呼吸や呼吸数の増加によって呼吸補助筋の過活動や筋緊張が高い状態の場合は，エネルギー消費が高まり，換気効率も悪い．上肢を支持する前傾姿勢は呼吸補助筋の活動を妨げるため，呼吸が安楽に行える姿勢にポジショニングする．

　臨床場面で効果的な手技として，呼気時に手指や手掌全体で胸郭を圧迫し，吸気時に圧を解除する呼吸介助法は，換気効率を改善し，呼吸補助筋のリラクセーションにつながる．さらに，胸郭の柔軟性や可動性が改善するため，気流制限に伴う肺過膨張により胸郭可動域制限を呈しやすいDPBに有効である．

> **注意**
> 呼吸介助法は，換気量の改善により排痰効果も見込まれるが，局所的に圧を加え，気道内分泌物の移動を強調するスクイージングなどの排痰手技とは区別されるものである．

●呼吸法

　呼吸法の中心となるのは，横隔膜呼吸と口すぼめ呼吸である．両者に共通した効果としては，呼吸仕事量の減少，呼吸困難の改善，1回換気量の増大，呼吸数の減少，分時換気量の減少があり，運動耐容能やADL能力改善の効果も期待できる[22]．

　気道内圧を高め，気道虚脱を防止する効果がある口すぼめ呼吸は，閉塞性換気障害を呈するDPBにおいて特に有効である．実際には，両者を併用して行うことで，より換気効率の高い呼吸法を習得できるよう指導する（**図11**）．運動療法時や日常生活上の動作においても汎用できることが重要である．

●排痰法

　排痰法は，体位ドレナージと併用して，スクイージングなどの排痰手技を加え，咳嗽，ハフィングなども利用して痰を喀出させることが基本となる．

　排痰法の適応は「痰が1日30 mL以上，または1回の吸引で5 mL以上」であり，痰の喀出が困難な場合に適応とされる[22]．気管支拡張症，DPBともに適応疾患であり，痰の喀出頻度が多いなど臨床所見上でも痰の貯留が認められる場合は推奨される．

　コクランデータベースにおけるシステマティックレビューでは，気管支拡張症患者に対する体位ドレナージや排痰手技を含めたAir-

■ 3. 気管支拡張症, びまん性汎細気管支炎

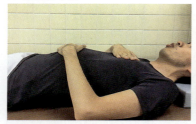
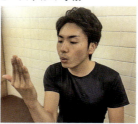

図11 横隔膜呼吸(A)と口すぼめ呼吸(B)の習得法
A：胸郭の動きを抑え, 腹部の手を持ち上げるように吸気を行う.
B：口をすぼめ, 手に息が感じられる程度に呼気を行う. 吸気：呼気＝1：3〜5の比になるように指導する.

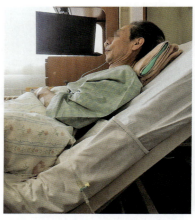

図12 ヘッドアップ座位(30〜45度)

way clearance techniques(ACTs)は, 痰の喀出や呼吸機能, 症状やHRQOLの改善に寄与する可能性があると報告している[23]. しかし, 排痰法はあくまで痰の喀出を補助するものであり, この手技のみで排痰が完了するわけではない. 去痰薬などの薬物療法や, ネブライザーによる加湿と十分な水分管理により痰の粘性を低下させておくなど, 痰が排出されやすいよう調整しておくことが前提となる.

ベッド上の管理としては, 定期的な体位変換も誤嚥性肺炎や無気肺の予防, 換気血流比の改善などの効果が期待でき[24], 自力での体動が困難な患者には左右側臥位の体位変換を2時間おきに実施する[22].

画像所見やフィジカルアセスメントから, 肺の病変部位に応じて酸素化が最も得られる体位を選択することも重要である. 座位姿勢をとることで腹腔内臓器による横隔膜への圧迫が軽減され, 機能的残気量が増加する. 上体を30〜45度に起こした半座位は, 誤嚥の予防にも効果的とされる[25](図12).

体位ドレナージ

体位ドレナージは, 排痰を実施するうえで, 排痰手技と組み合わせて行われる重要な項目である. 気道内分泌物が貯留した肺区域の気管支の方向に一致して重力が作用する体位(排痰体位)をとり, 分泌物の排出を誘導する方法である.

臨床で実用的な体位は修正体位であり, 人工呼吸器の配置などの問題で腹臥位が困難な場合は, 前傾側臥位で代用する場合が多い(図9参照). 一つの体位について, 10〜20分が目安とされるが, 痰の粘性や喀出の程度に応じて, そのつど変更する. 例えば, 排痰体位を一定時間保持させ, 重力の作用で痰が中枢気道に十分近づいてから, 排痰手技に移行する.

排痰手技

主な用手的排痰手技としてスクイージングとスプリンギングがあり, 器具を用いた排痰も有用である.

スクイージングは, 排痰体位のもとで, 呼気に同調して最大呼気位まで胸郭を絞り込むように圧迫を加え, エアエントリーを改善させて気道内分泌物を移動させる手技である. 排痰体位の各肺区域に応じた圧迫方向に注意し, 局所における排痰を意識して実施する(図13).

スプリンギングは, スクイージングと同様に呼気終末位まで圧迫を加えた後に, 胸郭からすばやく手を離し, 胸郭の弾性力を利用して瞬時に肺を拡張させる手技である. スクイージングで痰が移動しない場合や, さらなるエアエントリーの改善を目的に実施する. 急激な吸気流量

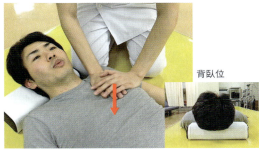

上葉に対するスクイージング　　　　中葉に対するスクイージング

背臥位　　　　　　　　　　　　　　後方へ45°傾けた側臥位

上部胸郭の動き（ポンプハンドル）に沿って圧を加える．　　胸郭を前後から挟むように圧を加える．

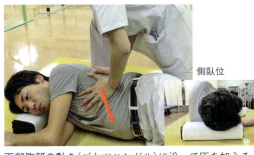

下葉に対するスクイージング　　　　後肺底区に対するスクイージング

側臥位　　　　　　　　　　　　　　前方へ45°傾けた側臥位

下部胸郭の動き（バケツハンドル）に沿って圧を加える．　　後方（右手）と側方（左手）から垂直に交わる方向に圧を加える．

図13　各肺区域に対するスクイージング

の増加により咳が誘発されることもある．

フラッター®やアカペラ®などの排痰器具も有用であり，呼気時の陽圧により気道閉塞を防止しながら排痰に有効な振動を加えて，排痰を促進する効果が期待できる．

気道内分泌物が十分に中枢気道に近づいた後，口腔内まで確実に喀出するためには，咳嗽やハフィング，ガーグリングを行わせる．ハフィングは，声帯を開いたまま最大吸気位から速い呼気を行う方法であり，数回繰り返して行い，痰をより口腔まで近づける．ガーグリングは，声帯を軽く閉じた状態で「ガー」と呼出させることで咳嗽と同様な喀出を得る方法である．

呼吸筋力の弱化などにより咳嗽力が十分に得られない場合は，ハフィングやガーグリングを試しつつ，徒手的咳嗽介助（咳嗽の呼気時に下部胸郭を圧迫する方法）を行い，痰の喀出を図る．

アクティブサイクル呼吸法（active cycle breathing technique：ACBT）は，患者自身が行う自己排痰法で，自己管理が可能な患者に有効である．排痰体位の状態で，安静呼吸を3～4回行った後，深呼吸を3～4回繰り返し，最大吸気位で1～2秒保持する．さらに安静呼吸を3～4回行った後，最大吸気位からハフィングを1～2回実施する．この一連の呼吸法を繰り返し，気道内分泌物を中枢気道まで近づけ，咳嗽やハフィングで喀出する[22]（**図14**）．

運動療法

呼吸リハビリテーションにおける運動療法は，慢性呼吸器疾患患者が呼吸困難に伴う不活動による悪循環から脱却し，廃用の進行を予防する手段として重要な項目となる．

運動療法の効果は，呼吸困難の軽減や運動耐容能の改善にとどまらず，活動に伴う気道内分

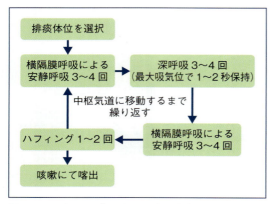

図14 アクティブサイクル呼吸法（ACBT）の流れ

泌物の移動を促進させることや，ADL能力の獲得，社会参加の促進など，良い循環の形成も期待できる．DPBに対する運動療法のエビデンスは少なく，COPDに準じたリハビリテーションが求められるため，詳細は「慢性閉塞性肺疾患（COPD）」の項を参照されたい．

気管支拡張症については，近年，運動療法による効果が報告されており，8週間の有酸素運動と上下肢筋力トレーニング，患者教育によって運動耐容能やHRQOLの改善がみられ，介入終了から12週は効果が持続しているというパイロットスタディもある[26]．さらに，ランダム化比較試験では，同様の内容で8週間の呼吸リハビリテーションによって，運動耐容能や呼吸困難の改善がみられ，介入終了から1年間の急性増悪の頻度が対照群と比較して減少したと報告している[27]．

気管支拡張症の呼吸リハビリテーションにおいて，運動療法は最も効果的な要素とされるが[28]，介入終了後6か月や12か月までは効果は持続せず，長期効果を得るには継続的な介入が求められる[27]．

> **覚えておこう**
> 気管支拡張症に限らず，慢性呼吸器疾患患者の大部分においては，身体活動性の維持・向上が運動療法による長期的な効果の維持や予後予測の重要な因子になりうる．

■ 引用文献

1) 杉山幸比古：気管支拡張症．綜合臨牀 1997；46：909-13.
2) Chalmers JD, Goeminne P, Aliberti S, et al.：The bronchiectasis severity index. An international derivation and validation study. Am J Respir Crit Care Med 2014；189(5)：576-85.
3) Bronchiectasis Prediction Tools. Bronchiectasis Severity Index. http://www.bronchiectasisseverity.com
4) 中田紘一郎：DPBの診断指針改訂と重症度分類策定．厚生省特定疾患びまん性肺疾患調査研究班 平成10年度研究報告書．1999．p.109-11.
5) Loebinger MR, Wells AU, Hansell DM, et al.：Mortality in bronchiectasis：a long-term study assessing the factores influencing survival. Eur Respir J 2009；34(4)：843-9.
6) De Soyza A, McDonnell MJ, Goeminne PC, et al.：Bronchiectasis rheumatoid overlap syndrome is an independent risk factor for mortality in patients with bronchiectasis：a multicenter cohort study. Chest 2017；151(6)：1247-54.
7) 北川弘祥，武田直也，松井 彰ほか：慢性呼吸不全を呈した気管支拡張症の予後の検討．日呼吸会誌 2013；2(suppl)：292.
8) Kudoh S, Azuma A, Yamamoto M, et al.：Improvement of survival in patients with diffuse panbronchiolitis treated with low-dose erythromycin. Am J Respir Crit Care Med 1998；157(6 Pt 1)：1829-32.
9) 中森祥隆，坪井永保，成井浩司ほか：DPB 長期観察例におけるEM療法の有用性に関する検討．Ther Res 1994；15(2)：4727-9.
10) Lötters F, van Tol B, Kwakkel G, et al.：Effects of controlled inspiratory muscle training in patients with COPD：a meta-analysis. Eur Respir J 2002；20(3)：570-6.

11）日本呼吸ケア・リハビリテーション学会呼吸リハビリテーション委員会ワーキンググループほか編：呼吸リハビリテーションマニュアル―運動療法. 第2版. 照林社；2012. p.25-34.

12）松本友子，田中貴子，松木八重ほか：The Nagasaki University Respiratory ADL questionnaire―NRADLの反応性の検討. 日呼ケアリハ学誌 2008；18（3）：227-30.

13）後藤葉子，上月正博，渡辺美穂子ほか：在宅肺気腫患者のADL障害を詳細に捉えるための新しい在宅ADL評価表の開発. 総合リハ 2000；28（9）：863-8.

14）Guyatt GH, Berman LB, Townsend M, et al.：A measure of quality of life for clinical trials in chronic lung disease. Thorax 1987；42（10）：773-8.

15）Jones PW, Quirk FH, Baveystock CM, et al.：A self-complete measure of health status for chronic airflow limitation. The St. George's Respiratory Questionnaire. Am Rev Respir Dis 1992；145（6）：1321-7.

16）Quittner AL, O'Donnell AE, Salathe MA, et al.：Quality of Life Questionnaire-Bronchiectasis：final psychometric analyses and determination of minimal important difference scores. Thorax 2015；70（1）：12-20.

17）Birring SS, Prudon B, Carr AJ, et al.：Development of a symptom specific health status measure for patients with chronic cough：Leicester Cough Questionnaire（LCQ）. Thorax 2003；58（4）：339-43.

18）Murray MP, Turnbull K, MacQuarrie S, et al.：Validation of the Leicester Cough Questionnaire in non-cystic fibrosis bronchiectasis. Eur Respir J 2009；34（1）：125-31.

19）Vaes AW, Garcia-Aymerich J, Marott JL, et al.：Changes in physical activity and all-cause mortality in COPD. Eur Respir J 2014；44（5）：1199-209.

20）Global Initiative for Chronic Obstructive Lung Disease：Global strategy for the Diagnosis, Management and Prevention of Chronic Obstructive Pulmonary Disease-executive summary. NHLB/WHO workshop report. Bethesda, National Heart, Lung, and Blood Institute, April 2011. Update of the Management Sections, GOLD website（www.goldcopd.com）, update：2015.

21）Bradley JM, Wilson JJ, Hayes K, et al.：Sedentary behaviour and physical activity in bronchiectasis：a cross-sectional study. BMC Pulm Med 2015；15：61. doi：10.1186/s12890-015-0046-7.

22）高橋仁美，宮川哲夫：コンディショニング. 高橋仁美，宮川哲夫，塩谷隆信編：動画でわかる呼吸リハビリテーション. 第4版. 中山書店；2016. p.176-204.

23）Lee AL, Burge AT, Holland AE：Airway clearance techniques for bronchiectasis. Cochrane Database Syst Rev 2015；11：CD008351.

24）Dean E：Effects of positioning and mobilization. Pryor JA, Prasad SA. eds：Physiotherapy for Respiratory and Cardiac Problems：Adults and Paediatric. 3rd ed. Churchill Livingstone；2002. p.143-59.

25）Al-Tawfiq JA, Abed MS：Decreasing ventilator-associated pneumonia in adult intensive care units using the Institute for Healthcare Improvement bundle. Am J Infect Control 2010；38（7）：552-6.

26）Mandal P, Sidhu MK, Kope L, et al.：A pilot study of pulmonary rehabilitation and chest physiotherapy versus chest physiotherapy alone in bronchiectasis. Respir Med 2012；106（12）：1647-54.

27）Lee AL, Hill CJ, Cecins N, et al.：The short and long term effects of exercise training in non-cystic fibrosis bronchiectasis―a randomised controlled trial. Respir Res 2014；15：44.

28）Ong HK, Lee AL, Hill CJ, et al.：Effects of pulmonary rehabilitation in bronchiectasis：A retrospective study. Chron Respir Dis 2011；8（1）：21-30.

第3章　呼吸器

4. 間質性肺炎
interstitial pneumonia

Key Point ▶▶▶ 間質性肺炎の主要症状は，呼吸困難である．特に，労作時呼吸困難は患者の身体活動を制限し，運動耐容能と日常生活活動（ADL）を著しく障害し，ディコンディショニングが進む．また，呼吸困難は，抑うつとも関連し，健康関連QOL（HRQOL）にも深刻な影響を及ぼしている[1]．理学療法士の役割は，この悪循環を断ち切ることである．間質性肺炎では，薬物療法を含む内科的治療を補完する形で患者の症状コントロール，身体活動の維持・向上，HRQOLの改善を図る[1]ことが重要になる．

概要と病態

間質性肺炎（interstitial pneumonia：IP）は，肺の間質（肺胞隔壁）に炎症を生じる疾患の総称で，しばしば同領域に線維化を生じる[2]．結合組織成分の増加と異常は肺胞壁を肥厚させ，結果，肺全体が硬化・縮小する．呼吸困難の主な要因である換気制限に加え，ガス交換障害と循環制限が運動耐容能を障害する（図1）[3]．

■病態

病理像は多彩である．原因には薬剤，無機・有機粉塵吸入などによる場合や，膠原病やサルコイドーシスなどの全身性疾患に付随して発症するもの，さらに原因が特定できない特発性間質性肺炎（idiopathic interstitial pneumonias：IIPs）などがある[2]．IIPsは，びまん性肺疾患のうち，特発性肺線維症（idiopathic pulmonary fibrosis：IPF）をはじめとする原因不明の間質

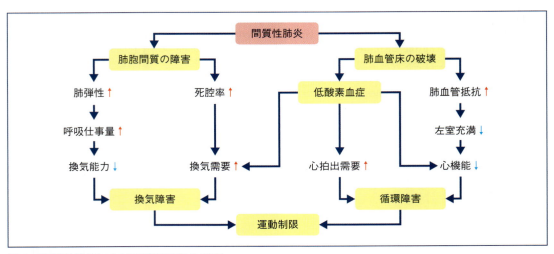

図1　間質性肺炎における運動制限の機序
（Hansen JE, et al.：Pathophysiology of activity limitation in patients with interstitial lung disease. Chest 1996；109(6)：1566-76[3]より）

表1　特発性間質性肺炎（IIPs）の分類と各疾患の相対的頻度（外科的肺生検例）

臨床病理学的疾患名	病理組織パターン	欧米での頻度（n=102）	日本での頻度（n=606）
特発性肺線維症（IPF）	UIP	63（62%）	313（52.6%）
非特異性間質性肺炎（NSIP）	NSIP	14（14%）	107（17.2%）
特発性器質化肺炎（COP）	OP	4（4%）	57（9.4%）
急性間質性肺炎（AIP）	DAD	2（2%）	9（1.5%）
剥離性間質性肺炎（DIP）および呼吸細気管支炎を伴う間質性肺炎（RB-ILD）	DIPおよびRB	10（10%）	29（4.8%）
リンパ球性間質性肺炎（LIP）	LIP	―	14（2.5%）
その他	その他	9（8%）	72（12.2%）

IIPs：idiopathic interstitial pneumonias, IPF：idiopathic pulmonary fibrosis, UIP：usual interstitial pneumonia（通常型間質性肺炎）, NSIP：nonspecific interstitial pneumonia, COP：cryptogenic organizing pneumonia, OP：organizing pneumonia（器質化肺炎）, AIP：acute interstitial pneumonia, DAD：diffuse alveolar damage（びまん性肺胞傷害）, DIP：desquamative interstitial pneumonia, RB-ILD：respiratory bronchiolitis-associated interstitial lung disease, LIP：lymphocytic interstitial pneumonia.
（日本呼吸器学会 びまん性肺疾患診断・治療ガイドライン作成委員会編：特発性間質性肺炎 診断と治療の手引き．改訂第3版．南江堂；2016．p.2[2] より）

性肺炎の総称[4]で，多様な遺伝的背景に加え，環境因子の影響を受ける慢性炎症や繰り返す肺胞上皮損傷の関与が想定されており[4]，病理組織パターンに基づいて7種類に分類される（**表1**）[2]．

IIPsの分類と診断は病理組織診断に基づいているが，外科的肺生検の施行は困難であることが多く，高齢者（主に50歳以上）に多いIPFに対しては，高分解能CT（high resolution computed tomography：HRCT）による明らかな蜂巣肺が確認できる場合，病理組織学的検索なしに診断してよいとされている[4]．

IPFは，IIPsのなかで最も頻度が高く，慢性進行性の経過をたどり，高度の線維化が進行して不可逆性の蜂巣が異形成をきたす予後不良の肺疾患である[2,5]．

■診断・重症度分類

以下，原因の特定が困難なIIPsについて述べる．IIPsでは，IPFを的確に診断することが重要である[2]（**図2**）[6]．IPFの診断基準を**表2**[6]に示す．

覚えておこう

- 気管支肺胞洗浄（bronchoalveolar lavage：BAL）液の所見は，疾患ごとに異なるので鑑別に有用であり，参考所見として考慮する[4]．
- 経気管支肺生検（transbronchial lung biopsy：TBLB）は，IIPsを病理組織学的に確定診断する手段ではなく，参考所見ないし鑑別診断（がん，肉芽腫など）において意義がある[4]．
- 外科的肺生検（胸腔鏡下肺生検，開胸肺生検）は，IPF以外のIIPsの診断にとって必須であり，臨床像および画像所見とともに総合的に判断する[4]．

診断基準[4]

IPFおよびIPF以外のIIPsと診断されたものの診断基準を**表3**[7,8]に示す．膠原病や薬剤誘起性など原因の明らかな間質性肺炎や，他のびまん性肺陰影を呈する疾患を除外する[2]．

鑑別診断

IIPsでは，膠原病や薬剤誘起性，環境，職業性など原因の明らかな間質性肺炎や，他のびまん性肺陰影を呈する疾患を除外する[4]．多数の原因が明らかな，あるいは全身性疾患に伴うびまん性肺疾患群が鑑別の対象であるが，原因が不明であることを証明することは難しい[2]．

4. 間質性肺炎

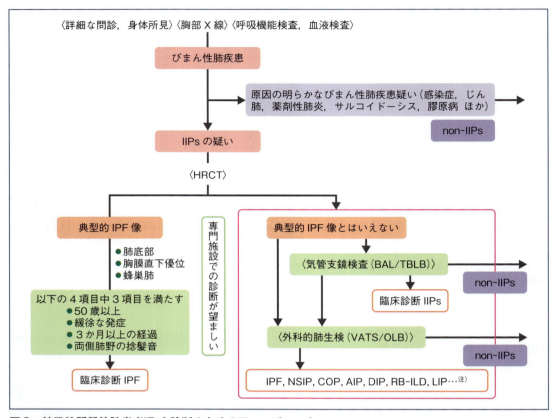

図2 特発性間質性肺炎（IIPs）診断のためのフローチャート
注）7つの病型に入れにくく最終診断に余地を残している症例．
HRCT：hight resolution computed tomography（高分解能CT），BAL：bronchoalveolar lavage（気管支肺胞洗浄），TBLB：transbronchial lung biopsy（経気管支肺生検），VATS：video-assisted thoracoscopic lung biopsy（胸腔鏡下肺生検），OLB：open lung biopsy（開胸肺生検）．
（日本呼吸器学会 びまん性肺疾患診断・治療ガイドライン作成委員会編：特発性間質性肺炎 診断と治療の手引き．改訂第2版．南江堂；2011．p.7[6]）より）

表2 特発性肺線維症（IPF）の臨床診断基準

以下の主診断基準のすべてと副診断基準4項目中3項目以上を満たす場合，外科的肺生検を行わなくとも臨床的にIPFと診断される
主診断基準
1　薬剤性，環境曝露，膠原病など，原因が既知の間質性肺疾患の除外
2　拘束性換気障害（VCの低下）や動脈血ガス交換障害（A-aDO$_2$）の開大，安静時または運動時のSpO$_2$，PaO$_2$の低下，あるいはDL$_{CO}$の低下などの呼吸機能検査異常
3　HRCTで両側肺底部・胸膜直下優位に明らかな蜂巣肺所見を伴う網状影とわずかなすりガラス陰影
副診断基準
1　年齢＞50歳
2　他の原因では説明し難い労作性呼吸困難の緩徐な進行
3　罹病期間≧3か月
4　両側肺底部に吸気捻髪音（fine crackles）を聴取

注：経気管支肺生検（TBLB）や気管支肺胞洗浄（BAL）を行った場合は，その所見が他疾患の診断を支持しないこと．
（日本呼吸器学会 びまん性肺疾患診断・治療ガイドライン作成委員会編：特発性間質性肺炎 診断と治療の手引き．改訂第2版．南江堂；2011．p.53[6]）より）

表3　特発性間質性肺炎の診断基準

特発性肺線維症および特発性肺線維症以外の特発性間質性肺炎と診断されたものを対象とする

主要項目
(1) 主要症状，理学所見および検査所見
① 主要症状および理学所見として，以下の1を含む2項目以上を満たす場合に陽性とする
　　1. 捻髪音 (fine crackles)
　　2. 乾性咳嗽
　　3. 労作時呼吸困難
　　4. ばち指
② 血清学的検査としては，1〜4の1項目以上を満たす場合に陽性とする
　　1. KL-6上昇
　　2. SP-D上昇
　　3. SP-A上昇
　　4. LDH上昇
③ 呼吸機能1〜3の2項目以上を満たす場合に陽性とする
　　1. 拘束性障害 (%VC<80%)
　　2. 拡散障害 (%DL$_{CO}$<80%)
　　3. 低酸素血症 (以下のうち1項目以上)
　　　・安静時 PaO$_2$：80 Torr 未満
　　　・安静時 A-aDO$_2$：20 Torr 以上
　　　・6分間歩行時 SpO$_2$：90%以下
④ 胸部X線画像所見としては，1を含む2項目以上を満たす場合に陽性とする
　　1. 両側びまん性陰影
　　2. 中下肺野，外側優位
　　3. 肺野の縮小
⑤ 病理診断を伴わないIPFの場合は，下記の胸部HRCT画像所見のうち1および2を必須要件とする．特発性肺線維症以外の特発性間質性肺炎に関しては，その病型によりさまざまな画像所見*を呈する
　　1. 胸膜直下の陰影分布
　　2. 蜂巣肺
　　3. 牽引性気管支炎・細気管支拡張
　　4. すりガラス陰影
　　5. 浸潤影 (コンソリデーション)

■特発性肺線維症 (IPF) の診断のカテゴリー

(1) の①〜⑤に関して，下記の条件を満たす確実，およびほぼ確実な症例をIPFと診断する
① 確実：(1) の①〜⑤の全項目を満たすもの．あるいは外科的肺生検病理組織診断が通常型IP (IPFに見られる病理組織診断名) であるもの
② ほぼ確実：(1) の①〜⑤のうち⑤を含む3項目以上を満たすもの
③ 疑い：(1) の⑤を含む2項目しか満たさないもの
④ 特発性肺線維症以外の特発性間質性肺炎，または他疾患：(1) の⑤を満たさないもの

(難病情報センター：特発性間質性肺炎[7] より抜粋)
＊初期はすりガラス状陰影，やがて斑状影，線状影となり，線維化が進むにつれて，蜂巣肺を示す多数の小輪状陰影がみられ，肺が萎縮し横隔膜が挙上する[8]．

表4　特発性肺線維症 (IPF) の重症度分類判定表 （安静時室内気）

重症度	安静時動脈血ガス PaO$_2$	6分間歩行時 SpO$_2$
Ⅰ	80 Torr 以上	
Ⅱ	70 Torr 以上 80 Torr 未満	90%未満の場合はⅢにする
Ⅲ	60 Torr 以上 70 Torr 未満	90%未満の場合はⅣにする (危険な場合は測定不要)
Ⅳ	60 Torr 未満	測定不要

(日本呼吸器学会 びまん性肺疾患診断・治療ガイドライン作成委員会編：特発性間質性肺炎 診断と治療の手引き．改訂第3版．南江堂；2016．p.6[2] より)

IPFの重症度分類判定表 (表4)[2]

　重症度Ⅱ度以上で6分間歩行時SpO$_2$が90%未満になる場合は，重症度を1段階高くする．安静時動脈血ガスが70 Torr未満のときには，6分間歩行時のSpO$_2$は必ずしも測定する必要はない．

■ 症状

　IIPsの発症経過には，慢性 (3か月以上)，亜急性 (1〜3か月)，急性 (1か月以下) がある[2]．

臨床症状

　IIPsの主要症状は，乾性咳嗽と労作時呼吸困難である[2]．IPFでは，乾性咳嗽が初診時50〜90%前後，労作時呼吸困難はおよそ80%以上に認められる[2]．

身体所見

　IPFにおいて，捻髪音は，American Thoracic Society (ATS)[9] の報告で80%以上，日本では90%以上に聴取される[2]．ばち指は，初診時で38%，ATS[9] の報告で25〜50%，その他の報告では30〜60%前後に認められる[2]．

精神状態

　IPF患者においては，健常者と比較して高頻度に不安や抑うつが認められ，悲しみ，恐れ，心配，不安，パニックなど，喪失感を感じるほどの状態となる[10]．SF-36[®] (MOS〈Medical Outcome Study〉36-Item Short-Form Health Sur-

第3章　呼吸器

303

vey）の評価では，メンタルヘルスの領域，神経質，意気消沈状態，落ち着いているか，幸福であると感じているかなどの領域が障害されている[10]．

■ 予後

一般に経過は緩徐で，平均生存期間は4～5年，1/3の症例では，感染，ステロイド減量，手術侵襲などを契機に急性増悪することがある[11]．IPFでは，経過中に8.7～36％に肺がんが発生し，相対リスクは7～14倍とされており，その他呼吸器感染症，気胸なども予後を悪化させる[2,11]．間質性肺炎合併肺がんにおいては，肺がん治療に伴い致死的な急性増悪を生じ，生活の質（quality of life：QOL）損失や治療関連死を招くおそれがある[5]．IPFは基本的に進行性の予後不良の肺疾患であるため，長期間にわたり悪化を防ぐことを目標とする[2]．

■ 治療

理学療法

理学療法としては，呼吸法，運動療法，日常生活活動（activities of daily living：ADL）などを指導する．慢性閉塞性肺疾患（chronic obstructive pulmonary disease：COPD）以外の慢性呼吸器疾患に関しても適応が拡大され，COPDとおおむね同様の効果があるといわれている[12]．間質性肺炎にも有効で，呼吸困難や健康関連QOL（health-related QOL：HRQOL）の改善が報告[2]され，重症例や薬物療法の効果が乏しい場合でも有効であると評価されている[10]．

大腿四頭筋の筋力低下は，運動耐容能の規定因子になっており，理学療法は下肢筋力の持久力を高める[2]．IPFの結果生じる障害や，併存症に至るいくつかの経路を中断することによって有効性が期待される（図3）[10]．

運動療法では急速な低酸素血症を発生する場合も多く，パルスオキシメータによるモニタリ

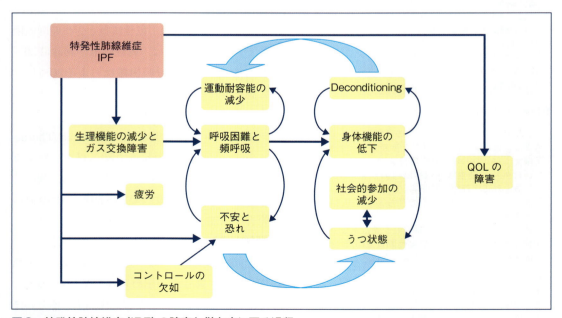

図3　特発性肺線維症（IPF）の障害と併存症に至る過程
（日本呼吸ケア・リハビリテーション学会呼吸リハビリテーション委員会ワーキンググループほか編：呼吸リハビリテーションマニュアル―運動療法．第2版．照林社；2012．p.81[10]より）

ングは必須である．患者選択も重要で，少なくとも3か月間病状が安定している症例を対象[13]とすべきである．また，日々の体調の変化にも留意する必要がある．

呼吸理学療法

呼吸困難などに起因するディコンディショニングの改善のために，リラクセーション，呼吸補助筋のストレッチ，呼吸介助手技，呼吸練習，胸郭可動域運動などを中心に行う．

運動療法

労作時の呼吸困難の軽減，運動耐容能の増大，HRQOLの改善が期待できる手段として重要である[1]．運動処方では，患者個々の能力に応じて，強度，頻度，種類，時間を設定する．間質性肺炎は病型や重症度がさまざまであるため，体調や呼吸困難の程度に合わせて可変的に設定することを心がける．プログラムはCOPDと同様のものを行うことが可能である．重症例では，わずかな運動でも低酸素血症をきたすことが多いため，このような場合は，コンディショニングやADL指導を中心に行う．

薬物療法

間質性肺炎の治療は，炎症細胞の浸潤が認められ，線維化の程度が軽度である発病早期の病態に対する治療と，ゆるやかに発症したために診察時にはすでに線維化が進行し，不可逆的になっている病態に対する治療に分けて考える必要がある[11]．IIPsには種々の疾患が含まれるが，病理組織パターンによって臨床経過や治療反応性が異なる（図4）[2]．ステロイドは，現時点では間質性肺炎の治療の中心となる薬剤であるが，IIPsの間質性肺炎のタイプ，また発病からの時間経過や線維化の程度などを考慮した慎重な使い方が要求され，安易な使用は避けるべきである[11]．IPF以外のIIPsでは，より積極的に薬物療法の導入を検討する[2]．特発性器質化肺炎（cryptogenic organizing pneumonia：COP），非特異性間質性肺炎（nonspecific interstitial

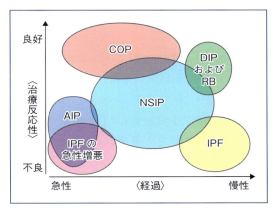

図4　臨床病理学的疾患名と治療反応性
（日本呼吸器学会 びまん性肺疾患診断・治療ガイドライン作成委員会編：特発性間質性肺炎 診断と治療の手引き．改訂第3版．南江堂：2016．p.116[2]）より
NSIP：非特異性間質性肺炎，COP：特発性器質化肺炎，DIP：剝離性間質性肺炎，RB：呼吸細気管支炎，AIP：急性間質性肺炎，IPF：特発性肺線維症．

pneumonia：NSIP）は治療反応性が良好で，治療反応に乏しい急性間質性肺炎（acute interstitial pneumonia：AIP）においてもほぼ正常に回復する場合もある[2]．

栄養療法

厚生省（現 厚生労働省）の呼吸不全調査研究班の全国実態調査（1995年）[14]では，％標準体重90％未満の栄養障害のある間質性肺炎患者は35％であった．IPFを中心とする間質性肺炎患者においては，抗重力筋力が同世代の健常者と比較して有意に低下しており，低栄養との関連が指摘されている[1]．経過中の低栄養リスクについて，栄養補給療法も含めた栄養療法計画を提案する必要がある．

患者教育

疾患の理解，治療，酸素療法，感染予防，精神症状，栄養管理，社会資源の利用，禁煙，生活環境の整備などの教育が必要である．

酸素療法（在宅酸素療法）

在宅酸素療法による明らかな予後改善効果は証明されていない．安静時に症状がなくても，労作時に著明な低酸素血症を呈し，しばしば肺

■ 4. 間質性肺炎

高血圧症を合併する[11]ことや，呼吸困難軽減，HRQOLの向上を期待[2]して在宅酸素療法（home oxygen therapy：HOT）を積極的に導入する．6分間歩行テストでSpO_2 88％未満の場合には有意に死亡率が高いため[15]，労作時には高い酸素流量を設定する．IPFでは，末期を除いてCO_2の蓄積を考慮する必要はないので，十分な流量の酸素吸入をすることが重要である[16]．運動中に酸素補給すると運動による低酸素血症（酸素分圧55 mmHg未満）は著明に改善し，運動能力も向上する[17]．間質性肺炎では，肺胞隔壁の変化によりガス交換機能が低下し，呼吸筋の酸素消費量が増加し，低酸素血症の遷延によって労作時に支障をきたす．非侵襲的陽圧換気（noninvasive positive pressure ventilation：NPPV）による換気補助は，このような悪循環を断ち切る一助となりうる．

作業療法

呼吸困難はHRQOLを阻害する主因である[10]．上肢を使用する動作は呼吸困難を誘発しやすいため，労作における酸素消費量ができるだけ少ない効率的な動作を指導する．

手術療法

間質性肺炎合併肺がんの手術はハイリスクであり，適応については重症度を詳細に評価しなくてはならない．肺切除の限界は，1秒量（FEV_1）と一酸化炭素肺拡散能（DL_{CO}）が指標となる．術後予測1秒量（ppo-FEV_1）あるいは術後予測拡散能（ppo-DL_{CO}）が，年齢，性，身長から算出される術前予測値の40％以上あれば手術可能である[18]．シャトルウォーキングテストで500 m以下[19]や階段を1階分上る[20]ことができなければ周術期死亡率が25％を超え，運動負荷時に動脈血酸素飽和度が4％以上低下する場合は，周術期合併症発生のリスクが増加する[21]．

間質性肺炎合併肺がんでは，術後合併症として平均15％の術後急性増悪，10％の間質性肺炎死がある[22]．IPFでは，肺移植により全平均生存期間の中央値が4年と長期生存が得られることから，国内外で肺移植適応疾患として認められている[2]．

理学療法・リハビリテーションの評価

理学療法，リハビリテーションの諸々の評価に関しては，「慢性閉塞性肺疾患（COPD）」の項を参照のこと．

間質性肺炎に特徴的な検査

● 呼吸機能検査

IIPsは，拘束性換気障害，拡散障害を認める．肺気量低下に先行して，DL_{CO}の低下を認めることもある[2]．閉塞性障害を認める場合は，COPDの合併を考慮する．経時的な呼吸機能の変化は，予後予測因子と考えられ，6〜12か月で努力性肺活量もしくは肺活量が10％以上低下する場合は生存率が低下する[2]．IPFでは，5〜10％の低下であっても，生存率の低下に関与する[2]．

● 動脈血液ガス検査

IPFの早期では，安静時には低酸素血症を認めないか，あっても軽度の低酸素血症と呼吸性アルカローシスを示す[2]．

● 心肺運動機能検査

6分間歩行距離は予後予測に有用とされており，運動時の低酸素血症（SpO_2＜88％）は，重要な予後予測因子である[2]．歩行後の心拍数増加の回復遅延は，予後不良因子である[2]．IPFで$PaCO_2$の上昇を認める場合は，通常，進行期であると判断される[2]．

効果判定

IPFでは，年間で平均約150〜200 mLの肺活量低下が認められるため，低下を抑えられれば有効な治療であると判断される[2]．さらに，客観的指標に限らず，歩行時の呼吸困難感や咳嗽

表5　治療効果判定基準

治療開始後3〜6か月後に評価する
改善：以下の3項目のうち2項目以上を満たす場合
1　症状の改善：特に呼吸困難，あるいは咳嗽
2　画像所見の改善：胸部X線あるいはHRCTでの陰影の減少
3　呼吸機能の改善（以下の2項目以上） ●TLCあるいはVCの10%以上の改善（あるいは200 mL以上の改善） ●DL_{CO}の15%以上の改善（あるいは3 mL/分/mmHg以上の改善） ●運動負荷試験時の酸素飽和度4%以上，あるいははPaO_2 4 mmHg以上の改善あるいは正常化
安定：以下の3項目のうち2項目以上を満たす場合 （6か月後に評価）
1　TLCあるいはVCの変化10%未満，あるいは200 mL未満
2　DL_{CO}の変化15%未満，あるいは3 mL/分/mmHg未満
3　運動負荷試験時の酸素飽和度の変化4%未満，あるいはPaO_2の変化4 mmHg未満
悪化：以下の3項目のうち2項目以上を満たす場合 （6か月後に評価）
1　症状の悪化：特に呼吸困難，あるいは咳嗽
2　画像所見の悪化（特に蜂巣肺への進行）あるいは肺高血圧の徴候
3　呼吸機能の悪化（以下の2項目以上） ●TLCあるいはVCの10%以上の悪化，あるいは200 mL以上の悪化 ●DL_{CO}の15%以上の悪化，あるいは3 mL/分/mmHg以上の悪化 ●安静時あるいは運動負荷時の酸素飽和度の4%以上，あるいはPaO_2 4 mmHg以上の悪化

（日本呼吸器学会 びまん性肺疾患診断・治療ガイドライン作成委員会編：特発性間質性肺炎 診断と治療の手引き．改訂第3版．南江堂；2016. p.62[2]より）
TLC：total lung capacity（全肺気量），VC：vital capacity（肺活量），PaO_2：動脈血酸素分圧．

軽減が認められた場合も治療の継続が考慮される[2]．効果判定は，治療開始から3〜6か月後に行う（**表5**）[2]．

理学療法・リハビリテーションプログラム

COPDに準じた運動療法を中心としたプログラムが実施されている．運動誘発性低酸素血症に配慮し，トレーニング時は，SpO_2が88%を下回らないよう酸素療法を併用する[1]．

呼吸理学療法（コンディショニングプログラム）

間質性肺炎とCOPDは基本的に異なる疾患だが，共通する部分もあるため，COPDと同様にリラクセーション，呼吸補助筋のストレッチ，呼吸介助法，呼吸練習，胸郭可動域運動などで構成される（「慢性閉塞性肺疾患（COPD）」の項参照）．重症例では，浅く速い呼吸パターンになりやすく，呼吸練習の適用にならない場合も多々ある．患者の呼吸パターンに合わせた呼吸練習が効果的なことがある．

運動療法

自転車エルゴメータやトレッドミル（歩行）などの有酸素運動が推奨される．IPF患者の運動耐容能制限因子として骨格筋機能異常が関係する[10]ため，筋力増強や筋持久力の向上および筋肉内代謝機能の改善などを目的とした上下肢筋力トレーニングを行う．ただし，ステロイドを投与されている患者は，非投与患者と比較して運動療法の効果が乏しい[23]．

運動療法時に低酸素が生じる場合は，酸素療法を併用する．高負荷トレーニングが推奨されるが，重症例や肺高血圧症のある患者では，低負荷から開始する[2]．COPDに比べて運動療法の効果の維持が困難な場合も多い[10]．

呼吸筋トレーニングの際は咳嗽に留意し，運動療法の実施によって呼吸困難を強めたり，肺高血圧や右心負荷を増悪しかねない可能性にも配慮が必要である．呼吸筋力の低下した患者に対する呼吸筋トレーニングの有効性は，今後，検証していく必要がある[10]．

薬物療法

間質性肺炎では，ステロイドによる薬剤性ミオパチーが原因となり運動能力が低下する症例もみられる[5]．間質性肺炎合併肺がんでは，化学療法での急性増悪の頻度が9〜21％，放射線療法では25％，化学療法＋放射線療法では25〜30％となっている[5]．化学療法の併用は急性肺傷害のリスクが高いため，間質性肺炎合併肺がんには原則禁止としている施設も多い[5]．

栄養療法

栄養療法の開始にあたっては，患者の栄養状態を評価し，個々に合った栄養療法計画を立てることが重要である．過食により，横隔膜が挙上して呼吸困難が増強することがある[2]ため，食事は少量頻回を基本とする．便秘などによる腹部の膨満は，横隔膜を圧迫し呼吸困難を増強するおそれがあるので，便通のコントロールが重要である．就寝前の食事や飲酒は，誤嚥を起こしやすく呼吸器感染症併発の原因となりうる[2]．末期のIPFでは，体重減少は予後不良因子である[2]ため，定期的に体重を測定するなどして自己管理することが大切である．

患者教育

喫煙常習者のIPF発症オッズ比は1.6〜2.9で，喫煙はIPFの危険因子とされ，20pack-years以上では発症に強く関連している[2]．咳嗽の軽減，体重減少防止，感染予防の観点から，禁煙は重要である[2]．IPFの急性増悪は，上気道感染がきっかけになることが多い[2]ため，手洗い，うがい，予防接種などの感染予防に留意する．

IPFでは，呼吸困難と低酸素血症の程度が一致しない場合もあるため，ADL指導の際にはSpO$_2$をモニタリングし，動作時の低酸素血症の程度を把握することが必要である．

IIPsは厚生労働省特定疾患に指定されているので医療費補助があることを患者に伝える．

酸素療法

●運動療法中の酸素吸入

間質性肺炎では，運動療法時に著明な低酸素血症を生じる場合があるため，酸素療法やインターバルトレーニング，NPPVの併用を試みる[10]．酸素投与量に関しては，労作時に低酸素血症を生じることから，安静時流量よりも高い流量を必要とする場合が多い．ただし，酸素吸入による運動能力の向上についての効果は一定していない．労作時には酸素飽和度をモニターする．酸素吸入は鼻カニュラで行うが，酸素流量が多い場合はリザーバー付き鼻カニュラを使用するとよい[13]．

作業療法

労作時の呼吸困難や低酸素血症をコントロールしながら行える動作方法を指導して，ADLでの負担を軽減する．呼吸法に合わせた労作方法や，運動誘発性低酸素血症に配慮した労作ペースの調整の仕方と労作中の休憩のタイミング，休憩時の姿勢，1日の活動予定の決め方やスケジューリング，環境整備などを指導する．

■引用文献

1) 高橋仁美，宮川哲夫，塩谷隆信編：動画でわかる呼吸リハビリテーション．第4版．中山書店；2016．
2) 日本呼吸器学会 びまん性肺疾患診断・治療ガイドライン作成委員会編：特発性間質性肺炎 診断と治療の手引き．改訂第3版．南江堂；2016．p.2，6，62，116．
3) Hansen JE, Wasserman K：Pathophysiology of activity limitation in patients with interstitial lung disease. Chest 1996；109(6)：1566-76.
4) 厚生労働省：平成27年1月1日施行の指定難病（新規・更新）．
   http://www.mhlw.go.jp/stf/seisakunitsuite/bunya/0000062437.html
5) 塩谷隆信，高橋仁美編：呼吸リハビリテーション最前線．医歯薬出版；2014．

6) 日本呼吸器学会 びまん性肺疾患診断・治療ガイドライン作成委員会編：特発性間質性肺炎 診断と治療の手引き. 改訂第2版. 南江堂；2011. p.7, 53.

7) 難病情報センター：特発性間質性肺炎. http://www.nanbyou.or.jp/entry/302

8) 塩谷隆信，高橋仁美，髙島千敬編：極める！！ 最新呼吸リハビリテーション. 南江堂；2010.

9) American Thoracic Society：Idiopathic pulmonary fibrosis：diagnosis and treatment. International consensus statement. American Thoracic Society（ATS），and the European Respiratory Society（ERS）. Am J Rspir Crit Care Med 2000；161（2 Pt 1）：646-64.

10) 日本呼吸ケア・リハビリテーション学会呼吸リハビリテーション委員会ワーキンググループほか編：呼吸リハビリテーションマニュアル―運動療法. 第2版. 照林社；2012. p.81.

11) 塩谷隆信，高橋仁美編著：訪問呼吸ケア・リハビリテーション―誰でもわかる在宅呼吸管理. 中外医学社；2011.

12) Spruit MA, Singh SJ, Garvey C, et al.：An official American Thoracic Society/European Respiratory Society statement：key concepts and advances in pulmonary rehabilitation. Am J Respir Crit Care Med 2013；188（8）：e13-64.

13) 宮川哲夫責任編集：理学療法MOOK4 呼吸理学療法. 第2版. 三輪書店；2009. p.472-81.

14) 成田亘啓，夫 彰啓，米田尚弘ほか：慢性呼吸不全（準呼吸不全を含む）患者の栄養状態. 呼吸不全調査研究班平成6年度報告書. 1995. p.24-8.

15) Lama VN, Flaherty KR, Toews GB, et al.：Prognostic value of desaturation during a 6-minute walk test in idiopathic interstitial pneumonia. Am J Respir Crit Care Med 2003；168（9）：1084-90.

16) Crockett AJ, Cranston JM, Antic N：Domiciliary oxygen for interstitial lung disease. Cochrane Database Syst Rev 2001；（3）：CD002883.

17) Harris-Eze AO, Sridhar G, Clemens RE, et al.：Oxygen improves maximal exercise performance in interstitial lung disease. Am J Respire Crit Care Med 1994；150（6 Pt 1）：1616-22.

18) British Thoracic Society：BTS guidelines：guidelines on the selection of patients with lung cancer for surgery. Thorax 2001；56（2）：89-108.

19) Win T, Jackson A, Groves AM, et al.：Relationship of shuttle walk test and lung cancer surgical outcome. Eur J Cardiothorac Surg 2004；26（6）：1216-9.

20) Pollock M, Roa J, Benditt J, et al.：Estimation of ventilatory reserve by stair climbing. A study in patients with chronic airflow obstruction. Chest 1993；104（5）：1378-83.

21) Pierce RJ, Copland JM, Sharpe K, et al.：Preoperative risk evaluation for lung cancer resection：predicted postoperative product as a predictor of surgical mortality. Am J Respir Crit Care Med 1994；150（4）：947-55.

22) Shintani Y, Ohta M, Iwasaki T, et al.：Predictive factors for postoperative acute exacerbation of interstitial pneumonia combined with lung cancer. Gen Thorac Cardiovasc Surg 2010；58（4）：182-5.

23) Kozu R, Senjyu H, Jenkins SC, et al.：Differences in response to pulmonary rehabilitation in idiopathic pulmonary fibrosis and chronic obstructive pulmonary disease. Respiration 2011；81（3）：196-205.

5. 誤嚥性肺炎（高齢者肺炎）
aspiration pneumonia

key point ▶▶▶ 誤嚥性肺炎患者は，多くが高齢者ゆえに他の疾患を併存していたり，基礎体力が低下していることが多く，重症化するリスクや，肺炎が改善しても再発するリスクが高い．誤嚥性肺炎に対する理学療法士の役割は，治療と再発予防である．発症後早期には徹底した排痰や，廃用予防および改善に向けた治療的なアプローチが重要であり，全身状態が安定すれば呼吸機能や咳嗽力の強化，体力の向上を積極的に行い，たとえ誤嚥しても肺炎を発症させないための予防的なアプローチが重要となる．

概要と病態

肺炎は日本における死亡原因の第3位であり，2011（平成23）年には脳血管疾患を上回り[1]，増加の一途をたどっている（図1）[1]．肺炎入院患者の約6割は誤嚥性肺炎であり，年齢とともにその割合は増加する．高齢者にみられる肺炎の多くは誤嚥性肺炎であり，70歳以上においては約8割が誤嚥性肺炎とされる[2]．

病態

通常の嚥下では，食塊は咽頭から食道へと入るが，口腔・咽頭内容物または胃の内容物が声帯を超えて気管内まで侵入した状態を誤嚥という．誤嚥性肺炎は，誤嚥することによって生じ

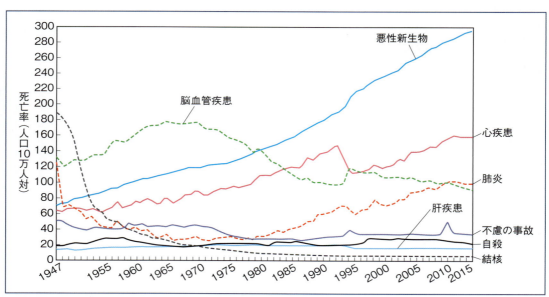

図1 主な死因別にみた死亡率（人口10万人対）の年次推移
（厚生労働省：平成27年人口動態統計月報年計〈概数〉の概況[1]より）

表1 誤嚥をきたしやすい病態

1) 神経疾患
   脳血管性障害（急性期，慢性期）
   中枢性変性疾患
   パーキンソン病
   認知症（脳血管性，アルツハイマー型）
2) 寝たきり状態（原因疾患を問わず）
3) 口腔の異常
   歯の噛み合わせ障害（義歯不適合を含む）
   口内乾燥
   口腔内悪性腫瘍
4) 胃食道疾患
   食道憩室
   食道運動異常（アカラシア，強皮症）
   悪性腫瘍
   胃-食道逆流（食道裂孔ヘルニアを含む）
   胃切除（全摘，亜全摘）
5) 医原性
   鎮静薬，睡眠薬
   抗コリン薬など口内乾燥をきたす薬剤
   経管栄養

（日本呼吸器学会 医療・介護関連肺炎〈NHCAP〉診療ガイドライン作成委員会編：医療・介護関連肺炎診療ガイドライン．日本呼吸器学会：2011. p.32-5[3]より）

表2 摂食嚥下障害を疑う症状

- 食事場面でのむせ
- 湿性嗄声
- 意識障害
- 低栄養
- 食事時間の延長
- 胸やけ
- 咽頭残留感
- 義歯の不適合
- 口腔衛生状態の悪化
- 口腔内残留の存在
- 口唇からのこぼれ
- 舌・頸部の可動域制限
- 経鼻胃管の存在
- 気管カニューレの存在

（加賀谷斉：摂食・嚥下障害に対する呼吸リハビリテーションの適用．日呼ケアリハ学誌 2011：21〈1〉：9-12[4]より）

表3 誤嚥性肺炎発症のリスク要因

- 不顕性誤嚥
- 口腔・咽頭残留
- 意識障害
- 低栄養
- 喀出能力・基礎体力の低下
- 食道逆流

（都築 晃ほか：呼吸リハビリテーション最前線—身体活動の向上とその実践．医歯薬出版：2014. p.76-9[6]より）

る肺炎であるため，常に摂食嚥下障害の存在を念頭においておく必要がある．誤嚥をきたしやすい病態，摂食嚥下障害を疑う症状を**表1**[3]，**2**[4]に示す．

　誤嚥性肺炎は誤嚥が関係しているが，誤嚥すると必ずしも肺炎を発症するわけではなく，誤嚥量，誤嚥物の喀出能力，口腔内細菌，患者の体力や免疫能などが関与する[5]．**表3**[6]に示すような誤嚥性肺炎発症のリスク要因を理解しておくことが重要である．また，加齢そのものは摂食嚥下障害とは関係ないといわれるが，実際は加齢に伴いさまざまな病態を合併するので，嚥下障害は増加する[6,7]（**図2**）[7]．さらに，高齢者においては，夜間における唾液の誤嚥が誤嚥性肺炎の原因となることも多い．

■ 診断・重症度分類

　肺炎の診断は，『成人肺炎診療ガイドライン2017』において「問診，診察所見，血液検査所見，胸部X線所見より総合的に判断する」とさ

れている[8]．誤嚥性肺炎については，明確に規定しているものはいまのところなく，摂食嚥下障害や明らかな誤嚥のある（または疑われた）症例に生じた肺炎の場合，誤嚥性肺炎を疑う（**図3**）[3]．

　肺炎でよく用いられる重症度分類としては，市中肺炎のA-DROP分類（**表4**）[8]と院内肺炎のI-ROAD分類（**図4**）[8]がある．肺炎と診断された患者においては，治療の場（外来治療か入院治療かなど）と治療薬を決定するために重症度の評価が行われるが，誤嚥性肺炎では患者の日常生活活動（activities of daily living：ADL）能力や基礎疾患，免疫能低下が背景にあることが多く，必ずしも重症度評価によって治療が決定するわけではないため，誤嚥性肺炎独自の重症度分類は存在しない．

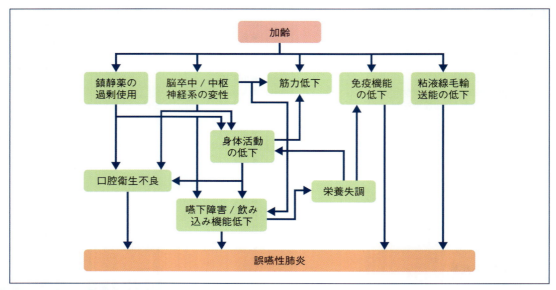

図2 加齢に伴う誤嚥性肺炎に関連するリスク因子
(Komiya K, et al.: Healthcare-associated Pneumonia and Aspiration Pneumonia. Aging Dis 2015; 6〈1〉: 27-37[7]より)

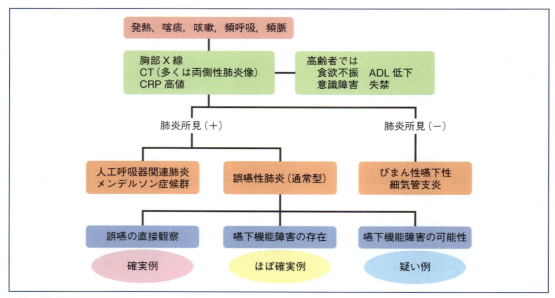

図3 嚥下性肺疾患診断のフローチャート
(日本呼吸器学会医療・介護関連肺炎〈NHCAP〉診療ガイドライン作成委員会編:医療・介護関連肺炎診療ガイドライン. 日本呼吸器学会; 2011. p.32-5[3]より)
CRP: C-reactive protein (C反応性蛋白質).

■ 症状

主な症状は咳嗽,喀痰,息切れ,呼吸数の増加などの呼吸器症状と,発熱,倦怠感,食思不振などの全身症状である.高齢者は典型的な呼吸器症状を呈さず,食欲の低下やADLの低下などの全身症状のみを呈することがあるため,日常生活の変化にも留意する必要がある.

表4 市中肺炎における重症度分類（A-DROP分類）

使用する指標
A（Age）：男性70歳以上，女性75歳以上
D（Dehydration）：BUN 21 mg/dL以上または脱水あり
R（Respiration）：SpO_2 90%以下（PaO_2 60 Torr以下）
O（Orientation）：意識障害あり
P（Blood Pressure）：血圧（収縮期）90 mmHg以下

重症度分類と治療の場の関係	
軽　症：上記5つの項目のいずれも満たさないもの	→外来治療
中等症：上記項目の1つまたは2つを有するもの	→外来または入院治療
重　症：上記項目の3つを有するもの	→入院治療
超重症：上記項目の4つまたは5つを有するもの	→ICU入院
ただし，ショックがあれば1項目のみでも超重症とする	

（日本呼吸器学会成人肺炎診療ガイドライン2017作成委員会編：成人肺炎診療ガイドライン2017．日本呼吸器学会；2017. p. 12[8]より）
BUN：blood urea nitrogen（血中尿素窒素）．

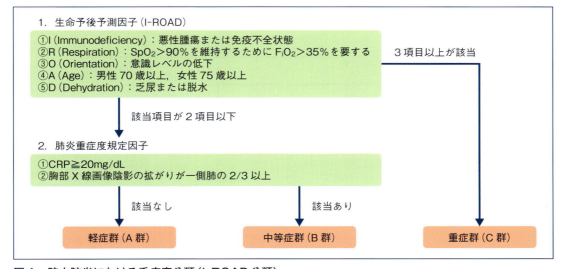

図4　院内肺炎における重症度分類（I-ROAD分類）
（日本呼吸器学会成人肺炎診療ガイドライン2017作成委員会編：成人肺炎診療ガイドライン2017．日本呼吸器学会；2017. p. 41[8]より）

■予後

　誤嚥性肺炎患者の30日死亡率は21％という報告がある[9]．誤嚥性肺炎の治療過程において安静臥床が強いられることにより，しばしば不可逆的な筋力低下をきたし，基礎体力，免疫能などが低下することで肺炎が重症化する可能性が高くなる．また，一度誤嚥性肺炎を発症した患者は，摂食嚥下障害を有しているため誤嚥を繰り返す可能性があり，再び誤嚥性肺炎を発症するリスクが高く，肺炎の発症を契機として**表5**[10]に示すような状態に陥りやすい．

■治療

　薬物療法，水分管理，栄養管理，呼吸管理，口腔ケア，リハビリテーションに大別される．
薬物療法
　誤嚥性肺炎では，口腔内の細菌を誤嚥することで肺炎になることが多いため，誤嚥リスクのない肺炎患者よりも口腔内常在菌，嫌気性菌の

表5 高齢者における肺炎によるダメージ

- 心不全→死亡の可能性
- 呼吸機能が回復せず，在宅酸素療法の対象になる可能性－COPDの潜在が明らかになる場合など
- 経口摂取機能が回復せず，経管栄養や胃瘻になる可能性
- 運動機能が低下し，寝たきりや要介護度の低下をきたす可能性
- 精神機能が低下し，認知症が進行する可能性
- 自宅に帰れなくなり，施設生活を余儀なくされる可能性

（藤谷順子：誤嚥性肺炎．Modern Physician 2006；26〈1〉：95-8[10]）より）
COPD：chronic obstructive pulmonary disease（慢性閉塞性肺疾患）．

関与が強くなり，これらに有効な抗菌薬が優先的に選択される（図5）[3]．また，唾液の誤嚥に対しては，嚥下反射や咳反射を改善させる目的でドパミン，ドパミン遊離促進薬，アンジオテンシン変換酵素阻害薬などの薬物療法が行われる[5]．

水分管理

肺炎罹患時は，発熱による発汗や過換気により体液が失われる傾向にあるため，適切な輸液管理が必要となる．

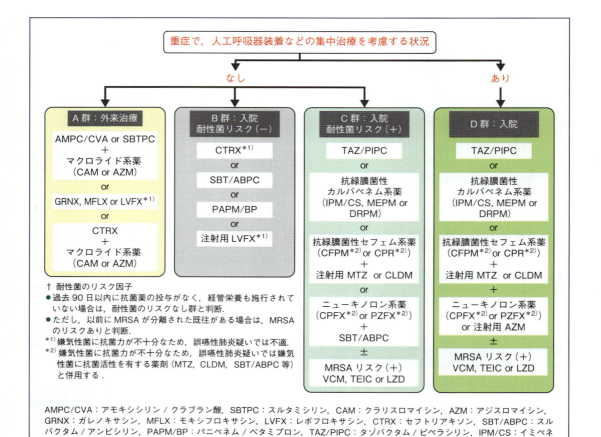

図5　抗菌薬選択の実際
（日本呼吸器学会医療・介護関連肺炎〈NHCAP〉診療ガイドライン作成委員会編：医療・介護関連肺炎診療ガイドライン．日本呼吸器学会；2011. p.21-6[3]）より）
MRSA：methicillin-resistant *Staphylococcus aureus*（メチシリン耐性黄色ブドウ球菌）．

栄養管理

栄養管理は患者の体力や免疫能を向上させるためにも不可欠であるが，誤嚥性肺炎患者は摂食嚥下障害が背景にあるため栄養摂取が不十分になりやすい．栄養補給の方法としては，経口での摂取に加え，末梢静脈からの補給，中心静脈栄養（total parenteral nutrition：TPN），胃管や胃瘻からの栄養などがある．誤嚥性肺炎患者は摂食嚥下障害がベースにあるため，経口摂取については十分に検討したうえで開始する必要がある．

呼吸管理

全身状態が不良な患者や肺に基礎疾患を有する患者は呼吸不全に陥りやすいため，酸素吸入や人工呼吸も含めた呼吸管理が必要となる．

口腔ケア

適切な口腔ケアは口腔内の常在菌を減少させることが期待でき，肺炎発症頻度を減らすことが可能である[11]．

リハビリテーション

発症後早期には，排痰や呼吸管理を含めたコンディショニングとともに，必要以上の安静臥床を避けて早期からADLの再獲得や身体機能の低下を最小限にとどめるための介入が必要となる．肺炎の改善とともに，筋力・持久力トレーニングやADL練習へと徐々に比重を移していき，ADLの自立に向けたアプローチを行う．また，誤嚥性肺炎が治っても誤嚥自体が改善するわけではないため，摂食嚥下機能や食事動作を評価し，摂食時や夜間の姿勢管理，口腔ケアなどの予防的な介入が必要となる．

誤嚥性肺炎患者に対するリハビリテーションにおいては，姿勢管理や離床，摂食嚥下リハビリテーション，口腔ケアなどアプローチが多岐にわたるため，理学療法士だけでなく，医師，歯科医師，作業療法士，言語聴覚士，看護師など多職種の介入が必要となり，密な連携，情報共有が重要となる．

■ 障害像

肺炎による一次的な障害に加え，治療過程においては安静臥床による二次的な廃用やADLの低下をきたしていることが多い．

理学療法・リハビリテーションの評価

誤嚥性肺炎では，摂食嚥下機能の評価の他に，呼吸状態の把握や排痰の適応決定および効果判定のための胸部理学所見，気道内分泌物や誤嚥物の排出能力把握のための咳嗽力，身体運動機能，ADL能力の評価が必要となる（**表6**）[12]．

胸部画像所見

胸部X線やCTなどの胸部画像は，病変部位の把握や治療経過の把握として重要である．また，排痰や体位変換など体位決定にも役立つ．

胸部理学所見

視診，触診，打診，聴診にて総合的に評価する．

肺炎発症後早期には気道内分泌物の増加が認められることが多く，分泌物の貯留部位の確認および排痰のための体位決定に役立つ．特に，聴診で呼気時または吸気時の低音性連続性ラ音（いびき様音，類鼾音：rhonchi）や呼気時の低音性断続性ラ音（水泡音：coarse crackle）が認められた場合，触診でrattling（気道内分泌物が吸気や呼気の空気の流れによって動いたときに胸郭上で感じる振動）が触知された場合には気道内分泌物の貯留を疑う．

摂食嚥下機能（スクリーニングテスト）

誤嚥により引き起こされる肺炎であるため，摂食嚥下障害の有無を評価しておく．多くのスクリーニングテストがあるが，侵襲が小さく，理学療法士でも簡易的に実施できる評価としては反復唾液嚥下テスト（repetitive saliva swallowing test：RSST）や改訂水飲みテスト（mod-

表6　理学療法の評価

項目	方法	意義
主訴，病歴，身体所見，臨床検査所見	●カルテからの情報収集，問診	●受診に至った経緯と全身状態の把握 ●呼吸器症状の把握
嚥下障害の検査所見	●スクリーニングテスト（反復唾液嚥下テスト，改訂水飲みテスト），嚥下造影検査，嚥下内視鏡検査などの所見	●嚥下障害の特徴，重症度の把握
胸部画像所見	●単純胸部X線写真，胸部CT写真	●肺野・気道の評価 ●気道内分泌物貯留部位の推定
胸部診察所見	●視診：呼吸パターン，呼吸数，喀痰量と性状 ●触診：胸郭の柔軟性，気道内分泌物貯留 ●聴診：気道内分泌物貯留の有無，部位，程度	●呼吸状態の把握，排痰の適応決定，効果判定
咳嗽の評価	●咳嗽の随意性，有効性 ●咳嗽力（ピークフロー値）	●気道内分泌物の排出能力の把握
身体運動機能，ADLの評価	●頸部・体幹を中心とした関節可動域，筋力，筋緊張，移動能力 ●ADL（バーセルインデックス，FIMなど）	●頸部・体幹機能の評価 ●運動機能・ADLの把握

（神津　玲：よくわかる嚥下障害．改訂第2版．永井書店；2005. p.189-201[12]の内容をもとに作成）
FIM：functional independence measure（機能的自立度評価法）．

ified water swallowing test：MWST）がある．しかし，簡易的に評価できる反面，スクリーニングのための評価であり，摂食嚥下障害の有無がわかっても，どのような障害かの診断までは困難である．

●反復唾液嚥下テスト（RSST）

舌骨と喉頭隆起に軽く指腹を当てて，できるだけ嚥下運動を反復させて評価する[12]（図6）．30秒間で2回以下の場合は摂食嚥下障害を疑う．患者の負担がほとんどなく，また，特別な検査用具を必要としない評価法であり，短時間で安全に施行可能である[13]．

●改訂水飲みテスト（MWST）

3 mLの冷水を嚥下させ，嚥下運動およびそのプロフィールから，摂食嚥下の5期のうち咽頭期の障害を評価する（表7）[14]．5点満点の5段階で判定する．

摂食嚥下機能

スクリーニングテストにより摂食嚥下障害が疑われた場合には，嚥下造影検査（videofluoroscopic examination of swallowing：VF）や嚥下内視鏡検査（videoendoscopic evaluation of swal-

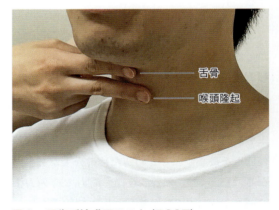

図6　反復唾液嚥下テスト（RSST）
舌骨と喉頭隆起に指腹を当て，30秒間に何回空嚥下が行えるかを数える．

lowing：VE）を行うことが望ましい．VFやVEによる評価は，摂食嚥下障害の診断だけでなく，食物形態や摂食体位の調整にも欠かせない検査である．

咳嗽力

気道内分泌物や誤嚥物の排出能力として咳嗽力を評価する．咳嗽力を反映する評価として，咳嗽時の最大呼気流量（cough peak flow：CPF）や呼吸機能検査がある．咳嗽力が不十分な場合

表7　改訂水飲みテスト(MWST)

手技：冷水3 mLを口腔前庭に注ぎ，嚥下を命じる．もし可能なら追加して2回嚥下運動をさせる．最も悪い嚥下活動を評価する． もし，評価基準が4点以上なら最大2施行(合計3施行)を繰り返し，最も悪い場合を評価として記載する．
判定基準： 1　嚥下なし，むせる and/or 呼吸切迫 2　嚥下あり，呼吸切迫 3　嚥下あり，呼吸良好，むせる and/or 湿性嗄声 4　嚥下あり，呼吸良好，むせない 5　4に加え，追加嚥下運動が30秒以内に2回可能

(才藤栄一：摂食・嚥下障害の治療・対応に関する統合的研究．平成11年度厚生科学研究費補助金〈長寿科学総合研究事業〉「摂食・嚥下障害の治療・対応に関する統合的研究」総括研究報告書．平成11年度厚生科学研究費補助金研究報告書；1999. p.1-17[14]の内容をもとに作成)

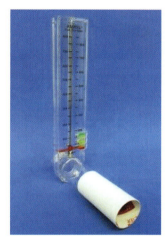

図7　ピークフローメータ
アセス ピークフローメーター

には，その原因が吸気量の不足か，声門閉鎖の問題か，呼出力の低下かなど，咳嗽のどの過程に問題があるのかを十分に評価する．

● 最大呼気流量(CPF)

随意的な咳嗽力を反映する指標として，CPFがある．CPFはピークフローメータ(図7)を用いて計測可能である．自己排痰の可否を判別するCPF水準は240 L/分といわれ，これを下回ると，自己排痰が困難になる可能性が高い．また，気管吸引が必要となるCPF水準は100 L/分とされる[15]．

● 呼吸機能検査

力強い咳嗽のためには十分吸気が必要である．予備吸気量(inspiratory reserve volume：IRV)が大きいほど咳嗽力が強くなる[16]ため，スパイロメータを用いてIRVを評価する．

筋力

徒手筋力テストやハンドヘルドダイナモメータなどを使用して評価する．握力の測定は，下肢筋力，立位バランス，歩行能力など全身的な体力を反映する簡便で有用な評価としても用いられる[17]．

ADL

機能的自立度評価法(functional independence measure：FIM)やBarthel index(BI)を用いて評価する．身体活動の低下は体力や免疫能の低下を招き，誤嚥性肺炎発症のリスクを高めるため，できるADL能力だけでなく，しているADL(日常的に行っているADL)も評価することが大切である．

QOL

摂食嚥下障害を有している患者では食べる楽しみが喪失し，生活の質(quality of life：QOL)の低下をきたしていることが多い．誤嚥性肺炎や摂食嚥下障害患者に対する疾患特異的なQOL評価尺度は存在しないため，包括的尺度の代表であるSF-36®(MOS〈Medical Outcome Study〉36-Item Short-Form Health Survey)などを用いて評価する．SF-36®は，一般的に健康といわれる人からさまざまな疾患をもつ人

■ 5. 誤嚥性肺炎（高齢者肺炎）

まで共通して有する要素によって構成された評価である．

理学療法・リハビリテーションプログラム

誤嚥性肺炎に対する理学療法およびリハビリテーションの目的は，誤嚥性肺炎の治療と予防に貢献することであり，さらには呼吸機能の向上あるいは呼吸状態の安定化による安全な摂食訓練の支援に結びつけることにあり，軽症から重症例まで多くの摂食嚥下障害の患者が適応となる[18]．

発症後早期には積極的な排痰を含めたコンディショニングとともに，必要以上の安静臥床を避け，運動能力低下を最小限にとどめて早期にADLを再獲得させることが大切である．全身状態に合わせて可及的早期から運動療法，ADL練習を開始し，全身状態の改善とともに徐々に運動療法，ADL練習の比重を多くし，たとえ誤嚥しても肺炎を発症しないような体力をつけることが再発予防にも重要となる．

理学療法およびリハビリテーションの実施にあたっては，経皮的動脈血酸素飽和度（SpO$_2$），息切れや疲労感の程度などをモニタリングしながら行う．

ポジショニング

発症後早期には，気道内分泌物排出のための体位ドレナージ，酸素化の改善，拘縮予防や誤嚥予防のための良肢位保持などを目的に積極的に体位変換を実施する．重症患者においては，背臥位で管理されることがしばしばみられるが，背臥位は全身管理が行いやすい反面，最も誤嚥しやすい体位であり注意を要する．

覚えておこう

一側肺から気道内分泌物を排出するための体位ドレナージとして側臥位を実施する場合には，40〜60度以上の角度が必要である．

摂食嚥下障害患者では，30度リクライニング位で最も誤嚥が少なくなるとされるが，すべての患者に最適な体位は存在しない[19]．食事の開始や摂食嚥下練習の実施にあたっては，摂食嚥下機能の評価結果をもとに誤嚥を予防する摂食体位を調整する．また，食後2時間の座位保持は胃食道逆流を防ぎ，誤嚥によると考えられる発熱を予防する[20]．

気道内分泌物，誤嚥物の排出

気道内分泌物を排出するための排痰方法を**表8**[18,21]に示す．誤嚥物の喀出としての排痰手技は有効であり，明らかな誤嚥がある場合には速やかに実施する．

末梢肺領域に貯留した気道内分泌物や誤嚥物の移動には，体位ドレナージ（排痰体位；**図8**)[18]を含めたポジショニングやスクイージングが用いられることが多い．一方，比較的中枢気道に貯留した気道内分泌物や誤嚥物を排出するには咳嗽やハフィングが用いられるが，自力での排出が困難な場合には，咳嗽時に呼気に合わせて胸郭の圧迫介助を行う咳嗽介助を行う．気道内分泌物の排出は1日に頻回に行う必要があるため，1回の介入時間は短時間であっても頻回な介入が望ましく，医師，看護師，作業療法士，言語聴覚士などのスタッフが密に連携することが必要である[21]．

全身状態の改善に合わせ，咳嗽やアクティブサイクル呼吸法（active cycle breathing technique：ACBT；**図9**)[18]など，自分で排痰が可能な方法の獲得を目指し，たとえ誤嚥しても排出できる能力を高めて誤嚥性肺炎の再発を予防する．

表8　主な排痰方法

手技	内容	自動	介助
咳嗽	気道内の異物や分泌物を排出するための防御反応．閉鎖した声門を急激に開放することで生じる強い呼出で，気道クリアランスでは最終的に中枢気道から分泌物などを排出するために用いられる	○	○
強制呼出手技，ハフィング	気道内分泌物の移動を目的として，声門を開いたまま強制的に呼出を行うこと．低・中肺気量位から行うものは末梢気道の分泌物の移動を目的とし，持続的な呼出で残気量位まで行う．より中枢からの分泌物の移動を目的とした場合は高肺気量位（最大吸気位）から行う	○	○
アクティブサイクル呼吸法（ACBT）	呼吸コントロール，胸郭拡張練習（法），強制呼出手技のサイクルから構成される気道クリアランス法の一つ	○	○
自律性排痰法	低肺気量位から中そして高肺気量位へと肺容量を増加させながら呼吸を繰り返し，気道内分泌物の移動と排出を試みる方法	○	
体位ドレナージ，体位排痰法	気道内分泌物が貯留した末梢肺領域が高い位置に，中枢気道が低い位置となるような体位を利用し，重力の作用によって貯留分泌物の誘導・排出を図る気道クリアランスの手段．このような体位を排痰体位という	○	○
スクイージング	排痰体位をとり気道内分泌物の貯留する胸郭を呼気時に圧迫し，吸気時に圧迫を解放する手技．通常は体位ドレナージで用いられる排痰体位と併用する		○
気管圧迫法，咳嗽誘発法	胸骨上切痕部の直上に触知できる気管に母指などで瞬間的に圧迫を加えて咳嗽反射を誘発する方法		○
振動呼気陽圧療法	呼気陽圧療法と振動法を組み合わせた治療法．治療器具を使用し，患者自身の呼気をその器具へ吹き込むことで呼気に振動を伴った陽圧を生じさせる．このメカニズムにより気道閉塞を防ぎ，気道内分泌物の移動を促す方法．治療器具にはFlutter®やAcapella®などがある	○（機器）	
mechanical insufflation-exsufflation（MI-E）	機械による咳介助法で，マスクや挿管チューブを介して吸気時に気道へ陽圧（最大 ＋40 cmH₂O）を加えた後，呼気に合わせて急激に陰圧（最大 －40 cmH₂O）へ移行することにより呼気流速を高め，咳嗽の代償として中枢気道の分泌物を除去する方法		○（機器）

（千住秀明ほか監：呼吸理学療法標準手技．医学書院；2008[18]，佐野裕子ほか：誤嚥性肺炎に対する呼吸リハビリテーション．総合リハ 2015：43〈2〉：99-104[21]の内容をもとに作成）

呼吸練習

呼吸練習は，呼吸と嚥下の協調性の向上や呼吸予備力の改善などに有用であり，誤嚥の予防につながるため，誤嚥のある患者すべてに適応がある．

口すぼめ呼吸は，呼気時に口唇をすぼめながら，細く，ゆっくりとした呼気を行う呼吸法である[18]．呼気時に軟口蓋を挙上させて鼻咽腔を閉鎖するため，鼻咽腔の閉鎖機能の強化や呼吸機能の強化につながる．

嚥下中誤嚥防止として行われる嚥下パターン訓練（息こらえ嚥下）は，大きく息を吸って息を止め，嚥下をしてすぐに咳払いをする方法である．息を止めることで声門を閉鎖させて誤嚥を防ぎ，嚥下後に咳をすることで気道に侵入した食塊を除去することを目的とする[4]．

運動療法，ADL練習

摂食嚥下障害患者は活動性が低下しており，廃用症候群を呈していることが多いことに加え，治療過程における安静臥床によりさらなる筋力低下，ADL能力低下を起こしていることが多い．筋力低下や日常生活の活動性低下は誤嚥性肺炎のリスクを高めるため，全身状態に合わせてできる限り早期から運動療法を開始し，

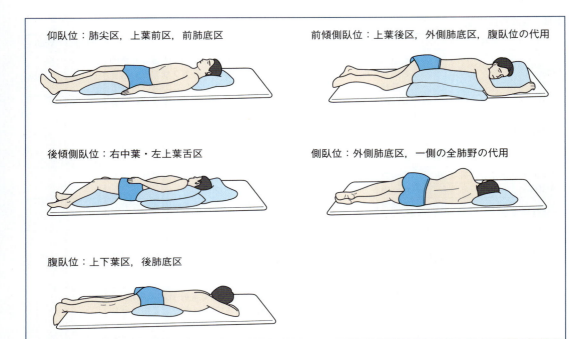

図8　修正した排痰体位
（千住秀明ほか監：呼吸理学療法標準手技．医学書院；2008[18]より）

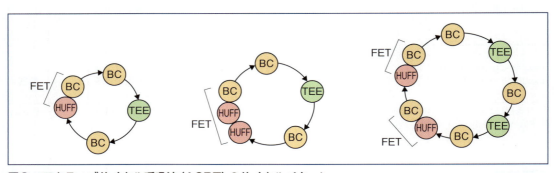

図9　アクティブサイクル呼吸法（ACBT）のサイクルパターン
BC：breathing control（呼吸コントロール），TEE：thoracic expansion exercise（胸郭拡張練習），HUFF：huffing（ハフィング），FET：forced expiration technique（強制呼出手技）．
（千住秀明ほか監：呼吸理学療法標準手技．医学書院；2008[18]より）

　他職種と連携しながら車椅子座位や立位，歩行練習など，積極的に離床を進める．全身状態が安定すれば，継続的に実施できる全身運動を指導することも大切である．
　活動性の向上は，換気を促すとともに気道の粘液線毛輸送能を改善し，分泌物貯留の予防や排出など呼吸機能にも良い影響を与える[18]．また，歩行能力やADL自立度が高ければ嚥下能力も高く，誤嚥性肺炎の危険も少ない[12]．

■引用文献

1) 厚生労働省：平成27年人口動態統計月報年計（概数）の概況.
http://www.mhlw.go.jp/toukei/saikin/hw/jinkou/geppo/nengai15/dl/gaikyou27.pdf

2) Teramoto S, Fukushi Y, Sasaki H, et al.：High incidence of aspiration pneumonia in community-and hospital-acquired pneumonia in hospitalized patients：a multicenter, prospective study in Japan. J Am Geriatr Soc 2008；56(3)：577-9.

3) 日本呼吸器学会医療・介護関連肺炎(NHCAP)診療ガイドライン作成委員会編：医療・介護関連肺炎診療ガイドライン. 日本呼吸器学会；2011. p.21-6, 32-5.

4) 加賀谷斉：摂食・嚥下障害に対する呼吸リハビリテーションの適用. 日呼ケアリハ学誌 2011；21(1)：9-12.

5) 加賀谷斉：誤嚥性肺炎の摂食・嚥下障害と栄養療法. 塩谷隆信, 高橋仁美, 高島千敬編：極める！！最新呼吸リハビリテーション. 南江堂；2010. p.171-4.

6) 都築 晃, 水谷公司, 加賀谷斉：嚥下障害, 誤嚥性肺炎. 塩谷隆信, 高橋仁美編：呼吸リハビリテーション最前線—身体活動の向上とその実践. 医歯薬出版；2014. p.76-9.

7) Komiya K, Ishii H, Kadota J：Healthcare-associated Pneumonia and Aspiration Pneumonia. Aging Dis 2015；6(1)：27-37.

8) 日本呼吸器学会成人肺炎診療ガイドライン2017作成委員会編：成人肺炎診療ガイドライン2017. 日本呼吸器学会；2017. p.2-8, 12, 41.

9) Lanspa MJ, Jones BE, Brown SM, et al.：Mortality, morbidity, and disease severity of patients with aspiration pneumonia. J Hosp Med 2013；8(2)：83-90.

10) 藤谷順子：誤嚥性肺炎. Modern Physician 2006；26(1)：95-8.

11) Yoneyama T, Yoshida M, Matsui T, et al.：Oral care and pneumonia. Oral Care Working Group. Lancet 1999；354(9177)：515.

12) 神津 玲：肺理学療法. 藤島一郎編著：よくわかる嚥下障害. 改訂第2版. 永井書店；2005. p.189-201.

13) 小口和代, 才藤栄一, 水野雅康ほか：機能的嚥下障害スクリーニングテスト「反復唾液嚥下テスト」(the Repetitive Saliva Swallowing Test：RSST) の検討 (1) 正常値の検討. リハ医 2000；37(6)：375-82.

14) 才藤栄一：摂食・嚥下障害の治療・対応に関する統合的研究. 平成11年度厚生科学研究費補助金（長寿科学総合研究事業）「摂食・嚥下障害の治療・対応に関する統合的研究」総括研究報告書. 平成11年度厚生科学研究費補助金研究報告書；1999. p.1-17.

15) 山川梨絵, 横山仁志, 渡邉陽介ほか：排痰能力を判定するcough peak flowの水準—中高齢患者における検討. 人工呼吸 2010；27(2)：260-6.

16) 木村美子, 中河絵美, 中元洋子ほか：嚥下障害のリスクを有する患者における咳嗽力と呼吸機能との関係. 臨床理学療法研究 2009；26：15-8.

17) 池田 望, 村田 伸, 大田尾浩ほか：高齢者に行う握力測定の意義. 西九州リハ研 2010；3：23-6.

18) 千住秀明, 眞渕 敏, 宮川哲夫監, 石川 朗, 神津 玲, 高橋哲也編：呼吸理学療法標準手技. 医学書院；2008.

19) 岡田澄子, 才藤栄一：安全な摂食・嚥下のための体位に関するエビデンス. EB Nursing 2006；6(3)：306-12.

20) Matsui T, Yamaya M, Ohrui T, et al.：Sitting position to prevent aspiration in bed-bound patients. Gerontology 2002；48(3)：194-5.

21) 佐野裕子, 植木 純：誤嚥性肺炎に対する呼吸リハビリテーション. 総合リハ 2015；43(2)：99-104.

第3章　呼吸器

6. 急性呼吸窮迫症候群 (ARDS)
acute respiratory distress syndrome

▌ **key point ▶▶▶** 急性呼吸窮迫症候群 (ARDS) は，高度な低酸素血症を病態とした呼吸不全である．したがって，理学療法士の役割は，酸素化障害を改善させるための実施可能な理学療法プログラムを立案し，一方で，長期の人工呼吸管理が予測される場合，二次的合併症(呼吸器合併症，筋力低下，関節拘縮など)を予防するため早期離床を開始する．早期離床は多職種連携のもと行うが，理学療法士はその中心的役割を担わなければならない．

概要と病態

急性呼吸窮迫症候群 (acute respiratory distress syndrome：ARDS) は，通常の酸素投与では改善が困難な高度の低酸素血症が特徴である．したがって，急性期治療ではマスクによる非侵襲的陽圧換気 (noninvasive positive pressure ventilation：NPPV) や侵襲的人工呼吸 (invasive positive pressure ventilation：IPPV) などが必要となる．さらに，人工呼吸管理下でも救命が困難な場合には，体外式膜型人工肺 (extracorporeal membrane oxygenation：ECMO) を導入することも少なくない．

ARDSの発症率は，アメリカ胸部疾患学会およびヨーロッパ集中治療医学会合同会議(American-European Consensus Conference：AECC)による調査では，施設の形態や地域差はあるものの，1年間で10万人に5〜80人であり，決してまれな疾患ではないと認識されている．

ARDS症例の死亡率は，ベルリン定義を満たす症例では全体としては40%，またAECCの定義を満たす症例の研究ではICU死亡率30〜49%，病院死亡率37〜58%と，依然として高い傾向にある．死亡の原因は，呼吸不全を主体とするものよりも，敗血症や多臓器不全による

ものが多い．

一方で，救命が可能であったとしても，その後遺症として呼吸機能障害のみならず，神経筋障害，精神認知機能障害，健康関連QOL(health-related quality of life) の低下などが長期間において認められ，近年では集中治療後症候群[1](post-intensive care syndrome：PICS) として問題視されている．

■ 病態

ARDSは，もともとの基礎疾患や外傷などに起因し，急性に発症した低酸素血症である．胸部X線像は，両側性の肺浸潤影を認めるが，その原因が，心不全，腎不全，血管内の水分過剰のみでは説明できない病態の総称である．両側性の肺浸潤影は，高度の炎症に伴って肺胞隔壁の透過性が亢進することが原因であり，非心原性肺水腫の病態である．

ARDSの発症原因となる疾患は，直接的損傷(肺炎など)と間接的損傷(敗血症など)に分類される(**表1**)．発生機序については，今日多くの研究がなされているものの，不明な点が多いのが現状である．

ARDSの特徴である高度な低酸素血症の原因は，肺内シャントの増加であるが，その他にも拡散障害や換気血流比不均等，肺コンプライアン

322

表1 主な急性呼吸窮迫症候群（ARDS）の原因疾患

直接的損傷	頻度の多いもの	●肺炎 ●胃内容物の吸引（誤嚥）
	頻度の少ないもの	●脂肪塞栓 ●吸入障害（有毒ガスなど） ●再灌流肺水腫（肺移植後など） ●溺水 ●放射線性肺傷害 ●肺挫傷
間接的損傷	頻度の多いもの	●敗血症 ●外傷，高度の熱傷（特にショックと大量輸血を伴う場合）
	頻度の少ないもの	●心肺バイパス術 ●薬物中毒（パラコート中毒など） ●急性膵炎 ●自己免疫疾患 ●輸血関連急性肺損傷

急性期

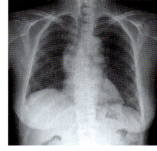
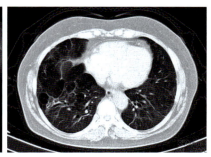

慢性期

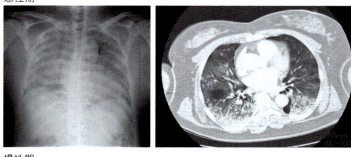

図1 急性呼吸窮迫症候群（ARDS）の胸部X線およびCT所見

表2 急性呼吸窮迫症候群（ARDS）の診断基準と重症度分類（ベルリン定義）

重症度分類	mild 軽症	moderate 中等症	severe 重症
PaO_2/F_IO_2比（mmHg） （酸素化能）	$200 < PaO_2/F_IO_2 \leq 300$ （PEEP，CPAP≧5 cmH$_2$O）	$100 < PaO_2/F_IO_2 \leq 200$ （PEEP≧5 cmH$_2$O）	$PaO_2/F_IO_2 \leq 100$ （PEEP≧5 cmH$_2$O）
発症時期	侵襲や呼吸器症状（急性/増悪）から1週間以内		
胸部画像	胸水，肺虚脱（肺葉/肺全体），結節ではないすべてを説明できない両側性陰影		
肺水腫の原因 （心不全，溢水の除外）	●心不全，輸液過剰ではすべて説明できない呼吸不全 ●危険因子がない場合，静水圧性肺水腫除外のため心エコーなどによる客観的評価が必要		

（ARDS Definition Task Force, et al.：Acute respiratory distress syndrome：the Berlin Definition. JAMA 2012；307〈23〉：2526-33[3]より）
PEEP：positive end-expiratory pressure（呼気終末陽圧），CPAP：continuous positive airway pressure ventilation（持続的気道内陽圧）．

スの低下，気道抵抗の上昇なども関与している．

病態は，急性期（発症から3〜7日以内），亜急性期（7〜21日），慢性期（21〜27日以降）に分類される．それぞれの病態は，急性期においては透過性亢進に起因する肺水腫が中心であり，慢性期においてはリモデリングが進行し，高度の肺線維化や気腫化などの非可逆的変化が認められる（図1）．また，急性期の重篤な呼吸不全の時期を早期ARDS，亜急性期から慢性期における肺の器質化および線維化の時期を後期ARDSとよぶ．

■ 診断・重症度分類

ARDSの診断は，従来，AECC定義[2]が用いられてきたが，2012年に特異性の向上を目指した新たな定義（ベルリン定義；表2）[3]へと改訂され，全世界において広く使用されている．ベルリン定義の特徴は，発症時期の明確化，画

像所見の明確化，肺水腫の原因の明確化，酸素化能の評価条件の改訂，重症分類の改訂である．一方，ベルリン定義は，さまざまな呼吸器疾患も診断に当てはまることがあり，除外診断を同時に行う必要性も指摘されている．除外診断においては，呼吸器症状を含めた基礎疾患の臨床所見，胸部X線や胸部CTなどの画像所見，循環動態の評価などを行う必要がある．

鑑別診断としては，心原性肺水腫，慢性経過および急性間質性肺炎，高度の炎症を伴わない非心原性肺水腫（神経原性肺水腫，再拡張性肺水腫など），肺炎などがあげられる．

> **重要①**
>
> ベルリン定義における重症度分類は，酸素化能，発症時期，胸部画像，肺水腫の原因をもとに，軽症，中等症，重症に分類される．なお，軽症，中等症，重症と段階的に死亡率が上昇することから，重症度が予後に相関することが認められており，治療戦略としてベルリン定義の重症度を意識することが重要である．

■ 症状

初期においては，労作性呼吸困難で発症し，次第に安静時の呼吸困難に陥り，頻呼吸や低酸素血症を示す．さらに，基礎疾患による炎症により発熱も症状として認められることが多い．多臓器障害を呈している場合には，それぞれの臓器障害を示す所見が認められる．また，多くのARDSは，基礎疾患発症後12〜48時間以内の発症が認められており，かつ外傷に起因するARDSは敗血症に起因するARDSよりも遅れて発症する傾向がある．さらに，約30％のARDSは，過剰炎症反応，多臓器不全，長期人工呼吸器装着，死亡率上昇が認められ，敗血症が原因であると報告されている．

■ 予後

ARDSの死亡率は，救命率が向上し減少傾向にあるものの，依然として高く推移している．

さらに，ARDSの院内死亡率は，軽症34.9％，中等症40.3％，重症46.1％で，全体としては40.0％であったと報告[4]されている．死亡原因は，呼吸不全によるものは13〜19％で比較的少なく，多くは敗血症性ショックや多臓器不全である．さらに，退院後の死亡要因は，高齢者，慢性閉塞性肺疾患，悪性腫瘍などの基礎疾患を有する患者や，退院後に施設入所を余儀なくされた患者などがあげられる[5]．

■ 治療

ARDSの治療は，人工呼吸療法を中心に呼吸理学療法や薬物療法などを行い，最重症例にはECMOの導入が必要となる．ただし，人工呼吸療法やECMOは，ARDSの根治療法ではなく対症療法であり，患者が回復するまでの間の呼吸機能や循環機能を代替する治療法である．

人工呼吸療法

ARDSが初期の段階で診断された場合，NPPVの導入を検討する．一方で，ARDSに対するNPPVの管理には熟練を要するため，効果が認められない場合には速やかに気管挿管へ移行できる体制をとることが重要である．人工呼吸管理中の鎮痛鎮静方法，換気様式や各種設定，離脱方法などについては成書を参照いただきたい．

呼吸理学療法

呼吸器合併症の予防および治療を目的としている呼吸理学療法は，体位管理や徒手的治療手技などで構成される．ARDSにおける呼吸理学療法は，呼吸器合併症を予防するために座位を含めた体位変換を，呼吸器合併症の治療に対しては排痰手技を行い，貯留分泌物の排出を図るため体位ドレナージを中心に行う．これらは，貯留した分泌物の移動および排除，末梢気道の開存，肺胞換気の維持・改善，酸素化の改善を図ることが主たる目的で，人工呼吸器からの早期離脱，早期離床，日常生活活動（activities of daily living：ADL)の改善など，患者の最終転帰の改善を目標として実施される．

●体位変換，腹臥位療法

ARDSにおける体位変換については，2時間ごとに行われる通常の体位変換と持続体位変換を比較した報告[6]では同等の効果であり，通常の体位変換でよいとされている．

また，頭高位については，人工呼吸器関連肺炎(ventilator associated pneumonia：VAP)予防のための明確な角度は示されていないが，人工呼吸管理中の背臥位管理は患者に多くの不利益を与えるため控えるべきである．近年，重症ARDSに対する腹臥位療法が死亡率の低下に寄与する方法として注目されている[7]．効果が認められる対象は重症度の高いARDSで，腹臥位時間が長いほど死亡率改善効果が得られやすい．

> **注意**
> 腹臥位療法の実施には熟練とマンパワーが必要であり，すべての施設において安易に実施されるべき治療法ではない．

●人工呼吸器からの離脱，早期離床

人工呼吸管理が長期に及んだ場合の離脱においては，1日1回鎮静を中断し，自発呼吸を評価し，抜管を試みることが重要である．鎮静解除中の理学療法は，多くの効果が期待できるとされ，近年注目されている[8]．安静臥床を予防するには早期の理学療法介入が必要であり，さらに鎮静解除中に患者の意識を確認し，従命に応じられるようであれば能動的な理学療法手技を取り入れる．可能であれば，人工呼吸器装着中から早期の離床や運動を実施する．重症患者の早期離床は，十分なマンパワーの確保，施設に応じた実施基準をもとに安全性を最優先し実施する．

> **覚えておこう**
> 早期離床や運動の効果[9]は，人工呼吸期間やせん妄期間の短縮，ICU在室および在院日数の短縮，身体機能の早期回復などが認められている．一方で，ARDSにおける理学療法は長期に及ぶ可能性があり，患者の回復過程に応じたプログラムを継続して行うことも重要である．

■障害像

ARDSの障害像は，病態の経時的変化にもよるが，肺実質病変に伴う動作時の重篤な低酸素

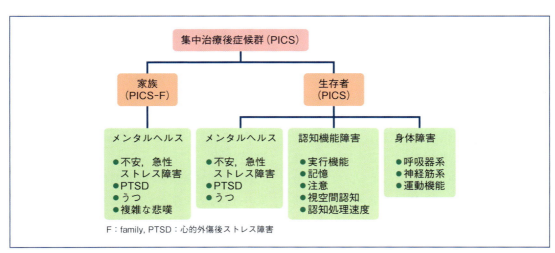

図2　集中治療後症候群(PICS)の概念図
(Needham DM, et al.：Improving long-term outcomes after discharge from intensive care unit：report from a stakeholders' conference. Crit Care Med 2012；40〈2〉：502-9[1]より)

■ 6. 急性呼吸窮迫症候群（ARDS）

表3 Richmond Agitation-Sedation Scale（RASS）

Step 1　30秒間，視診のみで患者を観察する．これにより，スコア0〜＋4を判定する．
Step 2　①大声で名前を呼ぶか，開眼するように言う．
　　　　②10秒以上アイコンタクトができなければ繰り返す．
　　　　　以上2項目（呼びかけ刺激）によりスコアー1〜ー3を判定する．
　　　　③動きがみられなければ，肩を揺するか胸骨を摩擦する．
　　　　　身体刺激によりスコアー4〜ー5を判定する．

スコア	状態	説明	
＋4	好戦的な	明らかに好戦的な，暴力的な，スタッフに対する差し迫った危険	
＋3	非常に興奮した	チューブ類またはカテーテル類を自己抜去；攻撃的	
＋2	興奮した	頻繁な非意図的な運動，人工呼吸器ファイティング	
＋1	落ち着きのない	不安で絶えずそわそわしている しかし動きは攻撃的でも活発でもない	
0	意識清明で落ち着いている		
ー1	傾眠状態	完全に清明ではないが，呼びかけに10秒以上の開眼およびアイコンタクトで応答する	呼びかけ刺激
ー2	軽い鎮静状態	呼びかけに10秒未満のアイコンタクトで応答	
ー3	中等度の鎮静状態	呼びかけに動きまたは開眼で応答するが，アイコンタクトはなし	
ー4	深い鎮静状態	呼びかけに無反応，しかし，身体刺激で動きまたは開眼	身体刺激
ー5	昏睡	呼びかけにも身体刺激にも無反応	

（Sessler CN, et al.：The Richmond Agitation-Sedation Scale：validity and reliability in adult intensive care unit patients. Am J Respir Crit Care Med 2002；166〈10〉：1338-44[12] より）

血症（一次障害）と，治療による身体活動制限による全身筋力低下（二次障害）が主体となる．ARDSの生存例は，呼吸機能は改善するものの身体機能の低下は長期にわたり残存し，6分間歩行距離は発症から1年経過しても予測値の平均66％であり[10]，5年経過した時点でも著しい低下が残存する[11]．身体機能の低下のみならずICUで長期の人工呼吸管理を受けた患者は，ICU退室後に精神・認知機能，ADLおよび生活の質（quality of life：QOL）の低下，うつ状態などにより長期のリハビリテーションが必要となり，医療費負担が増大する．

このように，長期間持続する運動制限や心理的問題，身体的QOLの低下による医療費の増大は，患者のみならず家族をも含めた深刻な問題であり，PICS（**図2**）[1] として重症疾患から回復後の重要な後遺症であるととらえられている．

理学療法・リハビリテーションの評価

ARDSは重症度が幅広く，各病態に応じた理学療法を行うための評価が重要である．さらに，鎮静管理下での人工呼吸管理であることも多く，意識や呼吸，循環を中心とした全身の評価が必要となる．

ICU入室中は，重症度が高く病態が不安定であり，病態の安定化を図るために侵襲的な治療介入が行われている．理学療法の評価では，生理学的なパラメータを確認することが重要である．

意識状態

鎮静中の意識状態の評価目的は，麻痺やせん妄の有無などを確認することである．

鎮静状態は，Richmond Agitation-Sedation Scale（RASS；**表3**）[12] やSedation-Agitation Scale（SAS；**表4**）[13] の使用が推奨[14] されている．Confusion Assessment Method for the ICU（CAM-

表4　Sedation-Agitation Scale（SAS）

スコア	状態	説明
7	危険なほど興奮	●気管チューブやカテーテルを引っ張る ●ベッド柵を越える，医療者に暴力的 ●ベッドの端から端まで転げ回る
6	非常に興奮	●頻回の注意にもかかわらず静まらない ●身体抑制が必要，気管チューブを噛む
5	興奮	●不安または軽度興奮 ●起き上がろうとするが，注意すれば落ち着く
4	平静で協力的	●平静で覚醒しており，または容易に覚醒し，指示に従う
3	鎮静状態	●自然覚醒は困難 ●声がけや軽い揺さぶりで覚醒するが放置すれば再び眠る ●簡単な指示に従う
2	過度に鎮静	●意思疎通はなく，指示に従わない ●自発的動きが認められることがある ●目覚めていないが，移動してもよい
1	覚醒不能	●強い刺激にわずかに反応する，もしくは反応がない ●意思疎通はなく，指示に従わない

（Riker RR, et al.：Continuous infusion of haloperidol controls agitation in critically ill patients. Crit Care Med 1994；22〈3〉：433-40[13] より）

ICU：**図3**）[15,16] は，RASS との併用が可能で信頼性も高く，評価時点でのせん妄を評価することが可能である．

　せん妄は，CAM-ICU または Intensive Care Delirium Screening Checklist（ICDSC：**表5**）[17,18] を使用して評価する．CAM-ICU は，患者が「今」せん妄であるかを評価することが可能であるが，患者の協力を要し，ICDSC は「今」せん妄であるかを評価するには適していないが患者の協力は不要である．それぞれ，自施設において適した方法で評価する．

疼痛

　重症 ARDS の急性期治療は，挿管下人工呼吸管理となることが多く，挿管チューブの疼痛や違和感などで患者は苦痛にさらされている．疼痛の評価について，挿管下人工呼吸管理下で自己申告が不可能な場合は，Behavioral Pain Scale（BPS：**表6**）[19] や Critical-Care Pain Observation Tool（CPOT：**表7**）[20] が最も妥当かつ信頼性のある行動学的疼痛スケールとして推奨されている．患者を苦痛から解放するための鎮痛薬の使用を考慮する目安は，「BPS＞5，

CPOT＞2」である．患者が自己申告可能な場合は，Numerical Rating Scale（NRS）または Visual Analogue Scale（VAS）を使用する．

循環動態

　収縮期，拡張期および平均血圧，心拍数，心電図（不整脈の有無など）を評価する．場合によっては，カテコラミン（バソプレシン，ノルアドレナリン，ドパミン，ドブタミン）サポートや抗不整脈薬が使用されているため，薬剤の特徴と併せて，リハビリテーションが実施可能か評価する．

呼吸状態

　呼吸回数の評価は非常に重要である．視診や触診にて呼吸パターンを評価し，打診や聴診にて肺内の状況を推察する．挿管下人工呼吸管理下の場合は，吸入酸素濃度（F_1O_2），人工呼吸器の換気様式，1回換気量，分時換気量なども評価する．酸素化の指標として P/F（PaO_2/F_1O_2）比や経皮的酸素飽和度の評価も重要である．なお，経皮的酸素飽和度を評価する場合は，人工呼吸器の設定や酸素吸入状況（マスクや鼻カニュラの使用，酸素流量など）を記載する．

■ 6. 急性呼吸窮迫症候群（ARDS）

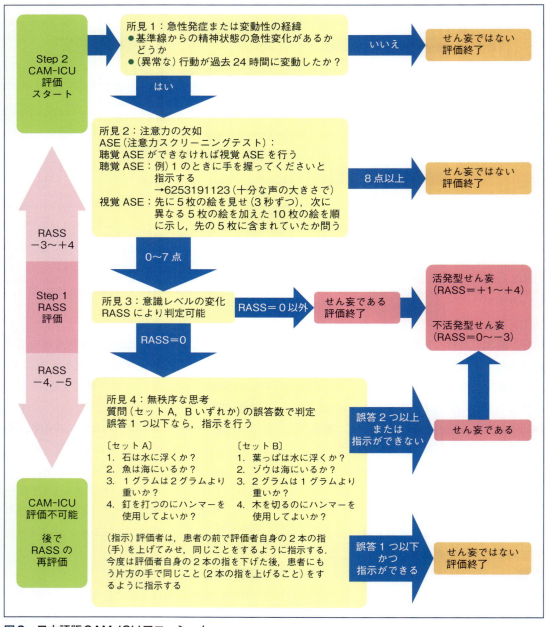

図3 日本語版CAM-ICUフローシート
(古賀雄二：ICUにおけるせん妄の評価．日本語版CAM-ICU．看護技術 2009；55〈1〉：30-3[16] より)
CAM-ICU：Confusion Assessment Method for the ICU.

水分出納量

重症患者においては，水分出納量は重要な指標である．患者の体内には多くの点滴類から水分が注入され，多くは尿として排泄される．24時間の水分バランスを指標に，患者の体内が水分過多なのか脱水なのか評価する．特に尿量は非常に重要であり，1時間に体重1kgあたり0.5～1.0 mLの尿量（患者の体重が60 kgであれ

表5 Intensive Care Delirium Screening Checklist（ICDSC）日本語版

1. 意識レベルの変化 （A）反応がないか，（B）何らかの反応を得るために強い刺激を必要とする場合は評価を妨げる重篤な意識障害を示す．もしほとんどの時間（A）昏睡あるいは（B）昏迷状態である場合，ダッシュ（-）を入力し，それ以上行わない （C）傾眠あるいは，反応までに軽度ないし中等度の刺激が必要な場合は意識レベルの変化を示し，1点である （D）覚醒，あるいは容易に覚醒する睡眠状態は正常を意味し，0点である （E）過覚醒は意識レベルの異常ととらえ，1点である	点
2. 注意力欠如 会話の理解や指示に従うことが困難．外からの刺激で容易に注意がそらされる．話題を変えることが困難．これらのうちいずれかがあれば1点	点
3. 失見当識 時間，場所，人物の明らかな誤認．これらのうちいずれかがあれば1点	点
4. 幻覚，妄想，精神障害 臨床症状として，幻覚あるいは幻覚から引き起こされていると思われる行動（例えば，空をつかむような動作）が明らかにある．現実検討能力の総合的な悪化．これらのうちいずれかがあれば1点	点
5. 精神運動的な興奮あるいは遅滞 患者自身あるいはスタッフへの危険を予防するために追加の鎮静薬あるいは身体抑制が必要となるような過活動（例えば，静脈ラインを抜く，スタッフをたたく）．活動の低下，あるいは臨床上明らかな精神運動遅滞（遅くなる）．これらのうちいずれかがあれば1点	点
6. 不適切な会話あるいは情緒 不適切な，整理されていない，あるいは一貫性のない会話．出来事や状況にそぐわない感情の表出．これらのうちいずれかがあれば1点	点
7. 睡眠/覚醒サイクルの障害 4時間以下の睡眠，あるいは頻回な夜間覚醒（医療スタッフや大きな音で起きた場合の覚醒は含まない）．ほとんど1日中眠っている．これらのうちいずれかがあれば1点	点
8. 症状の変動 上記の徴候あるいは症状が24時間のなかで変化する（例えば，その勤務帯から別の勤務帯で異なる）場合は1点	点
合計点	

このスケールは，それぞれ8時間のシフトすべて，あるいは24時間以内の情報に基づき完成される．
明らかな徴候がある＝1点，アセスメント不能，あるいは徴候がない＝0点で評価する．
それぞれの項目のスコアを対応する空欄に0または1で入力する．
（卯野木健：簡便にせん妄を評価できるツールは？ EB Nursing 2010；10〈4〉：627-30[18] より）

ば1時間あたり30〜60 mLの排泄が必要）が維持されているか確認する．

覚えておこう

> 従来，ICUにおける主要なアウトカムは，病態の安定化と救命であり，ARDS患者においても同様である．一方で，不要な安静臥床は多くの弊害をもたらすことは以前から知られていた[21]．近年，早期の理学療法介入が，安静臥床に伴う弊害を予防または最小限にとどめる効果が報告[9]され注目されている．

以下，ARDS患者において離床を含めた早期理学療法介入のための評価について述べる．

カテーテル類の挿入部位

関節可動域評価や運動実施時，ベッド上での

表6 Behavioral Pain Scale（BPS）

項目	説明	スコア
表情	● 穏やか	1
	● 一部かたい（眉が下がっているなど）	2
	● 全体的にかたい（閉眼しているなど）	3
	● しかめ面	4
上肢	● まったく動かない	1
	● 一部曲げている	2
	● 指を曲げて完全に屈曲している	3
	● 常に引っ込めている	4
人工呼吸器との同調性	● 同調している	1
	● 時に咳嗽があるが大部分は同調している	2
	● ファイティングがある	3
	● 調整がきかない	4

（Payen JF, et al.：Assessing pain in critically ill sedated patients by using a behavioral pain scale. Crit Care Med 2001；29〈12〉：2258-63[19] より）

6. 急性呼吸窮迫症候群（ARDS）

表7　Critical-Care Pain Observation Tool（CPOT）

指標	状態	説明	スコア
表情	筋の緊張がまったくない	リラックス	0
	しかめ面，眉が下がる，眼球の固定，まぶたや口角の筋肉が萎縮する	緊張	1
	強く閉眼し顔の動きもない	顔を歪めている	2
身体運動	まったく動かない（必ずしも無痛を意味していない）	動きの欠如	0
	緩慢かつ慎重な運動，疼痛部位を触ったりさすったりする動作，体動時注意をはらう	保護，防護	1
	チューブを引っ張る，起き上がろうとする，手足を動かす・ばたつく，指示に従わない，医療スタッフをたたく，ベッドから出ようとする	落ち着かない状態	2
筋緊張（上肢の他動的な屈曲・伸展による評価）	他動運動に抵抗なし	リラックス	0
	他動運動に対する抵抗がある	緊張状態，硬直状態	1
	他動運動に対する強い抵抗があり，最後まで行うことができない	極度の緊張状態あるいは硬直状態	2
人工呼吸器との同調性（挿管患者）	アラームの作動がなく，人工呼吸器と同調した状態	人工呼吸器または運動に許容している	0
	アラームが自然に止まる	咳込むが許容している	1
	非同調性：人工呼吸の妨げ，頻回にアラームが作動する	人工呼吸器に抵抗している	2
または発声（抜管後）	普通の調子で話すか，無音	正常	0
	ため息，うめき声	ため息，うめき	1
	泣き叫ぶ，すすり泣く	泣き叫ぶ，すすり泣く	2

（Gélinas C：Management of pain in cardiac surgery ICU patients：have we improved over time? Intensive Crit Care Nurs 2007；23〈5〉：298-303[20]より）

基本動作練習，離床を行う際は，カテーテル類の事故（自己）抜去の危険性がある．状況によっては，禁忌となる動作もあるため，挿入部位の確認を怠ってはならない．

筋力

筋力評価は，徒手筋力テスト（manual muscle testing：MMT）が代表的であるが，ARDS患者をはじめとする重症疾患患者では，より簡便なMRC（Medical Research Council）scale[22]で行う．具体的には，上肢は肩関節外転，肘関節屈曲，手関節背屈を，下肢は股関節屈曲，膝関節伸展，足関節背屈を評価する．評価は，MMTに準じ0～5点で採点し，合計の最大は60点（最小0点），48点以下でICU-acquired weakness（ICU-AW）が疑われる．

関節可動域

患者の覚醒状況に応じ，他動運動，自動介助運動，自動運動での可動域を評価する．同時に，筋の伸張性や浮腫，疼痛の有無，皮膚温（冷感や熱感の有無）なども評価する．

フィジカルアセスメント

呼吸器合併症の予防および治療を目的とする体位変換や体位ドレナージを行うには，胸部の視診，触診，打診，聴診が重要である．

身体機能

患者の覚醒とともに能動的な活動が可能となれば，ベッド上での基本動作，端座位でのバランスおよび耐久性，立位・歩行時の介助量，バランス，耐久性についても評価する．一方で，理学療法介入前に全身状態の安定が確認できても，理学療法開始後に意識，循環，呼吸の状態が変化することがあるため，理学療法の継続が可能か評価することがきわめて重要である．理学療法終了後は，生体反応や自覚症状の回復経

過を確認し，次回介入時の指標とすることが望ましい．

覚えておこう

ARDSの長期予後の報告では，1年間の追跡調査において筋力低下（または消耗）が顕著であり，動作時の酸素飽和度および同年齢の健常者と比較し6分間歩行距離の低下を認めていた．さらに，5年間の追跡調査においても，6分間歩行距離は正常値に回復しない（予測歩行距離の76％）と報告されている．いずれの報告も，呼吸機能はほぼ正常値に回復しているが，ARDSの長期に及ぶ合併症は，運動制限，身体機能・精神機能の障害，QOLの低下，医療費や医療サービスの増加であると結論づけている．

ARDSにおいては，Barthel index，機能的自立度評価法（FIM），6分間歩行距離，MRC，握力，Short Physical Performance Battery（SPPB），Timed Up and Go（TUG）テスト，Mini-Mental State Examination（MMSE），SF-36®（MOS＜Medical Outcome Study＞ 36-Item Short-Form Health Survey）などにより，経時的に長期的に評価することが重要となる．ただし，これらの評価ツールは，ICU入室中に使用することは困難であるため，ARDSの回復期以降に使用することが望ましい．

医原性要因

治療的因子と環境・精神的因子に分けられる．

治療的因子には，ICU関連感染症（人工呼吸器関連肺炎，カテーテル関連血流感染，尿路感染症など），薬剤性有害事象，侵襲的ケアなどがあげられ，それぞれにおいて感染症予防対策や鎮静薬，抗菌薬の適正使用，緩和のための鎮痛薬使用を評価し検討する．治療的因子は，人工呼吸器装着期間やICU在室日数の延長に関与し，患者の身体機能および認知機能低下に影響を及ぼす．

環境・精神的因子には機器のアラーム音，面会制限による閉鎖空間，不安などがあり，これらは，不眠や精神的ストレスを助長し，認知機能やメンタルヘルスの低下を招くおそれがある．これらの因子を，医師，看護師，薬剤師，理学療法士などのチームで評価し，医原性要因の除去に努めることが重要である．

重要！

重症患者の管理中に臥床や廃用では説明が困難な筋力低下や身体能力低下を認めることがあり，これらはICU-AW[23]として，近年注目されている．

ICU-AWの発生要因は，多臓器不全，長期間のステロイド投与，高血糖などがあげられるが，安静臥床も重要な因子であり，積極的に予防する必要がある．生存したARDS患者を1年間追跡調査した報告[24]では，対象者において不安症状80％，うつ症状68％，心的外傷後ストレス障害（posttraumatic stress disorder：PTSD）46％が認められ，さらにこれらすべての症状を有する患者は33％に及んでいる．

ARDS患者は，ICU入室期間中から多くの医原性要因にさらされていると考えられており，予防のためにはこれらの医原性要因を可能な限り除外し，早期から多職種連携によるリハビリテーションを実施することが重要である．

理学療法・リハビリテーションプログラム[25]

超急性期および重症ARDSまたは過鎮静（−5＜RASS＜−3）

重症ARDSは，対症療法として挿管下人工呼吸管理のもと患者の治療が進められる．患者の状況は過鎮静であり，理学療法介入前のイメージとして，患者は従命に応じず，自らはほとんど動けない状態であることが予測される．

●体位変換

呼吸器合併症の予防および治療を目的とする体位とする．画像所見は，リアルタイムの肺の状態を表出しているものではないため，介入直前の肺の状態をフィジカルアセスメントと併せて評価することが重要である．

●腹臥位療法（図4）

中等症ないし重症のARDS患者には，腹臥位療法が推奨される．ただし，実施には，長時間を要するため，熟練とマンパワーの確保が必要であり，自施設の環境を念頭に実施するべきである．一方で，腹臥位療法は特殊な設備など

第3章　呼吸器

331

■ 6. 急性呼吸窮迫症候群（ARDS）

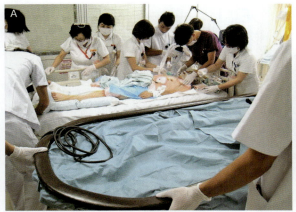
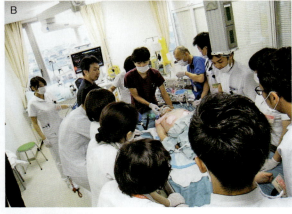
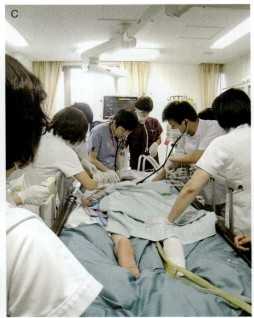

図4　腹臥位療法
A：特殊ベッド(air floating bed)への移動．
B：医師がスタッフへの役割を指示．
C：腹臥位後は背側呼吸音の聴診．

は必要としないため，実施可能な環境を構築することは非常に重要である．腹臥位療法の短期効果は，平均7時間の同療法にて酸素化の改善を認め[26]，16時間以上の同療法にて90日死亡率の改善を認めている[27]．

● 体位ドレナージ

ARDSに対する呼吸理学療法は，体位変換と体位ドレナージが中心となる．体位変換は排痰手技を用いて貯留した分泌物の排出を促進することをそれぞれ目的としている．

> **注意**
> 近年，気道内分泌物の移動を促進する目的で，十分な呼気流速を得るため呼気に合わせて胸壁を呼気終末まで圧迫する手技が報告されているが，ARDSでは有効性が証明されていない．さらに，圧迫を解除した後の吸気時におけるエアエントリーが，ARDSによって傷害を受けた肺に与える影響は不明であり，慎重に実施するべきである．

体位ドレナージの効果は，無気肺や分泌物貯留など限定的であり，ARDSにおいても同様の臨床所見を認めた場合のみ適応となる．体位ドレナージは，正しいドレナージ体位を確保し，排痰手技により気道内分泌物の末梢気道から中枢気道への移動を促し，咳嗽または吸引により

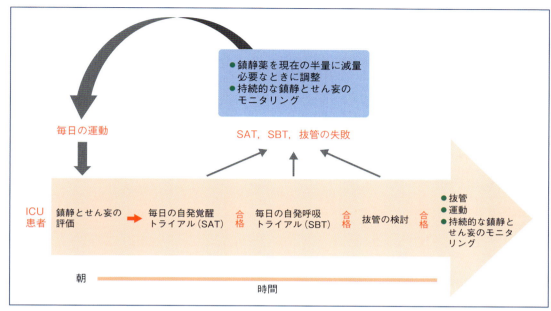

図5　重症患者の離床の進め方
(Pandharipande P, et al.：Liberation and animation for ventilated ICU patients：the ABCDE bundle for the back-end of critical care. Crit Care 2010；14〈3〉：157[28] より)
SAT：Spontaneous Awaking Trial，SBT：Spontaneous Breathing Trial.

体外へ排出するという流れである．ドレナージ体位は，血液ガス所見，画像所見や胸部のフィジカルアセスメントなどを駆使して決定する．

● 関節可動域運動

目的とする関節運動部分に，カテーテルや点滴類などが挿入されていないか確認する．また，臥床による深部静脈血栓症が疑われる場合には，医師に確認する．既往歴などから，入院時に関節拘縮を有する場合もあるため，家族や看護師などからの情報収集も重要である．

急性期および軽症〜中等症ARDSまたは浅鎮静（−2＜RASS＜＋1）

近年の人工呼吸管理は鎮痛を重視し，可能な限り鎮静は浅くする管理へと変化している．したがって，鎮静下でも従命に応じることが可能であれば，能動的な活動を利用した理学療法の介入を試みることが重要である．能動的な理学療法介入が可能であれば，人工呼吸器装着中においても早期離床（**図5**）[28]を検討する．患者の

> **Column**
>
> ARDS生存例は，治療による身体活動制限が由来の全身筋力低下（二次障害）ばかりでなく，さまざまな医原性因子（鎮静，侵襲的な治療など）により精神・認知機能障害を発症することが知られている．そのため，リハビリテーションは多職種連携のもと，これらの障害に向き合いながら進めることが重要である．予防には早期離床の重要性が認識され推奨されており，早期から患者の回復期をイメージして介入する．
>
> 精神・認知機能障害を予防するには，ICU入室中の早期から心理的援助，時間や場所などを理解するための環境整備，人工呼吸管理中のコミュニケーション手段の獲得などを含めた早期リハビリテーションプログラムが非常に重要である．
>
> 人工呼吸管理を要した呼吸不全患者のリハビリテーションは長期に及ぶことが知られており，ICUを退室した後も病棟看護師や作業療法士，言語聴覚士などと連携し，患者を支援することが重要である．

■ 6. 急性呼吸窮迫症候群（ARDS）

表8　ICUで早期離床や早期からの積極的な運動を原則行うべきではないと思われる場合

1）担当医が許可しない場合
2）過度に興奮して必要な安静や従命行為が得られない場合（RASS≧2）
3）運動に協力が得られない重篤な意識障害（RASS≦−3）
4）不安定な循環動態で，IABPなどの補助循環を必要とする場合
5）強心昇圧薬を大量に投与しても，血圧が低すぎる場合
6）体位を変えただけで血圧が大きく変動する場合
7）切迫破裂の危険性がある未治療の動脈瘤がある場合
8）コントロール不良の疼痛がある場合
9）コントロール不良の頭蓋内圧亢進（≧20 mmHg）がある場合
10）頭部損傷や頸部損傷の不安定な場合
11）固定の悪い骨折がある場合
12）活動性の出血がある場合
13）カテーテルや点滴ラインの固定が不十分な場合や十分な長さが確保できない場合で，早期離床や早期からの積極的な運動により事故抜去が生じる可能性が高い場合
14）離床に際し，安全性を確保するスタッフが揃わない場合
15）本人または家族の同意が得られない場合

（日本集中治療医学会早期リハビリテーション検討委員会：集中治療における早期リハビリテーション—根拠に基づくエキスパートコンセンサス．日集中医誌 2017；24〈2〉：255-303[29]）より）
IABP：intra-aortic balloon pumping（大動脈内バルーンパンピング）．

表9　早期離床や早期からの積極的な運動の開始基準

	指標	基準値
意識	Richmond Agitation Sedation Scale（RASS）	−2≦RASS≦1 30分以内に鎮静が必要であったが不穏はない
疼痛	自己申告が可能な場合 numeric rating scale（NRS）もしくは Visual analogue scale（VAS）	NRS≦3 もしくは VAS≦3
	自己申告が不能な場合 behavioral pain scale（BPS）もしくは Critical Care Pain Observation Tool（CPOT）	BPS≦5 もしくは CPOT≦2
呼吸	呼吸回数 酸素飽和度（SaO_2） 吸入酸素濃度（FiO_2）	<35/分が一定時間持続 ≧90％が一定以上持続 <0.6
人工呼吸器	呼気終末陽圧	<10 cmH_2O
循環	心拍数 不整脈 虚血 平均血圧 ドパミンやノルアドレナリン投与量	HR：≧50/分 もしくは ≦120/分が一定時間持続 新たな重症不整脈の出現がない 新たな心筋虚血を示唆する心電図変化がない ≧65 mmHg が一定時間持続 24時間以内に増量がない
その他	ショックに対する治療が施され病態が安定している SAT[#1] ならびにSBT[#2] が行われている 出血傾向がない 動くときに危険となるラインがない 頭蓋内圧<20 cmH_2O 患者または患者家族の同意がある	

もとの血圧を加味すること．各数字においては経験論的なところもあるのでさらに議論が必要である．
#1 SAT：Spontaneous Awaking Trial.
#2 SBT：Spontaneous Breathing Trial.
（日本集中治療医学会早期リハビリテーション検討委員会：集中治療における早期リハビリテーション—根拠に基づくエキスパートコンセンサス．日集中医誌 2017；24〈2〉：255-303[29]）より）

同意が得られた後，離床が可能と判断されれば，離床（端座位，立位，歩行など）中および離床終了後の意識や疼痛（苦痛），循環，呼吸などの評価を継続する．早期の離床や運動における開始基準および中止基準についての具体的なパラメータおよび数値を**表8〜10**[29]に示す．

表10　ICUでの早期離床と早期からの積極的な運動の中止基準

カテゴリー	項目・指標	判定基準値あるいは状態	備考
全体像神経系	反応 表情 意識 不穏 四肢の随意性 姿勢調節	明らかな反応不良状態の出現 苦悶表情，顔面蒼白，チアノーゼの出現 軽度以上の意識障害の出現 危険行動の出現 四肢脱力の出現 急速な介助量の増大 姿勢保持不能状態の出現 転倒	呼びかけに対して傾眠，昏迷の出現
自覚症状	呼吸困難 疲労感	突然の呼吸困難の出現 努力呼吸の出現 耐え難い疲労感 患者が中止を希望 苦痛の訴え	気胸・PTE[#1] 修正Borg scale 5〜8
呼吸器系	呼吸数 SpO_2 呼吸パターン 人工呼吸器	<5/分　または ＞40/分 <88％ 突然の呼気あるいは呼気努力の出現 不同調 バッキング	一過性の場合は除く 聴診など気道閉塞所見も合わせて評価
循環器系	HR 心電図所見 血圧	運動開始後の心拍数減少や徐脈の出現 <40/分　または ＞130/分 新たに生じた調律異常 心筋虚血の疑い 収縮期血圧＞180 mmHg 収縮期または拡張期血圧の20％低下 平均動脈圧<65 mmHg または ＞110 mmHg	
デバイス	人工気道の状態 経鼻胃チューブ 中心静脈カテーテル 胸腔ドレーン 創部ドレーン 膀胱カテーテル	抜去の危険性（あるいは抜去）	
その他	患者の拒否 中止の訴え 活動性出血の示唆 術創の状態	ドレーン排液の性状 創部離開のリスク	

介入の完全中止あるいは，いったん中止して経過を観察，再開するかは患者状態から検討，判断する.
#1 PTE：Pulmonary Thromboembolism：肺血栓塞栓症.
（日本集中治療医学会早期リハビリテーション検討委員会：集中治療における早期リハビリテーション—根拠に基づくエキスパートコンセンサス. 日集中医誌 2017：24〈2〉：255-303[29]より）

急性期および重症ARDSまたは過活動（＋2<RASS<＋4）：理学療法介入を検討する場合

　患者の意識レベルが過活動であり離床への協力が得られないことが多いため，原則的には離床は回避する. 患者が過活動になる原因を多職種で検討し，薬物療法や環境の整備など，患者個々に応じた対応が必要となる.

安定期から回復期（ICU退室以降）

　病棟での日常生活自立へ向けた基本動作練習，運動療法，ADL練習を実施する.
　ARDSにおける理学療法の一例を**図6**に示す.

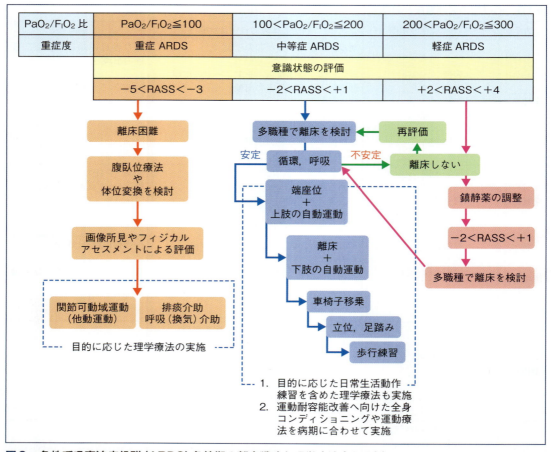

図6 急性呼吸窮迫症候群（ARDS）急性期の離床戦略と理学療法介入の例

■ 引用文献

1) Needham DM, Davidson J, Cohen H, et al.：Improving long-term outcomes after discharge from intensive care unit：report from a stakeholders' conference. Crit Care Med 2012；40(2)：502-9.
2) Bernard GR, Artigas A, Brigham KL, et al.：Report of the American-European Consensus conference on acute respiratory distress syndrome：definitions, mechanisms, relevant outcomes, and clinical trial coordination. Consensus Committee. J Crit Care 1994；9(1)：72-81.
3) ARDS Definition Task Force, Ranieri VM, Rubenfeld GD, et al.：Acute respiratory distress syndrome：the Berlin Definition. JAMA 2012；307(23)：2526-33.
4) Bellani G, Laffey JG, Pham T, et al.：Epidemiology, Patterns of Care, and Mortality for Patients With Acute Respiratory Distress Syndrome in Intensive Care Unit in 50 Countries. JAMA 2016；315(8)：788-800.
5) Wang CY, Calfee CS, Paul DW, et al.：One-year mortality and predictors of death among hospital survivors of acute respiratory distress syndrome. Intensive Care Med 2014；40(3)：388-96.
6) Traver GA, Tyler ML, Hudson LD, et al.：Continuous oscillation：outcome in critically ill patients. J Crit Care 1995；10(3)：97-103.
7) Guérin C, Reignier J, Richard JC, et al.：Prone positioning in severe acute respiratory

distress syndrome. N Engl J Med 2013；368（23）：2159-68.

8）Schweickert WD, Pohlman MC, Pohlman AS, et al.：Early physical and occupational therapy in mechanically ventilated, critically ill patients：a randomised controlled trial. Lancet 2009；373（9678）：1874-82.

9）Kayambu G, Boots R, Paratz J：Physical therapy for the critically ill in the ICU：a systematic review and meta-analysis. Crit Care Med 2013；41（6）：1543-54.

10）Herridge MS, Cheung AM, Tansey CM, et al.：One-year outcomes in survivors of the acute respiratory distress syndrome. N Engl J Med 2003；348（8）：683-93.

11）Herridge MS, Tansey CM, Matté A, et al.：Functional disability 5 years after acute respiratory distress syndrome. N Engl J Med 2011；364（14）：1293-304.

12）Sessler CN, Gosnell MS, Grap MJ, et al.：The Richmond Agitation-Sedation Scale：validity and reliability in adult intensive care unit patients. Am J Respir Crit Care Med 2002；166（10）：1338-44.

13）Riker RR, Fraser GL, Cox PM：Continuous infusion of haloperidol controls agitation in critically ill patients. Crit Care Med 1994；22（3）：433-40.

14）Barr J, Fraser GL, Puntillo K, et al.：Clinical practice guidelines for the management of pain, agitation, and delirium in adult patients in the intensive care unit. Crit Care Med 2013；41（1）：263-306.

15）Ely EW, Margolin R, Francis J, et al.：Evaluation of delirium in critically ill patients：validation of the Confusion Assessment Method for the Intensive Care Unit（CAM-ICU）. Crit Care Med 2001；29（7）：1370-9.

16）古賀雄二：ICUにおけるせん妄の評価．日本語版CAM-ICU．看護技術 2009；55（1）：30-3.

17）Bergeron N, Dubois MJ, Dumont M, et al.：Intensive Care Delirium Screening Checklist：evaluation of a new screening tool. Intensive Care Med 2001；27（5）：859-64.

18）卯野木健：簡便にせん妄を評価できるツールは？ EB Nursing 2010；10（4）：627-30.

19）Payen JF, Bru O, Bosson JL, et al.：Assessing pain in critically ill sedated patients by using a behavioral pain scale. Crit Care Med 2001；29（12）：2258-63.

20）Gélinas C：Management of pain in cardiac surgery ICU patients：have we improved over time？ Intensive Crit Care Nurs 2007；23（5）：298-303.

21）Dock W：The evil sequelae of complete bed rest. JAMA 1944；125（16）：1083-5.

22）Bittner EA, Martyn JA, George E, et al.：Measurement of muscle strength in the intensive care unit. Crit Care Med 2009；37（10 Suppl）：S321-30.

23）Kress JP, Hall JB：ICU-acquired weakness and recovery from critical illness. N Engl J Med 2014；370（17）：1626-35.

24）Huang M, Parker AM, Bienvenu OJ, et al.：Psychiatric Symptoms in Acute Respiratory Distress Syndrome Survivors：A 1-Year National Multicenter Study. Crit Care Med 2016；44（5）：954-65.

25）山下康次：急性呼吸窮迫症候群．内山　靖総編集：今日の理学療法指針．医学書院；2015. p. 354-7.

26）Gattinoni L, Tognoni G, Pesenti A, et al.：Effect of prone positioning on the survival of patients with acute respiratory failure. N Engl J Med 2001；345（8）：568-73.

27）Guérin C, Reignier J, Richard JC, et al.：Prone positioning in severe acute respiratory distress syndrome. N Engl J Med 2013；368（23）：2159-68.

28）Pandharipande P, Banerjee A, McGrane S, et al.：Liberation and animation for ventilated ICU patients：the ABCDE bundle for the back-end of critical care. Crit Care 2010；14（3）：157.

29）日本集中治療医学会早期リハビリテーション検討委員会：集中治療における早期リハビリテーション―根拠に基づくエキスパートコンセンサス．日集中医誌 2017；24（2）：255-303.

第3章　呼吸器

7. 無気肺

atelectasis

key point ▶▶▶ 無気肺は，さまざまな原因によって肺の含気（肺容量）が減少した状態をいう．無気肺に対する理学療法士の役割は，まずできるだけ予防することが第一である．次に，無気肺が生じてしまったら速やかに治療することが重要である．無気肺は，原因によって理学療法が良い適応となる場合と不適応（治療できない）となる場合があり，見極めることも大事である．集学的に行う処置も多く，理学療法士には，医師や看護師など多職種と協力・連携する能力が求められる．

概要と病態

　無気肺は，「不完全に広がった肺」が語源であり，気道の圧迫や閉塞などが生じて肺組織が虚脱し，肺の含気（肺容量）が減少した状態をいう[1,2]．

　無気肺は，原因によって発症頻度やリスクが異なるが，多くは周術期や急性疾患の治療中に発症する．周術期における呼吸器合併症の発生頻度は報告ごとにばらつきが大きく一定したものがないが，総じて完全に予防することは難しいと結論づけている[3]．無気肺は術後呼吸器合併症の60～90％を占める最も頻度の高い合併症であり，発症時期は術後48時間以内が多い[1,4]．

　無気肺となった肺ではガス交換ができないため，呼吸仕事量の増大や酸素化の障害の要因となる．無気肺を治療しないと肺炎，呼吸不全へと進展する．

■病態

　無気肺には，さまざまな分類方法がある[5-8]．
① 気道系の障害による一次性無気肺，肺実質系の障害による二次性無気肺．
② 気道の閉塞による閉塞性無気肺，肺が直接

ないし間接的に圧迫される圧迫性無気肺，肺実質や間質の変性による収縮性無気肺．
③ 気管支内腔の病変により気管支の閉塞をきたした閉塞性無気肺，閉塞をきたさない非閉塞性無気肺．

　③は放射線診断医がよく使用している分類方法である．

　閉塞性無気肺は，気道内分泌物や異物などによって空気の通り道である気管支が詰まり，気流が途絶する．そしてたまっていた肺胞内ガスが徐々に吸収され，虚脱し無気肺となる．胸部X線では虚脱してはじめて確認できる．吸収速度は吸入酸素濃度（F_IO_2）に影響を受け，高いほど虚脱までの時間が短いといわれている[1]．

　非閉塞性無気肺は，原因によって細分化されているが，代表的なものには腫瘍や胸水などの肺実質への外力により肺が虚脱する圧迫性無気肺，表面活性物質（肺サーファクタント）の減少や欠乏による粘着性無気肺，肺結核後などによる肺の収縮による瘢痕性無気肺，肺水腫や急性呼吸窮迫症候群（acute respiratory distress syndrome：ARDS）などのうっ血性無気肺などがある[1,5-8]．

　さらに，高濃度酸素ガスの吸入は，気道が閉塞していなくても，吸収され無気肺に至ること

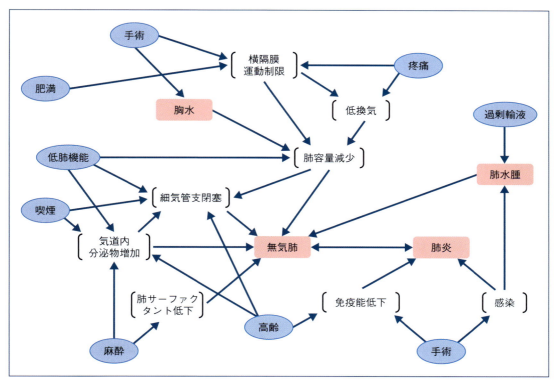

図1　無気肺の発生機序
(湯本正人ほか：術後合併症の原因・治療・予防-呼吸器系合併症．外科治療 2004；90(4)：730-7[9]) より)

があり，定量換気性無気肺ともいわれている[1]．このように，無気肺に至る原因は多彩である．

無気肺は周術期や急性疾患の治療中に発症するが，体位変換の制限による同一姿勢の継続による重力の影響の他，麻酔や麻痺，疼痛などによる浅呼吸などがそのリスク因子にあげられる（図1)[9]．

無気肺となった肺（肺胞が虚脱）ではガス交換ができず，酸素分圧は低下し低酸素血症を呈する．これにより支配する肺動脈が収縮し，血流量は減少して虚血状態となる．結果，無気肺はコンプライアンスの低下，呼吸仕事量の増大，酸素化の障害，肺血管抵抗の増大，および肺傷害の発生に関連する[1,7,10]．また，虚脱した肺には粘液も多く貯留し，細菌の増殖を促し，肺炎の温床となる[11]．

注意
見かけ上の酸素化の改善
無気肺を発症すると酸素分圧が下がるが，無気肺が治療されなくても数日で酸素化は改善する．これは，虚脱した肺胞は虚血状態となり，この分の血液が健康な肺の肺動脈に供給される．これを血流の再分布といい，見かけ上の酸素化の改善であり，注意が必要である．

覚えておこう
健康な人が無気肺にならない理由
健康な人は寝返りや体動などの他，無意識のうちに1時間に数回の深呼吸やため息を行っており，休止している肺胞の虚脱を防いでいる．これにより無気肺を予防している．

■診断・重症度分類

症状，診察所見，経過などをもとに無気肺を疑う[1]．頻脈，多呼吸，病側胸壁の呼吸運動の

低下，呼吸音の減弱・消失，血液ガス分圧の異常などに注意する．軽症では発熱のみの場合もあるため，術後早期の発熱で，原因がなければ無気肺を疑う．

胸部X線写真で発見されることが多く，ほぼ確定診断できる．胸部X線透過性の低下の他，葉間裂の偏位，気管支・血管影の収束などの肺容量の減少を伴う変化，シルエットサインや縦隔偏位を特徴とする．しかし，初期や微小無気肺は胸部X線では写らないこともあるため，早期診断できない．

胸水などとの鑑別や原因の特定など詳細な評価にはCTも有用である．閉塞性無気肺の場合，気管支内視鏡によって気道内の病変の様子を評価する．

覚えておこう

中葉症候群
　右中葉気管支は細いため，解剖学的理由から，入口部周辺のリンパ節腫大や内腔の分泌物の影響を受けやすく中葉に無気肺の発生頻度が高い．中葉が無気肺または含気量低下をきたす病態を中葉症候群とよぶ．

注意！

肺切除術後の気管支の偏位
　肺切除術を受けた残存肺は，気管支ごと空いたスペースへ牽引される．特に，肺葉切除でその移動範囲は大きくなる．上葉切除の場合，気管支は上方へ牽引され鋭角となり，解剖学的に無気肺を起こしやすくなるため注意が必要である．

■ 症状 [1, 6, 7]

無気肺を引き起こした病気や原因の程度，無気肺の範囲，発生からの経過時間，感染の有無によって現れる症状は異なるが，咳と痰は共通の症状である．最も一般的な自覚症状は，息切れや呼吸困難である．その有無や重症度は，無気肺の進行速度や肺の損傷範囲によって決まる．

客観的な症状としては，無気肺によって右左

シャントが形成され，ガス交換ができなくなり，酸素分圧が低下する血液ガス分圧異常（低酸素血症）を示す．結果，労作時に強く呼吸困難を訴え，代償的に頻脈や多呼吸を呈する．その他，病側胸壁の呼吸運動の低下，呼吸音の減弱・消失などが認められる．低酸素血症では，患者の皮膚が青白く見えるチアノーゼがみられることもある．

急性で広範囲に生じた無気肺では，胸部圧迫感，胸痛，呼吸困難などが現れる．重症の場合は，ショックで生命の危機にさらされることもある．逆に閉塞部分が狭く，緩徐に進行した場合は，自覚症状を訴えないこと（無症状）や，症状が出ても咳や痰が中心で，呼吸困難や胸痛などは出現しないことが多い．

■ 予後

閉塞性無気肺であれば，発症後速やかに対応することで無気肺を解除し治癒が望める．しかし，数日（経験的に48～72時間までに）で細菌感染が促進し，肺炎へ進展する可能性が高くなる場合や，さらに数か月にわたって無気肺が続くと不可逆性変化となり，肺胞の再開存が難しくなる場合がある．これは，肺の組織が損傷しているか否かによって異なる．例えば，人工呼吸管理による開放-虚脱を繰り返すずり応力（シェアストレス）や過膨張などがある．

肺がんや難治性胸水など治療が難しい場合や，瘢痕性無気肺など肺実質の変性を伴っている場合などは，根本的な治癒を望めないこともある．その程度に応じた肺胞低換気による慢性呼吸不全の病態を呈する．

■ 治療

無気肺に対する治療は，換気障害の原因除去を行うことにある．原因となっている病気がある場合は治療し，気管支を塞いでいる異物や痰があればそれを取り除く．これにより虚脱肺胞

を再拡張し，正常換気に戻す．その際，再膨張性肺水腫に注意する．

> **覚えて おこう**
>
> **再膨張性肺水腫**
> 　虚脱していた肺の再膨張が一気に起こると，虚血状態にあった肺胞に血液が再灌流する．再灌流が障害され，血管透過性亢進の結果生じると考えられる肺水腫を再膨張性肺水腫という．

　原因除去の手段には，①去痰，②鎮静，③鎮痛，④高酸素濃度吸気の可及的回避，⑤体位変換，⑥深呼吸，⑦早期離床，⑧陽圧換気，⑨人工呼吸，⑩気管支鏡などがある．

　低酸素血症を呈した場合，酸素療法が行われる．より重篤な場合，人工呼吸療法の適応となるが，肺炎や肺水腫を併発していることが多い．また，気道内分泌物の粘性が高い場合，加湿や吸入療法（去痰薬，気管支拡張薬）が行われることもある．無気肺が慢性化している場合は肺炎などを起こしやすいため，抗菌薬を使用する．

理学療法・リハビリテーションの評価

病歴，経過

　背景となる疾患や病歴の他，急性発症したものか緩徐に進行したものかなどの経過を確認し，無気肺を呈した原因や分類を推察する．これにより治療戦略が異なり，呼吸理学療法の適応について検討することができる．

　また，酸素療法や人工呼吸療法など支持療法を必要としているかを確認することによって，重症度や対応の緊急性について推察することができる．

バイタルサイン，問診

　血圧，脈拍，体温，呼吸数，意識レベル，酸素飽和度などのバイタルサインを確認する．呼吸数および酸素飽和度は無気肺によって直接的な影響を受け，血圧や脈拍は低酸素血症による交感神経の亢進から上昇する．また，低酸素血症や高二酸化炭素血症から意識レベルの興奮や低下を認める．いずれも無気肺に特有の項目ではないが，酸素療法など支持療法の必要性や緊急性の判断に重要である．他の検査結果とも照らし合わせて原因検索を行う．

　問診が可能であれば，呼吸困難や息切れの有無とその程度をBorg CR10スケールや修正MRC（modified British Medical Research Council：mMRC）質問票などを用いて評価する．併せて，喀痰の量や性状，自力喀出が可能かなどの喀出状況を確認する．

画像所見

　無気肺の胸部X線では，肺胞の含気が減少したことによって透過性の低い陰影を示す直接所見と，肺容量減少の影響による間接所見が認められる．代表的な直接所見はシルエットサイン（**図2**）である[5]．間接所見には，①血管陰影の偏位や収束，②横隔膜挙上，気管や縦隔の偏位など正常構造の無気肺側への偏位，③隣接肺や対側肺の代償的過膨張などがある．

　胸部X線を確認するうえで，無気肺と胸水，肺水腫の鑑別が必要となる．胸水は，側臥位で撮像することで鑑別できる．肺水腫のような浸潤性病変との鑑別は，肺胞が虚脱しているか，もしくは浸潤しているか，血管影の走行が収束しているかを確認すると理解しやすい（**図3**）[5]．

　CTのほうが胸部X線よりも簡単に鑑別でき，肺実質の虚脱や浸潤影，コンソリデーション，すりガラス様陰影，エアブロンコグラムなど，より詳細な評価ができる．さらに腫瘍や胸水の有無も確認できる．

> **注意❶**
>
> **無気肺と肺水腫（浸潤影）の違い**
> 　無気肺は肺組織が虚脱し，肺の含気（肺容量）が減少した状態である．一方，肺水腫は肺組織が浸潤性に満たされ，肺容積に変化がない状態（浸潤影）である．

● 7. 無気肺

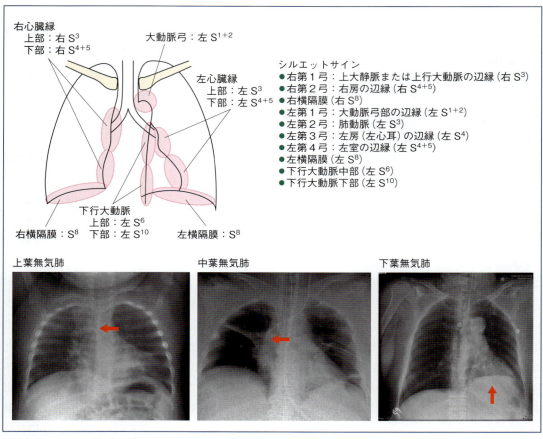

図2 シルエットサインが認められる解剖学的部位

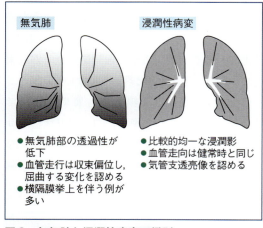

図3 無気肺と浸潤性病変の鑑別
(尾崎孝平：呼吸療法のための画像診断—呼吸ケアチーム必携．メディカ出版；2010．p.131[5])を参考に作成)
肺動脈は気管支に沿って走行するため，血管影の走行が鑑別の参考になる．

覚えておこう

胸部X線の見方
　胸部X線写真は，自分なりの順番を決めて見ていくと見落としが少なくなる．一般的に，わかりやすい部分は後回しにする．例えば，①撮影条件の確認，②チューブ類の位置確認，③骨性胸郭・脊柱，④心・大血管・縦隔陰影，⑤横隔膜，⑥胸壁・胸膜，⑦気管・気管支，⑧肺血管影，⑨肺の広がり，⑩肺実質などの順に見ていく．呼吸療法に携わる理学療法士は，普段から画像所見を確認する習慣をつけることが望ましい．

動脈血液ガス検査

　動脈血液ガス検査では，換気から拡散に至るガス交換におけるさまざまな機能のうち，どのあたりに障害が起きているかが推定できるた

め，単にP/F（PaO_2/F_1O_2）比など酸素化だけでなく，酸塩基平衡についても確認する．併せて，代償機転がはたらいているかどうか，その変化が急性反応によるものか，慢性反応によるものかが把握できる．小児などでは，侵襲性を考慮して静脈血で代用することもある．動脈血による分析値と比較して，pHやHCO_3^-は互換性が高いが，$PaCO_2$，PaO_2，乳酸は低いため，予測値として取り扱う際には注意する．

フィジカルアセスメント

フィジカルアセスメントは，患者を観察し，可能なら対話しながら，視診，触診，打診，聴診など実際に患者の体に触れ，症状を分析する手段である．非侵襲的であり，リアルタイムに情報収集できる．

● 視診，触診

視診および触診では，患者をみて触れることで呼吸パターン，呼吸数，胸郭の可動性や柔軟性，呼吸補助筋の使用の有無などを確認する．換気の減少に伴い，病側胸壁の胸郭運動は低下する．特に，吸気に伴う肋間の陥凹が認められれば，その直下の肺の拡張不全を示唆しており，無気肺の可能性を疑う．視診だけではわかりにくいわずかな差なども触診で確認することができる．また，後に行う胸郭への徒手的アプローチのためにも，胸郭の可動性や柔軟性の確認は必要である．

● 打診，聴診

打診および聴診では，打診音（鼓音，清音，濁音）や呼吸音（気管呼吸音，気管支呼吸音，肺胞呼吸音）から直下の肺実質の状況が確認できる．

打診において，肺野領域での濁音，横隔膜の上方偏位が認められれば，無気肺の可能性がある．また，胸水貯留であれば，体位（背臥位から側臥位など）を変えることでより正確性が増す．その際，循環動態が不安定な患者には注意が必要である．

聴診において，気道内分泌物の状況によって水泡音（coarse crackle）の他，捻髪音（fine crackle）や笛様音（wheeze）など副雑音が聴取される．また，無気肺の程度によって肺胞呼吸音が聴取できなくなる（減弱や消失），または肺野領域で音の伝達が良くなり気管支呼吸音が聴取されることがある．副雑音に意識が向きがちだが，この伝達音（気管支呼吸音化）を正常呼吸音と間違えないよう注意する．無気肺は背側に形成されることが多いため，背側の聴診を怠ってはならない．

> **注意❶**
> **気道クリアランス手技後の聴診**
> 聴診は，介入前だけでなく，気道クリアランス手技などの介入後にも，その効果を確認するために必ず行う．

体位変換，基本動作

姿勢や動作の自立度とともに，効率性を含めて方法を確認する．さらに問診の情報をもとに，体動による症状の増悪（自覚症状や低酸素血症，バイタルサイン）の有無や，その程度を確認する．

運動耐容能

病状が落ち着いた（慢性経過した）場合，運動療法を行ううえで，6分間歩行テスト（6-minute walk test：6MWT）やシャトルウォーキングテスト（shuttle walking test：SWT）などのフィールド歩行試験を行う[12]．

ADL，QOL

日常生活活動（activities of daily living：ADL）の指標として，Barthel indexや機能的自立度評価法（functional independence measure：FIM）などを用いる．生活の質（quality of life：QOL）の指標には，SF-36®（MOS〈Medical Outcome Study〉36-Item Short-Form Health Survey）などがある．

理学療法・リハビリテーションプログラム

日本集中治療医学会早期リハビリテーション検討委員会の「呼吸理学療法は無気肺の予防と解除に有効か」についての検討[13]によると，無気肺に対する理学療法の有効性を科学的に検討した報告は少ないが，ICU入室症例や胸部外科および腹部外科手術後に対する理学療法の無気肺の発生防止や解除に一定の効果は得られていない[14-16]．このため，従来的な呼吸理学療法を無気肺の予防や解除のためにルーチンに用いることは，各種ガイドラインにおいても推奨されていない[17,18]．

しかしながら，無気肺がさらなる重篤な合併症を引き起こすことを防止することが重要であり，無気肺の解除が肺局所における細菌の繁殖を抑制[11]し，人工呼吸器関連肺炎（ventilator associated pneumonia：VAP）への進展予防効果を示したとの報告[16]がある．さらに，単純に気道内分泌物による気道閉塞で生じた無気肺の発症早期では，解除の即時効果が得られやすい．一方，ICU患者の多くは，状態が重篤で体位変換制限など理学療法実施に制約が多く，無気肺の解除は容易ではない．

徒手的過膨張（manual hyperinflation：MHI）が画像所見の改善[19]や，無気肺の発生を抑制した[20]との報告があるが，報告数が少なくエビデンスとしてはまだ十分ではない．また，インセンティブ・スパイロメトリー（incentive spirometry：IS）は，無気肺の予防と解除に対して，胸部外科や上腹部の周術期管理における十分な効果は得られていない[21,22]．

肺容量減少，気道内分泌物貯留，無気肺に対する呼吸理学療法は，体位管理，気道クリアランス手技，徒手的および人工呼吸器過膨張（ventilator hyperinflation：VHI）が主体となる[23]．これらの呼吸理学療法手技は物理的な外

力を利用するため，呼吸状態や全身状態（循環動態）が不安定な患者では過剰なストレスになる危険性があり，有害事象は皆無ではないとの報告[24]もあり，適応をみて実施する必要がある．

以上のことを理解したうえで，各患者への適応を考慮し，以下のプログラムを選択する．

体位管理，ポジショニング

ポジショニングは，体位変換によって側臥位や前傾側臥位，腹臥位，座位など特定の体位を一定時間保持する方法である．病変部位が上側となるように体位を整え，重力によるドレナージ効果や，胸腔内の肺にかかる陰圧効果を期待して換気の改善や肺胞の開存，換気血流比不均衡を是正し酸素化の改善を目指し（**図4**），一般的に排痰体位[25]（「誤嚥性肺炎（高齢者肺炎）」の項**図8**参照）が用いられる．また，解剖学的見地から無気肺の予防体位として**図5**[26]に示す3体位を推奨する報告もある．

呼吸練習

単純な虚脱の場合，深呼吸だけでも開存が期待できる．横隔膜呼吸では横隔膜運動により下葉（肺底区）への吸気を促すことができる．また，1時間ごとに最大吸気位を5～6秒保持する横隔膜呼吸を5回連続して行う方法[27]が推奨されている．

本来，終末気管支から気管支には，異物や分泌物を咽頭方向へ移動させる粘液線毛エスカレータのはたらきがある．喫煙など有害ガスの吸入や，酸素療法など乾燥によっても線毛運動は阻害される．また，気道内分泌物の量が多く，粘稠度が高すぎたり，低すぎたりした場合も移動や喀出が困難となる．そうした場合，深呼吸だけでなく，吸入気の加湿を併用する．必要に応じて，気管支拡張薬や去痰薬の吸入，内服を検討する．

徒手的過膨張（MHI），人工呼吸器過膨張（VHI）

蘇生バッグやジャクソンリース回路を用いて

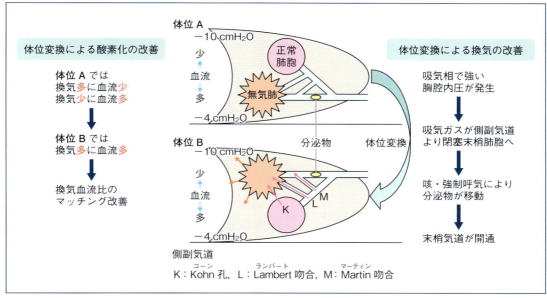

図4 体位変換による換気と酸素化の改善効果

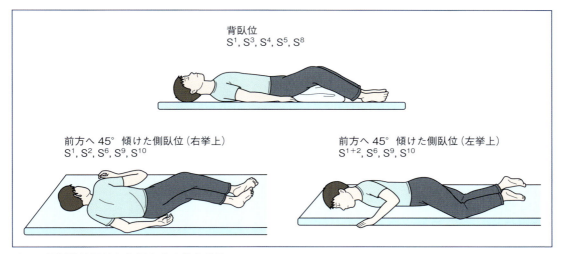

図5 解剖学的見地から提案する排痰体位

(Takahashi N, et al.: Anatomic evaluation of postural bronchial drainage of the lung with special reference to patients with tracheal intubation: which combination of postures provides the best simplification? Chest 2004；125〈3〉：935-44[26]を参考に作成)

加圧する方法を徒手的過膨張(MHI)，同様に人工呼吸器の換気モードによって加圧する方法を人工呼吸器過膨張(VHI)といい，虚脱した肺胞の再拡張，貯留する気道内分泌物の移動と除去を目的として行われる[23]．

MHIでは，咳嗽を模倣するように，吸気ではゆっくりと加圧し，2～3秒保持した後，呼気ではすばやく開放する．VHIでは，PEEP(positive end-expiratory pressure；呼気終末陽圧)を付加したまま，調節換気モードで吸気圧と吸気時間を調節して1回換気量を用いて拡張を図る．

上葉部（肺尖区，前上葉区）

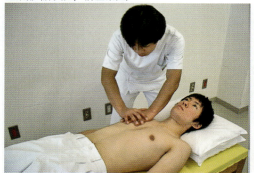

①鎖骨にかからないように手を置く．
②両手を重ねる．
③指10本で面を作り，できる限り面を大きくする．

下葉部（外側肺底区）

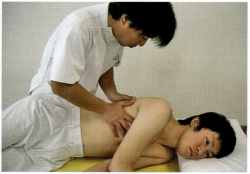

①両手の親指を合わせる．
②母指の手根中手（CM）関節を中腋窩線の第8肋骨に合わせる．
③2～5指は広げ，面を大きくする．

中葉部（右中葉区，左上葉舌区）

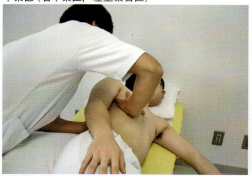

①背側に倒れないよう，枕や術者の大腿部で支える．
②背側の手は肩甲骨の下角を保持する．
③胸側の手は胸肋関節付近から手を置く（女性の場合，軟部組織は外側へ）．
④両側の肘を張り，前後から挟み込むように行う．

下葉部（後肺底区）

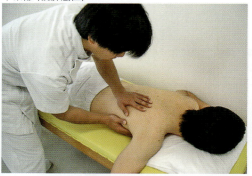

①一方の手は背部の第10肋骨より上に手の平を置く．
②もう一方の手は同じ高さで中腋窩線上に置く．
※前傾側臥位でも実施可能．

図6 スクイージング

インセンティブ・スパイロメトリー（IS）

ISは，吸気を視覚的または聴覚的にフィードバックする器具を使用しながら呼吸する方法である[25]．一般的に長くゆっくりとした深呼吸を強調し肺の拡張を促す方法と，呼気中の二酸化炭素を再呼吸させることで呼吸中枢を刺激して換気量を増大させる方法の2種類がある．前者には容量式と流量式があり，周術期などでは容量式が用いられることが多い．

無気肺などの呼吸器合併症の予防と治療に対する効果は，器具を用いないで横隔膜呼吸などの深呼吸を行った場合と同等である[28]といわれている．

呼吸介助手技，スクイージング

気道内分泌物の貯留部位の肺葉あるいは肺区域に相当する胸壁上を呼気時に圧迫し，吸気時に解放する．胸壁圧迫に伴う呼気流速を高めることによる分泌物の中枢側への移動を期待して行われる．スクイージングは，排痰体位（ドレナージ体位）を組み合わせて行うことが前提である[25]（**図6**）．

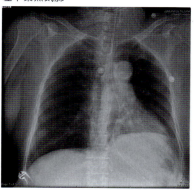
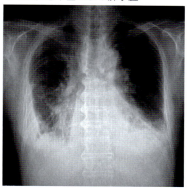

左下葉無気肺　　　　　うっ血性心不全による肺水腫

図7　無気肺と肺水腫へのアプローチの違い
- 直接的呼吸管理：気道確保，酸素療法，人工呼吸療法，呼吸理学療法
- 間接的呼吸管理：水分管理，循環管理，栄養管理，感染管理，精神看護

無気肺に対しては，排痰手技など直接的呼吸管理が良い適応となる．
うっ血性の病態に対しては，水分管理や循環管理など間接的呼吸管理が重要となる．

注意

肺水腫に対する排痰手技（図7）

肺水腫のようなうっ血性の病態に対して排痰手技を施行すると，ピンク色の泡沫状の分泌物が大量に喀出されるが，病態の改善は期待できない．排痰手技よりも，利尿などの水分管理や人工呼吸器などによる陽圧管理が必要である．

咳嗽，ハフィング，機械による咳介助[25]

咳嗽は気道内の異物や分泌物を排出するための防御反応であり，閉鎖した声門を急激に開放することで生まれる強い呼出である．これによって分泌物が中枢気道から排出される．

分泌物を排出する咳嗽を行うためには，吸気による吸気容量，声門閉鎖や腹直筋など呼気筋による胸膜および肺胞圧の上昇が不可欠である．これらが十分可能であるか評価する．疼痛や呼吸筋力の低下などによって困難な場合は，患者本人や介助者による創部固定（保護）や，胸郭や上腹部へ徒手的な圧を加える介助を併用する．

強制呼出手技（ハフィング）は，声門を開いたまま強制的に呼出する（息を吐く）ことで気道内分泌物の移動を目的として行われる．末梢気道からの分泌物の移動では中〜低肺気量位（普通に息を吸った状態〜吐いた状態）から行い，より中枢気道からは高肺気量位（深く息を吸った状態）から行う．咳嗽よりも侵襲が小さいため，周術期や疲労しやすい消耗状態にある患者に用いられる．

呼吸筋力の低下により咳嗽力が低下している場合は，必要に応じて機械による咳介助（mechanical insufflation-exsufflation：MI-E）の併用や，吸引カテーテルを用いて分泌物を直接除去する．

アクティブサイクル呼吸法[25]

アクティブサイクル呼吸法（active cycle breathing technique：ACBT）は，安静にして気道閉塞が生じないよう呼吸する呼吸コントロール（呼吸調整），ゆっくりとした深呼吸を行う胸郭拡張，強制呼出手技（ハフィング）を状況によって組み合わせて，サイクル（輪）として行う．低酸素血症や気道閉塞を増悪させることなく気道内分泌物の除去が可能である．

離床

可能ならベッド上での体位変換だけでなく，ヘッドアップや座位，立位，歩行へと離床を進める．これはポジショニングの一環とした呼吸

器系への効果だけでなく，心拍出量の増加などの循環器系への効果も期待できる．さらに，視覚刺激や足底など固有感覚への刺激増大から中枢神経の活性化や姿勢反射の促進，姿勢保持筋をはじめとする筋活動の促進などメリットは大きい．

　一方，早期離床や積極的な運動は，身体へ負荷がかかるため有害事象が少なからず認められる．医師の指示のもと，開始基準[13]や中止基準[13]を参考に，安全に実施するよう心がける．

重要❗

肺がんや難治性胸水など原因の除去ができない非閉塞性無気肺は，根本的な治癒が難しい．これを含めて，治療されない無気肺が続くと肺胞低換気に陥り，拘束性換気障害を主体とする他の疾患と同様に慢性呼吸不全を呈することとなる．重症度に応じて酸素療法や人工呼吸管理が必要な場合もある．

胸郭可動域運動

　持続する無気肺により低換気が生じ，二次的に胸郭の可動性が低下する．拘束性換気障害を助長するため，この悪循環を断ち切る必要がある．肋骨の捻転，胸郭の捻転，胸郭の側屈，背部過伸展，上肢帯の可動域を含めたSilvester法などの徒手的な胸郭伸張法や，肋間筋などのストレッチを行う[25]．

表1　息切れの自己管理のための基本原則

① 息苦しくなる動作を理解する
② 息切れに慣れる
③ 自ら呼吸を整えることを覚える
④ 負担のかからない動作の方法や要領を工夫する
⑤ ゆっくりと動作を行う
⑥ 休息の取り方を工夫する
⑦ 計画性を持った余裕のある生活リズムを確立する
⑧ 低酸素血症が強い場合には適切な酸素吸入を行う
⑨ 居住環境の整備，道具の利用

（日本呼吸ケア・リハビリテーション学会ほか編：呼吸リハビリテーションマニュアル―患者教育の考え方と実践．照林社；2007．p.93[29]より）

呼吸調整，リラクセーション

　拘束性換気障害に準じて，呼吸困難を軽減するために行う．基本姿勢は座位が多いが，できるだけリラックスできる安楽体位をとり，呼吸パターンを変えるのではなく，呼吸を整えることに重点をおいた呼吸を行うよう指導する．

動作方法，ADL指導

　上肢動作，特に上肢を肩より上に挙上するような動作で息切れの増強を生じることが多い．呼吸調整と併せて，動作時の呼吸法や動作方法・要領，環境を変えることでエネルギー消費を節約し，効率の良い動作方法や日常生活動作を指導・練習する．**表1**[29]に示した息切れの自己管理のための基本原則に則って指導する．

■ 引用文献

1) 関　洲二：術後患者の管理．改訂新版．金原出版；2000．
2) 日本救急医学会：医学用語 解説集．無気肺．
http://www.jaam.jp/html/dictionary/dictionary/word/1109.htm
3) 安藤守秀，片岡竹弘，平山晃介ほか：急性期呼吸リハ実施下における集中治療室での呼吸管理合併症の検討．日呼ケアリハ学誌 2012；22（2）：213-6．
4) 湯本正人，中村不二雄，勝屋弘忠：術後合併症の原因・治療・予防―呼吸器系合併症．外科治療 2004；90（4）：730-7．
5) 尾崎孝平：呼吸療法のための画像診断―呼吸ケアチーム必携．メディカ出版；2010．p.131．
6) Woodring JH, Reed JC：Types and mechanisms of pulmonary atelectasis. J Thorac Imaging 1996；11（2）：92-108．
7) Duggan M, Kavanagh BP：Pulmonary atelectasis：a pathogenic perioperative entity. Anesthesiology 2005；102（4）：838-54．
8) 医療情報科学研究所編：病気がみえる vol.4 呼吸器．第2版．メディックメディア；2013．

9) 湯本正人，中村不二雄，勝屋弘忠：術後合併症の原因・治療・予防−呼吸器系合併症．外科治療 2004；90（4）：730-7.

10) 水渡哲史：急性無気肺発生時の肺血流に関する実験的研究．日胸疾会誌 1987；25（7）：714-21.

11) van Kaam AH, Lachmann RA, Herting E, et al.：Reducing atelectasis attenuates bacterial growth and translocation in experimental pneumonia. Am J Respir Crit Care Med 2004；169（9）：1046-53.

12) 日本呼吸ケア・リハビリテーション学会ほか編：呼吸リハビリテーションマニュアル—運動療法．第2版．照林社；2012.

13) 日本集中治療医学会早期リハビリテーション検討委員会：集中治療における早期リハビリテーション—根拠に基づくエキスパートコンセンサス．日集中医誌 2017；24（2）：255-303.

14) Pasquina P, Tramèr MR, Walder B：Prophylactic respiratory physiotherapy after cardiac surgery：systematic review. BMJ 2003；327（7428）：1379.

15) Pasquina P, Tramèr MR, Granier JM, et al.：Respiratory physiotherapy to prevent pulmonary complications after abdominal surgery：a systematic review. Chest 2006；130（6）：1887-99.

16) 安藤守秀，片岡竹弘，平山晃介ほか：急性期呼吸リハビリテーションの無気肺の予防・解除に対する効果．日呼ケアリハ学誌 2010；20（3）：249-54.

17) Andrews J, Sathe NA, Krishnaswami S, et al.：Nonpharmacologic airway clearance techniques in hospitalized patients：a systematic review. Respir Care 2013；58（12）：2160-86.

18) Stiller K：Physiotherapy in intensive care：an updated systematic review. Chest 2013；144（3）：825-47.

19) Maa SH, Hung TJ, Hsu KH, et al.：Manual hyperinflation improves alveolar recruitment in difficult-to-wean patients. Chest 2005；128（4）：2714-21.

20) Paulus F, Veelo DP, de Nijs SB, et al.：Manual hyperinflation partly prevents reductions of functional residual capacity in cardiac surgical patients--a randomized controlled trial. Crit Care 2011；15（4）：R187.

21) Freitas ER, Soares BG, Cardoso JR, et al.：Incentive spirometry for preventing pulmonary complications after coronary artery bypass graft. Cochrane Database Syst Rev 2007；（3）：CD004466.

22) do Nascimento Junior P, Módolo NS, Andrade S, et al.：Incentive spirometry for prevention of postoperative pulmonary complications in upper abdominal surgery. Cochrane Database Syst Rev 2014；（2）：CD006058.

23) 神津 玲，花田匡利，及川真人ほか：急性呼吸不全に対する呼吸理学療法．人工呼吸 2016；33（1）：40-5.

24) 神津 玲，花田匡利，及川真人ほか：平成24年度研究助成報告書．集中治療室および外科周術期における急性期理学療法の実施状況に関する全国調査．理学療法学 2014；41（2）：100-1.

25) 千住秀明，眞渕 敏，宮川哲夫監：呼吸理学療法標準手技．医学書院；2008.

26) Takahashi N, Murakami G, Ishikawa A, et al.：Anatomic evaluation of postural bronchial drainage of the lung with special reference to patients with tracheal intubation：which combination of postures provides the best simplification？Chest 2004；125（3）：935-44.

27) Warner DO：Preventing postoperative pulmonary complications. Anesthesiology 2000；92：1467-72.

28) AARC（American Association for Respiratory Care）clinical practice guideline. Incentive spirometry. Respir Care 1991；36（12）：1402-5.

29) 日本呼吸ケア・リハビリテーション学会ほか編：呼吸リハビリテーションマニュアル—患者教育の考え方と実践．照林社；2007．p.93.

第3章　呼吸器

8. 肺高血圧症
pulmonary hypertension

Key point ▶▶▶ 肺高血圧症は，肺動脈圧や肺血管抵抗が上昇し，右心不全に至る慢性進行性の難治性疾患である．肺高血圧症患者のリハビリテーションにおける理学療法士の役割は，軽症および心不全が安定している症例では，身体機能および身体活動量の向上と，患者の生活の質（QOL）を改善することである．重症例や進行期では，患者の安楽の獲得，安全な生活を送れるよう患者教育や環境整備が主体になる．いずれも安全管理を最優先として慎重に症例を選択し，医療者間が連携のうえ，心不全徴候を含むリスク管理に十分留意することが重要である．

概要と病態

　肺高血圧症は，なんらかの原因により肺動脈圧が異常に上昇する病態の総称で，代表的な疾患として肺動脈性肺高血圧症（pulmonary arterial hypertension：PAH）と慢性血栓塞栓性肺高血圧症（chronic thromboembolic pulmonary hypertension：CTEPH）がある．右心カテーテルで測定した安静臥位のmPAP（mean pulmonary arterial pressure；平均肺動脈圧）が25 mmHg以上と定義されている[1]．主な病態が肺動脈圧の上昇とそれに伴う相対的な心拍出量低下であり，その結果，呼吸困難や運動耐容能低下，失神，心不全などが生じる難治性疾患である．

　日本での肺高血圧症患者数は，2013（平成25）年にPAH患者が2,587人[2,3]，CTEPH患者が2,829人[3,4]とされている．これは指定難病登録患者数であるため，未診断の患者の存在を考慮するともう少し多い可能性があるが，まれな疾患である．女性に多く（男性に比べて約2〜3倍），加齢とともに発症患者数が増え，50〜70歳の患者数が最も多い．

■ 病態

　通常，右心房に戻ってきた血液は，右心室，肺動脈を通って肺胞でガス交換が行われ，酸素を十分に含んだ状態で左心房に戻ってくる．この一連の流れを肺循環という．肺循環障害の代表疾患である肺高血圧症は，肺動脈圧の上昇，PVR（pulmonary vascular resistance；肺血管抵抗）の増加による右心室の後負荷増加を基本病態としている[5,6]．健常者であれば，運動に伴って静脈還流量増加，心臓の拡張期容量増加，心筋収縮性向上による1回拍出量増加，心拍数増加，さらには肺血管および末梢血管抵抗が低下するため，心拍出量が上昇する[7]．一方，肺高血圧症患者は，PVRの増加により1回拍出量の増加が制限されるため，軽症のうちは心拍数の増加により代償して心拍出量を維持できるが，重症化し過度な右心負荷が生じると，酸素運搬に必要な心拍出量の増加が制限され，末梢組織への酸素供給が不足（$P\bar{v}O_2$〈混合静脈血酸素分圧〉低下）する[8]．低酸素は肺血管攣縮を引き起こし，さらなる肺動脈圧上昇を生じさせるという悪循環に陥る（**図1**）[8]．

■ 診断・重症度分類

　肺高血圧症の診断基準は，右心カテーテルで測定した安静臥位のmPAPが25 mmHg以上である．現在は，2013年に第5回肺高血圧症ワールドシンポジウム（フランスのニースで開催）で提唱された臨床分類が用いられ[9]，「1群 PAH，2群 左心疾患に伴う肺高血圧症，3群 呼吸器疾患に伴って起こる肺高血圧症，4群 CTEPH，5群 その他の肺高血圧症」に大別される（**表1**）[9]．1～5群の鑑別診断を行いつつ，右心カテーテルの結果で上記を満たせば確定診断となる．PAHの診断には，左心疾患に伴う肺高血圧症を除外するため，肺動脈楔入圧が15 mmHg以下を満たすことが必要になる．

　肺高血圧症の臨床症状に基づく重症度分類として，NYHA（New York Heart Association；ニューヨーク心臓協会）心機能分類とWHO（World Health Organization；世界保健機関）肺高血圧症機能分類の両者が用いられる（**表2**）[10]．Ⅲ度以上は重症とされ，予後不良である[10]．

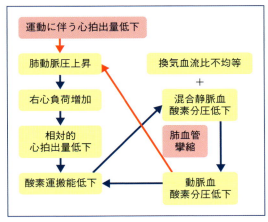

図1　肺高血圧症における運動時の循環動態
（重田文子ほか：肺高血圧症．呼吸と循環 2014；62〈6〉：531-6[8]を参考に作成）

表1　肺高血圧症の臨床分類・改訂版（ニース，2013年）

第1群　肺動脈性肺高血圧症（PAH）	第2群　左心性心疾患に伴う肺高血圧症
1）特発性肺動脈性肺高血圧症（idiopathic PAH：IPAH） 2）遺伝性肺動脈性肺高血圧症（heritable PAH：HPAH） 　1．BMPR2 　2．ALK1，endoglin，SMAD9，CAV1 　3．不明 3）薬物・毒物誘発性肺動脈性肺高血圧症 4）各種疾患に伴う肺動脈性肺高血圧症（associated PAH：APAH） 　1．結合組織病 　2．エイズウイルス感染症 　3．門脈肺高血圧 　4．先天性心疾患 　5．住血吸虫症	1）左室収縮不全 2）左室拡張不全 3）弁膜疾患 4）先天性／後天性の左心流入路／流出路閉塞
	第3群　肺疾患および／または低酸素血症に伴う肺高血圧症
	1）慢性閉塞性肺疾患 2）間質性肺疾患 3）拘束性と閉塞性の混合障害を伴う他の肺疾患 4）睡眠呼吸障害 5）肺胞低換気障害 6）高所における慢性曝露 7）発育障害
	第4群　慢性血栓塞栓性肺高血圧症（CTEPH）
	第5群　詳細不明な多因子のメカニズムに伴う肺高血圧症
第1'群　肺静脈閉塞性疾患（PVOD）および／または肺毛細血管腫症（PCH） 第1"群　新生児遷延性肺高血圧症（PPHN）	1）血液疾患（慢性溶血性貧血，骨髄増殖性疾患，脾摘出） 2）全身性疾患（サルコイドーシス，肺ランゲルハンス細胞組織球症，リンパ脈管筋腫症，神経線維腫症，血管炎） 3）代謝性疾患（糖原病，ゴーシェ病，甲状腺疾患） 4）その他（腫瘍塞栓，線維性縦隔炎，慢性腎不全）

（Simonneau G, et al.：Updated clinical classification of pulmonary hypertension. J Am Coll Cardiol 2013；62〈25 Suppl〉：D34-41[9]より）
PVOD：pulmonary veno-occlusive disease, PCH：pulmonary capillary hemangiomatosis, PPHN：persistent pulmonary hypertension of the newborn.

表2　肺高血圧症の機能分類

NYHA心機能分類	
Ⅰ度	通常の身体活動では無症状
Ⅱ度	通常の身体活動で症状発現，身体活動がやや制限される
Ⅲ度	通常以下の身体活動で症状発現，身体活動が著しく制限される
Ⅳ度	どんな身体活動あるいは安静時でも症状発現
WHO肺高血圧症機能分類	
Ⅰ度	身体活動に制限のない肺高血圧症患者 　普通の身体活動では呼吸困難や疲労，胸痛や失神などが生じない
Ⅱ度	身体活動に軽度の制限のある肺高血圧症患者 　安静時には自覚症状がない．普通の身体活動で呼吸困難や疲労，胸痛や失神などが起こる
Ⅲ度	身体活動に著しい制限のある肺高血圧症患者 　安静時には自覚症状がない．普通以下の軽度の身体活動で呼吸困難や疲労，胸痛や失神などが起こる
Ⅳ度	どんな身体活動もすべて苦痛となる肺高血圧症患者 　これらの患者は右心不全の症状を表している．安静時にも呼吸困難および/または疲労がみられる．どんな身体活動でも自覚症状の増悪がある

(日本循環器学会ほか編：肺高血圧症治療ガイドライン〈2012年改訂版〉[10]より)

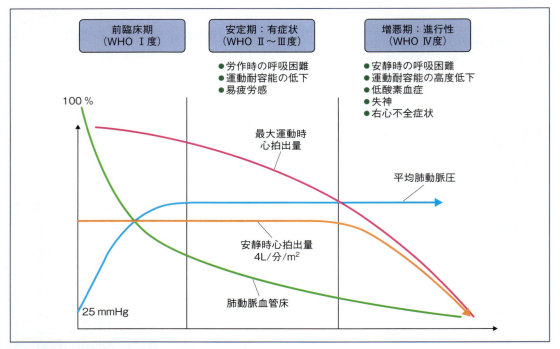

図2　肺高血圧症の臨床病期と肺循環動態の関係
(Rich S：Primary pulmonary hypertension. Prog Cardiovasc Dis 1988；31〈3〉：205-38[11]を参考に作成)

■症状

病初期(前臨床期)は，通常は安静時の自覚症状はない．しかし，病期の進行によって運動時の心拍出量が徐々に維持できなくなり，その結果，呼吸困難，易疲労性，運動耐容能の低下を生じる(安定期)．病期がさらに進行して重症化すると(増悪期)，安静時にも呼吸困難を

生じ，低酸素血症，浮腫などの右心不全症状が出現する（図2）[11]．

■ 予後

PAHの5年生存率は，肺血管拡張療法が導入される前は40％と不良であったが，肺血管拡張療法が保険適用になった2005年以降は改善傾向で，治療可能例の5年生存率は70〜80％まで改善している[2,3]．CTEPHについても，手術療法，カテーテル治療，肺血管拡張療法の発展に伴い，5年生存率は87％まで改善している[3,4]．しかし，急速な進行例や，CI（cardiac index；心係数）<2.0 L/分/m^2 の低心機能例，PVR$\geq$1,000〜1,100 dynes・sec・cm^{-5} の重症例などは予後不良とされている[10]．

■ 治療

PAH患者に対する薬物療法は，エンドセリン経路，プロスタサイクリン経路，一酸化窒素経路をターゲットとした肺血管拡張薬がある[12]．その他，補助療法として利尿薬，酸素療法がある．重症化すると他剤併用となり，それでも効果が不十分な場合は肺移植も適応になる（図3）[2]．CTEPH患者では，上記薬物療法に加え，外科的治療，カテーテル治療が適応になる場合がある．

■ 障害像

肺高血圧症患者の障害像モデルを図4[13]に示す．肺高血圧症患者は，右心機能低下に伴う心拍出量低下，骨格筋機能障害を有している[13]．それに伴い，酸素供給量減少，酸素摂取量減少を生じることで，呼吸困難や運動耐容能低下などの症状や機能障害をきたしている．また，肺高血圧症患者は心不全のリスクを有しているため，不安を抱えていることも少なくない．これらが患者の低活動を助長し，さらなる身体機能低下を生じ，その結果，社会参加が減少するこ

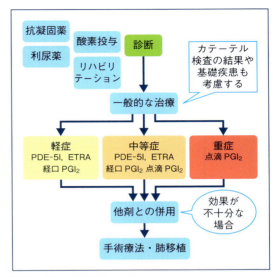

図3　肺高血圧症の治療
（難病情報センター：肺動脈性肺高血圧症[2]より）
PDE-5I：phosphodiesterase 5 inhibitor（ホスホジエステラーゼ5阻害薬），ETRA：endothelin receptor antagonist（エンドセリン受容体拮抗薬），PGI$_2$：prostaglandin I$_2$（プロスタグランジンI$_2$）．

とで患者の生活の質（quality of life：QOL）が著しく障害される．この流れを断ち切るため，後述するリハビリテーションが果たす役割は大きい．

> **注意**
> 肺疾患に伴う肺高血圧症（3群）の症状や予後，障害像は，現疾患の病状や重症度，治療効果などを統合して理解する．

理学療法・リハビリテーションの評価

肺高血圧症患者における運動療法は，運動に伴う心不全増悪が危惧されることから，従来は推奨されてこなかった背景がある[14]．実施するうえでは慎重な症例選択，リスク管理が重要であり，そのためには理学療法およびリハビリテーション評価だけでなく，医学的評価を確認することも大切である．患者の病態や重症度を

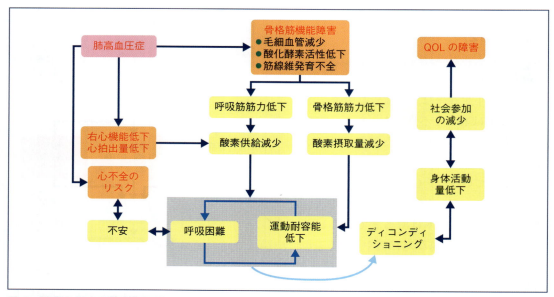

図4 肺高血圧症の障害像モデル
(Galie N, et al.：Exercise training in pulmonary hypertension：improving performance but waiting for outcome. Eur Heart J 2016；37〈1〉：45-8[13]) を参考に作成)

把握するための理学療法開始時の評価，さらには運動に伴って心不全増悪を生じていないか，継時的に評価する必要がある．医学的評価には侵襲的な検査や技術を要する検査も含まれ，頻回な実施が難しいこともあるため，実際にはバイタルサインや自覚症状，身体所見を確認することが非常に重要になる．

その他，理学療法およびリハビリテーションの評価項目は，従来の呼吸リハビリテーションとほぼ同様である．まず，生活様式や社会背景，自覚症状や困っている生活場面などを具体的に患者から聴取し，個々の患者の問題点を抽出し目標を設定する．丁寧な問診は患者との関係性を築き，リハビリテーションのコンプライアンスを向上させるためにも重要になる．聴取した情報と身体機能および動作・活動の評価を統合し，患者の障害像を把握する．

医学的評価

理学療法場面でも行える評価として，最も一般的なものがバイタルサインとSpO$_2$である．

それに加え，血液検査，右心カテーテル検査，心エコー，精密呼吸機能検査，胸部X線などが，疾患の病態の変化や重症度を把握するうえで重要である．その他，動脈血液ガス，肺換気-血流シンチグラム，CT，MRI，肺動脈造影も診断の際に用いられる検査であり，必要に応じて確認する．

● バイタルサイン，SpO$_2$

通常，脈拍数，血圧，体温，呼吸数がバイタルサイン（生命徴候）である．なかでも，リハビリテーション開始時および運動中，運動後の血圧，脈拍数，SpO$_2$を確認し，後述するリハビリテーション中止基準と照合し管理する．

● 血液検査

肺高血圧症の結果として，右心負荷が生じれば，その重症度に応じてBNP（brain natriuretic peptide；脳性ナトリウム利尿ペプチド）が上昇する．基準値は20 pg/mL以下とされているが，肺高血圧症患者のほとんどは100 pg/mLを超える．したがって，前回の測定値との比較で

疾患の病勢の変化を知り，必要に応じて患者個人の管理目標値を主治医に確認する．また，右心不全が高度になれば，肝機能障害を生じる可能性もある．

●右心カテーテル検査

侵襲的な検査であり，あまり頻回には行えないが，肺高血圧症の確定診断には必須の評価である．mPAP，PVR，心拍出量，CI，Pv̄O$_2$，Sv̄O$_2$（混合静脈血酸素飽和度）などを確認し，重症度や疾患の進行の有無を把握することが重要である．

> **覚えておこう**
> 特に，PAH（1群 肺高血圧症）においては，mPAPが45 mmHgより高値[15]，CIが2.0L/分/m^{2}未満[16]は重症と考えられており，注意が必要である．

●心エコー

心エコー検査は，非侵襲的であるため，適宜検査を行うことが可能だが，技術を要する．評価可能な項目は多岐にわたるが，主に右心系の評価である推定sPAP（推定収縮期肺動脈圧），TRPG（tricuspid regurgitation pressure gradient；三尖弁圧較差），TAPSE（tricuspid annular plane systolic excursion；三尖弁輪収縮期移動距離），左心系の評価であるLVEF（left ventricular ejection fraction；左室駆出率）を確認する．

●精密呼吸機能検査

呼吸機能検査所見は，肺高血圧症の原因となった基礎疾患によって異なるとされている．PAHでは，DL$_{CO}$（一酸化炭素肺拡散能）の低下を伴った軽度～中等度の拘束性障害（肺活量低下），症例によっては残気量の増加がみられる．また，慢性閉塞性肺疾患（chronic obstructive pulmonary disease：COPD）に伴う肺高血圧症では閉塞性換気障害（1秒量低下，1秒率低下）がみられ，間質性肺炎に伴う肺高血圧症ではDL$_{CO}$低下がさらに顕在化する[10]．

フィジカルアセスメント

視診および触診によって患者の状態を評価し，体重，自覚症状などを含む身体所見を把握することで，心不全徴候の有無ないしは増悪がないか把握することが重要である．また，筋力や運動耐容能，身体活動量を把握することで，身体機能や活動制限の程度を評価し，さらにはリハビリテーション実施の効果判定を行う．

●視診，触診

末梢の皮膚を観察し，冷感，湿潤，浮腫の有無や程度を確認する．重症例になると，頸静脈怒張，肝腫大がみられることもある．

●体重

毎朝体重を測定し，療養日誌（**表3**参照）に記載するなどして，体重の変化を確認する．急な体重増加に注意する．

呼吸困難

右心不全に至ると労作時呼吸困難や動悸を生じ，左心不全も合併すると夜間の呼吸困難や起座呼吸がみられる．理学療法を実施するうえで特に重要になるのが労作時呼吸困難であり，具体的にどのような生活場面で呼吸困難を生じているのか，その程度や持続時間，対処方法などを確認する．呼吸困難の程度の評価には，必要に応じて，Borg CR10スケール（修正Borgスケール）[17]や，ベースライン呼吸困難指数（baseline dyspnea index：BDI），呼吸困難変化指数（transition dyspnea index：TDI）[18]を使用し，理学療法前後の変化を確認する．

筋力

骨格筋筋力としては，ハンドヘルドダイナモメータを用いて大腿四頭筋筋力，体重比，握力を評価する．その他，運動器疾患の合併例もしくは，低活動に伴う廃用症候群などが疑われる患者に対しては，適宜，徒手筋力テスト（manual muscle testing：MMT）を実施する．

呼吸筋力

口腔内圧計を使用し，PImax（maximum inspiratory pressure；最大吸気圧），PEmax (maximum exspiratory pressure；最大呼気圧）が測定可能である．後述する吸気筋トレーニング（inspiratory muscle training：IMT）の負荷設定および効果判定にはPImaxが用いられる．

運動耐容能

運動耐容能の評価には，主に心肺運動負荷試験（cardiopulmonary exercise test：CPX），6分間歩行テスト（6-minute walk test：6MWT）がある．近年，心臓リハビリテーションの領域では，肺高血圧症患者に対するCPXの実施に関する報告が散見され，リスク管理や適切な運動処方のため，患者の全身状態に応じて実施することが望ましいと考えられている．6MWTは，低侵襲かつ簡便であることから広く用いられている．6分間歩行距離（6-minute walk distance：6MWD）の短縮[19]，SpO_2の低下[20]は予後不良との報告もあり，重要視されているが，6MWT中の脈拍数の上がり方やSpO_2の下がり方は重症度によって異なるため，確認することが重要である（図5）[21]．

> **重要**
> 6MWT終了1分後の心拍数回復（終了時心拍数－6MWT終了1分後の心拍数）をHRR1（heart rate recovery during the first minute after 6MWT）という．PAH患者のHRR1減少（HRR1≦18 beat）は生命予後[22]と，間質性肺炎患者におけるHRR1減少（HRR1≦13 beat）は肺高血圧症合併[23]と関連する．

> **覚えておこう**
> 6WMDのMCID（minimal clinically important difference；臨床的に意味のある最小差）は33 mである[24]．

身体活動量

COPD患者では，身体活動レベルの低下が死亡の最大の危険因子であると報告されていることから[25]，近年，身体活動量の評価が注目されている．肺高血圧症患者は，在宅酸素療法（home

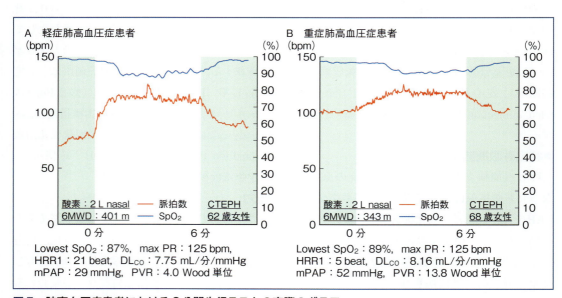

図5 肺高血圧症患者における6分間歩行テストの実際のグラフ
軽症肺高血圧症患者（A）は，歩行開始後，急速に脈拍数が上昇する．一方で，重症肺高血圧症患者（B）は安静時の脈拍数も高く，歩行開始後の脈拍数の上昇および歩行終了後の脈拍数の回復が緩徐である．
（稲垣 武ほか：肺高血圧症患者における6分間歩行試験中のSpO_2・脈拍数の変化の特徴．日呼ケアリハ学誌 2014；24：154s[21]より）
CTEPH：慢性血栓塞栓性肺高血圧症，DL_{CO}：一酸化炭素肺拡散能，mPAP：平均肺動脈圧，PVR：肺血管抵抗．

oxygen therapy：HOT）導入例が多く，見た目や煩わしさから外出を控える患者も少なくないため，それに伴って廃用症候群の合併が危惧される．身体活動量の評価には，加速度計や歩数計を用いることが多い[26]．加速度計は，歩数だけでなく，活動強度や活動時間も評価することができる．

> **重要❗**
> 毎日の歩数を患者にスコアリングしてもらい，低活動だけでなく，過活動による心不全のリスクを患者にフィードバックすることが重要である．

ADL

日常生活活動（activities of daily living：ADL）の評価には，長崎大学呼吸器日常生活活動評価表（The Nagasaki University Respiratory ADL questionnaire：NRADL）[27]を用いる．慢性呼吸不全患者は，ADLが自立していても，息切れによって休息を要する場合も少なくない．本質問紙は，各ADL動作の動作速度，呼吸困難，酸素流量を加味した評価が可能である．また，呼吸困難で困っている動作を問診したり，実際に動作中のSpO_2を評価したりすることも，ADLトレーニングや指導を行ううえで重要である．

健康関連QOL

慢性呼吸不全患者は，呼吸困難によって健康関連QOLが障害されるため，健康関連QOLの評価は重症度やリハビリテーションの効果判定において重要である．評価方法には，一般的な質問票と疾患特異的質問票がある．一般的な質問票にはSF-36®（MOS〈Medical Outcome Study〉36-Item Short-Form Health Survey）が，和訳されている疾患特異的質問票にはChronic Respiratory Disease Questionnaire（CRQ）[28]，St. George's Respiratory Questionnaire（SGRQ）[29]がある．MCIDは，CRQで0.5点[30]，SGRQで4点[31]とされている．

生活環境など

安楽な生活の獲得や，身体活動量を向上するための行動変容につなげるため，患者のライフスタイルを理解することが重要である．一般的なリハビリテーション時の問診と同様に，患者の生活環境である家屋，家族構成，1日のスケジュール，在宅酸素療法の機器の物品や配置場所，生活のなかの問題点などを丁寧に問診する．

> **覚えておこう**
> ADL，健康関連QOL，さらには患者の生活環境や生活様式を丁寧に問診する．患者がどのような動作中，どのような場面でどの程度困っているのかを理解し，解決策を検討することが重要である．

理学療法・リハビリテーションプログラム

近年，PAH患者に対する肺血管拡張薬，CTEPH患者に対する外科的治療やカテーテル治療など，治療技術の発展によって生命予後が改善してきており，それに伴って肺高血圧症患者に対する運動療法の報告が増えつつある．

2006年には，世界で初めて「肺高血圧症患者に対する運動療法，呼吸リハビリテーション」に関するランダム化比較試験（randomized controlled trial：RCT）が報告[32]され，その後もヨーロッパを中心に報告が散見される．肺高血圧症患者に対する運動療法のレビューにおいても，6MWDで評価された運動耐容能，SF-36®で評価された健康関連QOLなどの有意な改善が認められている[33]．また，肺血行動態への効果として，運動療法実施後に安静時のmPAP，PVR，運動中のCIの改善が報告されており[34]，エビデンスが徐々に蓄積されてきた．しかし，これらの報告は，治療を変更せずに心不全が増悪していない安定期の肺高血圧症患者を対象にしており，心不全の急性期や増悪期，重症肺高血圧症患者とはプログラムの構成が異なるべき

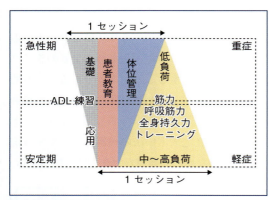

図6　重症度と時期別のリハビリテーションプログラム構成

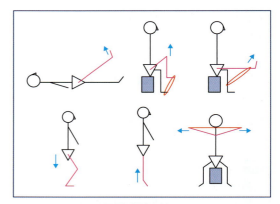

図7　ホームエクササイズの例

である（図6）．すなわち，安定期であれば運動療法を主体とし，強度についても，軽症例であれば中ないし高負荷が可能な患者もいるが，重症になれば運動強度は低負荷とし，安楽に過ごすためのADL練習の割合を増加する．さらに心不全の急性期には，バイタルサインや酸素化の維持および安楽を目的とした体位管理が重要になる，などの変更が必要である．

　以下，安定期の肺高血圧症患者に対する理学療法およびリハビリテーションプログラムを中心に紹介するが，病期や重症度に応じたプログラム立案が大切である．

運動療法

　運動療法は，肺高血圧症をはじめとする慢性呼吸不全患者に対するリハビリテーションの中心を担うプログラムである．主に筋力増強運動，有酸素運動，呼吸筋トレーニングから構成され，後述するADL練習や患者教育と併せて包括的に行うことで，身体機能や健康関連QOLの改善，身体活動量の向上を目指す．肺高血圧症患者は低活動による廃用症候群を呈している例も多く，そうした患者のほうが改善の程度が大きい場合を経験することから，適切な運動療法の導入は重要である．

●筋力増強運動

　筋力増強運動は，四肢および体幹のトレーニング5～7種類程度を指導する．外来でリハビリテーションを行う場合は，自宅での自主トレーニング（ホームエクササイズ）が主体になるため，自重もしくはセラバンド®などの簡易的な道具を用いた運動を指導する（図7）．来院時には，患者の状況に合わせて，1.0～2.0 kgの重錘負荷を用いることもある．患者の継続状況や体調に応じて，段階的に回数やセット数を増やし，座位および立位での運動が問題なく行えれば段差昇降運動なども取り入れていく．

●有酸素運動

　有酸素運動は，心不全や肺高血圧症を合併した慢性期呼吸器疾患における運動強度として，peak $\dot{V}O_2$（最高酸素摂取量）の40～60％の負荷強度で，5～20分が推奨されている[27]．在宅で行う場合は散歩，来院時には自転車エルゴメータを用いて行い，息切れは軽度（Borg CR10スケールで2～4），心拍数はKarvonen（カルボーネン）法で算出する目標心拍数の40％もしくは120 bpm以下を目安にする．負荷が高ければ，インターバルトレーニングを併用する．これは，肺動脈圧上昇や心拍数上昇，低酸素血症の回避が期待できるためである[35]．CPXを施行している患者に対しては，AT（anaerobic threshold：嫌気性代謝閾値）時の心拍数を目標心拍数に設定し，ATに到達する1分前の負荷量での自転車エルゴメー

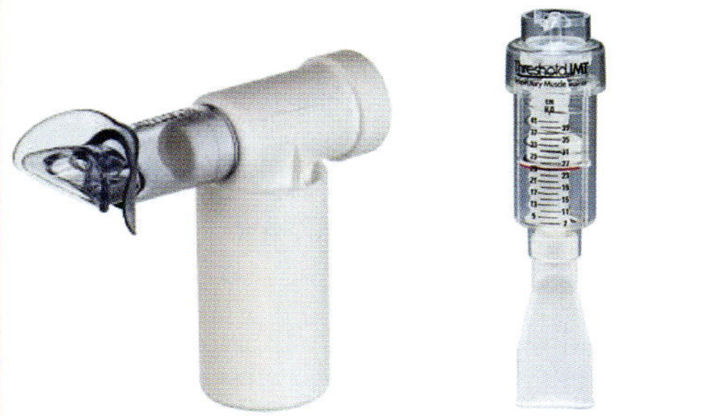

A パワーブリーズ®メディク（負荷：10〜90cmH₂O） B スレッショルド®IMT（負荷：10〜40cmH₂O）

図8　呼吸筋トレーニングの器具

タを実施する．

●呼吸筋トレーニング

近年，呼吸筋トレーニングが注目されている．COPD患者に対する吸気筋トレーニング（IMT）に関するレビューでは，吸気筋力，運動耐容能，息切れ，健康関連QOLに有意な改善が示されている[36]．PAH患者についても，IMTを行うことで同様の効果を認めており[37]，従来のリハビリテーションに呼吸筋トレーニングを併用することが望ましいと考えられる．先行研究では，30% PImaxの負荷で15分間を1日に2セットと示されているが，近年，30回の実施を1セットとし，1日に2セットとする報告が散見され，エビデンスの蓄積が待たれている[38]．IMTを行う呼吸訓練器具には，主にパワーブリーズ®メディク（**図8-A**），スレッショルド®IMT（**図8-B**）がある．

> **注意**
> 運動負荷は，運動中の自覚症状やバイタルサインだけでなく，運動負荷を増加した翌日の体重や自覚症状なども問題ないことを確認し，慎重に漸増する．

患者教育

肺高血圧症患者に対する患者教育のポイントは，運動の必要性を理解することと，体調の自己管理ができるようになることである．肺高血圧症と診断されたことで，「自分は絶対に運動ができない」と考えている患者も少なくない．個々の患者の病状にもよるが，適切にリスク管理を行えば，安全に運動が可能であることを理解してもらう．

体調の自己管理については，まず心不全徴候について十分理解し，体重や浮腫，脈拍数などを自分で確認し，体調の変化に気づけるよう指導する．さらには，心不全の増悪所見があったときの対応として，外来予約日前でも受診が必要か主治医に相談すること，指導した運動を中断することなどを伝える．

十分かつ適切な患者教育を行うためには，家族の協力や，医師や看護師など他部門のスタッフとの情報共有を含む医療者間の連携，包括的な介入を行うことが重要である．

呼吸体操

呼吸体操は，呼吸運動と身体運動（特に体幹や上肢の運動）を組み合わせた体操であり，呼吸運動の補助，呼吸と動作の協調性改善，胸郭の柔軟性改善などを目的として行われる．COPDの肺過膨張を軽減する可能性があるとされ[39]，肺高血圧症患者ではウォーミングアップを兼ねて行うが，特にCOPD合併の肺高血圧症患者（3群 肺高血圧症）に対しては重要な位置づけになる．

体位管理

心不全の急性期や増悪期における入院中には，体位管理に留意する．安静背臥位は，間質水分や気道内分泌物の下側への貯留，胸郭拡張制限，胸水や臓器による圧排などにより下側肺障害を生じやすい．

体位管理は，下側肺障害の予防，換気血流比不均等の是正，気道クリアランスなどを目的に行われる．目的に応じて，セミファーラー位（頭部挙上30〜45度），頭部挙上60度，前傾側臥位などから体位を選択する[40]．患者の呼吸困難軽減や安楽の確保，褥瘡予防も重要であり，

表3 療養日誌の例

日付		月日	月日	月日	月日	月日
体重	朝一番					
体温	朝一番					
息切れ	会話時					
	歩行時					
痰の回数	なし					
	少ない					
	やや多い					
	非常に多い					
痰の量	ほとんどなし					
	少量					
	中等量					
	大量					
咳の回数	なし					
	少ない					
	やや多い					
	非常に多い					
喘鳴	なし					
	軽くある					
	やや強い					
	非常に強い					
食欲	良好					
	低下					
	不良					
夜間睡眠	安眠できた					
	時々目が覚めた					
	夜通し眠れず					
酸素療法	吸入時間					
	流量(L/分)					
リハビリテーション	筋トレ(回数)					
	呼吸体操(回数)					
	腹式呼吸(分)					
	歩行時間(時間)					

表4 肺高血圧症患者のリハビリテーション中止基準の例

自覚症状	Borg CR10 スケール 5以上の呼吸困難,めまいや冷や汗,倦怠感の出現
血圧	開始時 SBP≦80 mmHg, 脈圧≦10 mmHg実施中 10 mmHg 以上低下
心拍数	開始時心拍数≧110 bpm,実施中の心拍数≧120 bpm
SpO_2	実施中の SpO_2≦85%
その他	不整脈の出現や増加

(Working Group on Cardiac Rehabilitation & Exercice Physiology and Working Group on Heart Failure of the European Society of Cardiology: Recommendations for exercise training in chronic heart failure patients. Eur Heart J 2001; 22 〈2〉: 125-35[41] の内容をもとに作成)
SBP: systolic blood pressure(収縮期血圧).

況,浮腫の有無などを記入する療養日誌を配布し,毎日記載するよう指導するなど工夫するとよい(**表3**).来院前でも,体重増加や自覚症状の増悪を認めた場合には,来院時まで運動を中断し,主治医に診察を依頼するよう伝える.中止基準として,リハビリテーション医学会のガイドラインなどを参考に作成した基準を**表4**[41]に示すので参照してほしい.

安全なリハビリテーションの遂行には,慎重な症例選択,患者教育,リハビリテーションスタッフの習熟,医師との密な連携などが非常に大事な点である.

ADL・APDL練習

従来のCOPD患者に対する呼吸リハビリテーションと同様,必要に応じて肺高血圧症患者に対してもADL・日常生活関連動作(activities parallel to daily living: APDL)練習を実施する.具体的には,息切れを伴う動作を聴取し,その動作の主動作筋のトレーニングをホームエクササイズに組み込み,安楽な動作方法や休息のタイミングを指導し,物品などを紹介する.肺高血圧症患者は,在宅酸素療法を行っている例が多いため,酸素濃縮器や酸素ボンベの取り扱い,酸素ボンベの運搬のコツに関する指導,キッチンがガスの場合には室内気での炊事

患者と相談しながら行うことが大切である.

リスク管理

本症に対するリハビリテーション実施中のリスク管理は,まずは心不全に準じて行い,体重推移や浮腫の確認,心拍数や血圧,自覚症状などのモニタリングを行うことが有用である.外来でリハビリテーションを実施している患者に対しては,体重,呼吸器症状,運動の実施状

A　カート　　　B　リュック　　　C　シルバーカー　　　D　携帯型酸素濃縮装置（ハイサンソポータブルα®）

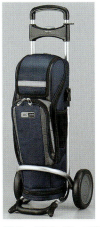
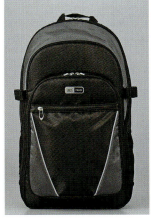
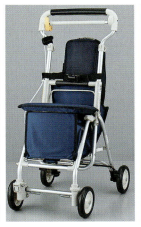
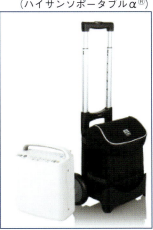

図9 酸素ボンベ運搬デバイスの種類

動作評価なども行う．

環境整備

肺高血圧症患者に限らず，安楽に生活するには環境の整備が重要である．具体的には，生活様式の変更（和式を洋式にする，キッチンではガスをIH〈電磁調理器〉に変更するなど），休息がしやすいように椅子の設置，酸素濃縮器の配置の検討，酸素ボンベ運搬デバイスの変更などがあげられる．

特に，酸素ボンベを運搬するデバイスには，カート（図9-A），リュック（図9-B），ショルダーバッグなどがあるので，それぞれを使用した状態で歩行を評価し，患者の活動範囲や身体機能に応じて最も適したデバイスを選定することが重要である．

高齢患者や歩行障害を有している患者には，シルバーカータイプの酸素ボンベ運搬デバイスもあり（図9-C），荷物を入れたり，外出途中でもシルバーカーに座って休憩したりできる．

近年，携帯型酸素濃縮装置（図9-D）も徐々に普及しつつある．携帯型酸素濃縮装置は，コンセントとバッテリーによって駆動し，ボンベのように小まめな補充が不要であるため，車での移動が多い患者や，オフィスでデスクワークをする患者に適している．

上述のように，在宅酸素療法のデバイスも含めた物品の検討や環境整備によって，少しでも安全かつ安楽に日常生活を送り，患者の活動性が可及的に向上するよう心がけたい．

■引用文献

1) Galiè N, Hoeper MM, Humbert M, et al.：Guidelines for the diagnosis and treatment of pulmonary hypertension：the Task Force for the Diagnosis and Treatment of Pulmonary Hypertension of the European Society of Cardiology (ESC) and the European Respiratory Society (ERS), endorsed by the International Society of Heart and Lung Transplantation (ISHLT). Eur Heart J 2009；30(20)：2493-537.
2) 難病情報センター：肺動脈性肺高血圧症（指定難病86）．
http://www.nanbyou.or.jp/entry/171
3) 厚生労働科学研究費補助金 難治性疾患政策研究事業 難治性呼吸器疾患・肺高血圧症に関

する調査研究. http://irdph.jp/

4) 難病情報センター：慢性血栓塞栓性肺高血圧症（指定難病88）. http://www.nanbyou.or.jp/entry/192

5) Nootens M, Wolfkiel CJ, Chomka EV, et al.：Understanding right and left ventricular systolic function and interactions at rest and with exercise in primary pulmonary hypertension. Am J Cardiol 1995；75（5）：374-7.

6) Laskey WK, Ferrari VA, Palevsky HI, et al.：Pulmonary artery hemodynamics in primary pulmonary hypertension. J Am Coll Cardiol 1993；21（2）：406-12.

7) 山崎裕司：運動と循環. 吉尾雅春編：標準理学療法学 運動療法学 総論. 第2版. 医学書院；2006. p.111.

8) 重田文子, 田邉信宏, 巽浩一郎：肺高血圧症. 呼吸と循環 2014；62（6）：531-6.

9) Simonneau G, Gatzoulis MA, Adatia I, et al.：Updated clinical classification of pulmonary hypertension. J Am Coll Cardiol 2013；62（25 Suppl）：D34-41.

10) 日本循環器学会ほか編：肺高血圧症治療ガイドライン（2012年改訂版）.

11) Rich S：Primary pulmonary hypertension. Prog Cardiovasc Dis 1988；31（3）：205-38.

12) 西村倫太郎, 田邉信宏：肺高血圧症の新しい治療. LUNG 2016；24（2）：141-5.

13) Galie N, Manes A, Palazzini M：Exercise training in pulmonary hypertension：improving performance but waiting for outcome. Eur Heart J 2016；37（1）：45-8.

14) Gaine SP, Rubin LJ：Primary pulmonary hypertension. Lancet 1998；352（9129）：719-25.

15) Saleemi S：Portopulmonary hypertension. Ann Thorac Med 2010；5（1）：5-9.

16) MacLaughlin VV, McGoon MD：Pulmonary arterial hypertension. Circulation 2006；114（13）：1417-31.

17) Borg GA：Psychophysical bases of perceived exertion. Med Sci Sports Exerc 1982；14（5）：377-81.

18) Mahler DA, Weinberg DH, Wells CK, et al.：The measurement of dyspnea：contents, interobserver agreement, and physiologic correlates of two new clinical indexes. Chest 1984；85（6）：751-8.

19) Miyamoto S, Nagaya N, Satoh T, et al.：Clinical correlates and prognostic significance of six-minute walk test in patients with primary pulmonary hypertension. Comparison with cardiopulmonary exercise testing. Am J Respir Crit Care Med 2000；161（2 Pt 1）：487-92.

20) Paciocco G, Martinez F, Bossone E, et al.：Oxygen desaturation on the six-minute walk test and mortality in untreated primary pulmonary hypertension. Eur Respir J 2001；17（4）：647-52.

21) 稲垣 武, 寺田二郎, 川田奈緒子ほか：肺高血圧症患者における6分間歩行試験中のSpO_2・脈拍数の変化の特徴. 日呼ケアリハ学誌 2014；24：154s.

22) Ramos RP, Arakaki JS, Barbosa P, et al.：Heart rate recovery in pulmonary arterial hypertension：relationship with exercise capacity and prognosis. Am Heart J 2012；163（4）：580-8.

23) Swigris JJ, Swick J, Wamboldt FS, et al.：Heart rate recovery after 6-min walk test predicts survival in patients with idiopathic pulmonary fibrosis. Chest 2009；136（3）：841-8.

24) Mathai SC, Puhan MA, Lam D, et al.：The minimal important difference in the 6-minute walk test for patients with pulmonary arterial hypertension. Am J Respir Crit Care Med 2012；186（5）：428-33.

25) Waschki B, Kirsten A, Holz O, et al.：Physical activity is the strongest predictor of all-cause mortality in patients with COPD：a prospective cohort study. Chest 2011；140（2）：331-42.

26) 南方良章：身体活動性の評価法. 日呼吸誌 2015；4（1）：8-14.

27) 日本呼吸ケア・リハビリテーション学会呼吸リハビリテーション委員会ワーキンググループほか編：呼吸リハビリテーションマニュアル—運動療法. 改訂第2版. 照林社；2012.

28) Guyatt GH, Berman LB, Townsend M, et al.：A measure of quality of life for clinical trials in chronic lung disease. Thorax 1987；42（10）：773-8.

29) Jones PW, Quirk FH, Baveystock CM, et al.：A self-complete measure of health status

for chronic airflow limitation. The St. George's Respiratory Questionnaire. Am Rev Respir Dis 1992；145（6）：1321-7.

30）Schünemann HJ, Puhan M, Goldstein R, et al.：Measurement properties and interpretability of the Chronic respiratory disease questionnaire（CRQ）. COPD 2005；2（1）：81-9.

31）Jones PW：Interpreting thresholds for a clinically significant change in health status in asthma and COPD. Eur Respir J 2002；19（3）：398-404.

32）Mereles D, Ehlken N, Kreuscher S, et al.：Exercise and respiratory training improve exercise capacity and quality of life in patients with severe chronic pulmonary hypertension. Circulation 2006；114（14）：1482-9.

33）Babu AS, Padmakumar R, Maiya AG：A review of ongoing trials in exercise based rehabilitation for pulmonary arterial hypertension. Indian J Med Res 2013；137（5）：900-6.

34）Ehlken N, Lichtblau M, Klose H, et al.：Exercise training improves peak oxygen consumption and haemodynamics in patients with severe pulmonary arterial hypertension and inoperable chronic thrombo-embolic pulmonary hypertension：a prospective, randomized, controlled trial. Eur Heart J 2016；37（1）：35-44.

35）西崎真里，小川愛子，松原広己ほか：肺高血圧症患者に対する心臓リハビリテーション. 心臓 2012；44（3）：274-8.

36）Gosselink R, De Vos J, van den Heuvel SP, et al.：Impact of inspiratory muscle training in patients with COPD：what is the evidence？Eur Respir J 2011；37（2）：416-25.

37）Saglam M, Arikan H, Vardar-Yagi N, et al.：Inspiratory muscle training in pulmonary arterial hypertension. J Cardiopulm Rehabil Prev 2015；35（3）：198-206.

38）塩谷隆信，佐竹將宏，上村佐知子ほか：呼吸筋トレーニングのエビデンスと新展開. 日呼ケアリハ学誌 2016；26（1）：26-32.

39）Yoshimi K, Ueki J, Seyama K, et al.：Pulmonary rehabilitation program including respiratory conditioning for chronic obstructive pulmonary disease（COPD）：Improved hyperinflation and expiratory flow during tidal breathing. J Thorac Dis 2012；4（3）：259-64.

40）熊丸めぐみ：心不全. 塩谷隆信，高橋仁美編：呼吸リハビリテーション最前線―身体活動の向上とその実践. 医歯薬出版；2014. p.85-8.

41）Working Group on Cardiac Rehabilitation & Exercice Physiology and Working Group on Heart Failure of the European Society of Cardiology：Recommendations for exercise training in chronic heart failure patients. Eur Heart J 2001；22（2）：125-35.

9. 神経筋疾患による呼吸不全
respiratory insufficiency in neuromuscular disease

Key point ▶▶ 神経筋疾患の主症状は，全身の筋力低下ないし麻痺であり，それをどのように扱うかがリハビリテーションの主眼である．理学療法士の役割は，四肢の骨格筋の筋力低下に対しては身体機能の維持・向上とともに，補装具や車椅子など適切な支援により活動性を維持し，参加レベルの維持・改善を目指す．呼吸筋や喉頭・咽頭筋の筋力低下に対しては，人工呼吸器による適切な換気補助を含め，徒手や機械による咳介助による換気維持や誤嚥性肺炎の予防，窒息の回避を目的とした呼吸理学療法を実施する．

概要と病態

■病態

神経筋疾患（neuromuscular disorders：NMD）は，運動ニューロン（脊髄前角細胞や脳神経の運動神経核），脊髄神経根，脳神経，末梢神経，神経筋接合部，筋肉のいずれかを主病変とする[1]（図1）．

運動指令を伝える運動ニューロンには，大脳皮質運動野から脊髄に走行する上位運動ニューロンと，脊髄内の脊髄前角細胞から走行して筋肉を支配する下位運動ニューロンがある．これらの神経や筋が障害されると，脳からの運動指令が筋肉に伝わらない，もしくは筋自体が命令どおりに動けなくなるため，歩行や座位，呼吸や嚥下が進行性に障害される．全身の筋力低下と萎縮は進行性で，代償的な不良姿勢，不動化や誤用，過用，屈筋と伸筋もしくは筋群の弱化の不均等などが相対的に悪循環を引き起こし，関節拘縮や筋短縮も進行性に障害される[2]．

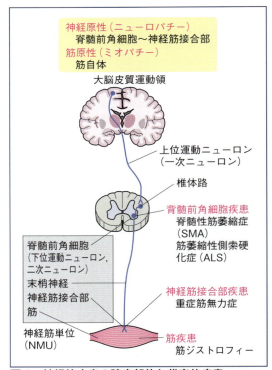

図1 神経筋疾患の障害部位と代表的疾患
NMU：neuromuscular unit.

注意！ 日本でしばしば使われる「神経・筋疾患」には，神経筋疾患に脳性麻痺などの筋緊張亢進や不随意運動，意識障害などの中枢神経症状を有する疾患や病態を含んでいる．そのため，評価や治療の際には病態の違いを考慮する．

■診断・重症度分類

診断は，遺伝子の特徴的部位の欠損または欠失の観察，または疾患特異的検査によってなされることが理想的である．しかし，遺伝子の疾患への関与や原因遺伝子部位が特定されていない神経筋疾患も多い．また，神経筋疾患の原因は遺伝子異常だけでなく，自己免疫異常や原因が特定できないものもある．そのため，診断は，病歴や臨床症状の観察，血中筋酵素（クレアチンキナーゼ〈creatine kinase：CK〉など）の値，筋電図（electromyogram：EMG）や筋生検などによって複合的に行われる[3]．原因遺伝子が特定された疾患では，臨床症状や経過観察のうえで，筋電図や筋生検などの侵襲的な検査よりも，遺伝子診断による確定診断が優先される．

神経筋疾患の自覚症状は筋力低下である．それらの症状が進行性（急激か緩徐か）なのか，一次的な症状なのか持続的なものか，軽快と悪化を繰り返すのかなど，症状の進行状態を観察する[4]．神経筋疾患には神経原性（ニューロパチー）と筋原性（ミオパチー）があり，症状の特徴が異なる．

代表的な神経筋疾患

●デュシェンヌ型筋ジストロフィー（DMD）

筋ジストロフィーは，筋線維の変性・壊死を主病変とし，臨床的には進行性の筋力低下をみる遺伝性疾患で，ミオパチーの代表的疾患である．疾患の進行とともにさまざまな合併症を示すようになる．デュシェンヌ型筋ジストロフィー（Duchenne muscular dystrophy：DMD）は，X連鎖劣性遺伝形式をとる進行性疾患で，最も頻度が高く（男子出生3,000～3,500人に1人），重症である．

DMDの障害の経過は，厚生省（現 厚生労働省）が作成した機能障害度ステージ分類（**表1**）に記載された一定のパターンに従うことが多い．四肢体幹の筋力は，近位筋優位に進行性に

表1 筋ジストロフィー機能障害度の厚生省分類（新分類）

ステージⅠ	階段昇降可能 　a：手の介助なし 　b：手の膝おさえ
ステージⅡ	階段昇降可能 　a：片手手すり 　b：片手手すり膝手 　c：両手手すり
ステージⅢ	椅子からの起立可能
ステージⅣ	歩行可能 　a：独歩で5m以上 　b：一人では歩けないが物につかまれば 　　歩ける（5m以上） 　　1）歩行器　2）手すり　3）手びき
ステージⅤ	起立歩行は不能であるが，四つ這いは可能
ステージⅥ	四つ這いも不可能であるが，いざり這行は可能
ステージⅦ	いざり這行も不可能であるが，座位の保持は可能
ステージⅧ	座位の保持も不能であり，常時臥床状態

低下する．下腿筋の仮性肥大，登はん性起立（Gowers徴候），動揺性歩行などの徴候が出現し，10歳前後に歩行困難となる．運動能力や活動性の低下に伴い，関節拘縮や脊柱側彎が増強する．ジストロフィンは，骨格筋だけでなく，心筋，平滑筋（腸や血管），脳，網膜，末梢神経にもあるため，ジストロフィンが欠損すると，心不全や消化管障害（便秘やイレウス），一部には発達障害や知的障害など，さまざまな症状を呈する[5,6]．一般には，10歳以降に呼吸障害や咳機能低下，心筋症を認めるようになり，急性呼吸不全や睡眠時呼吸障害を呈するが，それらには個人差がある．

DMDの自然経過では，平均20歳で呼吸不全や心不全で死亡するとされているが，近年，非侵襲的陽圧換気（noninvasive positive pressure ventilation：NPPV）による呼吸管理や心保護戦略の進歩により平均寿命は延長している[7]．DMDは，神経筋疾患の呼吸マネジメントのモデル疾患といわれている[8]．

■ 9. 神経筋疾患による呼吸不全

表2　脊髄性筋萎縮症（SMA）の診断基準

包含項目	除外項目
Ⅰ　筋力低下 　　1.　左右対称性 　　2.　遠位筋より近位筋が優位 　　3.　上肢より下肢が優位 　　4.　体幹および四肢 Ⅱ　脱神経 　　1.　舌の線維束収縮 　　2.　手の振戦 　　3.　筋生検：萎縮筋線維の群 　　4.　筋電図：神経原性変化	1.　中枢神経機能障害 2.　関節拘縮症 3.　外眼筋，横隔膜，心筋の障害，聴覚障害，著しい 　　顔面筋罹患 4.　知覚障害 5.　血清CK値：正常上限の10倍以上 6.　運動神経伝導速度：正常下限の70％未満 7.　知覚神経活動電位の異常

（国際SMA協会報告．1992より）
CK：creatine kinase（クレアチンキナーゼ）．

表3　脊髄性筋萎縮症（SMA）の臨床的分類

	SMA Ⅰ型	SMA Ⅱ型	SMA Ⅲ型
発症年齢	0〜6か月	7〜18か月	18か月以降
運動機能	●寝たきり ●定頸は不能	●座位までの運動発達 ●手足の動きは少ない	●起立・歩行が可能 ●Ⅲa型：3歳未満の発症 ●Ⅲb型：3歳以上の発症
特徴	●重度の筋緊張，筋力低下 ●嚥下障害 ●早期の呼吸不全により自然経過 　による生命予後は2歳未満	●運動発達は著明に遅れる	●歩行は可能だが，経過によりさ 　まざまな時期に歩行不能となる
遺伝形式	●常染色体劣性（SMN1遺伝子欠 　失を95％以上認める）	●常染色体劣性（SMN1遺伝子欠 　失を95％以上認める）	●常染色体劣性（SMN1遺伝子欠 　失を80〜90％認める） ●まれに常染色体優性

● 脊髄性筋萎縮症（SMA）

　脊髄性筋萎縮症（spinal muscular atrophy：SMA）は，脊髄前角細胞の変性による筋萎縮と進行性筋力低下を特徴とする下位運動ニューロン疾患で，ニューロパチーの代表的疾患である[9]．小児期発症のSMAの原因遺伝子はSMN1（survival motor neuron 1）遺伝子である．1992年に国際SMA協会によって診断基準が作成されている（**表2**）．

　SMAの臨床症状は筋力低下，呼吸障害，関節拘縮，脊柱変形，摂食嚥下障害などがあるが，タイプにより臨床症状と経過が異なる[9]（**表3**）．一般に知能は正常で，むしろ経験的に知的レベルが高く，循環器の問題はない．Ⅰ，Ⅱ型では95％以上，Ⅲ型では40〜50％に

SMN1遺伝子のエクソン7，8の両者またはエクソン7のみの欠失を認める．Ⅳ型では，小児期発症Ⅰ，Ⅱ，Ⅲ型と同様のSMN1遺伝子変異を示す例は少数であり，他の原因遺伝子の存在が考えられている．

　Ⅰ型は最重症型で生後0〜6か月の間，多くは3か月未満で発症する．低緊張によるフロッピーインファント（筋緊張低下児）の症状を呈する．肋間筋筋力は低下しているが，横隔膜の動きが比較的保たれている．そのため，吸気時に上部胸郭が陥没して腹部が隆起し，呼気時にはこの動きが逆になる特徴的な奇異呼吸が認められ，ベル型胸郭（bell-shaped chest）や漏斗胸などの胸郭変形や未発達の原因となる（**図2**）[10]．乳児期から呼吸器感染や誤嚥性肺炎を

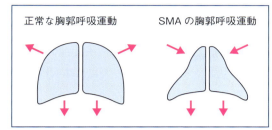

図2 脊髄性筋萎縮症（SMA）Ⅰ型とⅡ型の胸郭形成
- 非常に弱い肋間筋と，それよりは保たれる横隔膜による呼吸が特徴．
- 肋間筋の弱化により胸郭の固定性が弱く，吸気時の横隔膜の運動による胸腔内圧低下により，上部胸郭は内方に引き込まれる．
- 下部胸郭は横隔膜の吸気努力による腹部隆起とともにフレア状に広がるため，ベル型胸郭や漏斗胸などの胸郭変形を呈する．
- 咳が弱く，下気道のクリアランスが低下する．
- 睡眠時の低換気．
- 胸郭と肺の発育不全．
- 繰り返す呼吸器感染と，それに伴いさらなる筋力低下と肺実質の健全性が喪失する．

(Schroth M：Special considerations in the respiratory management of spinal muscular atrophy. Pediatrics 2009；123〈Suppl 4〉：S245-9[10]より)

繰り返し，人工呼吸管理を行わない場合の生命予後は2歳未満であり，平均8か月とされる．Ⅰ型の人工呼吸管理は従来，気管切開下陽圧換気（tracheostomy positive pressure ventilation：TPPV）のみが行われてきたが，近年では他のタイプと同様にNPPVが適用される例が増加している[3]．

Ⅱ型は座位までの運動発達を認めるが，立位および歩行は獲得しない．慢性呼吸不全や睡眠時呼吸障害を呈することが多く，NPPVや呼吸リハビリテーションの適切な導入時期の見極めが必要になる[9]．

Ⅲ型では生後18か月以降に転びやすい，歩けないなどの症状が出現し，一部では小児期から車椅子が必要になるが成人期にわたって歩行可能な症例もあり，臨床症状は幅が広い傾向にある．生命予後は一般に良好とされるが，脊柱側彎が問題となる場合もあり，加齢や進行により呼吸器感染や睡眠時呼吸障害によるNPPVや呼吸リハビリテーションの適応も考慮する．

● 筋萎縮性側索硬化症（ALS）

筋萎縮性側索硬化症（amyotrophic lateral sclerosis：ALS）は，一部の例では遺伝子異常が特定されているが，多くは原因不明である．

中年以降で発症する運動ニューロンにおける進行性の変性疾患で，上位運動ニューロン徴候と下位運動ニューロン徴候を有する．このため，全身の筋力低下が進行し，換気障害を呈する．萎縮が進んだ筋では痙性が高まることもある．球麻痺症状から発症することもあり，舌運動の低下や萎縮，咽頭や喉頭の機能低下による嚥下障害，構音障害，誤嚥などが起こり，誤嚥性肺炎や窒息の危険性が高い．唾液の誤嚥が頻繁になると気道確保が困難になる．死因としては，呼吸不全や呼吸器合併症によるものが多い．人工呼吸を装着したALS患者の5〜10％は，まったく意思伝達手段を奪われた状態，いわゆるtotally locked-in state（TLS；全随意筋麻痺）に陥ることもあり，社会的，倫理的な視点からも療養の支援が必要になる[11]．

■ 症状

神経筋疾患の呼吸の異常を**表4**[1]に示す．神経筋疾患の呼吸障害は，呼吸筋力の低下や脊柱・胸郭変形による拘束性換気障害が主体である．肺胞低換気による高二酸化炭素血症を特徴とし，胸郭コンプライアンスの低下，深呼吸やあくびの減弱による無気肺や微小無気肺（小児では肺や胸郭の発達障害をまねく），正常の30％以下への筋力低下などを引き起こす[3]．夜間，特にレム（rapid eye movement：REM）睡眠期に低換気が助長され，さらなる高二酸化炭素血症にさらされるため，呼吸中枢の化学感受性が鈍化する．加齢や原疾患の進行により昼間覚醒時の高二酸化炭素血症が進行し，喉頭や咽頭筋の筋力低下や球麻痺により嚥下障害を呈すると，誤嚥性肺炎や気道感染などを起こしやす

■ 9. 神経筋疾患による呼吸不全

表4 神経筋疾患の呼吸の異常

病理	●胸郭のコンプライアンスの低下 ●肺気量の減少 ●深呼吸とあくびの減弱 ●筋力低下が正常の30％以下で高二酸化炭素血症
臨床症状 や所見	●無気肺や微小無気肺（小児では肺や胸郭の発達障害を招く） ●誤嚥性肺炎（喉咽頭機能低下や咳の能力低下などによる） ●急性呼吸不全や術後の気管内挿管の抜管や人工呼吸器の離脱困難 ●胸腹部の呼吸パターンの異常 ●睡眠時閉塞性無呼吸や混合性無呼吸（最初は睡眠時のみの酸素飽和度低下と高二酸化炭素血症，進行すると覚醒時にも換気障害による血液ガスの異常） ●傾眠

(Zaidat OO, et al. : Neuromuscular Disorders in Clinical Practice. Butterworth-Heinemann ; 2002. p.384-99[1] より）

表5 慢性肺胞低換気症状

疲労，息苦しさ，朝または持続性の頭痛，日中のうとうと状態と頻回の眠気，息苦しさや動悸で睡眠時に覚醒，嚥下困難，集中力低下，頻回の悪夢，呼吸困難の悪夢，呼吸障害による心不全徴候や症状，下腿浮腫，イライラ感，不安，尿意による睡眠時の頻回の覚醒，学習障害，学業成績低下，性欲低下，過度の体重減少，筋肉痛，記憶障害，上気道分泌物の制御困難，肥満など

高二酸化炭素血症が原因でSpO$_2$に反映されにくい．自覚症状が乏しく，呼吸の問題と認識されないことも多い．
(Bach JR著，大澤真木子監訳：神経筋疾患の評価とマネジメントガイド．診断と治療社：1999[3] より）

くなる．

神経筋疾患では，全身の活動性の低下（電動車椅子やベッド上生活）により，運動時の息切れや呼吸困難などの自覚症状が気づかれにくく，呼吸不全が潜在化するため，日常生活上は特に自覚症状がなくても，起床時の頭痛や昼間の眠気，疲労感，体重減少などのさまざまな臨床症状に注意する必要がある（**表5**）[3]．また，吸気および呼気筋力の低下から咳機能が低下している場合，上気道感染や誤嚥による異物の気管内混入などにより，少しの負荷で呼吸不全症状が表在化し，無気肺や肺炎，窒息という呼吸

不全の急性増悪をきたすことがある[3]．不十分な咳は，中枢気道での分泌物喀出を困難にし，上気道の確保ができず，気管内チューブの抜管や，鼻マスクやマウスピースによるNPPV継続困難の原因になる[3]．

■ 予後

ALS以外の小児期発症の神経筋疾患では，NPPVにより呼吸不全症状や入院回数が減少し，気管切開に比べ生活の質（quality of life：QOL）が維持されやすい[12]．DMDでは，気管切開とNPPVで延命効果に差がなく，気管切開は回避することができる[3]．また，国内の専門施設において，1964～2010年のDMDの50％生存年齢の調査では，長期人工呼吸療法の治療選択がなかった1964～1984年までの56例では18.1歳であったのに対し，1984～1991年までの気管切開人工呼吸を行っていた24人では28.9歳，NPPVを導入した1991年以降のNPPVを使用していた88人では39.6歳であった[7]．

ALSでは，球麻痺症状の進行により気道確保が困難になるとNPPVが継続できず，生命維持のために気管切開の適応が考慮される．ALSでも，咽頭や喉頭の機能が著しく低下するまではNPPVを使用することができる[2]．

■ 治療

神経筋疾患の多くは根本的な治療法がないため，進行に伴う症状への対症療法が中心となる．現在，標準的治療として，呼吸不全に対する人工呼吸療法，心不全に対する心保護戦略，運動機能障害に対する車椅子シーティング，コミュニケーションや上肢機能を代替する支援技術，歩行支援ロボットなどのリハビリテーションが行われる[5]．最も重要な神経筋疾患に対する治療である人工呼吸療法では，NPPVが第一選択である．

■ 障害像

呼吸コントロール中枢の機能低下

呼吸筋が障害された神経筋疾患では，高二酸化炭素あるいは低酸素に対する正常な換気応答が困難になる．高二酸化炭素などの負荷に対して，正常では呼吸回数に比べて1回換気量を増加させて二酸化炭素を正常化するが，神経筋疾患では1回換気量を増加することができないため頻呼吸となる[13]．呼吸筋力の低下と疲労により十分な反応ができなくなると，高二酸化炭素血症はさらに悪化し呼吸不全が進行する．このような場合，酸素投与だけで換気補助を行わないと，CO_2ナルコーシスの危険がある．

換気不全による慢性肺胞低換気

換気不全に陥るかどうかは，ポンプ（換気）にかかる負荷（摩擦と弾性負荷）と，負荷に耐えるポンプの能力（呼吸筋）のバランスによって決まる．換気能力に関しては，呼吸筋の筋力と持久力が低下することにより，1回換気量や深吸気を増加することができないことによる．換気ポンプにかかる負荷の増大は，咳の機能低下から生じる気道クリアランス能力の低下により，分泌物が貯留することなどで気道抵抗が増し，呼吸による摩擦抵抗が増大することにより起こる．また，微小無気肺や繰り返す肺炎などで，肺実質の健常性が失われることで肺のコンプライアンスが低下する．深呼吸の欠如や身体の不動化による胸郭の可動性低下や脊柱変形により，胸郭のコンプライアンスも低下する．これらの影響により呼吸仕事量が増大し，呼吸不全が悪化する（図3）．

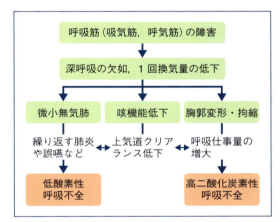

図3 神経筋疾患の呼吸筋障害によって起こる呼吸不全

この他，睡眠時呼吸障害も中枢性（呼吸中枢），閉塞性（上気道），末梢性（呼吸筋）の要因による混合性によるものが高率に認められる．

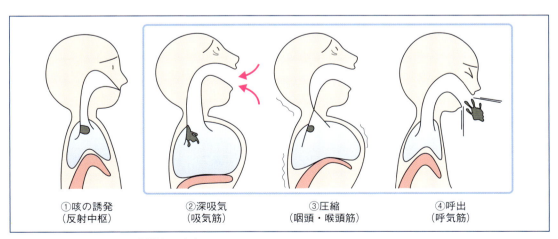

図4 神経筋疾患による咳機能の障害

神経筋疾患では吸気筋力の低下や胸郭コンプライアンスの低下により深吸気が障害され，呼気筋力の低下による呼出も低下する．また，咽頭・喉頭筋の筋力低下や球麻痺による声門閉鎖が障害されると，高い胸腔内圧を発生・維持することができないため，咳の力が弱くなる．

■ 9. 神経筋疾患による呼吸不全

表6 神経筋疾患（NMD）のモデル疾患であるデュシェンヌ型筋ジストロフィー（DMD）に推奨される呼吸機能評価と意義

評価項目	NMD病態による評価に与える影響因子と意義
慢性肺胞低換気症状	吸気筋力低下
肺活量（VC）	吸気筋力低下
咳嗽時の最大呼気流量（CPF）	呼気筋力低下
最大強制吸気量（MIC）	胸郭可動性と肺の健常性，喉頭・咽頭機能
覚醒時と睡眠時の酸素飽和度（SpO$_2$）と経皮または呼気終末二酸化炭素分圧（TcCO$_2$/EtCO$_2$）	呼吸中枢，上気道閉塞，人工呼吸器適応判断と効果判定

表7 最大強制吸気量（MIC）の評価と深吸気方法

- ● MICの測定方法
- 救急蘇生用バッグから送られる空気を，フェイスマスク，鼻マスク，マウスピースをとおして深呼吸する．何回かに分けて吸い込んでから声門を閉じて息ため（エアスタック）をすることもできる．肺にためた空気を吐き出し，流量計で測定する
- 非侵襲的陽圧換気（NPPV）（従量式で調節換気もしくはバックアップ換気回数が多い場合）の陽圧時に送られる吸気を1～3回呼出せずに肺にためてもMICが得られる．その際，従量式人工呼吸器の気道内圧は40～70 cmH$_2$Oに達するため，気道内圧上限を上げておく
- 機械による咳介助（MI-E）の陽圧でもMICが得られる（＋40～60 hPaの十分な陽圧が必要）
- 舌咽呼吸（GPB）は，カエルの呼吸のように下顎と咽頭の間にためた空気を舌で奥に押し込むもので，10～20回でMICが得られる
- ● 自力の深呼吸が弱くなってきたら（12歳以上では1,500 mL以下を目安にする），1日に2～3回，一度に3回ずつくらい，MICを得るための深吸気を行うと，肺と胸郭の可動性を維持できる．MICが得られて肺に空気をためたまま，3秒程度静止すると効果的である．この間，声門を閉じることは，強い咳をするのにも役立つ
- ● MICを保つことで咳の流量を増加することができ，徒手や機械による咳介助の効果を得ることができる

呼吸筋の機能障害に続く咳機能の低下

呼吸筋の機能障害により上気道のクリアランス能力が障害されると，無気肺を生じやすくなる[3]（**図3**）．上気道のクリアランスは咳により行われるが，正常な咳は，総肺容量の60～90％の吸気努力と，それに引き続く声門の閉鎖と胸腔内圧の上昇（圧縮）を必要とする．その後，声門をいっきに解放し，呼気筋が高い流量で肺から空気を排出する．呼吸筋の筋力低下と球麻痺は，深吸気の制限や声門閉鎖の障害，咳嗽時の最大呼気流量（cough peak flow：CPF）の減弱によって咳の効果を減少させる（**図4**）．

理学療法・リハビリテーションの評価

一般的な評価項目の他に，神経筋疾患の呼吸ケアに関するガイドライン[8, 12, 14–18]において推奨されている呼吸機能評価がある（**表6**）．

胸郭可動性と肺の健常性

胸郭の触診により呼吸運動の対称性，方向性，柔軟性を評価することができるが，呼吸筋の弱化により肺活量が低下している患者では，呼吸運動自体が低下しており，胸郭拡張差では十分な評価が行えない場合もある．

臨床的に有効な指標として，最大強制吸気量（maximum insufflation capacity：MIC）を測定する[19]（**表7**）．MICは，強制的に肺に送気された空気を，声門を閉じ，息ため（エアスタッキング）によって肺に保持することが可能な空気の量である[20]（**図5**）．吸気介助方法には，救急蘇生用バッグを用いる方法や，NPPVの吸気2～3回分，舌咽呼吸（glossopharyngeal breathing：GPB，別名カエル呼吸：**表8**）などがある．

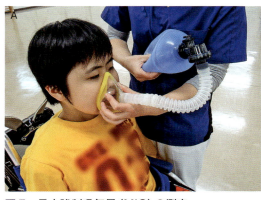

図5　最大強制吸気量（MIC）の測定
他動的に送気された空気をできるだけ肺にため（エアスタッキング），声門を閉じて数秒息をためる（A）．その後，呼気を簡易流量計で測定したものが最大強制吸気量（MIC）である（B）．

表8　舌咽呼吸（GPB）の目的と適応・不適応

目的	●人工呼吸器の故障時の窒息や低酸素脳症の回避 ●人工呼吸器なしでいられる時間の延長 ●他の非侵襲的呼吸補助法への変換時の呼吸補助 ●咳の効果を増強させるためのより深い呼吸 ●会話に要する空気量の増加 ●会話の量やリズムの正常化 ●肺コンプライアンスの改善または維持 ●微小無気肺の予防
適応	●筋ジストロフィー，脊髄性筋萎縮症，ポリオ後症候群，脊髄損傷や神経筋疾患，障害により呼吸筋の機能障害を伴う患者 ●肺活量が1,000 mL以下で，機能的な嚥下や発話に十分な口腔咽頭筋力のある患者
不適応	●気管切開を施行している患者（習得困難） ●喉頭・咽頭機能が著しく低下しているような球麻痺症状のある患者（習得不可能）

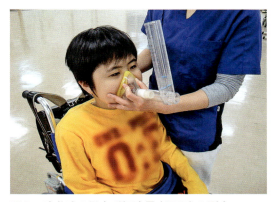

図6　咳嗽時の最大呼気流量（CPF）の測定
ピークフローメータにマウスピースかフルフェイスマスクを取り付けて測定する．吸気や呼気の介助を併用した場合も同様に測定する．
（写真はピークフローメーターASSESS小児用ローレンジ）

覚えておこう

肺活量を吸気筋による自動的な吸気量とするならば，MICは吸気介助による他動的な吸気量とも考えられる．MICは胸郭可動性や肺の伸張性だけでなく，一定の空気を肺に保持して声門を締めるための喉咽頭機能の影響を受けるため，これらの能力の総合的な指標となる．

肺活量とMICの格差には個人差があり，ほぼ同値の者から，肺活量よりも数倍高いMICを保持している者もいる．強い咳をするための介助による深吸気として，MICが高値に保たれているほど咳機能は向上する[20]．

気道クリアランスのための咳機能

気道内分泌物や誤嚥による異物を除去するために必要な咳嗽力の評価としては，CPFを用いる[3]．

CPFは咳嗽時に呼出される呼気流量であり，健常成人では360～960 L/分で約2.3 Lの呼気が排出される．CPFは喘息などの評価に用いられるピークフローメータにマウスピースやフルフェイスマスクを接続して使用する（**図6**）．まずは患者自身の咳（肺活量位からの自力咳嗽）

■ 9. 神経筋疾患による呼吸不全

表9　咳嗽時の最大呼気流量（CPF）と徒手や機械による咳介助の適応基準

自力のCPF （L/分）		急性呼吸不全のリスク	徒手介助のCPF （L/分）	咳介助の適応
360≦CPF	正常な咳	リスクなし		通常，咳介助は不要 進行性疾患では年に1〜2回の CPF評価
270≦CPF＜360	弱い咳	低 肺活量低下例では，麻酔や鎮静 による急な咳機能低下に注意		
160≦CPF＜270	非常に弱い咳	中 気道感染や誤嚥などによる窒息 や急性増悪，麻酔や鎮静による 急な咳機能低下に注意	270≦CPF	感染・術後に徒手による咳介助
			270＞CPF	感染・術後にMI-E
CPF＜160	咳として機能しない	高 日常的に気道を空気の通り道とし て確保できないため，痰詰まりな どで気管挿管や気管切開になる 危険性がある	270≦CPF	普段から徒手による咳介助
			160≦CPF＜270	普段から徒手による咳介助 感染・術後にMI-E
			160＜CPF	普段からMI-E

にて有効なCPFが得られるかを評価する．自力咳嗽にて有効なCPFが得られていない場合は，分泌物が気道内から除去できないため，呼吸器感染による痰づまり，肺炎，無気肺，呼吸不全の急性増悪，誤嚥による窒息を起こす危険性が高くなる．

覚えておこう

12歳以上で使用できる指標として，CPF＜160 L/分では痰の性状に関係なく，上気道からの分泌物喀出が困難となる[3]．また，CPF＜270 L/分では，上気道感染などで痰の粘稠度や量が増加したときには排痰困難になり，急性増悪や窒息の危険がある[3]（**表9**）．

吸気介助に必要な器具や介助手技の習得状況，生活環境や活動内容に合わせた有効で実用的な咳の介助方法を，患者および家族へ指導する．

非侵襲的陽圧換気（NPPV）の適応

神経筋疾患のNPPV適応基準に明確なものはない．**表10**に示す症状のどれかがみられ，患者および家族の受け入れ状況や相対的禁忌がない場合に，医師の判断により適応される[2]．

非侵襲的陽圧換気（NPPV）の効果判断と条件調整

覚醒時だけでなく，夜間睡眠時のSpO_2と経皮的二酸化炭素分圧（$TcCO_2$）をモニターし，

表10　非侵襲的陽圧換気（NPPV）の適応基準

①慢性肺胞低換気症状
②頻回の上気道炎
③気管挿管人工呼吸からのウィーニング困難
④CPAPで改善しない睡眠時呼吸障害
⑤肺性心の所見
⑥睡眠時や覚醒時の$PaCO_2$（できるだけ非侵襲モニターで，$EtCO_2$または$TcCO_2$）＞45Torr，または酸素飽和度低下（覚醒時はSpO_2＜95％，睡眠時はSpO_2＜90％が5分以上続くか，全モニター時間の10％以上）

CPAP：continuous positive airway pressure（持続的気道内陽圧），$EtCO_2$：呼気終末二酸化炭素分圧，$TcCO_2$：経皮的二酸化炭素分圧．

NPPVの換気補助効果と良好な睡眠が得られる条件を設定する．$TcCO_2$は，神経筋疾患または慢性呼吸器疾患のNPPV適応判定および機器・条件調整を目的として算定が可能となっている．

神経筋疾患では，1回換気量の低下により呼気終末二酸化炭素分圧（$EtCO_2$）は低値を示す．入眠直後よりも朝方に$TcCO_2$上昇やSpO_2低下をきたしやすい[21]．また，レム睡眠期に上気道狭窄による閉塞性呼吸障害をきたし，一時的に覚醒することによりSpO_2低下や$TcCO_2$の上昇が確認できないこともある[21]．ポリソムノグラフィによって睡眠深度を確認する必要がある

が，検査のためのモニターが多く，良好な睡眠を妨げることもある．心拍数や夜間の観察をもとに，良好な睡眠が得られているかを確認しながら，検査結果を解釈する必要がある．

理学療法・リハビリテーションプログラム

肺・胸郭のコンプライアンスの維持

肺活量が低下した患者に対し，微小無気肺や胸郭可動性低下の予防を目的に，他動的に吸気を補助して肺を拡張させる[3,19,22]．肺に送気された吸気はすぐに吐き出さず，声門を閉じて3秒程度息をためる（エアスタッキング）．これにより胸郭を広げ，肺を十分に拡張し，咽頭・喉頭機能を強化する．他動的もしくは舌咽呼吸により深吸気3〜5回を1セットとし，3セットを1日に3回（朝，昼，夕など）行う．

徒手による咳介助

他動的深吸気（もしくは舌咽呼吸）による吸気介助によりMICレベルまで吸気量を得てから，呼気時に胸腹部を徒手的に圧迫介助して咳を介助する（manually assisted coughing）[3,22]．原則的に，背臥位から体幹を45〜60度起こして行うが，体位排痰法施行中や，変形などにより背臥位しかとれない場合は背臥位でもよい．

機械による咳介助（MI-E）

徒手による咳介助が困難な場合や，介助者による徒手介助の習得が難しい場合には，機械による咳介助（mechanical insufflation-exsufflation：MI-E）を導入する[3,22]．MI-Eの呼気（陰圧）にタイミングを合わせ，徒手で胸腹部を圧迫介助（呼気介助）することで，最も効果的な徒手介助併用の機械による咳介助（mechanically assisted coughing：MAC）を行うことができる（図7）．

呼吸不全の急性増悪時や誤嚥，窒息，痰づまりによる緊急挿管を回避する目的で導入するが，緊急時に気管挿管を要した患者では，病態

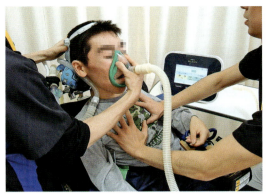

図7　徒手介助併用の機械による咳介助（MAC）
MI-E機器の一機種であるカフアシストE70®は，CPFや送気量モニター，オシレーション，患者の吸気努力を感知するカフ・トラックなどの機能が追加された．陰圧（呼気）に同調して徒手介助を併用することでより強い咳介助となる．

が改善した後に，MI-Eによる気道クリアランスを行いながらNPPVへ移行する．嚥下障害がみられ，誤嚥や食後の喘鳴が認められる場合は，適応により食事中や食後にMI-Eを行うことで異物を除去し，誤嚥性肺炎を予防しながら経口摂取を継続できるようにする[23,24]．MI-E使用時のCPFがモニターできる機種では，270 L/分以上もしくは正常値の360 L/分程度のCPFが得られるよう設定する．圧設定は，医師の判断により±50〜±70 cmH$_2$O（hPa）程度に設定する[2,25,26]．

呼吸不全急性増悪による挿管回避，抜管促進

呼吸不全の急性増悪により気管挿管や気管切開を要した患者に対して，適応があればNPPVとMI-Eによる抜管を行う．通常の抜管プロトコルである自発呼吸トライアル（spontaneous breathing trial：SBT）で抜管が困難な患者であっても，MI-Eによる神経筋疾患の呼吸ケアにより抜管とNPPVへの移行が可能となる[27,28]．また，近年，ICU-AW（intensive care unit-acquired weakness；集中治療室関連筋力低下）が抜管困難の要因となっていることが指摘されて

いるが，これらの病態に対しても，NPPVと MI-Eによる呼吸ケアの応用が期待される．

摂食嚥下リハビリテーション

　神経筋疾患患者において咀嚼と嚥下の問題は一般的で，頬，口唇，舌，咽頭の筋力低下を反映し，また高い頻度で栄養不良の原因となる[18]．摂食嚥下障害は，DMDではある年齢以上で必須とされ，重度のSMAでは乳幼児期から，また球麻痺タイプのALSでは必発である[18]．

　機能障害が進行性で回復が望めない神経筋疾患において，誤嚥の徴候がみられた場合には，非侵襲的な気道クリアランス（徒手や機械による咳介助）により気道内異物を除去し，呼吸器合併症を回避しながら，できるだけ経口摂取を維持する摂食嚥下マネジメントを行う[23]．食事中にもNPPVを使用することにより，嚥下に必要な息こらえが可能になる．呼吸仕事量が減少することにより，嚥下回数や嚥下時間など嚥下機能が改善することがある．さらに，車椅子シーティングや頭頸部のポジショニングによっ

て過度な頭頸部の伸展による嚥下時の喉頭挙上運動制限を改善し，口腔咽頭筋の効率を良くすることで総合的に嚥下困難を軽減する[29]．

心不全のリハビリテーション

　DMDの死因の第一位は，呼吸ケアの進歩とともに呼吸不全から心不全に代わってきた．DMDでは心筋症の合併が不可避で，拡張型心筋症様の心病変をきたす患者も多い[30]．骨格筋機能障害とは異なる進行を示し，重症例では予後を大きく左右する．近年，保険適用となったステロイド治療によって骨格筋の機能が改善し運動量が増加したため，心負荷の増大などに配慮した生活指導やリハビリテーションが必要となる．心エコー，BNP（brain natriuretic peptide：脳性ナトリウム利尿ペプチド）などの評価，アンジオテンシン変換酵素（angiotensin converting enzyme：ACE）阻害薬やβブロッカーなどの心筋保護薬の使用状況などについて医師に確認し，日常生活の活動量や安静度，姿勢を管理する．

■ 引用文献

1) Zaidat OO, Suarez JI, Hejal RB：Critical and respiratory care in neuromuscular diseases. Katirji B, Kaminski HJ, Preston DC. eds：Neuromuscular Disorders in Clinical Practice. Butterworth-Heinemann；2002. p.384-99.

2) 石川悠加：神経筋疾患と在宅人工呼吸．磨田　裕監：呼吸治療学．メジカルビュー社；2017. p.184-207.

3) Bach JR著, 大澤真木子監訳：神経筋疾患の評価とマネジメントガイド．診断と治療社；1999.

4) Pease WS, Johnson EW：Rehabilitation management of diseases of the motor unit. Kottke FJ, Lehmann JF. eds：Krusen's Handbook of Physical Medicine and Rehabilitation. 4th ed. WB Saunders；1990. p.754-64.

5) 石川悠加, 石川幸辰：Duchenne型・Becker型筋ジストロフィー．小児内科 2016；48（10）：1546-8.

6) Umphred D, Carlson C, eds：Neurorehabilitation for the Physical Therapist Assistant. SLACK incorporated；2006.

7) Ishikawa Y, Miura T, Ishikawa Y, et al.：Duchenne muscular dystrophy：survival by cardio-respiratory interventions. Neuromuscul Disord 2011；21（1）：47-51.

8) Finder JD, Birnkrant D, Carl J, et al.：Respiratory care of the patient with Duchenne muscular dystrophy：ATS consensus statement. Am J Respir Crit Care Med 2004；170（4）：456-65.

9) SMA診療マニュアル編集委員会編：脊髄性筋萎縮症診療マニュアル．金芳堂；2012.

10) Schroth M：Special considerations in the respiratory management of spinal muscular atrophy. Pediatrics 2009；123（Suppl 4）：S245-9.

11) 日本神経学会監，「筋萎縮性側索硬化症診療ガイドライン」作成委員会編：筋萎縮性側索

硬化症診療ガイドライン2013. 南江堂；2013.

12) 日本リハビリテーション医学会監：神経筋疾患・脊髄損傷の呼吸リハビリテーションガイドライン. 金原出版；2014.

13) Panitch HB：The pathophysiology of respiratory impairment in pediatric neuromuscular diseases. Pediatrics 2009；123 (Suppl 4)：S215-8.

14) Bushby K, Finkel R, Birnkrant DJ, et al.：Diagnosis and management of Duchenne muscular dystrophy, part 1：diagnosis, and pharmacological and psychosocial management. Lancet Neurol 2010；9 (1)：77-93.

15) Bushby K, Finkel R, Birnkrant DJ, et al.：Diagnosis and management of Duchenne muscular dystrophy, part 2：implementation of multidisciplinary care. Lancet Neurol 2010；9 (2)：177-89.

16) Birnkrant DJ, Panitch HB, Benditt JO, et al.：American College of Chest Physicians consensus statement on the respiratory and related management of patients with Duchenne muscular dystrophy undergoing anesthesia or sedation. Chest 2007；132 (6)：1977-86.

17) 日本神経学会ほか監, 「デュシェンヌ型筋ジストロフィー診療ガイドライン」作成委員会編：デュシェンヌ型筋ジストロフィー診療ガイドライン2014. 南江堂；2014.

18) Hull J, Aniapravan R, Chan E, et al.：British Thoracic Society guideline for respiratory management of children with neuromuscular weakness. Thorax 2012；67 (Suppl 1)：i1-40.

19) Kang SW, Bach JR：Maximum insufflation capacity. Chest 2000；118 (1)：61-5.

20) Kang SW, Bach JR：Maximum insufflation capacity：vital capacity and cough flows in neuromuscular disease. Am J Phys Med Rehabil 2000；79 (3)：222-7.

21) 石川悠加：神経筋疾患のNPPV―経皮炭酸ガスモニタを用いたグローバルな標準化. 日呼ケアリハ学誌 2017；26 (3)：464-8.

22) 石川悠加：神経筋疾患. 日本呼吸器学会NPPVガイドライン作成員会編：NPPV (非侵襲的陽圧換気療法) ガイドライン. 南江堂；2006. p.136-42.

23) Toussaint M, Davidson Z, Bouvoie V, et al.：Dysphagia in Duchenne muscular dystrophy：practical recommendations to guide management. Disabil Rehabil 2016；38 (20)：2052-62.

24) Miura T, Takami A, Makino M, et al.：Rate of oral intake and effects of mechanical insufflation-exsufflation on pulmonary complications in patients with Duchenne muscular dystrophy. J Phys Ther Sci 2017；29 (3)：487-90.

25) Bach JR, Barrow SE, Goncalves M：A historical perspective on expiratory muscle aids and their impact on home care. Am J Phys Med Rehabil 2013；92 (10)：930-41.

26) Bach JR, Sinquee DM, Saporito LR, et al.：Efficacy of mechanical insufflation-exsufflation in extubating unweanable subjects with restrictive pulmonary disorders. Respir Care 2015；60 (4)：477-83.

27) Gonçalves MR, Honrado T, Winck JC, et al.：Effects of mechanical insufflation-exsufflation in preventing respiratory failure after extubation：a randomized controlled trial. Critical Care 2012；16 (2)：R48.

28) Bach JR, Gonçalves MR, Hamdani I, et al.：Extubation of patients with neuromuscular weakness：a new management paradigm. Chest 2010；137 (5)：1033-9.

29) McKim DA, Griller N, LeBlanc C, et al.：Twenty-four hour noninvasive ventilation in Duchenne muscular dystrophy：a safe alternative to tracheostomy. Can Respir J 2013；20 (1)：5-9.

30) Ogata H, Ishikawa Y, Ishikawa Y, et al.：Beneficial effects of beta-blockers and angiotensin-converting enzyme inhibitors in Duchenne muscular dystrophy. J Cardiol 2009；53 (2)：316.

心大血管

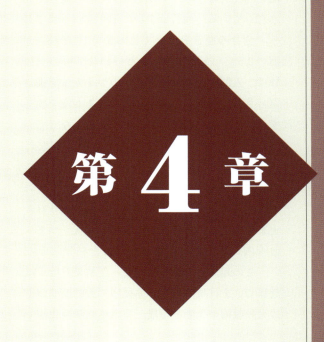

第4章 心大血管

1. 心筋梗塞
myocardial infarction

> **Key Point** ▶▶▶ 心筋梗塞患者に対する理学療法士の役割は，他の心血管疾患と同様に，運動療法を中心とした身体活動の再獲得だけでなく，運動や禁煙などについての教育的指導に加え，カウンセリングなど心理面への介入を行うことで患者の行動変容を促し，冠動脈疾患の危険因子の再発予防を行うことにある．心筋梗塞の再発予防には，運動療法だけでなく食事療法や薬物療法など包括的なかかわりが必要となる．運動療法を中心に介入する理学療法士は，医師を中心とした多職種連携のなかで，社会参加や活動，復職などの身体機能の向上において重要な役割を果たし，日常生活動作の獲得や生活の質（QOL）向上においても中心的な役割が求められる．

概要と病態

循環器疾患に対する考え方

心臓を中心とする血管系は，心臓から組織へ血液を届ける血管，すなわち自律神経支配で直径を変化させることができる柔軟性のある動脈と，組織から心臓へ戻ってくる血管で節々に逆流を防ぐ弁がついている静脈の2つの血管で成り立っている．血管は全身に張り巡らされており，全身の血管をつなぐとおよそ10万km（赤道の2.5倍）の長さになるといわれている．血管は，人間の頭の天辺から足のつま先まで張り巡らされており，心臓から送られる血液を絶えず全身の組織に届けている重要な道となっている．その道がどうなっているかを知る方法は，現在のところ，血液データや超音波画像による血管内のイメージ，心臓カテーテル検査からの血管内部の状態，そして道が狭くなったり行き止まりになったときに起こる自覚症状，つまり血管内に起こるべくして起こった結果しかない．この起こるべくして起こった結果とは，冠動脈でいえば狭心症や心筋梗塞，大動脈でいえば大動脈瘤や大動脈解離，閉塞性動脈硬化症であり，脳動脈でいえば脳梗塞や脳出血などの生命を脅かす重大な疾患である（図1）．そのため，血管を管理することは，患者がこれからの人生で歩んでいく日常生活活動（activities of daily living：ADL）や生活の質（quality of life：QOL）への道につながるといえる．その道をいかに患者自身に意識させるかを考えたとき，循環器疾患の理学療法に携わる面白さがみえてくる．

さて，心臓を中心とした循環生理を考えてみたい．安静時における心臓の1回拍出量の正常

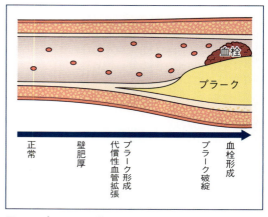

図1 プラークの進展と破綻

値は約60〜80 mLであり，心拍数の正常値は60〜80 bpmであるため，平均をとると4,900 mL（70 mL×70 bpm）で，約5,000 mLの血液を拍出していることになる．つまり，全身の細胞や組織は1分間に5 Lの血液を必要としていることになる（図2）．

安静時の血液は，約25％が消化器系，約20％が腎臓と骨格筋に配分されている．一方，運動時は心拍出量が3〜5倍に増え，1分間に15〜25 Lの血液が循環している．身体運動の動力である骨格筋は，安静時よりも多くの酸素を必要とするため，血液配分も安静時の約20％から約80％と著しく増加する．逆に，安静時に血液配分が多かった消化器系は，約25％から約5％と著しく低下する（図3）[1]．血液配分の割合に違いがあることは，その状況に応じた血液が必要であることを示し，各組織が血液の需要と供給のバランスで成り立っていることがわかる．

心筋組織に血液を供給しているのが冠動脈である．冠動脈には，左冠動脈（left coronary artery：LCA）と右冠動脈（right coronary artery：RCA）の2本の主要動脈があり，左冠動脈は，さらに左前下行枝（left anterior descend-

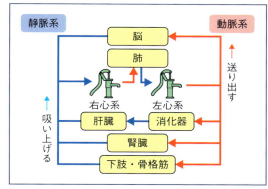

図2 全身の血液の流れ

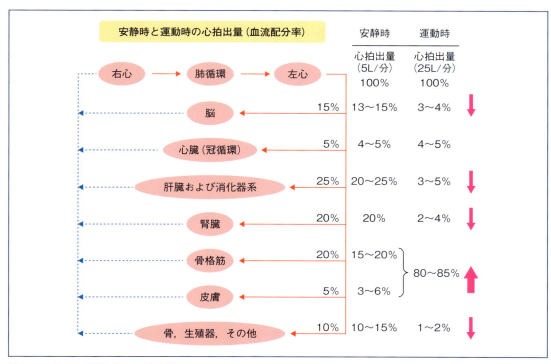

図3 安静時と運動時の心拍出量
（本郷利憲ほか監：標準生理学．第5版．医学書院；2000．p.565[1]より）

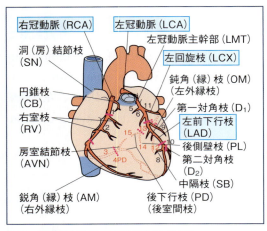

図4　冠動脈の区域分類（AHA分類）

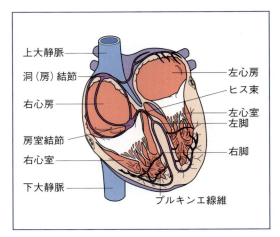

図5　刺激伝導系

ing：LAD）と左回旋枝（left circumflex artery：LCX）という2本に分枝している（図4）．これらの太い動脈は心臓の外側を包んでおり，木の枝のように分かれて段々と細い冠動脈となって心臓の外側を走行し，さらに細い血管となって内側に伸びている．つまり，血管系は外側から内側に血液を供給していることになる．一方で，ペースメーカのはたらきをする特殊心筋といわれる刺激伝導系は内側にあり，その特殊心筋からの刺激を受けて心筋（固有心筋）が収縮する（図5）．

> **覚えておこう**
> 血管系は外側から内側に血液を供給し，神経系は内側からの刺激を受けて心筋が収縮することが，心臓疾患をとらえる重要なポイントの一つである．

■病態

冠動脈が閉塞し，心筋への血流が途絶えると心筋に壊死が生じる．心筋が壊死すると，身体各組織へはどのような影響があるだろうか．

循環生理の中心である心臓は，肺循環や体循環へ血液を送る重要な心筋ポンプであるため，心筋梗塞によってポンプ機能が低下すると，心臓は各組織に十分な血液を送り出せなくなる．

心筋梗塞の重症度にもよるが，広範囲の心筋梗塞や左心室の灌流領域の心筋梗塞による左心室前壁の心筋が壊死すると，特に血液を全身に送り出す左心室のポンプ機能が低下し，心不全を併発し各臓器の機能不全（例えば，消化器症状，腎機能低下など）が起こる．一方で，運動時に必要な骨格筋への血流量を担保できなくなると，骨格筋組織は酸素需要量に対して供給不足に陥り，早期に嫌気性代謝閾値（anaerobic threshold：AT）となることから，運動耐容能が低下する一因となる．

急性心筋梗塞（acute myocardial infarction：AMI）は，心筋を栄養している冠動脈の閉塞による心筋への血流の途絶または減少が局所的に一定時間以上（通常30分以上）生じることで，その灌流領域の心筋が壊死し，心室細動などの致死性不整脈やポンプ不全，心破裂などの重篤な合併症により生命に危険が及ぶ病態である[2]．

■診断・重症度分類

AMIは，胸痛に伴い，特徴的な心電図変化と生化学的検査（CPK〈creatine phosphokinase〉，トロポニン）での異常高値を認めた場合に診断

表1　発症からの経過時間別にみた各心筋バイオマーカーの診断精度

	＜2時間	2〜4時間	4〜6時間	6〜12時間	12〜24時間	24〜72時間	＞72時間
ミオグロビン*	○	○	○	○	○	△	×
心臓型脂肪酸結合蛋白（H-FABP）*	○	○	○	○	○	△	×
心筋トロポニンI, T*	×	△	◎	◎	◎	◎	◎
高感度心筋トロポニンI, T	◎	◎	◎	◎	◎	◎	◎
CK-MB	×	△	◎	◎	◎	△	×
CK	×	△	○	○	○	△	×

◎：感度，特異度ともに高く診断に有用である．○：感度は高いが，特異度に限界がある．
△：感度，特異度ともに限界がある．×：診断に有用でない．＊：全血迅速診断が可能である．
（日本循環器学会ほか：ST上昇型急性心筋梗塞の診療に関するガイドライン．2013年改訂版[3]より）
CK-MB：creatine kinase MB（クレアチンキナーゼMB），CK：クレアチンキナーゼ

表2　Killip分類

クラス	臨床所見	症状
I	心不全の徴候なし	自覚症状なし
II	軽症〜中等症の心不全（肺ラ音＜全肺野の50％，III音）	軽〜中等度の呼吸困難
III	肺水腫（肺ラ音≧全肺野の50％）	高度呼吸困難，喘鳴
IV	心原性ショック（チアノーゼ，意識障害）	収縮期血圧≦90 mmHg 四肢冷感，乏尿

する．なお，生化学的検査での異常値は，発症早期には出現しないことがある．生化学的検査は，時間の経過とともにピーク値が変化するため，発症から経過時間別にみた各心筋バイオマーカーの診断精度を**表1**[3]に示す．この表をもとに心筋梗塞の診断や発症からの時期を評価する．

AMIの重症度では，心筋壊死の程度により種々の身体所見を呈するが，他覚的指標として身体所見の重症度分類を示しているのがKillip分類である（**表2**）．この分類は，AMIを広範囲な心筋壊死により生じる肺うっ血や心原性ショックの所見から4分類したものである．AMI発症後の重症度と死亡率も関係しており，Killipらによると，死亡率はKillip分類のI群で6％，II群で17％，III群で38％，IV群で81％と報告されている．

■ 症状

心筋梗塞の自覚症状は個人差が大きいが，「痛い」と表現されることは少なく，一般に30分以上持続する漠然とした広範囲の強い胸部症状を訴える．患者は，絞扼感などの自覚症状がこのまま続けば死ぬかもしれないという強度の不安を覚え，息苦しさや動悸もないのにどうして胸が押しつぶされそうで回復しないのだろうと困惑する．糖尿病患者や高齢者の一部には，自覚症状の乏しい無症候性心筋梗塞で発症することもある[4]．

注意❗
無症候性心筋梗塞は，呼吸困難，元気がない，意識障害など，一見，心臓とは無関係な他覚症状で気づかれる場合がある．

■ 1. 心筋梗塞

■予後

AMIを発症後，緊急的に治療を開始しないと，時間の経過とともに徐々に心筋壊死が広範囲になり，その結果，心筋ポンプ機能が低下する．心筋ポンプ機能が低下すると，急性心不全を併発し，重篤な症状として，脳虚血から意識障害，肺うっ血から呼吸不全などを呈する．意識障害や呼吸不全を呈した場合，ADLやQOLの低下は避けられず，最悪の場合は心停止から死に至る．

AMIを発症すると，胸痛の後に広範囲なAMIや冠動脈の責任病変の部位により，心停止を起こす．胸痛から心停止までの時間は1時間以内が約86％（うち瞬間死25％）であるため，発症から1時間以内に適切な処置を行い専門病院に搬送されることが生命予後に重要となる．日本では，救急車を呼んでから救急車が現地に到着するまでの時間は8.6分で，病院に収容されるまでの所要時間は全国平均39.4分と報告[5]されていることから，多くの患者は緊急的に心筋虚血の解除を目的とした再灌流療法を受けることができるため，病前のADLレベルを獲得することがおおむね可能である．しかしながら，高齢者や多枝病変，心筋梗塞の既往，治療抵抗性の心不全が存在すると，病前のADLレベルの獲得に至らず，予後不良となることがある．また，退院時のpeak $\dot{V}O_2$（最高酸素摂取量）が17.5 mL/kg/分（＝5 Mets）以下で，運動療法により改善が認められない患者も予後が不良であることが多い[6]．

AMIの予後に影響する因子としては，左心室の機能障害の有無，冠動脈病変部位，不整脈の管理，合併症の有無や急性期の治療結果などがある．また，AMIの合併症に関しては，不整脈や，心原性ショック，心破裂，心室瘤がある（**表3**）[7]．

表3 合併症とその具体的内容

合併症の種類	具体的内容
不整脈	● 頻脈性不整脈（心室細動，心室頻拍） ● 徐脈性不整脈（房室ブロック）
心不全・心原性ショック	● ポンプ機能障害により，心不全やショック状態となる
心破裂	● 左室自由壁破裂 ● 心室中隔穿孔 ● 乳頭筋断裂・腱索断裂
心室瘤	● 梗塞部位が伸展拡大し，形成される

（日本心臓リハビリテーション学会編：指導士資格認定試験準拠 心臓リハビリテーション必携．日本心臓リハビリテーション学会：2011[7] より）

■治療

AMIに対する治療は，緊急的に閉塞した冠動脈の解除を目的とした再灌流療法，冠動脈リスク因子の是正やステント留置後の血栓予防を目的とした薬物療法，冠動脈リスク因子の是正や運動耐容能の向上，QOLの向上などを目的とした包括的心臓リハビリテーションが主軸となる．

再灌流療法

急性期の代表的な治療法である．虚血心筋に対して冠動脈血流を再開させて狭心症症状を改善し，心筋の梗塞範囲を縮小する．血管内腔を支えるステント留置術などの経皮的冠動脈形成術（percutaneous coronary intervention：PCI），冠動脈の狭窄部よりも末梢と大動脈をバイパスでつなぎ末梢血流を確保する冠動脈バイパス術（coronary artery bypass graft：CABG）などが含まれる．PCIにおける最大の問題は血管内膜過形成による再狭窄だが，薬剤溶出性ステント（drug-eluting stent：DES）によって，再狭窄率は10％未満と改善されている[8]．

薬物療法

薬物療法は，急性期から再発予防，長期予後の改善のために行われる．虚血性心疾患では，血圧や心拍数に影響を与える薬物が多く使用される．また，心筋梗塞の再発予防を目的とし

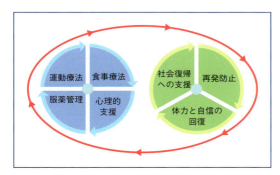

図6 包括的心臓リハビリテーション

て，抗血小板薬や抗凝固薬，脂質異常症治療薬なども使用される[8]．

包括的心臓リハビリテーション

包括的心臓リハビリテーションは，運動療法だけでなく，食事療法や患者教育を中心に，服薬指導，禁煙指導，心理カウンセリングなどを，多職種がチーム医療を形成して包括的に行い，社会復帰への支援や冠危険因子の是正による再発防止，QOLの向上など体力と自信の回復を目的とする（**図6**）．

理学療法 リハビリテーション

現在，AMIの理学療法は，再灌流療法後から離床までの急性期理学療法，離床後から社会復帰までの回復期理学療法，社会復帰以降，生涯にわたって二次予防や生命予後改善をサポートする維持期理学療法と大きく3期に分類される．

急性期理学療法においては，発症後間もない時期からの介入となるため，離床の安全性を十分に確保したうえで日常生活上の基本動作を獲得し，生活範囲を拡大することで身体的ディコンディショニングを予防することが最大の目標となる．そのため，理学療法を展開する際には，離床に伴う心負荷や有害事象の出現の有無などのリスクの評価に重きがおかれる．

一方，回復期や維持期においては，患者の社会復帰ならびに生命予後の延長を目標とした積極的な運動療法介入や患者教育が展開される．

以上のように，各時期によって評価の方法や治療の目的は大きく異なる．したがって，以下，急性期，回復期，維持期に分けて評価，プログラムを解説する．

■急性期の理学療法

AMIに対する理学療法を進行するうえで最も考慮しなければならない問題は，梗塞部位の心筋壊死に伴う有害事象の出現である．特に，心筋の脆弱性が最大となる発症後1週間は，心破裂，心室瘤の形成，心ポンプ機能の低下に伴う心不全の合併，致死性不整脈の出現など多くのリスクを有していることを十分留意する必要がある．したがって，急性期は過度の心負荷を避け，医師と相談のうえ段階的に姿勢変化や運動負荷をかけながら循環動態や心電図を評価し，安全に離床を進める．

一般的に，AMI発症後早期の心臓リハビリテーションは，急性期診療に段階的な離床プログラムやケア，ADL動作などの内容を含んだクリニカルパス（以下，パス）を用いて進行する[3,9]．日本では14日間パス，10日間パス，7日間パスなど，さまざまな期間のパスが作成されており，患者の病態や重症度により医師の判断でパス期間が選定される．そのなかで，理学療法士は医師の指示のもと段階的に離床やADL動作を評価し，医師とともに有害事象の出現がないことを確認しながら，患者の安全なADL動作の獲得や安静度の拡大を支援していく．すなわち，急性期の理学療法においては，評価とプログラムは渾然一体の関係にあるといえる．

●情報収集

理学療法を開始する前の準備として，病態や重症度，残存冠動脈病変の有無，医学的治療の

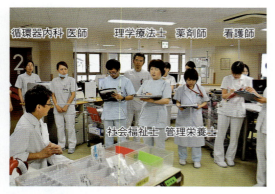

図7　多職種参加型のカンファレンス風景

表4　離床開始基準

項目	内容
意識状態	Japan Coma Scale 1桁〜清明である
生命補助装置	装着中は離床中止
心原性ショック	著しい血圧の低下，乏尿（0.5〜1.0 mL/kg/時以下），代謝性アシドーシス，末梢循環不全（四肢冷感，チアノーゼ），中枢神経症状（不穏，鈍麻）が認められていない
バイタルサイン	呼吸循環動態が安定している（収縮期血圧が80〜90 mmHg＜かつ＜150〜160 mmHg，心拍数が120回/分以下，SpO₂が90〜95％以上）
心電図	薬物療法でコントロールできない不整脈の出現がない，PCI後新たに出現したST異常がない
カテコールアミン製剤	ノルアドレナリンが投与されていない，ドパミン塩酸塩の投与量が5γ以下である
スワン-ガンツカテーテル	抜去後に離床する
水分出納	乏尿や極度の脱水がない
血液データ	クレアチンキナーゼ（CK）値がピークアウトしている，重度の肝・腎機能障害，血液ガス異常，カリウム（K）異常がない

（熊丸めぐみほか：虚血性心疾患に対する冠動脈バイパス術後の理学療法．理学療法 2009；26〈8〉：981-91[10]）の内容をもとに作成）

経過，さらに基礎疾患や合併症，病前の身体機能や社会的情報など，広範囲な情報収集が不可欠となる．カンファレンス（図7）などをとおして，医師や看護師，社会福祉士などのコメディカルスタッフとともに情報を共有し，またカルテなどから事前に必要な情報を収集しておくことは必須の作業である．

● 離床開始基準を満たしているか

理学療法を開始するにあたり，対象となる患者が離床開始基準を満たしていることが前提である．AMIの離床開始基準（表4）[10]は，心臓外科術後の離床開始基準[10]に準じて設定することが一般的である[2]．理学療法士は，医師とともにこれらの基準が満たされていることを確認し，十分なリスク管理のもと介入を進めなければならない．

● 身体機能

高齢者や虚弱者，長期臥床者，運動器疾患や脳血管疾患後遺症などを有する重複障害患者などにおいては，離床を進めるにあたり，転倒や骨関節系のメカニカルストレスによる疼痛の出現など，循環器以外の有害事象の出現にも注意が必要である．そのため，パス開始時には，必要に応じて全身の関節可動域や筋力，バランス能力を評価し，パスを安全に進行できる身体機能を有しているかを判断する必要がある．

安静度が拡大していない離床早期には，安静度に応じた評価方法を選定する必要があり，特に筋力評価に関しては，心負荷を考慮しValsalva手技（息こらえ）を避けた方法を選定する．この時点での筋力評価の目的は，最大筋力を測定することではなく，あくまでも安全にパスを進行できる身体機能を有しているかを判断することである．

● 運動負荷試験と離床の進行

表5に示すとおり，急性期の理学療法では，パスに準じてプログラムを進行することで，より安全かつスムーズな離床を進めることが可能となる．プログラムを進行する際には，医師の指示のもと段階的に運動負荷試験を行う．

検査の内容としては，運動負荷の前後で血圧，心拍数，12誘導心電図（図8），SpO₂など

表5 急性心筋梗塞後クリニカルパス（14日間離床プログラム）の例

	運動負荷試験/運動療法	安静度	排泄	清潔
PCI後1日目	端座位負荷	圧迫帯解除 ベッド上での動作は自由	排尿：尿道留置カテーテル 排便：ベッド上差込便器	ベッド上での洗面・歯磨き，清拭介助
2日目	立位負荷	介助にて車椅子移動は可能	排尿：尿道留置カテーテル 排便：ポータブルトイレ	ベッド上での洗面・歯磨き，背部以外の清拭自立
3日目	25m歩行負荷	トイレ，洗面所までの歩行は可能	病棟トイレでの排泄	洗面台での洗面・歯磨き，清拭自立
4日目	50m歩行負荷			
5日目	100m歩行負荷	病棟内の自由歩行は可能		
6日目	300m歩行負荷/心臓リハビリテーション室での運動療法開始			
7日目	シャワー負荷/心臓リハビリテーション室での運動療法（時間漸増）	院内の完全自由歩行が可能（階段での移動は含まない）		シャワー浴
8日目	入浴負荷/心臓リハビリテーション室での運動療法（時間漸増）			入浴
9日目	CPX実施/ATレベルでの運動療法開始			
10日目	ATレベルでの運動療法継続/社会復帰に向けた動作練習や教育も実施	院内の完全自由歩行が可能（階段での移動を含む）		
11日目				
12日目				
13日目				
14日目				

CPX：cardiopulmonary exercise test（心肺運動負荷試験），AT：anaerobic threshold（嫌気性代謝閾値）．

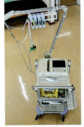

図8 12誘導心電図検査

をモニタリングし，**表6**[9]の基準をクリアしていることを医師とともに毎回確認する．12誘導心電図に関しては，ST変化（**図9**）をきたす誘導と患者の梗塞部位や閉塞枝には規則性（**表7**）[11]があるため，心電図評価の際は，患者の病巣と誘導を関連させて解釈することが重要である．

表6 急性心筋梗塞に対する急性期リハビリテーション負荷試験の判定基準

1. 胸痛，呼吸困難，動悸などの自覚症状が出現しないこと
2. 心拍数が120 bpm以上にならないこと，または40 bpm以上増加しないこと
3. 危険な不整脈が出現しないこと
4. 心電図上1 mm以上の虚血性ST低下，または著明なST上昇がないこと
5. 室内トイレ使用時までは20 mmHg以上の収縮期血圧上昇・低下がないこと
（ただし2週間以上経過した場合は血圧に関する基準は設けない）

負荷試験に不合格の場合は，薬物追加などの対策を実施したのち，翌日に再度同じ負荷試験を行う．
（日本循環器学会ほか：心血管疾患におけるリハビリテーションに関するガイドライン．2012年改訂版[9]より）

また，医師や看護師と常に情報を共有しながら，病棟での安静度や日常生活範囲の拡大を促していく．その際，患者本人にも十分理解してもらえるよう，患者教育を実施する．

高齢者や虚弱者など，身体機能の低下により動作が安全に遂行できない場合は，安静度の範囲内で問題点に応じた機能練習や動作練習を行い，環境を整備し，安全にADL動作が行えるよう調整する．また，病前の身体機能や生活レベルから退院時に獲得すべき生活レベルを予測し，場合によってはパス完遂の必要性の有無なども考慮しながら評価およびプログラムを進行していく必要がある．

■回復期の理学療法

ここで示す回復期は，離床後から社会復帰までの期間，つまりAMI発症約1週間後から1～3か月後までの期間を指す．回復期理学療法の最大の目的は，安全かつ効率的に身体機能，精神機能ならびにQOLを回復し，患者のスムーズな社会復帰を促すことである．この際，運動負荷試験によるリスク評価と運動処方に基づき，より安全かつ効果的な治療方法を選択していくことが重要となる．また，回復期以降の運動療法介入は，運動耐容能や自律神経機能の改善，梗塞部位の心筋リモデリングの抑制，および生命予後の改善など，さまざまな効果があり，ACC/AHA（American College of Cardiology/American Heart Association）ガイドライン2007年改訂版[12]においても，ST上昇型心筋梗塞（ST elevation myocardial infarction：STEMI）後の運動療法を主軸とした包括的心臓リハビリテーションの実施は，クラスIとして推奨されている．そのため，包括的心臓リハビリテーションの一役を担う理学療法プログラムの目的は，単に身体機能の改善にとどまらず，その後の長期予後を改善することにまで焦点を当てるべきである．そして，社会復帰後も永続的に疾病の自己管理が行えるよう，回復期にはできる限り患者の行動変容を促し，維持期につないでいくことが重要なポイントとなる．

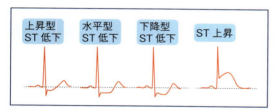

図9　心電図におけるST変化
運動負荷試験の際は，上昇型で2mm以上のST低下，水平型および下降型で1mm以上のST低下が陽性基準にあたる．

表7　異常Q波やST上昇が出現する誘導による梗塞部位診断

	I	II	III	aV_R	aV_L	aV_F	V_1	V_2	V_3	V_4	V_5	V_6
前壁中隔							○	○	○			
前壁							○	○	○			
前壁側壁									○	○	○	○
高位側壁	○				○							
広範前壁	○				○		○	○	○	○	○	○
下壁		○	○			○						
下壁側壁		○	○			○					○	○
純後壁							●	●				
下壁後壁		○	○			○	●	●				

●は，鏡像的な変化を示す．
（桜田春水：CCUハンドブック．第3版．中外医学社；1993．p.61-4[11]より）

表8 心疾患患者に対する運動療法の禁忌

絶対的禁忌	● 不安定狭心症または閾値の低い（2 METs〈平地ゆっくり歩行〉以下で誘発される）心筋虚血 ● コントロールされていない不整脈（心室細動，持続性心室頻拍など） ● 非代償性（体液量がコントロールされていない）心不全 ● 重症かつ症候性の弁狭窄症，弁逆流症，先天性心疾患，左室流出路狭窄 ● 活動性の心筋炎，心膜炎 ● 急性全身性疾患または発熱 ● 運動療法が禁忌となるその他の疾患（中等症以上の大動脈瘤，重症高血圧，血栓性静脈炎，2週間以内の塞栓症，重篤な他臓器障害など）
相対的禁忌	● 急性心筋梗塞発症9日以内で，心破裂のリスクが高い例（ST上昇が持続または再上昇を示す例，心膜液が進行性に増加する例）* ● 運動により収縮期血圧が低下する例 ● 中等症の弁狭窄症または左室流出路狭窄 ● 運動誘発性の中等症不整脈（非持続性心室頻拍，頻脈性心房細動など） ● 高度房室ブロック ● 運動による自覚症状の悪化（疲労，めまい，発汗多量，呼吸困難など）

＊：心破裂リスクの高い急性心筋梗塞例では，発症9日目までは血圧上昇を伴う積極的な運動療法は控えることが望ましい．
（日本循環器学会ほか：ST上昇型急性心筋梗塞の診療に関するガイドライン〈2013年改訂版〉[3]より）

理学療法の評価

● 運動療法の絶対禁忌・相対禁忌をクリアしているか

前述のとおり，回復期は積極的な運動療法の介入が推奨されているが，急性期同様，介入の際のリスク管理つまり禁忌事項の回避が行われていることが大前提である．日本のST上昇型急性心筋梗塞の診療に関するガイドラインによる運動療法の禁忌を**表8**[3]に示す．急性期に安全に離床プログラムを完遂し，次のステージである回復期の理学療法介入に移る前に，医師とともにこれらの禁忌事項を確認し，安全な運動負荷試験および運動療法の実施が可能であることを判断する．運動負荷試験と運動療法の禁忌事項はほぼ同じである．

● 運動耐容能

心肺運動負荷試験（CPX：図10）

心肺運動負荷試験（cardiopulmonary exercise test：CPX）は，運動耐容能評価のゴールドスタンダードである．CPXの最大の特徴は，トレッドミルや自転車エルゴメータを用いて直線的な漸増負荷をかけ，運動中の心電図変化や換気量，呼気中酸素濃度と二酸化炭素濃度を分析

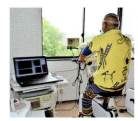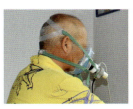

図10 自転車エルゴメータを使用した心肺運動負荷試験（CPX）風景

し，詳細な代謝指標を求められる点である．得られたpeak $\dot{V}O_2$やAT，$\dot{V}_E$（分時換気量）/$\dot{V}CO_2$（二酸化炭素排出量）スロープなどの指標は，より客観的な運動耐容能の指標として，心不全の重症度や予後予測指標として有用であり，定期的な評価が推奨される[7]．peak $\dot{V}O_2$やATは，運動処方を行う際に非常に有用な指標となる（後述）ため，回復期理学療法を開始する段階でCPXの実施が可能な患者は極力試験を実施し，より安全で効果的な運動処方を行うことが推奨される．

6分間歩行テスト（6MWT）

6分間歩行テスト（6-minute walk test：6MWT）は，20～50 mの直線距離で6分間に最大何メー

トル歩行できるかを評価する試験である．この試験は，運動時の虚血誘発を目的としたものではなく，歩行時の息切れや易疲労感を評価するものである[7]．6MWTの結果はCPXによって得られるpeak $\dot{V}O_2$と有意に相関するため，CPX装置を有さない施設で理学療法を展開する場合や，自転車エルゴメータに乗車できない患者の運動耐容能を把握する場合などには，CPXに代わる評価方法として6MWTを実施する場合も多い．

●筋力

心疾患患者にとって，筋力は運動耐容能を規定する重要な要素である．一見，心疾患患者の運動耐容能低下は心収縮力の低下が影響しているためと思いがちであるが，実際は骨格筋の筋力や筋量がより大きく影響していることがわかっている[13,14]．そのため，心筋梗塞患者においても筋力は理学療法介入の重要なアウトカム指標となる．

臨床で広く用いられる筋力評価の方法としては，等尺性膝伸展筋力検査や握力検査，徒手筋力テスト（manual muscle testing：MMT）があげられる．なかでもハンドヘルドダイナモメータを使用した等尺性膝伸展筋力検査は，測定環境の制限が少なく，下肢筋力の客観的な数値データが得られるため，患者の臨床経過を把握する際に広く用いられる．

リハビリテーションの評価

●疾病管理能力

AMI発症後の心臓リハビリテーションは，運動療法に加え，食事管理，服薬管理，心理的支援，禁煙などの要素がそろってはじめてその効果が発揮される．理学療法士も身体機能にのみ着目していては，患者の予後を改善することは困難であり，病前からの生活習慣や冠危険因子の有無を把握しながら，各要素のコントロールが良好に図られているかを十分に確認することが不可欠である．その際には，患者を中心とした多職種協働のチーム医療体制を組み，患者，医師，各専門職，支援者間で情報を共有することが重要となる．

●精神機能

AMI患者のうち，発症後約45％がなんらかの抑うつ状態を有することが明らかとなっており[15]，抑うつは，疾病管理や生命予後にも悪影響を与える．したがって，心臓リハビリテーション導入段階から心理的ストレスのマネジメントが図られているかを把握する必要がある．

実際には医師や臨床心理士らの評価によって得られた結果を共有することになるが，施設の状況によっては早期から専門職による心理的評価および介入を行うことが困難な場合もあり，必要に応じて理学療法士もスクリーニング評価を実施する．心臓リハビリテーション分野で広く使用されるスクリーニング評価としては，Hospital Anxiety and Depression Scale（HADS）やPatient Health Questionnaire-9（PHQ-9），Geriatric Depression Scale（GDS）などがあげられる[7]．

●就業や余暇活動への復帰

AMIの好発年齢は50〜60代であり，就業者の割合も多いため，復職が理学療法の中期的ゴールになる場合も多い．その際には，就業内容を就業強度や就業時間，通勤方法などのポイントに分け，詳細に把握することが重要である．余暇活動に関しても同様で，より具体的な運動強度や時間を聴取し，復帰の安全性や現実性を検討する際の参考材料とする．

理学療法プログラム

●プログラムの構成と基本事項

理学療法プログラムの構成を**図11**に示す．なかでも主要な運動は有酸素運動とレジスタンストレーニングであり，**表9**を参考に運動処方を決定する[9]．いずれのプログラムも患者評価をもとに運動強度，運動時間，運動頻度，運動の種類を明確にすることで，安全かつ効果的な介入が可能となる．回復期は，介入により患

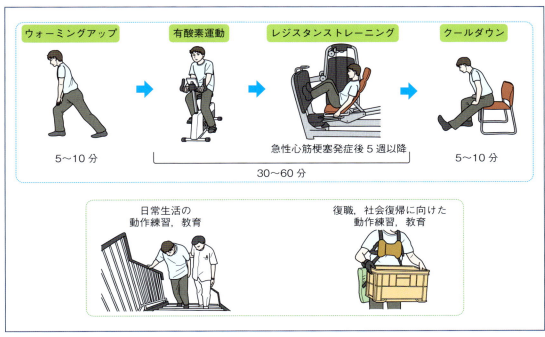

図11 回復期理学療法プログラムの構成

表9 有酸素運動およびレジスタンストレーニングの運動処方

項目	有酸素運動	レジスタンストレーニング
運動強度	①AT値による設定 　●AT 1分前のワット数 　●AT時またはAT1分前の心拍数 ②peak $\dot{V}O_2$ の40〜60% ③最大心拍数（220−年齢，または実測値）の50〜70% ④Karvonen法による処方（k値：0.2〜0.6） 　（最大心拍数−安静時心拍数）×k値＋安静時心拍数 ⑤Borgスケール11（楽）〜13（ややつらい）	①1回のみ実施可能な最大重量（1 RM）を用いた設定．上肢は1 RMの30〜40%，下肢は40〜60%で処方 ②Borgスケール11（楽）〜14（ややきつい） ③（重症例，虚弱例では）楽に10回反復が可能な重量から開始し漸増
時間または回数	5〜10分から開始し，最終的に30〜60分を目標に漸増	8〜15回×1〜3セット
頻度	週5回〜毎日	週3回程度
種類	自転車エルゴメータ，リカンベント式エルゴメータ，ウォーキングなど	マシンまたはセラバンド®を用いたレジスタンストレーニング，自重を用いたレジスタンストレーニングなど

者の身体機能が比較的短期間で変化するため，理学療法の効果を最大限に発揮するために2〜3週間に一度，身体機能を再評価し，理学療法プログラムを見直していくことも重要なポイントである．

また，積極的な運動療法を行ううえで，安全管理上の機器設備が整っていることは必須事項であり，具体的には，酸素供給装置，除細動器，心電図モニター装置，血圧計，救急カートなどの急変時の対応が可能な環境で介入を行うべきである．

● **ウォーミングアップとクールダウン**

プログラムの開始時には，まず骨格筋の循環促進，運動単位の動員促進などを目的とした

ウォーミングアップを実施し，後の主要な運動による骨格筋損傷のリスクを回避する．実際には，四肢・体幹筋のストレッチ（筋骨格系の障害などを合併していない場合は動的ストレッチを選択）や自重を用いた低強度のレジスタンストレーニングなどを行う．また，プログラム終了時も同様にストレッチによる整理運動を設けることで，運動直後の骨格筋の保護が図れると考えられている（しかし，現在，科学的根拠は不十分である）．

● 有酸素運動

有酸素運動は，AMI患者に対する最も主要な運動療法プログラムである．運動強度の設定として，第一選択はCPXにより求められたATが推奨されている[9]．ATは過度な交感神経活動を誘発することなく，安全かつ効果的に身体機能を改善することができる運動強度であることから，特に回復期の運動導入の初期段階では自転車エルゴメータやトレッドミルを使用してAT相当の運動強度を詳細に設定することが推奨される．

有酸素運動を行う際には，運動開始および終了時にそれぞれ呼吸循環器系のウォーミングアップとクールダウンの時間を設けることが推奨される[7]．

ウォーミングアップとして，軽負荷の持続的運動を10分程度設ける．ウォーミングアップは，運動開始直後の換気血流比不均等の改善，心筋血流量や左室収縮能の安定化の準備，ならびに末梢血管の拡張促進などの意味をもち，安全管理として非常に重要である．

運動終了時も同様に5〜10分程度の軽負荷運動時間を設け，終了直後の急激な静脈還流量低下を防ぐことで心拍出量や冠血流量の低下を予防する．さらに交感神経活性を緩やかに低下させることで迷走神経反射を抑制する．

> **覚えておこう**
> 特に，高齢者や重症心不全，慢性閉塞性肺疾患合併，糖尿病などの自律神経調整機能や血管拡張能が低下しやすい患者は，ウォーミングアップおよびクールダウン時間を長く設ける．

● レジスタンストレーニング

前述のとおり，筋力や骨格筋量は心疾患患者の運動耐容能の影響因子として重要な要素であり，筋力の増強は生活動作のエネルギー効率を改善するため，結果として心負荷を軽減する．そのため，それらの要素を効果的に改善するレジスタンストレーニングは，有酸素運動と並びAMI患者に対する主要な理学療法プログラムの一つである．筋肥大を目的としたレジスタンストレーニング（1 RM〈1 repetition maximum；1回反復最大負荷〉の50％以上の運動強度）の導入時期は，AMI発症後最低5週間を経過していることが目安となる[9]．

一方，ADL動作の獲得や身体的ディコンディショニング予防として行うレジスタンストレーニングはこの限りではなく，自重やセラバンド®などを用いた低強度のレジスタンストレーニングは，離床後早期から実施することも少なくない．この際は，低強度の運動から開始し，運動の頻度，時間，強度の順に漸増していくことが推奨される．

● 高齢者や虚弱者への対応

高齢者や虚弱者の場合，身体機能の低下により上記プログラムの導入が困難な場合も多い．このような場合，まずは移動能力やバランス能力，筋力など基礎的な身体的要素を回復し，その後の主要な運動療法を開始するまでの懸け橋となる介入が必要となる．そのためには，詳細な身体機能評価に基づいて問題点を抽出し，各問題点に応じた理学療法プログラムを作成し介入を進めていかなければならない．また，持続的な有酸素運動の前段階の運動処方として，運動耐容能の50％の負荷量で30秒間の運動を行

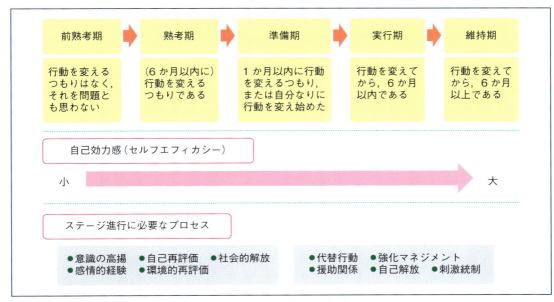

図12 行動変容ステージモデル（トランスセオレティカルモデル）
(竹中晃二：「行動変容」の理論を整理する．スポーツメディスン 2005；17〈2〉：6-13[16] を参考に作成)

い，その後60秒間の休息をおくプロトコルを10回繰り返し，計15分の運動を行うという低強度のインターバルトレーニングなども有用な手段となる[7]．

● **ADL動作や就労動作，余暇活動などの練習**

AMI患者の中期的ゴールは社会復帰であり，実際のADL動作や就労動作，さらに余暇活動など国際生活機能分類（International Classification of Functioning, Disability and Health：ICF）でいう活動・参加レベルの機能獲得が目標となる．これらの機能を獲得するため，理学療法プログラムにおいては，家事動作や就業動作，趣味などの実際のADL動作を想定した動作練習や安全性を確認する．この際，必要に応じて，心負荷を避けた動作の工夫や現状の安全な活動範囲の確認などを患者や医師とともに進めていく．

リハビリテーションプログラム

● **患者教育，心理的サポート**

疾病管理に重要な各要素（食事，服薬，運動，心理，禁煙など）のコントロール状況に応じ，多職種協働で介入を進めることが最も重要である．介入の際には各要素に対する患者自身の理解や行動の変化を行動変容ステージモデル（トランスセオレティカルモデル；図12）[16] により把握し，ステージに応じたはたらきかけを行う．例えば，前熟考期にあたる患者に，単に運動を推奨し導入を試みるだけではもちろん行動の変化は得られにくく，まずは患者自身の考え方に対するはたらきかけが必要となり，図12[16] に示すように意識の高揚や感情的経験などを促していく．抑うつを有している患者の場合，抑うつそのものが行動変容の妨げとなる場合が多く，心理的ストレスなどのマネジメントも並行して行う必要があり，多職種で進捗状況を共有しながら介入を進めることが重要である．

● **復職支援**

事前に就業内容（就業強度や勤務時間，通勤方法など）を詳細に聴取し，就業強度をMETs

（metabolic equivalents；代謝当量）などの客観的な指標に換算して把握することが重要である．これらの情報は理学療法介入の明確な目標になるため，急性期の段階から詳細に収集しておく必要がある．

復職にあたっては，就業内容とCPX結果などを比較し，医師，患者とともに安全性を確認する．必要に応じて，職場管理者なども含めて情報を共有し，復職の際の配慮（就業内容の検討や職場内配置転換など）の必要性について検討する場合もある．また，復職後に外来にて現状の確認を行うなど，患者が安心して社会復帰できるよう支援することが重要である．

■ 維持期の理学療法

維持期における理学療法の目的は，患者が社会復帰後も安全かつ永続的に運動療法を中心とした包括的な心臓リハビリテーションを実施し，二次予防や身体機能の維持・向上を継続できるようサポートすることである．高血圧や糖尿病，脂質異常症，肥満などの基礎疾患を有する患者では，これらの因子それぞれのコントロールが行われていることが再発予防および予後改善に不可欠であり，広い視野での疾病管理が必要となる．サポートの形としては，必ずしも外来での監視下運動療法介入が行われるだけでなく，自宅での疾病管理や運動療法が安全に継続できているかを遠隔的に支援するケースも多いのが現状である．日本では，AMI後外来での監視下運動療法への参加率は約4～8％[17]と決して高くなく，その理由は患者側の時間的な問題，交通手段の問題など多岐にわたる．そのため，退院後，特に社会復帰後も継続可能なプログラムを患者とともに考えていくことが重要である．特にドロップアウトを経験した患者に関しては，行動変容ステージを意識し，患者がより主体的に疾病管理を行えるよう医療者側も根気強く患者に寄り添っていく姿勢が重要となる．

●身体機能の再評価とフィードバック

維持期においても，運動療法を主軸とした心臓リハビリテーションを継続することで患者の身体機能は変化する．したがって，より効果的な運動療法を継続するために，発症後は3～6か月ごとに運動耐容能や筋力などの身体機能を評価し，適切な運動の再処方を行うことが推奨される．

運動処方の方法は回復期の理学療法プログラムと同一であるが，維持期はセルフエクササイズが主となることから，運動の種類に関しては，在宅で継続可能な運動を選定する必要がある．また，評価結果を退院後の運動継続や生活習慣の管理状況に関連させて，患者本人や家族に適切にフィードバックすることで患者自身の自己効力感を向上させ，行動変容を支援することも可能となる．

●生活状況や身体活動量の評価と継続的な支援

前述のとおり，社会復帰後も永続的に心臓リハビリテーションを行うことは，AMI後の患者の生命予後やQOLに良好な結果をもたらす．そのため，退院後も生活習慣や身体活動量が良好に維持されているかを定期的に確認する意味は大きい．

実際には，外来の定期受診や外来リハビリテーション介入時に生活状況を聴取することとなるが，この時期の患者はウォーキングなどで非監視下運動療法を継続するケースが多いため，活動量計や歩数計などの機器を用いることでより具体的な評価と行動目標の提示が可能となる．また，患者自身が日々の結果を血圧や体重などとともに記録し自己モニタリングすることも，主体的な疾病管理能力の向上に有効であり，非監視下の心臓リハビリテーション介入を行ううえで有用な手段となる．

■ 引用文献

1) 本郷利憲, 広重　力監：標準生理学. 第5版. 医学書院；2000. p.565.

2) 井澤和大：虚血性心疾患. 吉尾雅春, 高橋哲也編：標準理学療法学 専門分野 内部障害理学療法学. 医学書院；2013. p.67-89.

3) 日本循環器学会ほか：ST上昇型急性心筋梗塞の診療に関するガイドライン（2013年改訂版）. http://www.j-circ.or.jp/guideline/pdf/JCS2013_kimura_h.pdf

4) 住吉徹哉監, 櫻田春水, 平沢邦彦, 後藤葉一編：循環器3大疾患の病棟管理. メディカ出版；2005. p.114-21.

5) 消防庁, 総務省：報道資料. 平成28年版 救急・救助の現況. 平成28年12月20日.

6) 木全心一, 斎藤宗靖編：狭心症・心筋梗塞のリハビリテーション. 改訂第3版. 南江堂；1999. p.237-66.

7) 日本心臓リハビリテーション学会編：指導士資格認定試験準拠 心臓リハビリテーション必携. 日本心臓リハビリテーション学会；2011.

8) 丸山仁司, 竹井　仁, 黒澤和生ほか編：考える理学療法 内部障害編—評価から治療手技の選択. 文光堂；2009. p.198-212.

9) 日本循環器学会ほか：心血管疾患におけるリハビリテーションに関するガイドライン. 2012年改訂版. http://www.j-circ.or.jp/guideline/pdf/JCS2012_nohara_h.pdf

10) 熊丸めぐみ, 高橋哲也：虚血性心疾患に対する冠動脈バイパス術後の理学療法. 理学療法 2009；26(8)：981-91.

11) 桜田春水：急性心筋梗塞の心電図変化. 本宮武司編：CCUハンドブック. 第3版. 中外医学社；1993. p.61-4.

12) Antman EM, Hand M, Armstrong PW, et al.：2007 Focused Update of the ACC/AHA 2004 Guidelines for the Management of Patients With ST-Elevation Myocardial Infarction：a report of the American College of Cardiology/American Heart Association Task Force on Practice Guidelines：developed in collaboration With the Canadian Cardiovascular Society endorsed by the American Academy of Family Physicians：2007 Writing Group to Review New Evidence and Update the ACC/AHA 2004 Guidelines for the Management of Patients With ST-Elevation Myocardial Infarction, Writing on Behalf of the 2004 Writing Committee. Circulation 2008；117(2)：296-329.

13) Piña IL, Apstein CS, Balady GJ, et al.：Exercise and heart failure：A statement from the American Heart Association Committee on exercise, rehabilitation, and prevention. Circulation 2003；107(8)：1210-25.

14) 海鋒有希子, 笠原酉介, 井澤和大ほか：急性心筋梗塞患者における退院時運動耐容能の関連要因に関する検討. 心臓リハビリテーション 2010；15(1)：115-9.

15) Lesperance F, Frasure-Smith N, Talajic M：Major depression before and after myocardial infarction：its nature and consequences. Psychosom Med 1996；58(2)：99-110.

16) 竹中晃二：「行動変容」の理論を整理する. スポーツメディスン 2005；17(2)：6-13.

17) Goto Y：Current state of cardiac rehabilitation in Japan. Progr Cardiovasc Dis 2014；56(5)：557-62.

第4章　心大血管

2. 狭心症

angina pectoris

---

key point ▶▶▶ 狭心症を発症した患者の多くは，強い胸痛を自覚しており，心臓カテーテル治療や集中治療室（ICU）での安静臥床を経験しているため，退院後も日常生活を送るなかで再発の不安を抱えながら過ごすことになる．患者が恐怖を感じながら生活することがないよう，再発予防の一環として，必要な運動量を指導していくことが理学療法士に求められる．

概要と病態

■病態

狭心症は虚血性心疾患の一つであり，動脈硬化（**表1**）[1]によって大動脈から分岐した左右の冠（状）動脈（**図1**）の内腔が狭くなり，さらに進行すると心筋の酸素需要に供給が追いつかず，一過性に虚血が起こって胸痛が生じる状態をいう．

> **覚えておこう**
> 75％が狭窄すると，胸痛が起こるといわれている．

狭心症は心筋梗塞と病態が混同されることがあるが，狭心症は可逆性であり，心筋梗塞は冠動脈が完全にまたは著しく閉塞した状態で心筋の壊死が起こり不可逆性である．

狭心症患者は，病状から主に安定狭心症と不安定狭心症に分けられる（**表2**）．

安定狭心症（労作性狭心症，冠動脈硬化性狭心症；図2-A）

狭心症発作が一定の条件下（運動時や強いストレスを受けたとき，気温が低いとき，喫煙時など）で起こる狭心症である．心筋の酸素需要に供給が追いつかないことにより起こる．運動を止めると，5分程度で症状が改善することが多い．血管内のプラークが安定しており，心筋

表1　主な動脈硬化の危険因子

内因，遺伝	● 男性45歳以上 ● 女性閉経後 ● 加齢 ● 家族歴 ● 男性型脱毛
生活習慣	● 喫煙 ● 身体不活動 ● タイプA行動 　（心理的ストレス） ● 睡眠不足 ● 飽和脂肪酸摂取
慢性疾患	● 肥満症 ● 高血圧 ● 糖尿病 ● 脂質異常症 ● 高尿酸血症 ● メタボリック症候群 ● 睡眠時無呼吸症候群
炎症・感染	● 高感度CRP ● フィブリノーゲン ● 白血球数 ● 肺クラミジア感染 ● ピロリ菌感染 ● 歯周病
その他	● 多血症 ● ホモシステイン ● リポプロテイン (a) ● 酸化ストレス ● 血栓性 ● うつ ● 低学歴

（沖田孝一：現場の疑問に答える 心臓リハビリ徹底攻略Q&A.
中外医学社；2010. p.43-5[1]より）
CRP：C-reactive protein（C反応性蛋白質）.

梗塞移行の可能性は低い．

不安定狭心症（安静時狭心症，冠攣縮性狭心症〈異型狭心症〉；図2-B）

狭心症発作の発生条件，頻度が一定ではないものをいう．これは，安定狭心症のように心筋の酸素需要に供給が追いつかないのではなく，プラークが不安定なために起こる症状である．不安定なプラークからの血栓形成や冠血管攣縮（冠動脈が細かくけいれんし，血流が遮断される状態）から発生し，心筋梗塞移行への可能性が高い危険な状態である．異型狭心症ともよばれる．通常，狭心症では心電図でST下降が観察されるが，冠攣縮性狭心症ではSTが上昇する．冠動脈攣縮の原因ははっきりしていない．

■ 診断・重症度分類

安定狭心症

●運動負荷試験（図3）

トレッドミル法やエルゴメータ法，マスター2段階法などで運動負荷を行い，心筋虚血の心

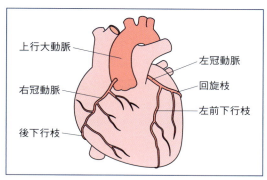

図1　冠動脈

表2　狭心症の分類

病状による分類	●安定狭心症 ●不安定狭心症
発症状態による分類	●安静時狭心症 ●労作性狭心症
原因による分類	●冠動脈硬化性狭心症 ●冠攣縮性狭心症（異型狭心症）

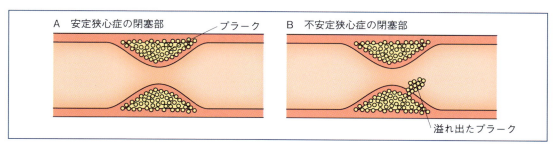

図2　狭心症の冠動脈

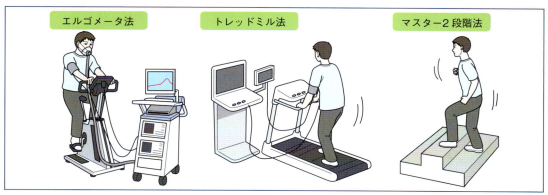

図3　運動負荷試験

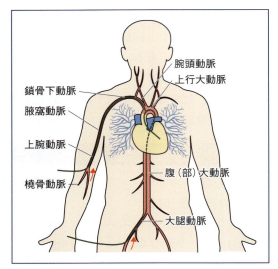

図4　心臓カテーテル検査の侵入部位

電図を評価する．3つのテストにはそれぞれ特徴がある．トレッドミル法やマスター2段階法は，日常的な運動である歩行や階段昇降で測定できるため理解しやすい運動方法である．エルゴメータ法は，転倒の危険のある高齢者でも安全に行うことができる．

- ●心臓カテーテル検査(図4)

閉塞している冠動脈を特定し，治療方針を決定する．血管内超音波検査(intravascular ultrasound：IVUS)を行うと，血管内部の状態が詳細にわかり，ステントの必要な長さや径など経皮的冠動脈形成術(percutaneous coronary intervention：PCI)治療に重要な情報が得られる．

不安定狭心症

- ●問診

狭心症発作がいつ起こったのか，過去に同様の症状がなかったか，発作の持続時間などを詳細に聞く必要がある．高齢者では本人からの情報だけではわかりにくいことも多く，家族からの情報も重要となる．

各種検査データ

心臓の状態を把握するのに重要なデータであるため，各職種が情報を共有する必要がある．

- ●心臓カテーテル検査

冠動脈の状態を直接評価しているため，非常に有用な評価となる．閉塞部位の有無，数，場所などがわかり，冠動脈虚血の重症度がわかる．

- ●心エコー

心筋や弁の障害の程度がわかる．左室駆出率(left ventricular ejection fraction：LVEF)や左室流入血流速波形の拡張早期波高(E)と左室拡張能(e')の比(E/e')により収縮障害や拡張障害が評価でき，また，僧帽弁，三尖弁，大動脈弁の逆流の程度も評価できる．心不全を合併している患者も多数存在するため，虚血性心疾患でも心筋や弁の状態を知ることは重要である．

- ●心臓核医学検査(心臓血流シンチグラフィ)

血管から放射性同位元素を注入し，放射線をコンピュータ処理することによって虚血心筋や責任冠動脈を推定することができる．

- ●CT

冠動脈壁の石灰化などが評価できる．

- ●MRI

撮影方法により虚血の程度，壁運動などが評価できる．

- ●MRA (magnetic resonance angiography)

冠動脈の高度な石灰化などを評価できる．

血液生化学検査

心筋へのダメージを知るうえで，クレアチンキナーゼ(creatine kinase：CK)，CK-MBの評価は必要である．また，狭心症とコレステロールには密接な関係があるため，HDL(high-density lipoprotein)，LDL(low-density lipoprotein)，LDL/HDL比も重要である．PCIを施行した65症例に対して糖代謝および脂質代謝コントロールを行い，LDL≧100 mg/dLとLDL＜100 mg/dLに分けて検討した報告[3]では，1年後の血管造影(cardiac angiography：CAG)再検時にLDL≧100 mg/dLのほうがステント内再狭窄・病変進行が有意に高かった．

表3 不安定狭心症のBraunwald分類（1989）

重症度	I	重症の労作性狭心症 ● 2か月以内に発症した重症の労作狭心症 ● 1日に3回以上発作が頻発するか，軽労作でも発作が起きる増悪型労作狭心症（冠攣縮性狭心症は除外する）
	II	亜急性安静狭心症 ● 1か月以内に1回以上の安静狭心症発作が起きたが，48時間以内には発作が起きていない
	III	急性安静狭心症 ● 48時間以内に1回以上の安静時発作を認める
臨床状況	A	二次性不安定狭心症（貧血，発熱，低血圧，頻脈などの心外因子により出現）
	B	一次性不安定狭心症（Aに示すような心外因子のないもの）
	C	梗塞後不安定狭心症（心筋梗塞発作後2週間以内の不安定狭心症）
治療状況	1	未治療または最小限の狭心症の治療中
	2	一般的な安定狭心症の治療中（通常量のβ遮断薬，硝酸薬，カルシウム拮抗薬）
	3	ニトログリセリン静注を含む最大限の抗狭心症薬による治療中

● **冠動脈造影**

冠動脈にアセチルコリンを投与して診断する．冠動脈に内皮障害がある場合，血管攣縮から虚血を起こす．

不安定狭心症には，Braunwald（ブラウンワルド）の分類が用いられる（**表3**）．

■ 症状

狭心症発作は前兆なく起こることが多く，痛みは数十秒〜数分間続く．痛みの程度は冠動脈のどこに狭窄が起こるかで異なり，冠動脈の中枢に近ければ近いほど血行支配領域が大きくなり，痛みの程度は大きくなる．疼痛部位を問うと，患者は指一本ではなく，手の平全体で疼痛部位を示すことが多い（**図5**）．

> **注意**
> 重度の糖尿病患者では，神経障害により発作に気づかなかったり，気づくのが遅れたりすることがある．また，歯，あご，肩，手や背部などに放散痛が現れ，歯科や整形外科疾患と間違えることも多く，注意が必要である．

■ 予後

狭心症患者62例を2年間追跡調査した報告[2]

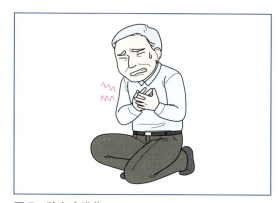

図5 狭心症発作

では，死亡者数は3例（5％）であり，死因が心臓由来だったのは1例のみであった．

■ 治療

安定狭心症

● **薬物療法**

主な狭心症治療薬はカルシウム拮抗薬，β遮断薬，硝酸薬である．

カルシウム拮抗薬は，動脈の血管壁の平滑筋細胞にあるカルシウムチャネルを塞いで平滑筋細胞の収縮を抑え，血管を広げて血圧を下げる．

β遮断薬は，心臓，血管にそれぞれ多く存在

■ 2. 狭心症

A 治療前 B ステント留置 C 治療後

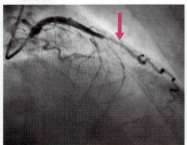 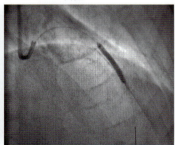 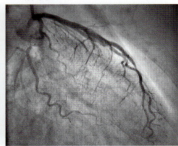

図6 PCI治療の実際
➡ は前下行枝 segment 7 の狭窄．

する β_1，β_2 受容体とノルアドレナリンの結合を遮断することにより心拍数を減少し，収縮力を低下させて血圧を下げる．

硝酸薬は，発作の症状を和らげるのに有効である．

● 再灌流療法

バルーン血管形成術や冠動脈ステント留置術などのPCI（図6），粥腫切除術（atherectomy）などがある．

不安定狭心症

● 薬物療法

冠動脈狭窄による心筋虚血には，β遮断薬，硝酸薬，カルシウム拮抗薬などが使用される．冠動脈血栓には，アスピリンやヘパリンなどの抗血栓薬を使用する．

● 再灌流療法

薬物療法で症状が安定しない場合は，PCIや冠動脈バイパス術の適応が考慮される．

■ 障害像

狭心症患者は，安静時は症状がなく四肢の機能も問題ないため，一見，健常者と同様である．しかし，狭心症が不安定な時期はいつ発作が誘発されるかわからないため，日常生活が大きく制限された状態になる．

理学療法・リハビリテーションの評価

カルテからの情報収集

実際に患者に接する前に，事前の情報収集を行う．理学療法を行う際にはリスク管理が重要となるため，全身状態や冠動脈の狭窄部位を把握しておく．発症状況をカルテから読み取り，安静時の発症であったのか，労作時の発症であったのかを確認する．

> 注意
> 安静時の発症であれば冠動脈攣縮の可能性が高く，細心の注意が必要である．

心電図

患者はほとんどが救急受診をしており，十二誘導心電図を施行している．理学療法を行う際は，発症時の心電図をチェックしたうえで，理学療法士が心電図を監視しながら行う必要がある．定距離歩行テストの際も，キャスター付きや携帯可能な心電図モニターを使用し，ST変化を見逃さないようにする（図7）．

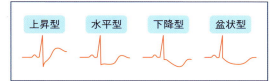

図7　心電図におけるST下降の種類

> **覚えておこう**
> バイタルサインのチェックが重要なことは言うまでもないが，自宅へ退院する患者に対して退院直前まで医療者側が厳重にチェックをすると，運動に対して消極的になってしまい，退院後に運動を行わなくなることがある．退院直前には，自分でバイタルサインをチェックできるように指導する．

> **注意！**
> 狭心症発作時は，末梢までの血流が完全に遮断されているわけではないので，心電図上では通常，STは下降する（図7）が，冠攣縮性狭心症では，その還流領域に貫壁性虚血を生じるため，心電図上はST上昇が起こるので注意が必要である．

全身状態

●問診

胸痛や動悸がないか，睡眠，食事，排泄の異常がないかを確認する．カルテにすべてが記載されているわけではないので，最新の状態を理学療法士が自分で確認する．「調子はどうですか？」という漠然とした質問ではなく，「動悸はしませんか？」「夜は眠れましたか？」など，具体的な質問をしたほうが患者は答えやすい．

●視診

視診で表情，顔色，反応，呼吸状態などの問題がないかを確認する．

●バイタルサイン

血圧

血圧コントロールはできている状態か，まだコントロールできていないかを見極める．運動時の血圧上昇によりプラークへの負担が増大するため，急性期では運動療法の前後に測定することが望ましい．

酸素飽和度

不整脈や弁膜症，心筋に問題のある患者は，運動による脈拍の変動や酸素飽和度の低下に注意する．

筋力

筋力測定では最大筋力を測定するが，心負荷の増大を防ぐため，Valsalva（息こらえ）運動を避ける．息を吐きながら筋肉を動かすと，安全に測定できる．

●上肢筋力

握力を測定する．

●下肢筋力

大腿四頭筋筋力を体重支持指数（weight bearing index：WBI）を用いて評価する．数値で結果を表すと患者への説明の際，目標を立てやすい．高齢者であれば60％以上を目標とする．

運動耐容能

可能な限り，心肺運動負荷試験を行う．嫌気性代謝閾値（anaerobic threshold：AT），心筋虚血閾値などが評価でき，運動処方に重要なデータが得られる．

生活習慣

運動をしているか，喫煙をしていないか，生活は不規則ではないか，仕事のストレスは過剰ではないかなどを把握する．

認知機能

特に，高齢患者の場合は認知症を患っていることが多い．また，PCI後や不安定狭心症では集中治療室（intensive care unit：ICU）管理になることも多く，せん妄のリスクが高まる．そのため，病棟での不穏な行動や言動の有無には注意を払い，認知症が疑われる場合は臨床心理士や理学療法士がMini-Mental State Examination（MMSE）や改訂長谷川式簡易知能評価スケール（Revised Hasegawa Dementia Scale：

HDS-R）などで評価することが望ましい．検査によって認知機能に障害があると判定されれば，それが病前からの認知症なのか，せん妄症状なのかを判断する必要がある．

病識の有無，治療への姿勢・意欲

心疾患のリハビリテーションは，生涯にわたって向き合う必要があるため，最も重要な評価事項といえる．単一職種のみの評価は個人的な感情に左右されることがあるため，カンファレンスなどで十分検討する．

食生活，飲酒量

コレステロールの高い食生活となっていないか，飲酒量が過剰ではないかなど，家族からの聴取も含めて評価していく．

理学療法・リハビリテーションプログラム

リスク管理

狭心症患者は心筋梗塞に移行する可能性が高く，リスク管理が重要である．運動療法を行ってもよいのは安定狭心症患者であり，不安定狭心症患者には禁忌である．安定狭心症患者では，虚血閾値（胸痛出現またはST 1 mm下降時の心拍数）よりも低い強度において習慣的に運動療法を継続することにより，発作回数の減少，運動耐容能の改善，生活の質（quality of life：QOL）の改善が得られることが示されており，PCI施行前であっても，安全に留意しつつ運動療法を実施することは問題がない[4,5]．簡単な予測スコア（**表4**）[6]があり，リスク管理に有用である．

運動療法

●ストレッチ

患者の大部分は，定期的な運動習慣がないため，軽めの筋力トレーニングや有酸素運動であっても，筋肉痛を起こす可能性が高い．最初に筋肉痛を起こすと運動療法への苦手意識が強

表4 不安定狭心症および非ST上昇型心筋梗塞患者において心筋梗塞や死亡発生を予測する因子

各項目1点である．合計点が大きいほど，リスクが高い	
病歴	●65歳以上 ●3つ以上の冠動脈疾患の危険因子（家族歴，高血圧，脂質異常症，肥満，喫煙） ●冠動脈疾患（冠動脈の50％以上の狭窄） ●過去7日間のアスピリン使用
現症	●24時間以内の強い狭心痛 ●心筋酵素上昇 ●ST変化0.5 mm以上

合計0〜7点．
（Antman EM, et al.：The TIMI risk score for unstable angina/non-ST elevation MI：A method for prognostication and therapeutic decision making. JAMA 2000；284〈7〉：835-42[6]より）

くなり，継続が困難となる．それを防ぐためにもストレッチは重要である．

自己管理を促す意味で，自分でストレッチができる患者は積極的にセルフストレッチを指導していく．ただし，心疾患患者において最も効果的な運動は有酸素運動であるため，ストレッチにはあまり時間をとらず，種目も絞る必要がある．有酸素運動は主に下肢を使うため，下肢のストレッチを中心に指導する（**図8**）．

●筋力トレーニング

冠動脈への過負荷を予防するため，Valsalva[ヴァルサルヴァ]運動を行わないように指導する．運動の種類は，患者の身体能力に合わせて，さまざまである．座位での運動や，立位でのつま先立ち，スクワットなど（**図9**）を，FITT（Frequency〈頻度〉，Intensity〈強度〉，Time〈時間〉，Type〈種類〉）を決めて指導する．

●有酸素運動

狭心症患者に限らず，心疾患患者に対する運動療法のなかで最も核となる部分である．患者にも有酸素運動が重要であることを説明し，理解してもらわないと，退院後に運動療法を続けることが困難となる．

一般的な運動処方は，ATを基準として心拍

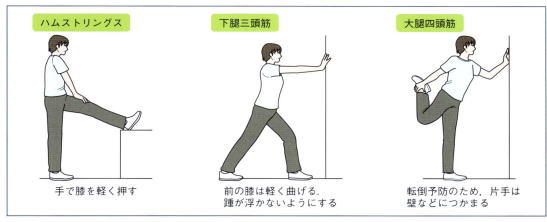

図8 下肢のストレッチの例
各ストレッチを20秒×3セットずつ行う．

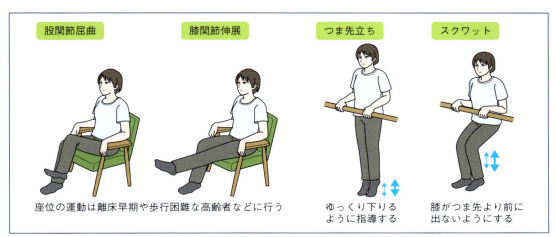

図9 筋力トレーニングの例
各運動を10〜20回行う．

数や運動内容を決定する．ATを超える強度で運動を行った場合には，疲労物質である乳酸が持続的に上昇し，アシドーシスをきたすこと，血中カテコールアミンの増加を認めること，また，虚血が残存している場合はLVEFの低下をきたす可能性があることから，通常はATを基準としている．心筋虚血の閾値はATより低い場合があるため，狭心症患者では，ATと心筋虚血閾値のうち，低いほうの心拍数と運動内容を処方する．

心肺運動負荷試験が施行困難な施設では，運動負荷試験により最大心拍数を確認し，Karvonenの式［（最大心拍数−安静時心拍数）×k値（患者の状態に応じて0.2〜0.6）＋安静時心拍数］から目標心拍数を算出し，一般的な運動時間および頻度として1回10〜30分，週3〜5回以上の施行が推奨される[7]．

● 退院後の運動療法

退院後に運動を正しく継続しないと，入院中に行った運動療法の効果はほぼなくなってしまう．PCI後の狭心症患者21例の報告[8]によると，退院後の12週の非監視下リハビリテー

ションプログラムの施行は，運動耐容能や行動変容ステージの向上に有用であった．

Column

狭心症患者における運動療法の効果

無作為に抽出した19人の狭心症患者を運動療法群とコントロール群に分け，4週間の追跡調査を行った報告[9]では，運動療法群に血管内皮機能の改善があった．安定狭心症患者が運動療法を行うことにより運動耐容能が改善し，狭心症発作の回数やニトログリセリンの使用量が減少し，QOLが改善したという報告もある[10]．

また，10人の安定狭心症患者に，運動前にヘパリンを投与して運動療法を10日間行い，冠動脈側副血行路が発達して狭心症閾値が上昇し，運動耐容能が向上したという報告[11]もある．

安定狭心症患者101人を，運動療法群（毎日エルゴメータを20分）とPCI施行群に無作為に分けて12か月後に評価した報告[12]では，運動療法群のほうがPCI施行群に比べて心事故回避率，最大酸素摂取量の改善率が有意に高く，また，カナダ循環器学会分類の運動耐容能1段階分の改善を得るための医療費が有意に低かった．

虚血性心疾患予防のための食事療法[13]

食事療法は，管理栄養士によって行われる．虚血性心疾患を予防し健康を維持していくためには，エネルギー，蛋白質，脂質，糖質（炭水化物），ビタミン，ミネラルなどの栄養素を適正量，バランスよく摂取することが基本である．さらに，食物繊維，ポリフェノール，植物ステロール（phytosterol）など，非栄養素食品成分の摂取についても配慮する．

食品成分のなかには，動脈硬化や冠動脈疾患の予防に有利にはたらくものがある．代表的なものでは，エイコサペンタエン酸（eicosapentaenoic acid：EPA）とドコサヘキサエン酸（do-cosahexaenoic acid：DHA）などのω-3脂肪酸がある．EPAとDHAはイワシ，サンマ，サバなどの青魚や，マグロ，ハマチなどの赤身魚に多く含まれる．ω-3脂肪酸は，トリグリセリド（triglyceride：TG）低下作用をもつ．

食事指導では，制約があまりにも多いと患者自身のストレスが強く，食事制限の継続が困難になる場合が多い．特定保健用食品（トクホ）や栄養機能食品，2015年に新たに登場した機能性表示食品のなかには，虚血性心疾患予防に有効な食品が多く含まれる．「適量でバランスよく」が原則であるが，ω-3脂肪酸を多く含む魚料理や機能性食品を勧めるなどして，栄養士と連携をとりながら，できるだけ効率よく，また制限の少ない食事療法が行えるよう指導する．

喫煙と循環器疾患[14]

喫煙は，重要な心血管疾患の危険因子の一つである．喫煙自体による心血管の障害の他，高血圧や糖尿病の発症，腎障害などとも関連があり，それらを介して間接的にも心血管疾患のリスクを著しく増加させる．

医師の禁煙治療には，禁煙外来のみならず，日常診療の合間に行う「簡単な禁煙アドバイス」がある．医師がすべての受診者の喫煙状態を把握し，喫煙する患者に簡単な禁煙アドバイスを広く行うことが望まれる．

覚えておこう

狭心症に対するリハビリテーションは，ガイドライン[14]でも狭心症状の改善が期待できるとされている．心筋梗塞への移行を防ぐには，多職種での包括的なアプローチが重要となる．

■ 引用文献

1) 沖田孝一：動脈硬化とその危険因子．上月正博編著：現場の疑問に答える 心臓リハビリ徹底攻略Q & A．中外医学社；2010．p.43-5.

2) 星野由美子，木村道夫，戸枝哲郎ほか：当科における5年間の冠状動脈造影の経験と虚血性心疾患の予後調査．新潟医学会雑誌 1984；98(2)：72-8.

3) 杉下和郎，村岡洋典，川名暁子ほか：冠動脈インターベンション施行半年後での二次予防における脂質コントロールの重要性．交通医学 2011；65(3)：98-107.

4) Fletcher GF, Balady GJ, Amsterdam EA, et al.：Exercise standards for testing and training：a statement for healthcare professionals from the American Heart Association. Circulation 2001；104(14)：1694-740.

5) Thompson PD：Exercise prescription and proscription for patients with coronary artery disease. Circulation 2005；112(15)：2354-63.

6) Antman EM, Cohen M, Bernink PJ, et al.：The TIMI risk score for unstable angina/non-ST elevation MI：A method for prognostication and therapeutic decision making. JAMA 2000；284(7)：835-42.

7) 足利光平，明石嘉浩：狭心症に対するリハビリテーション．診断と治療のABC 2017；120(別冊)：216-22.

8) 伊達利恵，紀平智子，石井典子ほか：狭心症患者の非監視型リハビリテーションプログラムの試み．心臓リハビリテーション 2007；12(1)：141-4.

9) Hambrecht R, Wolf A, Gielen S, et al.：Effect of exercise on coronary endothelial function in patients with coronary artery disease. N Eng J Med 2000；342(7)：454-60.

10) Redwood DR, Rosing DR, Epstein SE：Circulatory and symptomatic effects of physical training in patients with coronary-artery disease and angina pectoris. N Eng J Med 1972；286(18)：959-65.

11) Fujita M, Sasayama S, Asanoi H, et al.：Improvement of treadmill capacity and collateral circulation as a result of exercise with heparin pretreatment in patients with effort angina. Circulation 1988；77(5)：1022-9.

12) Hambrecht R, Walther C, Möbius-Winkler S, et al.：Percutaneous coronary angioplasty compared with exercise training in patients with stable coronary artery disease：a randomized trial. Circulation 2004；109(11)：1371-8.

13) 井手元良彰，三浦伸一郎，朔啓二郎：食事療法・禁煙・生活指導の実際．診断と治療のABC 2017：120(別冊)：223-30.

14) 日本循環器学会ほか：心血管疾患におけるリハビリテーションに関するガイドライン（2007年改訂版）．
http://www.j-circ.or.jp/guideline/pdf/JCS2007_nohara_h.pdf

第4章　心大血管

3. 慢性心不全
chronic heart failure

key point ▶▶▶ 慢性心不全では，急性増悪期などの初期は，心不全を増悪させないように安全に離床を進め，過剰な安静臥床による廃用症候群や合併症の予防に努め，安静度内で日常生活活動（ADL）能力の維持および向上のための理学療法およびリハビリテーションプログラムを立案することが求められる．安定期においては，運動負荷試験に基づく運動療法により運動耐容能の向上を図るとともに，生活習慣の改善など心不全再発予防のための教育に重点をおき，運動指導や栄養指導などを含めた包括的な心臓リハビリテーションが必要である．地域サービスと連携し，退院後の生活環境の整備や介護サービスの調整も理学療法士の役割といえる．

概要と病態

慢性心不全とは，「慢性の心筋障害により心臓のポンプ機能が低下し，末梢主要臓器の酸素需要量に見合うだけの血液量を絶対的にまた相対的に拍出できない状態であり，肺，体静脈系または両系にうっ血をきたし日常生活に障害を生じた病態」と定義される[1]．労作時の呼吸困難や息切れ，尿量の減少，体重の増加，四肢の浮腫，肝腫大などの症状の出現により日常生活が著明に制限され，生活の質（quality of life：QOL）が低下する．

日本の慢性心不全患者数は，2015年で100万人，2030年には130万人に達すると推計されている[2]．アメリカのフラミンガム研究によると，75歳以上の高齢者に多発し，女性ではより高くなる[3]．

■病態

心臓のポンプ機能が低下し心拍出量が低下すると，主に交感神経系やレニン-アンジオテンシン-アルドステロン（renin-angiotensin-aldosterone：RAA）系がはたらき，これらの代償機構により前負荷および後負荷が増大し，血圧が維持される．その他に，前負荷が増加すると，心筋の収縮力が強くなるFrank-Starling（フランク-スターリング）の法則に基づく代償機構がはたらく．これらの代償機構が長期間続き，血行動態が徐々に悪化し，長期にわたって心機能が低下した状態が慢性心不全である．

心不全は，さまざまな原因疾患（**表1**）[1]により心臓のポンプ機能が低下し心拍出量の低下や末梢循環不全，肺や体静脈系のうっ血をきたす病態をいう．原因疾患には，心疾患以外にもさまざまなものがあるが，虚血性心疾患，高血圧，弁膜症が多い．これらの原因疾患を鑑別し治療を行うことが必要である．

また，代償機構が破綻し，心不全増悪の原因となった因子（**表2**）を探ることも再発予防のために重要である．

注意❗
高齢の心不全患者では，虚血性心疾患や高血圧性心疾患など複数の基礎心疾患を重複していることが多く，さらに腎機能の低下，末梢動脈疾患，脳血管障害など多臓器合併症も認められる．

表1 心不全の原因疾患

- ●虚血性心疾患
- ●高血圧
- ●心筋症：遺伝性，後天性を含む
  肥大型心筋症（HCM），拡張型心筋症（DCM），
  拘束型心筋症（RCM），不整脈原性右室心筋症
  （ARVC），緻密化障害等分類不能群
  （心筋炎，産褥心筋症，たこつぼ心筋症等も含む）
  <u>以下，全身疾患や外的因子との関係が強い心筋症</u>
  浸潤性疾患：サルコイドーシス，アミロイドー
  　　　　　シス，ヘモクロマトーシス，免疫・結
  　　　　　合組織疾患
  内分泌・代謝疾患：糖尿病，甲状腺機能異常，
  　　　　　クッシング症候群，副腎不全，成長ホ
  　　　　　ルモン過剰分泌（下垂体性巨人症，先
  　　　　　端肥大症），褐色細胞腫，Fabry病，ヘ
  　　　　　モクロマトーシス，Pompe病，Hurler
  　　　　　症候群，Hunter症候群等
  栄養障害：ビタミンB$_1$（脚気心），カルニチン，
  　　　　　セレニウム等の欠乏症
  薬　剤：β遮断薬，カルシウム拮抗薬，抗不整
  　　　　　脈薬，心毒性のある薬剤（ドキソルビ
  　　　　　シン，トラスツズマブ等）
  化学物質：アルコール，コカイン，水銀，コバ
  　　　　　ルト，砒素等
  その他：シャーガス病，HIV感染症
- ●弁膜症
- ●先天性心疾患：心房中隔欠損，心室中隔欠損等
- ●不整脈：心房細動，心房頻拍，心室頻拍等頻拍誘発性，
  完全房室ブロック等徐脈誘発性
- ●心膜疾患：収縮性心膜炎，心タンポナーデ等
- ●肺動脈性肺高血圧症

（日本循環器学会ほか：慢性心不全治療ガイドライン〈2010年
改訂版〉[1] より）
HCM：hypertrophic cardiomyopathy，DCM：dilated
cardiomyopathy，RCM：restrictive cardiomyopathy，
ARVC：arrhythmogenic right ventricular cardiomyopathy.

表2 心不全を誘引する因子

- ●不整脈
- ●感染症
- ●心筋虚血
- ●貧血
- ●腎不全
- ●水分過剰摂取
- ●塩分過剰摂取
- ●服薬コンプライアンス不良
- ●運動過多，過労
- ●ストレス　など

■ 診断・重症度分類

検査，診断

症状および身体所見から慢性心不全が疑われた場合は，胸部X線，血液検査，心エコー，心電図などの検査を行い，診断の妥当性を検討する．

●胸部X線

心不全では，肺うっ血（肺血管陰影の増強），胸水，心陰影の大きさや形を確認する．

背臥位（ポータブル撮影）と立位では画像に違いが生じる．背臥位では，静脈還流量が増加し心拡大が強調され，胸水が肺側に優位に分布するため，肺うっ血との区別が難しい．

> **覚えておこう**
> 胸水の程度などを経時的に見比べるには，同一姿勢で撮影されているかを確認する．

●血液検査

慢性心不全では，BNP（brain natriuretic peptide；脳性ナトリウム利尿ペプチド）の上昇が特徴的である．BNPは，心不全の存在，重症度，予後の診断に有用である．

●心エコー

心室の収縮機能の評価は，収縮不全と拡張不全の診断に不可欠である．収縮機能では，左室駆出率（left ventricular ejection fraction：LVEF）が最も広く用いられている指標である．拡張機能の指標としては，左室および僧房弁流入血流波形の比（E/A，E/e'）が有用である．

●心電図

心房細動などの不整脈の有無や心筋障害を示す異常Q波，ST変化，QRS幅拡大の有無を観察する．

●運動負荷試験

標準的な心肺運動負荷試験（cardiopulmonary exercise test：CPX）には，トレッドミルや自転車エルゴメータを用いた症候限界性漸増負荷法がある．心機能の重症度や運動耐容能，運動

■ 3. 慢性心不全

表3　NYHA心機能分類

Ⅰ度	● 心疾患はあるが身体活動に制限はない ● 日常的な身体活動では著しい疲労，動悸，呼吸困難あるいは狭心痛を生じない
Ⅱ度	● 軽度の身体活動の制限がある．安静時には無症状 ● 日常的な身体活動で疲労，動悸，呼吸困難あるいは狭心痛を生じる
Ⅲ度	● 高度な身体活動の制限がある．安静時には無症状 ● 日常的な身体活動以下の労作で疲労，動悸，呼吸困難あるいは狭心痛を生じる
Ⅳ度	● 心疾患のためいかなる身体活動も制限される．心不全症状や狭心痛が安静時にも存在する．わずかな労作でこれらの症状は増悪する

表4　左心不全と右心不全の自覚症状と他覚所見

左心不全	● 肺うっ血症状と所見 　● 労作時呼吸困難 　● 発作性夜間呼吸困難 　● 起座呼吸 　● 夜間咳嗽 　● 喘鳴 　● チアノーゼ 　● Ⅲ音，Ⅳ音，肺野湿性ラ音の聴取 ● 心拍出量低下による症状 　● 全身倦怠感 　● 易疲労感（運動耐容能の低下） 　● 食思不振 　● 四肢冷感 　● 夜間尿，尿量減少 　● 脈圧の低下 　● 記銘力の低下 　● 睡眠障害 　● 意識障害 　● 頭痛
右心不全	● うっ血による症状 　● 浮腫 　● 肝腫大 　● 腹水 　● 右季肋部痛 　● 食思不振 　● 悪心，嘔吐 　● 便秘 　● 頸静脈怒張 　● 体重増加（2～3kg）

制限因子を評価できる．呼気ガス分析，動脈血酸素飽和度測定を併用することで，運動制限因子を明確にできる．測定項目の一つである嫌気性代謝閾値（anaerobic threshold：AT）は，運動強度の設定や生活指導を行ううえで役立つ．最高酸素摂取量（peak $\dot{V}O_2$）は，予後評価，心臓移植候補者の決定，重症度評価において有用である．

特殊な設備が不要な簡便法として，6分間歩行テストがしばしば用いられる．

重症度分類
● NYHA心機能分類

NYHA（New York Heart Association；ニューヨーク心臓協会）心機能分類は，心不全の重症度を日常生活で生じる自覚症状からクラス分けしている（表3）．

■ 症状

慢性心不全の主な病態は，左房圧の上昇および低心拍出量に基づく左心不全と，浮腫や肝腫大などの右心不全に大別される（表4）．左心不全は左心機能の低下により左心拍出量の低下や肺うっ血をきたし，右心不全は右心機能の低下により右心拍出量の低下や体静脈うっ血をきたす．右心不全は，左心不全に続発して起こるこ

とが多い（両心不全）．

心拍出量低下による症状として，骨格筋血流低下に伴う易疲労感や，腎血流低下に伴う尿量減少および夜間多尿，皮膚血流低下に伴うチアノーゼや四肢冷感，脳血流低下に伴う記銘力低下，睡眠障害（睡眠時無呼吸症候群〈sleep apnea syndrome：SAS〉），意識障害などがある．

■ 予後

心不全はすべての心疾患の終末的な病態で，生命予後はきわめて不良である[1]．

日本の心不全患者の1年および3年の死亡率（全死亡）は7.3％および20.9％であり[4]，NYHA心機能分類Ⅲ～Ⅳ度の1年死亡率は21.4％である[4]．心不全増悪による退院後1年以内の再入院率は40％であり[5]，高い再入院率といえる．

406

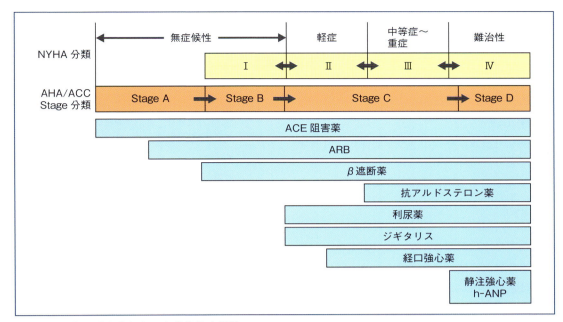

図1 心不全の重症度からみた薬物治療指針
- ステージA：危険因子を有するが，心機能障害がない．
- ステージB：無症状の左室収縮機能不全．
- ステージC：症候性心不全．
- ステージD：治療抵抗性心不全．

(日本循環器学会ほか：慢性心不全治療ガイドライン〈2010年改訂版〉[1]より)
ACE：angiotensin-converting enzyme（アンジオテンシン変換酵素），ARB：angiotensin II receptor blocker（アンジオテンシンII受容体拮抗薬），h-ANP：human atrial natriuretic peptide（ヒト心房性ナトリウム利尿ペプチド）．

予後悪化の因子として，高齢，心不全入院の既往，BNP高値，低ナトリウム血症，慢性腎臓病，糖尿病，慢性閉塞性肺疾患（chronic obstructive pulmonary disease：COPD），貧血，低体重，低筋量，低い運動機能などがある．

■ 治療

薬物療法

ACC/AHA（American College of Cardiology/American Heart Association）ガイドラインで提唱された心不全の病期分類を**図1**[1]に示す．

手術療法

植込み型除細動器（implantable cardioverter defibrillator：ICD）や心臓再同期療法（cardiac resynchronization therapy：CRT）などのデバイス治療や弁膜症に対する手術，補助循環や心臓移植などがある．

一般管理

慢性心不全においては，患者の自己管理が重要な役割を果たし，自己管理能力を向上させることにより，予後は改善する[6]．医療従事者は，患者および家族に教育や支援を行い，患者が自己管理を正しく行えているか適宜評価する．

また，心不全の主症状や急性増悪時の適切な対処方法について説明する．毎日の体重測定（毎朝，排尿後）は重要であり，体液貯留の指標として有用である．

> **重要**
> 1日の単位で体重2kg以上の増加は急性増悪が強く疑われるため，速やかに受診するように指導する．

3. 慢性心不全

● 服薬指導

治療薬服用の不徹底は，心不全増悪因子の一つである．高齢者や独居者，認知症合併患者など服薬管理が不十分な場合は，患者および家族への教育とともに訪問看護などの導入も検討する．

● 食事指導

全細胞外液量は体内ナトリウム量により規定されており，慢性心不全では減塩によるナトリウム制限が最も重要である[1]．軽症心不全では1日7g以下の減塩食とし，重症心不全では1日3g以下の厳格な塩分制限が必要である．軽症心不全では水分制限をしない場合があるが，過剰な水分摂取には注意が必要であり，重症心不全では水分制限が必要となる．肥満を合併している場合はカロリー制限も必要である．一方，心臓悪液質患者では，カロリーや蛋白質摂取が不足しないように注意する．

● 運動指導

運動のしすぎも心不全増悪因子の一つであるが，過度の安静によるディコンディショニングは運動耐容能低下を助長するとともに，労作時の易疲労感や息切れなどの症状を悪化させる．過度の安静や運動にならないように，運動負荷試験に基づく運動処方により適切な運動量を指導する．

● 入浴

高い湯温での入浴は交感神経に緊張をもたらし，また深く湯につかると静水圧により静脈還流量が増して心内圧を上昇させるため，湯温は40〜41℃，鎖骨下までの深さの半座位浴で，時間は10分以内がよい[1]．

■ 障害像

基礎心疾患としては虚血性心疾患が最も多く，次いで弁膜症，高血圧性心疾患が占める．高血圧，糖尿病，慢性腎臓病，心房細動の合併を高率に認める．多くの患者は複数の合併症を有しているため，治療および管理においては，

基礎心疾患の治療とともに合併症の管理が重要である．

表5　診療記録から収集する項目

- ●診断名
- ●基本的属性（年齢，性別，職業，家族構成，住宅環境など）
- ●自覚症状（息切れ，動悸，胸部不快感，めまい，失神など）
- ●現病歴
- ●既往歴（心血管疾患，整形外科疾患など）
- ●生活習慣病の有無（高血圧，糖尿病，脂質異常症，肥満）
- ●家族歴（1親等以内の心筋梗塞，突然死）
- ●生活習慣（運動，食事，喫煙，飲酒）
- ●胸部X線（肺うっ血，心胸郭比）
- ●心エコー（左室駆出率，心拡張能）
- ●血液検査（ANP，BNP，Cre：腎機能，Hb：貧血）
- ●安静時心電図（不整脈の有無）
- ●NYHA心機能分類やNohria-Stevenson分類
- ●治療内容（薬物治療，ICD，CRT，手術）
- ●水分のイン・アウトバランス
- ●医学的管理（酸素投与，利尿薬や強心薬の投与）
- ●心不全増悪因子
- ●入院前のADL能力（FIM，BI）
- ●心肺運動負荷試験（CPX）
- ●心理状態（抑うつの有無）

ANP：atrial natriuretic peptide（心房性ナトリウム利尿ペプチド），BNP：brain natriuretic peptide（脳性ナトリウム利尿ペプチド），Cre：creatinine（クレアチニン），Hb：hemoglobin（ヘモグロビン），ICD：implantable cardioverter defibrillator（植込み型除細動器），CRT：cardiac resynchronization therapy（心臓再同期療法），FIM：functional independence measure（機能的自立度評価法），BI：Barthel index.

理学療法・リハビリテーションの評価

診療記録から収集しておく項目を**表5**に示す．

慢性心不全患者に対するフィジカルイグザミネーションを**表6**[7]に示す．

機能障害の評価として，関節可動域，筋力，運動耐容能，認知機能，精神機能（うつの評価）などの検査を行う．

関節可動域

手術療法などで急性期管理が長期化した患者

表6　フィジカルイグザミネーション

視診	●頸静脈怒張 背臥位で上体を45°起こしたときに，頸静脈の拍動を観察する．頸静脈は右房圧を反映しているため，右心不全を推定できる ●起座呼吸 背臥位になることで静脈還流量が増大し肺うっ血が助長され呼吸困難を生じるため，起座呼吸となる ●チアノーゼ 低酸素血症では，血液中の還元ヘモグロビン量が増加するため皮膚や粘膜が暗紫色になる．口唇や爪の色を観察することでチアノーゼの有無を判断できる
触診	●脈拍の触知 脈拍数や左右差，不整脈の有無を確認する ●冷感 心不全が悪化すると交感神経が亢進し，末梢の血管が収縮する．手足に冷感や皮膚の湿潤があれば循環不全が疑われる ●浮腫 指先で圧迫し陥没状態を確認する ●肝腫大 肝臓から下大静脈への還流障害により，肝臓に血液がうっ滞し，腫大する．右心不全，三尖弁逆流などで認められる
聴診	●心音 弁の開閉で生じる音である．過剰心音や心雑音を確認する ●呼吸音 異常呼吸音を確認する

（山内英樹：フィジカルアセスメント徹底ガイド 循環．中山書店：2011．p.16-33[7] より）

表7　Borg（ボルグ）スケール

指数	自覚的運動強度
6	
7	非常に楽である
8	
9	かなり楽である
10	
11	楽である
12	
13	ややきつい
14	
15	きつい
16	
17	かなりきつい
18	
19	非常にきつい
20	もう限界

や高齢者では，拘縮が生じやすいため，関節可動域を確認する．

筋力

徒手筋力テストやハンドヘルドダイナモメータなどを使用して行う．

運動耐容能

評価指標として，CPXが行えない場合は6分間歩行テストが推奨されている．歩行距離と1分ごとの脈拍数，経皮的酸素飽和度（SpO$_2$），Borg（ボルグ）スケール（**表7**）を用いて前後の息切れ，下肢疲労感を評価する．

認知機能

自己管理ができるかを判断するうえで重要となる．スクリーニング検査として，Mini-Mental State Examination（MMSE）が推奨されている．

抑うつ，不安

心不全患者は，うつ病や不安障害などの精神症状を合併しやすい．うつ症状は，QOLの低下や投薬治療へのアドヒアランスの低下を招き，心疾患リスクファクターの改善や心臓リハビリテーションへの参加を妨げる．Patient Health Questionnaire-9（PHQ-9），Hospital Anixiety and Depression Scale（HADS）などで評価する．

理学療法・リハビリテーションプログラム

慢性心不全の急性増悪では，心筋梗塞後や心臓外科手術後のようにクリニカルパスは使用されない．個々の患者に合わせ，日々の経過を評価しながら他職種と連携し，理学療法およびリハビリテーションを進めていく必要がある．

運動療法の適応

NYHA心機能分類Ⅰ～Ⅲ度の安定期にあるコントロールされた心不全が適応となる．少なくとも，過去1週間において心不全の自覚症状

■ 3. 慢性心不全

（呼吸困難，易疲労感など）および身体所見（浮腫，肺うっ血など）の増悪がなく，体液量が適正に管理されている（中等度以上の下肢浮腫がない，中等度以上の肺うっ血がない）患者である．

運動療法の効果

安定期にある慢性心不全患者の運動療法は，多くの有益な効果が得られると報告されている（**表8**）[1]．

運動療法による運動耐容能改善効果の多くは，骨格筋（筋肉量やミトコンドリア容積の増加，骨格筋代謝および機能の改善，呼吸筋機能の改善）や内皮機能の改善効果による末梢血管などの末梢機序を介するものである．神経体液因子への効果としては，炎症性サイトカインの低下や自律神経機能異常が改善する．また，運動療法が心不全患者の不安や抑うつを軽減し，QOLを改善することや，長期予後について，心不全再入院や心臓死が減少すると報告されている[1,8]．

表8　運動療法の効果

1）運動耐容能：改善
2）心臓への効果
　a）左室機能：安静時左室駆出率不変または軽度改善，運動時心拍出量増加反応改善，左室拡張早期機能改善
　b）冠循環：冠動脈内皮機能改善，運動時心筋灌流改善，冠側副血行路増加
　c）左室リモデリング：悪化させない（むしろ抑制），BNP低下
3）末梢効果
　a）骨格筋：筋量増加，筋力増加，好気的代謝改善，抗酸化酵素発現増加
　b）呼吸筋：機能改善
　c）血管内皮：内皮依存性血管拡張反応改善，一酸化窒素合成酵素（eNOS）発現増加
4）神経体液因子
　a）自律神経機能：交感神経活性抑制，副交感神経活性増大，心拍変動改善
　b）換気応答：改善，呼吸中枢CO_2感受性改善
　c）炎症マーカー：炎症性サイトカイン（TNFα等）低下，CRP低下
5）QOL：健康関連QOL改善

（日本循環器学会ほか：慢性心不全治療ガイドライン〈2010年改訂版〉[1]より）
BNP：brain natriuretic peptide（脳性ナトリウム利尿ペプチド），eNOS：endothelial nitric oxide synthase，TNFα：tumor necrosis factor α，CRP：C-reactive protein（C反応性蛋白質）．

表9　心不全の運動療法の禁忌

Ⅰ．絶対的禁忌	1）過去1週間以内における心不全の自覚症状（呼吸困難，易疲労性など）の増悪 2）不安定狭心症または閾値の低い［平地ゆっくり歩行（2 METs）で誘発される］心筋虚血 3）手術適応のある重症弁膜症，特に大動脈弁狭窄症 4）重症の左室流出路狭窄（閉塞性肥大型心筋症） 5）未治療の運動誘発性重症不整脈（心室細動，持続性心室頻拍） 6）活動性の心筋炎 7）急性全身性疾患または発熱 8）運動療法が禁忌となるその他の疾患（中等症以上の大動脈瘤，重症高血圧，血栓性静脈炎，2週間以内の塞栓症，重篤な他臓器障害など）
Ⅱ．相対的禁忌	1）NYHA Ⅳ度または静注強心薬投与中の心不全 2）過去1週間以内に体重が2 kg以上増加した心不全 3）運動により収縮期血圧が低下する例 4）中等症の左室流出路狭窄 5）運動誘発性の中等症不整脈（非持続性心室頻拍，頻脈性心房細動など） 6）高度房室ブロック 7）運動による自覚症状の悪化（疲労，めまい，発汗多量，呼吸困難など）
Ⅲ．禁忌とならないもの	1）高齢 2）左室駆出率低下 3）補助人工心臓（LVAS）装着中の心不全 4）植込み型除細動動器（ICD）装着例

（日本循環器学会ほか：心血管疾患におけるリハビリテーションに関するガイドライン〈2012年改訂版〉[8]より）
LVAS：left ventricular assist system，ICD：implantable cardioverter defibrillator.

運動療法の禁忌

ガイドラインにおける運動療法の禁忌を**表9**[8]に示す．NYHA心機能分類Ⅳ度に関しては，全身的な運動療法の適応にはならないが，局所的および個別的な骨格筋トレーニングの適応となる可能性がある．

患者教育

患者に運動を指導するだけでなく，慢性心不全の管理全般にわたる知識と実践技術を教育することが心不全悪化や再入院防止に重要である．心不全に関する正しい知識（心不全の病態，増悪の誘因，増悪時の初期症状，冠危険因子など）の伝達，生活改善および再発予防への動機づけと対策の徹底（食事療法，服薬指導，自己検脈指導，増悪予防の方法，日常生活での活動許容範囲）について，患者および家族に教育する（前述の「一般管理」参照）．

覚えておこう

慢性心不全では，自己管理の支援が主な目的である．

●血圧測定

毎日，朝，昼，夜など複数回測定する．血圧の日内変動や日々の変化の有無を確認する．血圧は，運動療法を実施するうえでの判断材料となる．低血圧や高血圧の場合は，医師に記録を見せて相談する．

●体重測定

毎日同じ時間（起床後，排尿後など）に測定し，記録する．

運動療法

●監視下運動療法

運動は，モニター心電図を用いた監視下運動療法から開始する．運動の前後で血圧，脈拍，SpO_2などのバイタルサインを測定し，自覚症状（**表7**参照）を確認する．バイタルサイン測定後に，10～15分程度の十分なウォームアップを行い，低強度で短時間の運動療法から開始

表10　運動負荷の中止基準

症状	狭心痛，呼吸困難，失神，めまい，ふらつき，下肢疼痛（跛行）
徴候	チアノーゼ，顔面蒼白，冷汗，運動失調
血圧	収縮期血圧の上昇不良ないし進行性低下，異常な血圧上昇（225 mmHg以上）
心電図	明らかな虚血性ST-T変化，調律異常（著明な頻脈ないし徐脈，心室性頻拍，頻発する不整脈，新たに発生した心房細動，R on T，心室期外収縮など），Ⅱ～Ⅲ度の房室ブロック

(Fletcher GF, et al.：Exercise standards for testing and training：a statement for healthcare professionals from the American Heart Association. Circulation 2001；104〈14〉：1694-740[9] より)

表11　運動負荷量が過大であることを示唆する指標

1. 自覚症状（倦怠感持続，前日の疲労感の残存，同一負荷量におけるBorg指数の2以上の上昇）
2. 体重増加傾向（1週間で2 kg以上増加）
3. 心拍数増加傾向（安静時または同一負荷量における心拍数の10 bpm以上の上昇）
4. 血中BNP上昇傾向（前回よりも100 pg/mL以上の上昇）

(日本循環器学会ほか：心血管疾患におけるリハビリテーションに関するガイドライン〈2012年改訂版〉[8] より)
BNP：brain natriuretic peptide（脳性ナトリウム利尿ペプチド）．

し，クールダウンで終了する．

運動療法の中止基準は，Anderson・土肥の基準やAHAのガイドライン（**表10**）[9]に従う．

●非監視下（在宅）運動療法

自宅退院後は非監視下となるため，入院中に正しい運動強度を理解できるように説明する．自宅で行う場合にも，運動の前後で血圧や脈拍などのバイタルサインを測定し，体調に合わせて運動量を自己管理する必要があることを説明する．重症心不全では，安全確保とコンプライアンス維持の観点から，週1回程度の外来通院型監視下運動療法との併用が望ましい．

●運動処方

個人の身体的・社会的状況に応じて，柔軟に作成する．心不全に対する運動療法を安全かつ有効に実施するには，経過中のモニタリングと定期的な運動処方の修正が必須である．定期的

3. 慢性心不全

表12　心不全の運動療法における運動処方

運動の種類	●歩行（初期は屋内監視下），サイクルエルゴメータ，軽いエアロビクス体操，低強度レジスタンス運動 ●ジョギング，水泳，激しいエアロビクスダンスは推奨されない
運動強度	【開始初期】 ●屋内歩行50〜80 m/分×5〜10分間，またはサイクルエルゴメータ10〜20 W×5〜10分間 ●自覚症状や身体所見を目安に，1か月程度をかけて時間と運動強度を漸増する 【安定期到達目標】 ●最高酸素摂取量（peak $\dot{V}O_2$）の40〜60%，または嫌気性代謝閾値（AT）の心拍数 ●心拍予備能（最大心拍数−安静時心拍数）の30〜50%，または最大心拍数の50〜70% ●自覚的運動強度（RPE，Borgスコア）：11（楽である）〜13（ややつらい）のレベル
運動時間	●1回5〜10分×1日2回程度から，1日30〜60分まで徐々に増加
頻度	●週3〜5回（重症例では週3回，安定していれば週5回程度まで増加可） ●週2〜3回程度の低強度レジスタンス運動の併用可
注意事項	●開始初期1か月間は特に低強度とし，心不全の増悪に注意する ●原則として初期は監視型，安定期では監視型と非監視型（在宅運動療法）の併用 ●経過中は，常に自覚症状，身体所見，体重，血中BNPまたはNT-proBNPの変化に注意

（日本循環器学会ほか：慢性心不全治療ガイドライン〈2010年改訂版〉[1] より）
AT：anaerobic threshold，RPE：rating of perceived exertion（自覚的運動強度），BNP：brain natriuretic peptide（脳性ナトリウム利尿ペプチド），NT-proBNP：N-terminal pro-BNP（N末端プロ脳性ナトリウム利尿ペプチド）．

に運動負荷試験を行い，運動処方を再評価する．運動負荷量が過大であることを示唆する指標を**表11**[8]に示す．

●運動プログラムの実際

運動プログラムは，ウォームアップ，持久力トレーニング，レジスタンストレーニング，クールダウンで構成する．

- **ウォームアップ**：身体を安静から運動へ移行するための準備段階である．血液循環を促進し，安静時の代謝を持久力トレーニングのレベルに近づける．ウォームアップの強度は，安静時から徐々に高め，トレーニング時の目標心拍数幅の下限まで増していく．

- **持久力トレーニング**：一般的には，歩行（ウォーキング）や自転車エルゴメータが勧められる．運動強度や運動時間，頻度について**表12**[1]に示す．

- **レジスタンストレーニング**：適応基準は，有酸素運動と同様である．安全に施行するためには，運動中のValsalva手技（息こらえ）を避け，自覚症状をモニタリングする．必ずしも機械を用いる必要はなく，ダンベルや重錘を使用したフリーウエイトや，自重を利用し

表13　動作面への介入の具体例

●階段を上る場合，途中で息切れが生じる 　→階段は一気に上らずゆっくりと上る，息切れが生じる前に階段の踊り場などでこまめに休憩を挟みながら上る ●平地歩行は問題ないが，坂を上ると息切れが生じる．短距離歩行は問題ないが，長距離歩行で息切れが生じる 　→歩行速度を落とし，こまめに休憩を挟みながら歩く ●しゃがみ込んで庭の草ぬきをすると息切れが生じる 　→しゃがみ込んでの動作は，Valsalva負荷がかかりやすく血圧が上昇しやすいため，椅子に腰をかけて行う．また，すべての作業を一度に終わらせるのではなく，数回に分け一度の作業が短時間となるようにする ●雑巾がけで息切れが生じる 　→立って床掃除が行えるモップを使用する ●排便時に息こらえをすると息切れが生じる 　→心不全では，水分制限や利尿薬の内服により便秘になりやすい．便秘による排便時の息こらえは，血圧を上昇させ心負荷を増大させる．息こらえをせず，息を吐きながら排便する．食物繊維や牛乳，ヨーグルトなどの摂取や服薬による排便コントロールを行う

たトレーニングも可能であり，患者により検討する．

- **クールダウン**：速度を落とした歩行や走行，ストレッチなどの整理体操を行い，徐々に安静時の心拍数，血圧に戻す．急激な静脈還流

量の減少を防ぐことにより，運動後の低血圧やめまいを予防する．

基本動作の指導

過労は心不全増悪因子の一つであるため，日常生活において心負荷のかかる動作は行わないように，もしくは方法を変えて行うように指導する（**表13**）．

生活環境の整備

重症心不全では，日常のわずかな動作で息切れを生じる．床からの立ち上がりや布団の上げ下げ，入浴（洗体）動作は心負荷がかかりやすいため，ベッドやシャワーチェアを導入するなど，心負荷がかからないように環境を整備する．

■ 引用文献

1) 日本循環器学会ほか：慢性心不全治療ガイドライン（2010年改訂版）．
http://www.j-circ.or.jp/guideline/pdf/JCS2010_matsuzaki_h.pdf

2) Okura Y, Ramadan MM, Ohno Y, et al.：Impending epidemic：future projection of heart failure in Japan to the year 2055. Circ J 2008；72(3)：489-91.

3) Kannel WB, Belanger AJ：Epidemiology of heart failure. Am Heart J 1991；121(3 Pt 1)：951-7.

4) Shiba N, Watanabe J, Shinozaki T, et al.：Analysis of chronic heart failure registry in the Tohoku district：third year follow-up. Circ J 2004；68(5)：427-34.

5) Tsutsui H, Tsuchihashi-Makaya M, Kinugawa S, et al.：Clinical characteristics and outcome of hospitalized patients with heart failure in Japan. Circ J 2006；70(12)：1617-23.

6) McAlister FA, Stewart S, Ferrua S, et al.：Multidisciplinary strategies for the management of heart failure patients at high risk for admission：a systematic review of randomized trials. J Am Coll Cardiol 2004；44(4)：810-9.

7) 山内英樹：フィジカルイグザミネーションの実際．三浦稚郁子編：フィジカルアセスメント徹底ガイド 循環．中山書店；2011．p.16-33.

8) 日本循環器学会ほか：心血管疾患におけるリハビリテーションに関するガイドライン（2012年改訂版）．
http://www.j-circ.or.jp/guideline/pdf/JCS2012_nohara_h.pdf

9) Fletcher GF, Balady GJ, Amsterdam EA, et al.：Exercise standards for testing and training：a statement for healthcare professionals from the American Heart Association. Circulation 2001；104(14)：1694-740.

第4章　心大血管

4. 末梢動脈疾患

peripheral arterial disease

key point ▶▶▶ 末梢動脈疾患（PAD）の主な症状は，間欠性跛行である．歩行に痛みやだるさなどの苦痛を伴うことから，運動習慣を習得するのが難しいといわれている．理学療法士の役割は，運動療法に対し動機づけを行い，初期には監視下運動療法で適切な運動処方を行い，運動習慣を習得させることである．また，PAD患者は，動脈硬化のリスクファクターを有する例が多いため，運動療法の際にはリスク層別化が必要である．運動の継続を促すとともに，予後を改善するために多職種との連携を図り，包括的に患者教育を行い，脂質管理，血圧管理，禁煙指導，薬物治療を行っていくことも重要である．

概要と病態

　末梢動脈疾患（peripheral arterial disease：PAD）は，末梢閉塞性動脈疾患の治療ガイドライン[1]では「冠動脈以外の末梢動脈である大動脈，四肢動脈，頸動脈，腹部内臓動脈，腎動脈の閉塞性疾患である」とされている．つまり，身体のほぼ全域に及ぶ疾患ととらえられる．

　PADは，閉塞性疾患，拡張性疾患，機能性疾患の3つに大別される（**表1**）．以前はBuerger病がPADの大多数を占めていたが，近年ではPADのうち閉塞性動脈硬化症（arteriosclerosis obliterans：ASO）が大多数を占め

ている．このことから，PADとASOは同義として使われることが多い．日本での中高年一般住民におけるASOの有病率は1〜3％と推察される．以下，運動療法の対象となることが最も多いASOについて述べる．

■病態

　PADは，冠動脈を除く全身の血管のアテローム性動脈硬化により，血管が狭窄または閉塞を起こして血流が悪くなり，四肢末梢へ栄養や酸素を十分に送り届けることができなくなる疾患である．50歳以上の男性に好発し，高血圧，糖尿病，腎不全，脂質異常症の既往があり，さらに喫煙歴があるなど，動脈硬化のリス

表1　末梢動脈疾患（PAD）の分類

	閉塞性疾患	拡張性疾患	機能性疾患
概要	●さまざまな原因で末梢動脈で狭窄，閉塞が起きたもの	●動脈壁の拡張性病変が末梢動脈で起きたもの	●血管攣縮や拡張により，四肢末端で皮膚の色調変化などさまざまな臨床症状を呈するもの
疾患	●急性動脈閉塞症 ●慢性動脈閉塞症 　・閉塞性動脈硬化症（ASO） 　・閉塞性血栓血管炎（TAO）〔Buerger病〕 　・高安動脈炎 　・膠原病関連の血管炎など	●動脈瘤（動脈硬化性，炎症性，医原性，外傷性など）	●Raynaud症候群

414

クファクターを有する例が多い.

■診断・重症度分類

診断

下肢動脈狭窄や閉塞の程度を評価する方法として，足関節上腕血圧比（ankle-brachial pressure index：ABI）がある．背臥位でドプラ血流計や自動ABI測定装置により，非侵襲的に四肢の血圧測定をすることで求められる．

ABIは，上腕動脈の血圧に対する足関節レベルでの血圧の割合を表している．健常者では，臥位で足関節血圧は上腕血圧よりも高くなるが，動脈硬化などにより下肢の動脈が狭窄していると血流が悪くなり，足関節血圧が上腕血圧よりも低くなり，ABI値が低くなる．

$$ABI = \frac{足関節収縮期血圧}{上腕収縮期血圧}$$
（左右どちらか高いほう）

ドプラ血流計検査で血流音の減弱や途絶を認め，ABI 0.9以下を認めた場合，ASOを考える（**表2**）．確定診断として，血管造影，磁気共鳴血管造影（magnetic resonance angiography：

MRA），多列検出器型CT（multidetector-row computed tomography：MDCT）などを行う．動脈造影では，虫食い像や広範な壁不正を認める．

PADと同じように，間欠性跛行を呈する腰部脊柱管狭窄症との鑑別は重要である（**表3**）．両疾患が合併していることもある．

重症度分類

虚血の進展過程に応じた重症度を表現するものとして，Fontaine分類やRutherford分類が用いられる（**表4**）．

■症状

間欠性跛行（**図1**）

ASOの初期症状として最も多いのは間欠性跛行である．これは，一定の距離を歩くと下

表2　足関節上腕血圧比（ABI）の判定基準

≦0.90	下肢閉塞性病変あり（0.4以下は重症）
0.91～0.99	境界域
1.00～1.40	正常
1.04<	動脈の石灰化が著明

表3　腰部脊柱管狭窄症と閉塞性動脈硬化症の症状の比較

	腰部脊柱管狭窄症	閉塞性動脈硬化症
腰痛	あり	なし
安静時の下肢痛	なし	あり
歩行時の下肢痛	あり	あり
下肢の冷感	あり	あり
下肢のしびれ感	あり（立っているときに多い）	あり
足部の色調	正常	白い
足部の温度	正常	冷たい
自転車の乗車	正常	下肢痛出現
足部の動脈触知	正常	触れない

表4　末梢循環障害の分類

Fontaine分類			Rutherfordカテゴリー分類		
分類		臨床症状	重症度	分類	臨床症状
Ⅰ		無症状または冷感，しびれ	0	0	無症状
Ⅱ	Ⅱa	軽度の間欠性跛行	Ⅰ	1	軽度の間欠性跛行
	Ⅱb	中等度～重度の間欠性跛行		2	中等度の間欠性跛行
				3	重度の間欠性跛行
Ⅲ		安静時疼痛	Ⅱ	4	安静時疼痛
Ⅳ		虚血性潰瘍または壊疽	Ⅲ	5	組織欠損（小）
				6	組織欠損（大）

第4章　心大血管

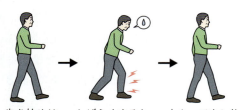

図1　間欠性跛行
しばらく歩くと下肢(脚)の痛みやしびれのために思うように歩けなくなるが，しばらく休むことで再び歩ける状態になる．

腿，大腿，殿部の筋にだるさや痛みが出現し，徐々に歩行を続けることが困難になる状態をいう(図1)．歩行を中断すれば徐々に症状が軽減していき，無症状の状態に戻るのが特徴である．人によっては「痛み」と表現したり，「足がこわばる，突っ張ってくる」と言うこともある．

下肢の動脈に狭窄や閉塞があると，歩行などの動作時に必要な血液の供給が不十分となり，徐々に虚血状態となり，疼痛となって症状が現れる．

安静時疼痛

血管の狭窄や閉塞が進行すると，安静時においても組織の維持，代謝に最低限必要な血流が得られず，下腿や足部に疼痛が生じる．この虚血による疼痛は重度であり，通常の鎮痛薬では対処できなくなり，夜間も眠れないほどとなる．透析患者では，血圧の低下により下肢への血流が低下する透析後半に重度の疼痛が生じる．

潰瘍，壊疽

虚血が重度になると，足部の組織は代謝を維持できなくなり組織が崩壊してくる．これが皮膚の潰瘍，壊死である．通常は，足趾や踵部など末梢に起こりやすく，周囲にチアノーゼを伴う．皮膚欠損部から感染が生じると，腱に沿って楔状に中枢側に発赤が伸びていく．潰瘍，壊死部の感染が進行すると，生命の危険が生じる．

■予後

症候の有無にかかわらず，ABIが低値であるほど病状の進行が速く，歩行機能と生命予後も不良である[2,3]．外来通院中の安定している患者であっても，1年間の死亡率は約4%である．

無症候性虚血肢は，血管に病変があっても無症状の肢のことをいい，ASOの罹患肢では最も多い．一般的に予後は良いが[4]，活動性が低いために無症候の場合は，些細な外傷などを契機に急速に重症下肢虚血(critical limb ischemia：CLI)に陥ることがある．

間欠性跛行肢は，症候性ASOの70～80%を占め，多くは予後が良好である．5年後では不変が70～80%，跛行悪化が約1/4である．

CLIは，安静時疼痛または潰瘍，壊死を伴い，1年後は切断が30%，死亡が25%である．

ASO単独の患者の予後に比較して，多臓器にも血管疾患を有する患者や心房細動を有する患者の予後は不良である[5]．

危険因子のコントロールを受けている患者の予後は，コントロールを受けていない患者よりも良好である[6]．

■治療

症状の有無にかかわらず，禁煙および危険因子の管理が重要である．内科的治療としては，抗血小板薬や血流改善薬，抗凝固薬などが投与される．手術療法としては，経皮経管的血管形成術(percutaneous transluminal angioplasty：PTA：図2)やバイパス術が行われる．大動脈から膝窩動脈までの狭窄や閉塞病変に関しては，PTAやバイパス術の適応を考慮する．

膝窩動脈以下の狭窄・閉塞病変に関しては，CLIでバイパス術が困難であればPTAの適応となる．間欠性跛行だけではPTAの適応には

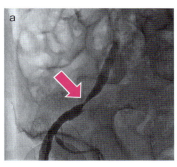 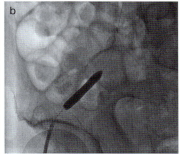 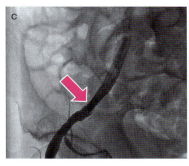

図2　動脈造影像
右外腸骨動脈の閉塞（a：➡）に対し，経皮経管的血管形成術（PTA）とステント留置を行って再開通（c：➡）させた．

表5　Fontaine分類に応じた治療指針

Fontaine分類	臨床症状	治療方針
I	無症状または冷感，しびれ	●危険因子の除去 ●進展の予防
II	間欠性跛行	●危険因子の除去 ●進展の予防 ●運動療法，薬物療法 ●侵襲的治療
III	安静時疼痛	●侵襲的治療を優先
IV	虚血性潰瘍または壊疽	●救肢的処置

ならない．壊疽例では下肢切断となる．

Fontaine分類III度以上のCLIには，動脈硬化因子のコントロールを行うとともに早期に血行再建術を行い，その後，運動療法を実施する．Fontaine分類II度以下では，初めから運動療法を行う（**表5**）．

■障害像

PAD患者の障害は，主に間欠性跛行による歩行障害である．長距離の歩行が困難になるため，屋外での歩行や社会活動が著しく制限される．二次的に身体不活動となり，廃用性の筋力低下，心肺機能低下，うつ症状となり，負の悪循環となる．

PADの進行例では，安静時疼痛や潰瘍，壊死により，さらに歩行が困難となり，基本的ADL（basic activities of daily living：BADL）にも制限が生じる．

理学療法・リハビリテーションの評価

視診

潰瘍や壊死がある場合は，その大きさ，性状（発赤の程度や広がり，滲出液の量）など，皮膚のトーヌスや付属器（毛など）の脱落を観察する．CLIでは，潰瘍部に貧弱な肉芽による白色，周囲に淡い紅色の輪が取り囲むred ring signを認める場合が多い．

触診

下肢末梢動脈の拍動の触知により，拍動消失の部位から動脈の病変部位を予想できる（**図3**）[7]．

バイタルサイン

PAD患者は，高血圧や脳血管疾患，虚血性心疾患などを合併している場合が多く，安静時，運動中，運動後のバイタルサインの測定は必須項目である．

リスク管理のため，負荷の際には，重要臓器の虚血出現を監視する必要がある．虚血や不整脈の出現に対応するため，心拍・脈拍管理，血圧管理を必須として，心電図モニターによる監視も実施する必要がある．

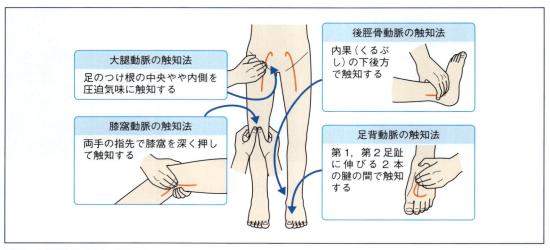

図3 下肢末梢動脈の触知法
(医療情報科学研究所編:病気がみえる vol.2 循環器. 第4版. メディックメディア:2017. p.287[7]より)

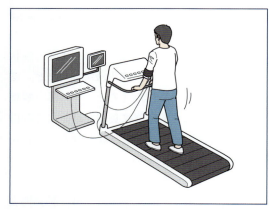

図4 トレッドミル検査による歩行距離の測定
- 必ず説明のうえ練習し,検査前は安静にする.
- 実施中は心電図モニターをつけ,監視する.
- 足関節上腕血圧比(ABI)を測定後に開始する.
- 傾斜12%,速度2.4 km/時で歩行する.
- 歩行姿勢に注意して,手すりにもたれかからないようにする.
- 疼痛出現距離と最大歩行距離を測定する(疼痛部位を記載する).
- 終了後,直ちにABIを測定する.

筋力

徒手筋力テストやハンドヘルドダイナモメータなどを使用して行う.

運動耐容能,間欠性跛行の重症度

間欠性跛行の重症度評価には,トレッドミル

表6 Borg CR10スケール

指数(Scale)	自覚的運動強度 (rating of perceived exertion:RPE)
0	何ともない
0.5	きわめて楽である
1	かなり楽である
2	楽である
3	中等度
4	ややつらい
5	つらい
6	
7	かなりつらい
8	
9	非常につらい
10	最大

を用いた歩行距離の測定と,運動前後の足関節血圧測定が有用で,間欠性跛行に対するあらゆる治療前後での効果判定に用いられる(**図4**).

トレッドミルを使用した評価が困難な場合は,6分間歩行テストを実施し,疼痛出現距離と最大歩行距離を測定し,歩行前後でBorg CR10スケール(修正Borgスケール;**表6**)を聴取する.

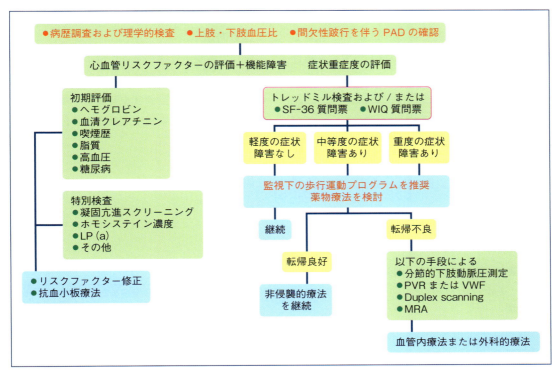

図5　間欠性跛行に対する基本的治療アルゴリズム（TASC）
TASC：Trans-Atlantic Inter-Society Consensus, LP（a）：lipoprotein（a）（リポ蛋白a）, SF-36®（MOS〈Medical Outcome Study〉36-Item Short-Form Health Survey）, WIQ：Walking Impairment Questionnaire（歩行障害質問票）, PVR：pulse volume recording, VWF：velocity wave form（速度波形分析）, MRA：magnetic resonance angiography（磁気共鳴血管造影）.
＊各患者により定義される機能障害.
（日本脈管学会編：下肢閉塞性動脈硬化症の診断・治療指針. 協和企画：2000. p.126[10]より）

身体活動

歩数計や活動量計（ライフコーダ®）を用いて，日常生活の身体活動量を評価する．

ADL

ASO患者の健康関連QOL（quality of life）の評価には，歩行障害質問票（Walking Impairment Questionnaire：WIQ）がある．WIQは，ASOに伴う間欠性跛行患者に対して，歩行時における不快感の原因と程度，患者の歩行距離，歩行速度，階段を上がる能力を評価する疾患特異的な質問票である．トレッドミル運動負荷試験では得られない日常歩行に関する評価が可能である[8]．

QOL

PAD患者の健康関連QOL評価には，SF-36®（MOS〈Medical Outcome Study〉36-Item Short-Form Health Survey）が用いられる．

理学療法・リハビリテーションプログラム

運動療法[9]の適応と禁忌

運動療法の適応となるのは，PADのなかでも間欠性跛行を呈する症例である．日本循環器学会ガイドライン，TASC（Trans-Atlantic Inter-Society Consensus）Ⅱによると，跛行例は，特に禁忌がない限り運動療法，特に監視下運動療法が推奨されている（**図5**）[10]．

禁忌としては，下肢虚血が高度で安静時痛がある場合や，壊疽などの重症虚血肢および急性

4. 末梢動脈疾患

動脈閉塞（塞栓症，血栓症），加えて注意が必要なのは膝下病変例である．これらの病変では，むしろ運動により虚血の増悪が生じる場合がある．

> **重要**
> PAD患者は，その他の動脈硬化性疾患を併存している例が多く，虚血性疾患やうっ血性心不全を合併している場合は，該当する心臓リハビリテーションプログラムを参考にしてリスク管理を行う必要がある．

運動処方

● 運動方法

院内で監視下で実施する監視下運動療法が推奨される．在宅運動療法ではモチベーションの維持が難しく，運動強度や時間が不規則になることが多いため，監視下運動療法のほうが効果的である．

● 運動の種類

間欠性跛行には，トレッドミル歩行が有効とされている[11]．

運動トレーニングは，①ウォームアップ，②

表7　運動療法プログラムと間欠性跛行改善度

運動プログラム構成	疼痛発現までの距離の変化 (m)	最大疼痛発現までの距離の変化 (m)
運動時間 　1セッション＜30分 ($n=8$) 　1セッション≧30分 ($n=6$)	143±163 314±172[*1]	144±419 653±364[*2]
運動頻度 　1週間＜3回 ($n=7$) 　1週間≧3回 ($n=11$)	178±130 271±221[*1]	249±349 541±263[*1]
プログラム期間 　＜26週間 ($n=10$) 　≧26週間 ($n=11$)	132±159 346±162[*2]	275±228 518±409[*2]
トレーニング中の跛行疼痛の終了点 　疼痛開始時 ($n=15$) 　最大疼痛前 ($n=6$)	105±91 350±246[*1]	195±78 607±427[*2]
運動の種類 　歩行 ($n=6$) 　運動の組み合わせ ($n=15$)	294±290[*1] 152±158	512±483[*1] 287±127
監視の程度 　監視下 ($n=11$) 　在宅と監視下の併用 ($n=8$)	238±120 208±198	449±292 339±472

[*1] $p<0.05$, [*2] $p<0.01$
(Gardner AW, et al.: Exercise rehabilitation programs for the treatment of claudication pain. A meta-analysis. JAMA 1995; 274〈12〉: 975-80[12] より)

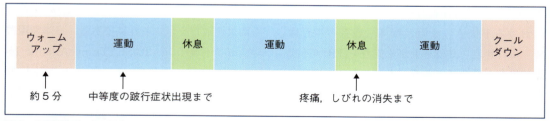

図6　閉塞性動脈硬化症の運動処方の例
治療期間は3〜6か月が一般的である．効果の持続のために，監視下運動療法の合間に自宅での自主練習も行い，監視下運動療法終了後も運動が継続できるように自宅での運動を習慣づけていく．

歩行, ③クールダウンの順に行う. 運動強度の指定が可能なトレッドミルや自転車エルゴメータが実施しやすいが, ペースメーカ付きのトラック歩行でもよい.

● 運動強度

トレッドミル運動は, 跛行症状が3～5分以内に生じる程度の速さと傾斜に設定する. 一般的には, 速度2.4 km/時, 傾斜12％から始める. Borg CR10スケール(**表6**参照)で, 6～8/10の中等度の下肢痛が生じるまで歩く. 跛行出現直後に運動を中断すると, 最適な運動効果は表れない. メタアナリシスでも, 亜最大負荷での運動は効果が高いとされている(**表7**)[11,12].

この強度で10分以上歩けるようなら, 速度, 傾斜を上げていく. 3.2 km/時で歩行できる場合は傾斜を増加する. さらにできるようなら健常者の速度とされる4.8 km/時まで上げる.

● 持続時間, 間隔, 期間

1回に行う運動時間は休息も含めて30分以上で, 1時間までとする. 頻度は1日1～2回, 週3回以上は実施し, できれば週5回以上実施する.

運動中は, Borg CR10スケール6～8/10の下肢痛が発生するまでの歩行と, 疼痛が緩和するまでの休息(1～5分程度)を繰り返し行う(**図6**).

治療期間は3～6か月が一般的である. 効果の持続のために, 監視下運動療法の合間に自宅での自主練習も行い, 監視下運動療法終了後も運動が継続できるように自宅での運動を習慣づけていく.

家庭での運動療法

監視下運動療法後に, 家庭での運動を指導する際は, Borg CR10スケールで6～8/10の「つらい」と感じる程度の速足で歩行するように指導する. 最大跛行距離が300 mの人であれば, 200 m以上(60～80％の距離)を通常よりもやや速足で歩き, 数分休むというサイクルを繰り返

表8 運動療法の動機づけ

1. 患者の話を詳細に聞く(生活習慣を変える実現可能な具体的なアドバイスをするための必要条件)
2. できるだけ一緒に歩く(イメージが残る, 感情を刺激)
3. 具体的な実現可能な運動処方を話し合い, 試みる(「try & errorの繰り返しでOK」と肯定的な態度で患者に接する)
4. 運動日誌と万歩計(血圧計, 血糖値と同じように), 家族の協力
   1) 数字目標を具体的に設定(自己確認)
   2) 毎日見て数字目標を思い出す(繰り返す)
   3) 数字目標を家族から告げる(繰り返す)

(安 隆則ほか:血管疾患に対する運動療法. 心臓リハビリテーション 2008:13〈1〉:39-42[13]より)

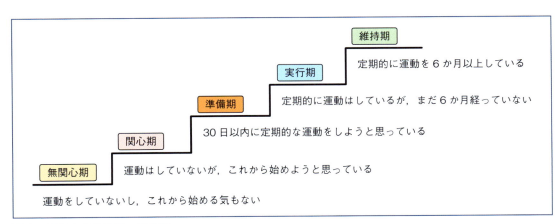

図7 行動変容のステージ分類
(木村 譲:指導士資格認定試験準拠 心臓リハビリテーション必携. 2011. p.319-20[14]より)

し30分間行う．歩数計を使用し，歩数を記録して定期的にフィードバックするのも効果的である．

運動療法の動機づけ

慢性PADで満足な運動習慣が身につく確率は，監視下運動療法で20％，非監視下運動療法で5％といわれており，患者が運動習慣を身につけるのは容易ではない．表8[13]のような工夫によって運動療法を定着させ，2週間継続できた場合，約半数で運動療法が習慣になるという報告もある．

集学的リハビリテーション

急性期は，行動医学的にみて，リハビリテーションに対するモチベーションが高く保たれている状態であり，入院中の患者に監視下で運動療法を行っている間は，モチベーションの維持はさほど難しくない．しかし，慢性期になり，自宅での非監視下運動療法に移行してから運動を継続することは難しい．急性期に強制的に運動や生活習慣の改善を行った例では，その重要性が十分に認識されていない場合も多く，維持期に運動を継続できなくなったり，生活習慣がもとに戻って，喫煙や体重増加となるケースは珍しくない．

医師，看護師，管理栄養士，薬剤師，臨床心理士，社会福祉士など他部門と連携を図り，情報を共有し，患者を行動医学的な視点から，患者個人の性格特性，生活・社会環境，生活習慣への認知の程度を評価し，アプローチしていくことが重要である．また，改善した生活習慣を維持するためには，患者自身の健康と健康維持

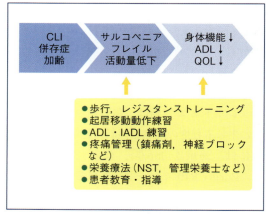

図8 重症下肢虚血（CLI）の問題点と集学的リハビリテーション

（島添裕史：末梢動脈疾患のリハビリテーションの実際．総合リハ 2017；45〈8〉：807-10[15]より）
IADL：instrumental activities of daily living（手段的ADL），
NST：nutrition support team（栄養サポートチーム）．

に対する認知状況を把握する必要もあり，その認知状況に合わせた情報提供と管理が重要となる（図7）[14]．

また，CLI患者では，疼痛や潰瘍，壊死の存在や併存症により，潜在的にフレイルやサルコペニアを有するうえ，血行再建術や肢切断による身体機能の低下やADLの低下のため，家庭や社会復帰の遅延や，介護負担の増加が懸念される．歩行を中心としたリハビリテーションだけでは対応できない点も多く，重症例には基本動作やADL練習などを必要に応じて追加する．疼痛管理や栄養障害の改善も重要であり，集学的なリハビリテーションを継続して行う必要がある（図8）[15]．

■ 引用文献

1) 日本循環器学会ほか：末梢閉塞性動脈疾患の治療ガイドライン（2015年改訂版）.
   http://www.j-circ.or.jp/guideline/pdf/JCS2015_miyata_h.pdf

2) Hirsch AT, Haskal ZJ, Hertzer NR, et al.：ACC/AHA 2005 Practice Guidelines for the management of patients with peripheral arterial disease（lower extremity, renal, mesenteric, and abdominal aortic）：a collaborative report from the American Association for Vascular Surgery/Society for Vascular Surgery, Society for Cardiovascular Angiography and Interventions, Society for Vascular Medicine and Biology, Society of Interventional Radiology, and the ACC/AHA Task Force on Practice Guidelines（Writing Committee to Develop Guidelines for the Management of Patients With Peripheral Arterial Disease）：endorsed by the American Association of Cardiovascular and Pulmonary Rehabilitation；National Heart, Lung, and Blood Institute；Society for Vascular Nursing；TransAtlantic Inter-Society Consensus；and Vascular Disease Foundation. Circulation 2006：113（11）：e463-654.

3) 2011 ACCF/AHA Focused Update of the Guideline for the Management of patients with peripheral artery disease（Updating the 2005 Guideline）：a report of the American College of Cardiology Foundation/American Heart Association Task Force on Practice guidelines. Circulation 2011：124（18）：2020-45.

4) 草場　昭：バージャー病診断基準. 治療指針検討小委員会報告. 厚生省特定疾患系統的脈管障害調査研究班1989年度報告書. 1990. p.14-6.

5) Flanigan DP, Burnham SJ, Goodreau JJ, et al.：Summary of cases of adventitial cystic disease of the popliteal artery. Ann Surg 1979；189（2）：165-75.

6) Ishikawa K, Mishima Y, Kobayashi S：Cystic adventitial disease of the popliteal artery. Angiology 1961；12：357-66.

7) 医療情報科学研究所編：病気がみえるvol.2　循環器. 第4版. メディックメディア；2017. p.287.

8) 日本脈管学会ホームページ　WIQ日本語版.　　http://j-ca.org/wp/wiq/

9) 日本循環器学会ほか：心血管疾患におけるリハビリテーションに関するガイドライン（2012年改訂版）.
   http://www.j-circ.or.jp/guideline/pdf/JCS2012_nohara_h.pdf

10) 日本脈管学会編：下肢閉塞性動脈硬化症の診断・治療指針. 協和企画；2000. p.126.

11) Hiatt WR, Wolfel EE, Meier RH, et al.：Superiority of treadmill walking exercise versus strength training for patients with peripheral arterial disease. Implications for the mechanism of the training response. Circulation 1994；90（4）：1866-74.

12) Gardner AW, Poehlman ET：Exercise rehabilitation programs for the treatment of claudication pain. A meta-analysis. JAMA 1995；274（12）：975-80.

13) 安　隆則, 齋藤宗靖, 百村伸一ほか：血管疾患に対する運動療法. 心臓リハビリテーション 2008；13（1）：39-42.

14) 木村　譲：一次予防と心臓リハビリ. 日本心臓リハビリテーション学会編：指導士資格認定試験準拠　心臓リハビリテーション必携. 2011. p.319-20.

15) 島添裕史：末梢動脈疾患のリハビリテーションの実際. 総合リハ 2017；45（8）：807-10.

索 引
INDEX

和 文 索 引

あ

アクティブサイクル呼吸法（ACBT）
　265, 297, 318
握力　135
足継手　169
圧迫性無気肺　338
アテローム血栓性梗塞　147
アプラタキシン欠損症　200
アームレッグレイズ　44
安定狭心症　394

い

息こらえ嚥下　319
胃食道逆流症　70
痛みの過敏性に応じた分類　84
一次性無気肺　338
インセンティブ・スパイロメトリー　346
インターバル負荷　19
院内肺炎　311

う

植込み型除細動器　407
ウォーキングポール　197
ウォームアップ　412
右冠動脈　379
右心カテーテル検査　355
右心不全　406
　——症状　353
運動回路の概念図　175
運動学習　186
運動器症候群　121
運動器不安定症　120
運動失調　201
運動症状　176
運動負荷試験　384, 395
運動併用モビライゼーション　68
運動麻痺　161
運動誘発性気道収縮（EIB）
　272, 284
運動誘発性喘息（EIA）　272
運動療法中の酸素吸入　308

え

栄養状態の指標　137
栄養療法　267
円背　69
塩分制限　408

お

横隔膜呼吸　265, 283, 295
起き上がり　77
オリーブ橋小脳萎縮症　200

か

開眼片脚起立時間　125
回旋筋腱板　81
咳嗽　347
　——力　316
外側型変形性膝関節症　22
外側椎間板ヘルニア　35
改訂水飲みテスト（MWST）　316
外的刺激の利用　187
外反膝　22
過換気法　266
ガーグリング　297
下肢伸展挙上テスト　33
下肢装具　197
下肢のストレッチ　400
下肢末梢動脈　417
臥床時のポジショニング　87
加速歩行　183
片脚立位テスト　96
肩関節周囲炎　81
活動量計　66, 262, 294
カテーテル類の挿入部位　329
簡易栄養状態評価表　137
間欠性跛行　53, 415
眼瞼下垂　219
間質性肺炎　300
関節炎　109
関節可動域　14
　——制限に対する介入方法　18
関節水腫　25
関節保護の基本　118

き

関節リウマチ　25, 101
　——分類基準　103
完全閉じ込め状態（TLS）　192
冠動脈　379
　——ステント留置術　398
　——バイパス術　382
顔面神経の構成　238
顔面神経麻痺　238
顔面表情運動　238
灌流領域　150

機械による咳介助　347, 373
気管支拡張症　287
気管支喘息　272
気管支の偏位　340
気腫病変の評価法　254
気道内分泌物　318
機能的自立度評価法　163
亀背　69
臼蓋形成不全　11
吸気筋トレーニング　196
吸気抵抗負荷法　266
球症状　217
急性間質性肺炎　305
急性呼吸窮迫症候群　322
急性心筋梗塞　380
　——後クリニカルパス　385
胸郭可動域運動　265, 348
胸郭可動性　370
狭心症　394
　——発作　397
胸腺摘除　218
協調運動障害　210
虚血性心疾患　394
筋萎縮性側索硬化症　190, 367
禁煙　257
筋の張力−長さ曲線　16
筋の動員順序の評価　66

く

クールダウン　389, 412
口すぼめ呼吸　264, 283, 295, 319

け

鶏眼　231
経皮的冠動脈形成術　382, 396
経皮的電気刺激　169
血圧管理　156
血液希釈療法　156
血液浄化療法　224
血管内超音波検査　396
血清抗AChR抗体　214
血栓回収療法　156
血栓溶解療法　153
血糖コントロール　232
嫌気性代謝閾値　380, 406
健康関連QOL　20, 57
原発性骨粗鬆症　91
腱板疎部　82, 86

こ

抗凝固療法　156
抗血小板療法　153
抗血栓療法　153
抗コリンエステラーゼ（ChE）薬
　218
後縦靱帯の走行　32
行動学的疼痛スケール　327
行動性無視検査日本語版　160
行動変容ステージモデル　391
抗浮腫療法　156
高齢者に対する筋力トレーニング
　127
高齢者肺炎　310
誤嚥性肺炎　166, 310
　——発症のリスク要因　311
誤嚥をきたしやすい病態　311
股関節　16
呼吸介助手技　346
呼吸介助法　264, 295
呼吸機能検査　252
呼吸筋トレーニング　266, 359
呼吸困難　280
　——変化指数　259
呼吸不全　364
呼吸法　283
呼吸補助筋ストレッチ　263
呼吸補助筋の使用　260
呼吸理学療法　263
呼吸リハビリテーション　256
呼吸練習　264, 319, 344
国際生活機能分類（ICF）　158
骨格筋量指標　135

骨芽細胞　90
骨強度　90
骨折リスクの評価ツール　92
骨粗鬆症　90
　——性椎体骨折　69
骨密度評価　92
骨リモデリング　90
固有受容性神経筋促通法　209
コンディショニングプログラム　263

さ

再活性化　239
再灌流療法　382
最小コミュニケーション状態　192
最大吸気圧　261
最大強制吸気量　370
最大呼気圧　261
最大呼気流量　317
最大刺激検査（MST）　242
在宅酸素療法　258, 306
サイドブリッジ　44
再膨張性肺水腫　341
座位練習　168
左回旋枝　380
左冠動脈　379
坐骨神経痛の誘発手技　33
左心不全　406
左前下行枝　379
サルコペニア　121, 131
酸素ボンベ　361
酸素療法　258, 308

し

視覚の消去現象　160
刺激伝導系　380
視診　259
市中肺炎　311
膝蓋腱炎　24
膝蓋大腿関節症　22
膝蓋跳動　109
失行症　160
失語症　160
自転車エルゴメータ　387
自動運動　64
自発呼吸トライアル　373
若年性ヘルニア　36
シャトルウォーキングテスト（SWT）
　260
収縮性無気肺　338
重症下肢虚血　416
重症筋無力症　213

重錘負荷　208
修正MRC（mMRC）質問票　254
集中治療後症候群（PICS）　322, 325
出血性梗塞　148
上位・下位運動ニューロン障害
　190
小脳性運動失調　200
小脳の主な機能局在　150
小脳皮質萎縮症　200
静脈血栓（赤色血栓）　156
シリアル7課題　160
シルエットサイン　341
心筋梗塞　378
心筋バイオマーカーの診断精度　381
神経筋疾患　364
　——による咳機能の障害　369
　——の呼吸の異常　368
　——の障害部位と代表的疾患
　　364
神経興奮性検査（NET）　242
神経根圧排徴候　38
神経根絞扼徴候　38
神経伸展テスト　33
神経電気検査（ENoG）　242
神経伝達検査　190
心原性脳塞栓症　147
人工呼吸器過膨張（VHI）　344
人工呼吸器関連肺炎　344
侵襲的人工呼吸　322
心臓カテーテル検査　396
心臓再同期療法　407
心臓リハビリテーション　383
身体活動量　66, 258, 294
心肺運動負荷試験　387, 405
深部感覚　162
心不全の運動療法　412
心不全の原因疾患　405

す

水分出納量　328
水分制限　408
スクイージング　296, 346
すくみ足　183
スタビライゼーション　43
ストレッチ　43, 88
スパイロメトリー　252
スプリンギング　296
座ってできるCOPD体操　266

せ

生活空間のチェックポイント　99, 188

正中ヘルニア　35
脊髄小脳変性症（SCD）　200
　　──の重症度分類　202
脊髄性筋萎縮症（SMA）　366
咳喘息　273
脊柱管内ヘルニア　35
脊柱後彎変形　69
脊柱疾患に関連したレッドフラッグ
　64
脊柱不撓性　40
脊椎椎体骨折　69
舌咽呼吸　370
摂食嚥下障害を疑う症状　311
舌の萎縮　217
セミファーラー位　263
全後彎　69
線条体黒質変性症　200
先天性骨粗鬆症　91
せん妄　327

そ

早期自立度予測　154
早期離床　166, 325, 333
早発性失調症　200
足圧分布　74
足関節上腕血圧比　415
続発性骨粗鬆症　91

た

ダイアゴナル　44
体位ドレナージ　296, 318, 332
体位変換　344
体外式膜型人工肺　322
大腿臼蓋インピンジメント　11
大腿脛骨角　21
大腿骨顆部骨壊死　24
大腿骨頸部骨折　90
大腿神経伸展（FNS）テスト　33
大脳基底核　174
大脳の主な機能局在　150
多系統萎縮症（MSA）　200
　　──の診断基準　202
立ち上がり練習　169
立ち座りテスト　96
他動運動　65
タナ（棚）障害　24
多発性神経炎　222
多発性単神経炎　222
単神経炎　222
弾性緊縛帯　209
蛋白質分解酵素　21

ち

地域包括支援センター　141
注意機能　161
注意の集中　187
中葉症候群　340
重複課題　187
鎮静状態　326

つ

椎間孔外外側ヘルニア　35
椎間孔部外側ヘルニア　35
椎間板　61
椎骨脳底動脈系　150
椎体骨折　69, 93
継ぎ足歩行テスト　96

て

低酸素血症　341
定量的評価法　70
デュシェンヌ型筋ジストロフィー
　（DMD）　365
電気生理学的検査　214
電気味覚検査　247
テンシロン検査　214
転倒カレンダー　181

と

動作観察　161
動作場面の観察　160
動作分析　164
動作練習　168
疼痛　327
　　──性（機能性）側彎　34
　　──誘発手技　33
　　──抑制効果　59
動的肺過膨張　252
糖尿病性神経障害　230
糖尿病性腎症　235
糖尿病性多発神経障害　230
糖尿病性単神経障害　230
糖尿病性網膜症　235
動脈血栓（白色血栓）　156
動脈硬化　235
　　──の危険因子　394
特発性間質性肺炎　300
特発性器質化肺炎　305
特発性肺線維症　300
徒手抵抗による抗重力筋
　トレーニング　76
徒手的過膨張（MHI）　344

突進現象　183
突然死　236
トレッドミル検査　418
ドローイン　43

な

内頸動脈系　150
内側型変形性膝関節症　21
内反膝　22
軟骨細胞外基質　21
軟性コルセット　72

に

二次性無気肺　338
日本語版modified Rankin Scale
　（mRS）　201
認知運動的戦略　187

ね

寝返り　77

の

脳血流自動調節能　156
脳梗塞　146
脳浮腫の管理　156
脳保護薬　156

は

背筋トレーニング　78
肺区域　293
肺高血圧症　350
肺水腫に対する排痰手技　347
排痰手技　296, 318
排痰体位　296, 318
排痰法　265, 283, 295
肺動脈性肺高血圧症　350
パーキンソン病　174
パーキンソン歩行　182
ばち指　291
バックブリッジ　44
バードドッグ　44
パニックコントロール法　283
パピーポジション　42
ハフィング　297, 347
バランス練習　128, 209
半月板損傷　24
半側空間無視　160
半定量的評価法　71
ハント症候群　238
反復唾液嚥下テスト（RSST）　316

ひ

非運動症状　176
ピークフローメータ　280, 317
膝関節　21
　　——外旋テーピング　28
　　——内側関節包のストレッチ　28
非侵襲的陽圧換気（NPPV）　277, 322
非特異性間質性肺炎　305
非閉塞性無気肺　338
びまん性汎細気管支炎　287
肥満の指標　17
ひも二等分検査　160
表在感覚　162
表情筋　239
　　——の伸張マッサージ　248
　　——麻痺　243
病的共同運動　247

ふ

ファンクショナルリーチテスト　96, 125
不安定狭心症　395
フィジカルアセスメント　259
腹臥位療法　325, 331
副雑音の特徴　260
福祉用具　197
副鼻腔気管支症候群（SBS）　287
フットケア　236
物理療法　43
フレイル　122
　　——サイクル　134
フローボリューム曲線　253
プローンブリッジ　44
分枝粥腫型梗塞　149
分節的ストレステスト　65

へ

閉塞性換気障害　274
閉塞性動脈硬化症（ASO）　414
閉塞性無気肺　338
ベースライン呼吸困難指数　258
ペナンブラ　156
ベルリン定義　323
変形性股関節症　10
変形性膝関節症　20
変形性腰椎症　61
胼胝　231

ほ

包括的心臓リハビリテーション　383
傍正中ヘルニア　35
歩行速度　126
歩行分析　164
歩行練習　169
ポジショニング　167, 318, 344
ホームエクササイズ　98, 185

ま

末梢神経障害　222
末梢動脈疾患（PAD）　414
慢性炎症性脱髄性多発ニューロパチー　228
慢性血栓塞栓性肺高血圧症　350
慢性心不全　404
慢性肉芽腫性炎症性疾患　101
慢性肺胞低換気症状　368
慢性閉塞性肺疾患（COPD）　252

み

ミラーバイオフィードバック療法　248

む

無気肺　338, 370
　　——と肺水腫の違い　341
無症候性心筋梗塞　236, 381

め

免疫グロブリン静注療法　225

も

モビライゼーション　67, 87

や

薬剤溶出性ステント　382
柳原法　242

ゆ

有酸素運動　235, 390, 400
尤度比　85

よ

腰椎–骨盤帯の可動性検査　16
腰椎–骨盤帯への介入方法　18
腰椎軽度屈曲姿勢　58
腰椎後彎可動性（PLF）テスト　56
腰椎神経根の分岐　32

腰椎椎間板ヘルニア　31
腰椎の運動に伴う負荷　62
腰椎のスタビライゼーション　67
腰椎ベルト　72
腰部疾患に関連したイエローフラッグ　64
腰部脊柱管狭窄症　49
腰部脊柱管の形状　50

ら

ラクナ梗塞　148

り

リウマトイド因子　101
立位練習　168
リハビリテーション開始基準と中止基準　166

れ

レジスタンス運動　236
レジスタンストレーニング　140, 390
連絡線維　150

ろ

老研式活動能力指標　126
ロコモティブシンドローム　93, 121
ロコモ度チェックの立ち上がりテスト　96
肋骨–骨盤間距離　74
ロフストランド杖　197

わ

ワーラー変性（神経変性）　241

数字

2型糖尿病患者に対する運動療法　236
2質問法　112
2ステップテスト　96
6分間歩行テスト（6MWT）　260, 387
12誘導心電図　384
40点法　242

欧 文 索 引

A

A-DROP分類　311
ACRコアセット　110
ACRの機能分類　103
active cycle breathing technique（ACBT）　265, 297, 318
acute myocardial infarction（AMI）　380
acute respiratory distress syndrome（ARDS）　322
AMIの離床開始基準　384
amyotrophic lateral sclerosis（ALS）　190, 367
ankle-brachial pressure index（ABI）　415
arteriosclerosis obliterans（ASO）　414
Arthritis Impact Measurement Scales version 2（AIMS-2）　112
Awaji基準　190

B

baseline dyspnea index（BDI）　258
Behavioral Pain Scale（BPS）　327
Behavioural Inattention Test（BIT）　160
Bell麻痺　238
Berg Balance Scale（BBS）　97, 164
body mass index（BMI）　17
Borg CR10スケール　258, 418
Borgスケール　409
branch atheromatous disease（BAD）　149
Braunwaldの分類　397
Bronchiectasis Severity Index（BSI）　289
Brunnstrome回復段階指標　161
Buerger病　414
Burn's test　41

C

cardiopulmonary exercise test（CPX）　387, 405
chronic inflammatory demyelinating polyneuropathy（CIDP）　228
chronic obstructive pulmonary disease（COPD）　252

chronic thromboembolic pulmonary hypertension（CTEPH）　350
Confusion Assessment Method for the ICU（CAM-ICU）　326
COPD Assessment Test　255
COPDの栄養評価項目　261
COPDの総合的評価方法　255
coronary artery bypass graft（CABG）　382
cough peak flow（CPF）　316, 371
critical limb ischemia（CLI）　416
Critical-Care Pain Observation Tool（CPOT）　327

D

Dejerine徴候　36
diffuse panbronchiolitis（DPB）　287
Disease Activity Score 28（DAS28）　109
Duchenne muscular dystrophy（DMD）　365

E

electrogustometry（EGM）　247
exercise-induced hypoalgesia（EIH）　59
external chest compression（ECC）　284
extracorporeal membrane oxygenation（ECMO）　322

F

femoral nerve stretching（FNS）テスト　33
femoroacetabular impingement（FAI）　10
femorotibial angle（FTA）　21
FITT　235
Flip sign　41
Fontaine分類　415
Frank-Starlingの法則　404
FRAX®　92
Frenkel体操　208
Friedreich失調症　200
functional independence measure（FIM）　163

G

Guillain-Barré症候群　222

H

Health Assessment Questionnaire（HAQ）　112
Hoehn and Yahrの重症度分類（HY分類）　176
home oxygen therapy（HOT）　306
House-Brackmann法　242

I

I-ROAD分類　311
idiopathic interstitial pneumonias（IIPs）　300
idiopathic pulmonary fibrosis（IPF）　300
inspiratory muscle training（IMT）　196
Intensive Care Delirium Screening Checklist（ICDSC）　327
interstitial pneumonia（IP）　300
invasive positive pressure ventilation（IPPV）　322

K

Karvonen法　128
Kellgren-Lawrence分類　12, 23
Kemp徴候　33
Killip分類　381

L

Lee-間変法　112
left anterior descending（LAD）　379
left circumflex artery（LCX）　380
left coronary artery（LCA）　379
long slow distance（LSD）負荷　19
lumbar disk herniation（LDH）　31
lumbar spinal canal stenosis（LSCS）　49

M

Mason-椎野変法　109
maximum insufflation capacity（MIC）　370
McKenzie伸展体操　42
MCP関節の触診　110
mechanical insufflation-exsufflation（MI-E）　373
MG composite scale　215
MGFA Postintervention Status　216

minimal communication state(MCS)　192
MNA®　137
modified Ashworth scale(MAS)　162
modified British Medical Research Council(mMRC)質問票　254
modified HAQ(mHAQ)　112
MTP関節の触診　110
myasthenia gravis(MG)　213
Myasthenia gravis activities of daily living(MG-ADL)スケール　215
Myasthenia Gravis Foundation of America(MGFA)臨床分類　214

NIH Stroke Scale(NIHSS)　150
noninvasive positive pressure ventilation(NPPV)　277, 322
NPPVの効果判定　372
NPPVの適応　372
NSAIDs過敏喘息　272
NYHA心機能分類　351, 406

Oswestry障害指数　41

P

Patient-Specific Index for Parkinson's Disease(PSI-PD)　180
percutaneous coronary intervention(PCI)　382
peripheral arterial disease(PAD)　414
physical component summary (PCS)値　20

PIP関節の触診　110
PLFテスト　56
post-intensive care syndrome (PICS)　322
Pre-assessment Information Form (PIF)　180
proprioceptive neuromuscular facilitation(PNF)　209
pulmonary arterial hypertension (PAH)　350
pusher現象　163

quantitative measurement(QM)法　70
Quantitative Myasthenia Gravis (QMG)スコア　215

R

Ramsay Hunt症候群　238
rheumatoid arthritis(RA)　101
Richmond Agitation-Sedation Scale (RASS)　326
right coronary artery(RCA)　379
Roland Morris障害質問票　65
rt-PA　150
Rutherford分類　415

Scale for the assessment and rating of ataxia(SARA)　205
Sedation-Agitation Scale(SAS)　326
Seddonの分類　240
self-rating depression scale(SDS)　112

semiquantitative measurement(SQ)法　71
short-HAQ　112
shuttle walking test(SWT)　260
Shy-Drager症候群　200
spinocerebellar degeneration(SCD)　200
ST変化　385
Steinbrockerの機能分類　103
Steinbrockerの病期分類　102
straight leg raising(SLR)テスト　33
Sunderlandの分類　240
Sunnybrook法　243

T

Tスコア　92
Thomasストレッチ　18
three column theory　72
Timed Up and Go(TUG)テスト　96, 126
TOAST分類による診断基準　148
totally locked-in state(TLS)　192
transcutaneous electrical nerve stimulation(TENS)　169
transition dyspnea index(TDI)　259

V

Valsalva手技　384
ventilator associated pneumonia (VAP)　344
Visual Analogue Scale(VAS)　258

YAM分類　92

中山書店の出版物に関する情報は，小社サポートページを御覧ください．
https://www.nakayamashoten.jp/support.html

臨床の「なぜ？どうして？」がわかる
病態からみた理学療法　内科編

2018年5月25日　初版第1刷発行 ©
〔検印省略〕

編　　集 ──── 高橋仁美
発 行 者 ──── 平田　直
発 行 所 ──── 株式会社 中山書店
　　　　　　　〒112-0006 東京都文京区小日向4-2-6
　　　　　　　TEL 03-3813-1100（代表）
　　　　　　　振替 00130-5-196565
　　　　　　　https://www.nakayamashoten.jp/

装　　丁 ──── 花本浩一（麒麟三隻館）

印刷・製本　　株式会社 真興社

Published by Nakayama Shoten Co.,Ltd.
ISBN 978-4-521-74593-0　　　　　　　　　　　　　　　　　Printed in Japan
落丁・乱丁の場合はお取り替え致します．

・本書の複製権・上映権・譲渡権・公衆送信権（送信可能化権を含む）は株式会社中山書店が保有します．
・JCOPY 〈(社) 出版者著作権管理機構 委託出版物〉
本書の無断複写は著作権法上での例外を除き禁じられています．複写される場合は，そのつど事前に，（社）出版者著作権管理機構（電話 03-3513-6969，FAX 03-3513-6979，e-mail:info@jcopy.or.jp）の許諾を得てください．

本書をスキャン・デジタルデータ化するなどの複製を無許諾で行う行為は，著作権法上での限られた例外（「私的使用のための複製」など）を除き著作権法違反となります．なお，大学・病院・企業などにおいて，内部的に業務上使用する目的で上記の行為を行うことは，私的使用には該当せず違法です．また私的使用のためであっても，代行業者等の第三者に依頼して使用する本人以外の者が上記の行為を行うことは違法です．

患者の病態を理解することが効果的な理学療法の実践につながる!

臨床の「なぜ?どうして?」がわかる
病態からみた理学療法

編集● 高橋仁美（市立秋田総合病院リハビリテーション科）

● B5判／並製／4色刷

本シリーズの特徴

- 臨床でよく遭遇する内科系・外科系疾患を網羅し，理学療法士に必要な病態の知識を徹底解説！
- 患者の生活の質（QOL）を見据えた効果的な評価・プログラムが見えてくる！
- 教科書には載っていない臨床で役立つ知識（臨床思考）が満載！
- 実習前の学生から卒後まで活用できるPT必携のシリーズ．

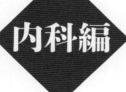 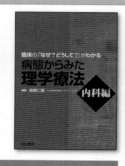

440頁／定価（本体4,500円＋税）
ISBN978-4-521-74593-0

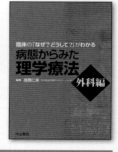

450頁／定価（本体4,500円＋税）
ISBN978-4-521-74594-7

Contentes（内科編）

総論
第1章　運動器
1. 変形性股関節症
2. 変形性膝関節症
3. 腰椎椎間板ヘルニア
4. 腰部脊柱管狭窄症
5. 変形性腰椎症
6. 脊椎椎体骨折，脊柱後彎変形
7. 肩関節周囲炎
8. 骨粗鬆症
9. 関節リウマチ
10. 運動器不安定症
11. サルコペニア

第2章　脳血管
1. 脳梗塞
2. パーキンソン病
3. 筋萎縮性側索硬化症
4. 脊髄小脳変性症
5. 重症筋無力症
6. 多発性神経炎
7. 顔面神経麻痺

第3章　呼吸器
1. 慢性閉塞性肺疾患（COPD）
2. 気管支喘息
3. 気管支拡張症，びまん性汎細気管支炎
4. 間質性肺炎
5. 誤嚥性肺炎（高齢者肺炎）
6. 急性呼吸窮迫症候群（ARDS）
7. 無気肺
8. 肺高血圧症
9. 神経筋疾患による呼吸不全

第4章　心大血管
1. 心筋梗塞
2. 狭心症
3. 慢性心不全
4. 末梢動脈疾患

Contentes（外科編）

総論
第1章　運動器
1. 股関節周囲骨接合術
2. 人工股関節置換術，人工骨頭置換術
3. 人工膝関節置換術
4. 半月板切除術・縫合術
5. 前十字靭帯再建術
6. 膝周囲骨切り術
7. 膝蓋骨骨折観血的整復固定術
8. アキレス腱断裂縫合術
9. 踵骨骨折骨接合術
10. 足関節固定術
11. 肩関節（人工骨頭・人工関節）置換術
12. 反復性肩関節脱臼に対する手術
13. 腱板修復術
14. 橈骨遠位端骨折骨接合術
15. 腰椎椎間板ヘルニア摘出術
16. 腰椎開窓術
17. インストゥルメント併用腰仙椎部固定術
18. 創外固定術

第2章　脳血管
1. 脳出血に対する手術
2. くも膜下出血に対する手術
3. 頭部外傷に対する手術

第3章　呼吸器
1. 肺腫瘍に対する手術
2. 胸部外傷に対する手術
3. 気管切開
4. 人工呼吸管理
5. 食道癌，胃癌，肝・胆・膵臓癌の周術期管理

第4章　心大血管
1. 開心術
2. 大血管手術

中山書店　〒112-0006　東京都文京区小日向4-2-6　TEL 03-3813-1100　FAX 03-3816-1015
https://www.nakayamashoten.jp/

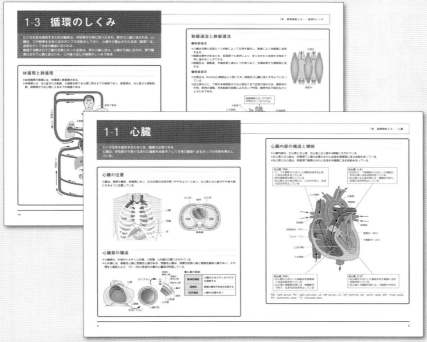

記憶に残りやすい語呂とイラストで，筋の作用が面白く覚えられる！

ゴロから覚える 筋肉&神経

著●高橋仁美（市立秋田総合病院リハビリテーション科）

こんなゴロなら覚えられる!!
- さすが(3,4,5)！横隔膜呼吸
- じゃんけん，パーはハイ(8,1)リスク
- 回外(回外筋)でキー，ロック(6)

などなど

記憶に残りやすいゴロとイラストで，筋の作用を面白く覚えられるよう工夫．臨床で有用な筋肉・神経の知識も「MEMO」に盛り込まれ，機能解剖学の入門書としても活用できる1冊．

新書判／並製／96頁／定価（本体1,600円＋税）
ISBN978-4-521-73700-3

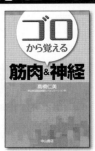

臨床理学療法の手引き【カード＋ミニブック】として活用できる！

PTお助けポケットガイド48

著●高橋仁美（市立秋田総合病院リハビリテーション科）

臨床理学療法で重要な48項目を掲載．思い出せなかったり，自信がもてなかったりするときに，さっと取り出して確認できる．ミシン目を切り離せば，「カード」として，残った部分は「ミニブック」としても活用でき，書き込みも可能．また，目的別索引から使用目的が一目でわかる．

縦175ミリ×横70ミリ／48頁／定価（本体2,200円＋税）
ISBN978-4-521-73538-2

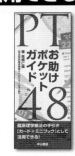

呼吸リハビリテーションの決定版！ DVD付

動画でわかる 呼吸リハビリテーション 第4版

編集●高橋仁美（市立秋田総合病院リハビリテーション科）
　　　宮川哲夫（昭和大学大学院保健医療学研究科呼吸ケア領域）
　　　塩谷隆信（秋田大学大学院医学系研究科保健学専攻理学療法学講座）

改訂にあたり最新のエビデンスを反映，また「身体活動」「リスク管理」「患者教育とアクションプラン」「人工呼吸管理中の呼吸リハ」の項目を新規に追加．知識の整理に役立つコラムも充実．

B5判／並製／344頁
DVD（約60分の動画収録）
定価（本体3,400円＋税）
ISBN 978-4-521-74304-2

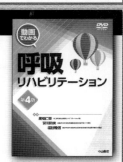

日常よく使っている評価法のエッセンスを理解し，使いこなす！

リハビリテーション・ポケットナビ
今日からなれる！"評価"の達人

編著●玉木　彰（兵庫医療大学大学院医療科学研究科）
　　　高橋仁美（市立秋田総合病院リハビリテーション科）

新書判／並製／260頁／定価（本体3,200円＋税）
ISBN 978-4-521-74153-6

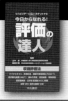

中山書店　〒112-0006　東京都文京区小日向4-2-6　TEL 03-3813-1100　FAX 03-3816-1015
https://www.nakayamashoten.jp/